CONGRÈS MÉDICAL

DE

FRANCE

4ᵉ SESSION, TENUE A LYON

Du 18 au 26 septembre 1872

PARIS

ADRIEN DELAHAYE, LIBRAIRE-ÉDITEUR

PLACE DE L'ÉCOLE-DE-MÉDECINE, 23.

—

1873

CONGRÈS MÉDICAL DE FRANCE

4ᵉ SESSION, TENUE A LYON

(1872)

Lyon. — Imp. d'A. Vingtrinier.

CONGRÈS MÉDICAL

DE

FRANCE

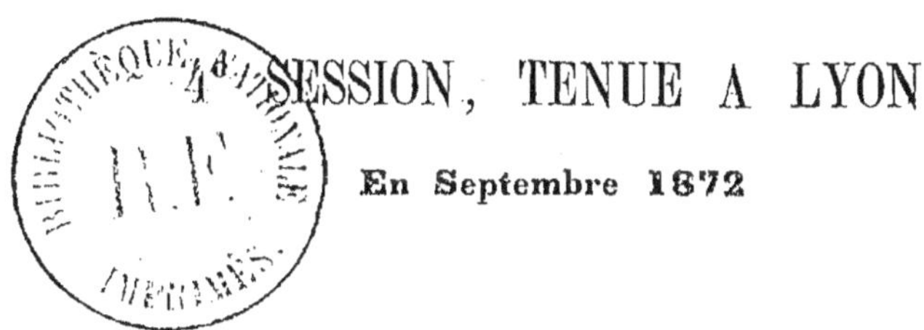

4ᵉ SESSION, TENUE A LYON

En Septembre 1872

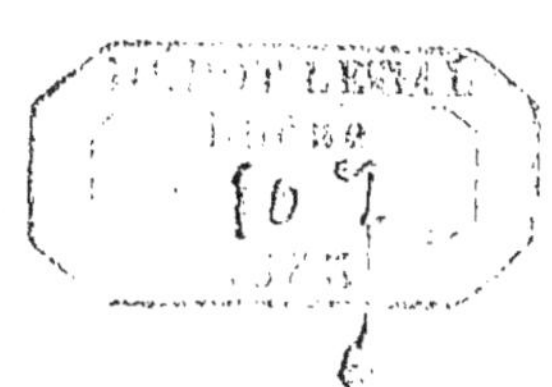

PARIS

ADRIEN DELAHAYE, LIBRAIRE-ÉDITEUR

PLACE DE L'ÉCOLE-DE-MÉDECINE, 23.

1873

AVANT - PROPOS

L'idée d'ouvrir un Congrès médical à Lyon en 1872 répondait trop aux souvenirs laissés par le Congrès de 1864 ; à l'engagement moral pris alors par notre corps médical de faire un nouvel appel à ses hôtes bien-aimés ; elle répondait surtout trop bien au besoin de se revoir, de se serrer la main, d'épancher entre confrères ses impressions sur les tristes et instructifs événements de 1870, pour que la réalisation en ait été un seul instant douteuse.

A peine émise au sein de la Société de médecine, la proposition rallia aussitôt des suffrages dont le nombre et l'importance commandaient d'agir, d'agir immédiatement.

L'Ecole de médecine, le Conseil de salubrité, l'Académie des sciences belles-lettres et arts, la Société de médecine, la Société des sciences médicales, l'Ecole vétérinaire, la Société de pharmacie, la Société protectrice de l'enfance, le Comité médical du Dispensaire général, la Société d'agriculture, interrogées, vers la fin de 1871, sur l'opportunité de donner suite à ce projet, nommèrent des délégués chargés de discuter la question.

A la suite de délibérations où toutes les opinions s'étaient fait jour avec une entière liberté, M. le docteur Dron reçut le mandat d'en présenter le résultat, et c'est ce qu'il fit dans le rapport suivant, dont les conclusions affirmatives furent adoptées à l'unanimité.

« L'utilité des Congrès médicaux a été contestée. Par quelle grande découverte se sont-ils signalés, disent leurs détracteurs? Ont-ils donné lieu à une de ces discussions approfondies qui font époque en fixant quelques points de notre science ? La presse médicale, les tribunes académiques ne sont-elles pas mieux appropriées à la diffusion et à la discussion des faits scientifiques ?

« On peut répondre que les tribunes académiques ne sont pas ouvertes à tout le monde, et que si des compagnies savantes tolèrent les communications d'un étranger, celui-ci est souvent gêné dans le développement nécessaire à ses idées, par les règlements de la Société ou sa propre discrétion. D'autre part, telle assertion qui passe inaperçue dans la presse a bien plus de retentissement dans une réunion scientifique où se lèvent immédiatement pour la critiquer ou la confirmer des auditeurs compétents, qui sont venus précisément dans ce but. La parole s'impose plus fortement à l'attention que le livre. Du reste, ne se montre-t-on pas injuste à l'égard des Congrès en niant leurs heureux résultats ? Pour nous en tenir à celui qui a eu lieu à Lyon en 1864, les discussions sur le traitement des aliénés, sur les mariages consanguins, sur le rôle du périoste dans les résections, etc., sont loin d'avoir été stériles. Ce Congrès, en cherchant les moyens d'échapper à la contagion syphilitique, a révélé à la France la vaccination animale, pratiquée jusqu'alors exclusivement à Naples. De plus, ces réunions n'ont pas seulement des résultats immédiats, mais elles jettent dans les esprits des germes qui, fécondés par la méditation et le travail, produisent plus tard des œuvres importantes. Enfin, elles procurent à des savants qui seraient probablement restés toujours étrangers les uns aux autres l'occasion de se connaître, d'échanger leurs idées sur mille points de l'art et de créer des relations qui profitent à la science et aux malades.

« Ces considérations ont fait penser à l'opportunité d'un Congrès médical dans notre ville à l'occasion de l'Exposition industrielle et artistique qui doit y avoir lieu en 1872. Mais, dans les graves circonstances où se trouve placé le pays, le moment est-il bien choisi pour convoquer une réunion de ce genre ? Cette question peut être envisagée à un double point de vue : général et local.

« Quant au premier, il nous semble qu'il est bon, à une époque où le pays fait appel à toutes ses forces vives pour se relever de grands désastres, que le corps médical donne la preuve de son zèle pour la chose publique, en venant prendre sa part de l'œuvre régénératrice. Il faut montrer que le niveau scientifique n'est pas chez nous aussi abaissé que le veulent dire les contempteurs de tout ce qui ne vient pas de l'Allemagne, et il est à propos que l'on sache que l'activité intellectuelle ne nous fait pas encore défaut.

« Les événements qui viennent de se passer fourniront, d'ailleurs, à ce Congrès des sujets de discussion d'une importance capitale. Quelles lacunes n'a-t-on pas signalées dans les secours médicaux que réclamaient nos armées ! Nous avons pu voir les côtés défectueux de nos institutions sanitaires anciennes et de celles qui ont été créées récemment. Pourquoi ne pas chercher à y porter remède ? Tandis que dans d'autres sphères on rassemble les éléments d'une juste revendication, nous médecins, mettant en commun l'expérience que nous venons d'acquérir, préparons les mesures humanitaires qui sont dans notre rôle.

« Du reste, le Congrès ne se limitera pas dans la science pure ; il pourra aborder les questions professionnelles et celles d'enseignement. Quelles circonstances plus favorables que celles où nous sommes, pour les étudier, les discuter ! Au moment où l'on travaille de tous côtés à la réorganisation sociale, pourrions-nous laisser échapper l'occasion unique d'affirmer nos désirs et de formuler nos vœux ? N'a-t-on pas aussi quelques raisons d'espérer qu'à l'époque où nous nous trouvons il y aura plus de liberté dans la manifestation de nos volontés et plus de latitude dans leur expression par la presse ?

« D'autre part, au point de vue local, Lyon est dans des conditions heureuses pour voir réussir ce Congrès. Notre ville a déjà été le siége d'une de ces assemblées, qui a eu un plein succès. Son désir de devenir un grand centre d'enseignement médical explique et légitime son initiative en pareil cas. Elle

prépare une Exposition internationale, qui sera pour nos confrères, compatriotes et étrangers, un motif de plus de se rendre à notre appel. Cette Exposition aura sa partie scientifique,
et ce sera un attrait en même temps qu'un enseignement d'y
voir l'exhibition des appareils, des instruments, des ressources hygiéniques et pharmaceutiques que l'art et l'industrie
mettent à notre disposition. »

Ce judicieux et pressant appel fut entendu. Pendant qu'une
Commission organisatrice, divisée en trois sections, mûris-
sait dans des séances réitérées et laborieuses le programme
des questions à poser, d'autre part le choix de l'époque, du
local où se tiendrait la future réunion, sa durée, son organisation, tous les détails matériels, en un mot, étaient aussi dis-
cutés et réglés avec la maturité qu'on pouvait attendre d'une
assemblée composée d'autant de notabilités à origines et à
compétences si diverses.

Aussi, chacun fournissant, avec son tribut de lumières, sa
part d'influence sur la corporation qu'il représentait, le registre des adhésions se remplit avec une rapidité dont, même à
Lyon, on n'a eu que peu d'exemples : les confrères indigènes
mettant le même empressement à souscrire pour recevoir dignement les hôtes étrangers que ceux-ci à nous apporter la
considération attachée à leur nom, en échange de l'accueil
dont des souvenirs encore vivants leur garantissaient la chaude
cordialité.

La Commission organisatrice avait à arrêter des *statuts*
et un *programme* de questions. Elle adopta, quant aux premiers, la rédaction qui avait servi au Congrès de 1864, sauf
quelques modifications de détail, sur lesquelles il serait maintenant oiseux d'insister. Quant aux questions proposées, en
voici la liste :

Ire QUESTION. — *Des épidémies de variole* (1).

En proposant cette question, la Commission a été guidée dans son choix par la gravité de l'épidémie de variole qui vient de désoler la France, après avoir ravagé une partie de l'Europe, et qui sévit encore en ce moment sur un grand nombre de localités de l'ancien et du nouveau monde.

Il lui a paru important de centraliser les observations qui ont pu être faites dans les diverses régions atteintes par le fléau et de recueillir un ensemble de documents propres à éclairer l'histoire de la maladie, à en faire apprécier la gravité, les causes et les allures.

La Commission avertit que la nature de la question comporte l'étude des moyens à employer pour prévenir la formation ou pour arrêter la marche des épidémies de variole semblables à celles que nous venons de traverser : elle appelle, à ce propos, plus spécialement l'attention sur certains points relatifs à la vaccination, tels que la valeur comparée des diverses variétés de vaccin, la vaccination animale et les mesures de police sanitaire qui devraient être conseillées, en France, dans le but de favoriser et d'assurer la propagation de la vaccine.

IIe QUESTION. — *Des ambulances en temps de guerre.*

Cette question s'imposait au choix de la Commission en raison des événements auxquels nous venons d'assister, et qui ont montré, en France du moins, l'insuffisance du service de santé en temps de guerre.

La Commission appelle expressément l'attention des membres du Congrès sur les points suivants :

1° Étude comparative des ambulances au point de vue de leur organisation chez les différentes nations ;

2° Des rapports du chef d'ambulance avec le commandement militaire.

3° Des rapports du service de santé régulier avec les ambulances libres.

IIIe QUESTION. — *Des plaies par armes à feu.*

La Commission appelle spécialement l'attention des membres du Congrès sur les points suivants : 1° effets primitifs et consécutifs des nouveaux projectiles sur les tissus vivants ; — discuter la question des balles explosibles ;

---

(1) En faisant suivre de commentaires l'énoncé de quelques-unes des questions, la Commission n'a point voulu circonscrire à un nombre limité de points les recherches auxquelles elle fait appel ; elle entend, au contraire, laisser aux communications toute la latitude, toute la généralité possibles. Elle n'a eu d'autre but que d'indiquer les côtés de la question qui lui paraissent plus particulièrement intéressants, soit par leur actualité, soit par leur caractère pratique. *(Note du programme.)*

2° Indications respectives de l'expectation méthodique, des amputations et des résections dans les fractures diaphysaires et articulaires.

Etudier comparativement ces trois méthodes au point de vue de la mortalité et de la conservation des fonctions du membre ;

3° Modes de pansement de ces plaies les plus propres à prévenir leurs complications et à permettre le transport des blessés à de grandes distances.

IV° QUESTION. — *De la peste bovine ou typhus contagieux du gros bétail.*

La Commission signale plus particulièrement l'importance des recherches :

Sur les pertes que la dernière épizootie, qui sévit encore, a fait éprouver à l'agriculture dans les diverses parties de la France ;

Sur l'étude comparée de cette affection avec les autres maladies virulentes, épidémiques ou épizootiques, de l'homme ou des animaux, avec lesquelles elle peut avoir des analogies ;

Sur les divers modes de propagation de la peste bovine ;

Sur les moyens les plus capables d'en arrêter les progrès ou d'en prévenir le retour ;

Enfin, sur la législation sanitaire relative au typhus, dans les divers pays de l'Europe.

V° QUESTION. — *Des causes de la dépopulation en France et des moyens d'y remédier.*

La Commission, en adoptant cette question ainsi formulée, n'ignore pas que la dépopulation, en France, n'est pas absolue. Sa population s'accroît, il est vrai, mais elle s'accroît de moins en moins et beaucoup plus lentement que celle des autres nations de l'Europe et de l'Amérique. Il en résulte que notre force relative diminue chaque jour.

Les causes de cette diminution, trop nombreuses pour être énumérées ici, sont de deux ordres : d'une part la diminution graduelle de la natalité ; d'autre part la mortalité énorme des jeunes enfants : double face de la question à éclairer.

1° La diminution de la natalité provient de conditions nombreuses que les auteurs auront à rechercher, conditions qui mettent obstacle aux mariages ou les rendent peu féconds, telles que les grandes armées permanentes, le luxe exagéré, la débauche, l'alcoolisme, etc., etc.

2° Dans l'examen des causes de la mortalité des jeunes enfants, les auteurs auront à déterminer l'influence de l'allaitement maternel, de l'allaitement mercenaire, du nourrissage artificiel, de l'industrie nourricière, des bureaux de placement, des crèches, de la vaccine, des habitations, etc., et à com-

parer sous ce rapport les résultats des usages ou des systèmes adoptés dans
différents pays.

3° La Commission désire que les auteurs, après avoir étudié les causes
de la dépopulation de la France, formulent d'une manière aussi claire et
aussi précise que possible les moyens pratiques d'accroître la natalité et de
diminuer la mortalité de ses jeunes enfants.

VIe QUESTION. — *Du traitement de la syphilis.*

Le pouvoir du mercure contre la syphilis est incontestable. Mais on a
avancé qu'il n'est pas opportun de le donner indistinctement chez tous les
syphilitiques et à toutes les périodes de la syphilis. Existe-t-il réellement
des cas de syphilis où non-seulement on puisse obtenir la guérison sans
mercure, mais encore où il soit préférable de s'abstenir de ce remède ? D'autre part, le mercure doit-il être administré dès le début de l'accident primitif ? ou fait-on mieux, au contraire, de n'en commencer l'emploi que
lorsque les accidents généraux de la syphilis apparaissent ?

Peut-on espérer la guérison radicale par un seul traitement mercuriel, et
y a-t-il lieu de l'instituer en vue de ce résultat ? ou ne faut-il demander au
mercure que la disparition de chacune des poussées successives dont
se compose l'évolution totale de la maladie ? Dans le premier cas, quelle
doit être la durée d'un traitement réputé curatif ? Dans le second, tous les
accidents, quels qu'ils soient, qu'ils apparaissent isolés ou réunis, indiquent-
ils obligatoirement, dès qu'ils se manifestent, la reprise du traitement
mercuriel ?

Quelle part doit être faite aux agents du traitement local contre certaines
formes ou certaines récidives ?

Le traitement par l'absorption cutanée ou sous-cutanée (méthode de
Lewin) mérite-t-il, soit d'une manière générale, soit dans quelques cas à
spécifier, d'être préféré au traitement usuel par l'absorption à la surface
des organes digestifs ?

Quelle est la valeur, quelles sont les indications comparatives des mercuriaux et des préparations d'iode ?

Établir par des faits précis quel genre de secours le médecin peut espérer
de l'emploi des eaux minérales, et notamment des eaux sulfureuses, dans
le traitement de telles ou telles formes de syphilis.

VIIe QUESTION. — *De la réorganisation de l'enseignement de la médecine et de la pharmacie en France.*

VIIIe QUESTION. — *Des moyens pratiques d'améliorer la situation du médecin et de la mettre en harmonie avec l'importance du rôle qu'il est appelé à remplir dans la société.*

La Commission appelle surtout la discussion sur les points suivants :

1° Répression efficace de l'exercice illégal de la médecine et de la pharmacie ;

2° Institution de chambres syndicales ;

3° Réglementation plus équitable des rapports entre les médecins et les Sociétés de secours mutuels.

De précieux encouragements, sur ces entrefaites, étaient venus, et presque spontanément, seconder nos efforts. Sur la bienveillante initiative de M. le Préfet, le Conseil général du Rhône alloua à la Commission une somme de trois mille francs pour couvrir une partie des dépenses nécessitées par la réception des médecins étrangers, ainsi que par la publication des travaux du Congrès. De son côté, la direction du palais du Commerce, avec le plus libéral empressement, nous avait offert la vaste et magnifique salle des séances de la Société des sciences industrielles, qu'un aménagement intelligent appropria de la manière la plus heureuse à sa nouvelle destination.

En face même du palais du Commerce, deux vastes et commodes salons attenant au café-restaurant Maderni, furent mis à la disposition des membres du Congrès, avec facilité d'y faire leur correspondance et d'y lire tous les journaux politiques, littéraires et scientifiques (ces derniers gracieusement donnés par l'Administration du *Lyon Médical*).

L'heure des séances, au nombre de deux par jour, avait été fixée, la première à midi, la deuxième à sept heures et demie du soir.

Le 18 septembre, devant un auditoire d'élite, dont la vaste salle était littéralement remplie, le Congrès fut ouvert, par le discours suivant de M. le docteur Diday, président de la Commission organisatrice :

« Messieurs,

« La première parole que vous deviez entendre est une parole d'amicale bienvenue, de chaleureux remercîment pour l'empressement que vous avez mis à répondre à notre appel. Mais vous vous tromperiez et sur l'étendue de notre reconnaissance et sur l'importance de l'œuvre à laquelle vous venez participer, si vous pensiez que seul je vous accueille, que seul j'aie à vous faire les honneurs de l'hospitalité lyonnaise. Certes, les sentiments que j'exprime sont les miens ; et vous trouveriez difficilement un cœur plus sympathiquement ouvert à l'idée de cette réunion, à l'espoir des rapprochements confraternels qu'elle va susciter. Mais l'initiative du Congrès n'appartient ni à un homme, ni même à une seule Société. Tout ce que notre ville compte de voué au culte des sciences, les douze corps savants, libres ou officiels qui y fonctionnent ont travaillé avec une égale ardeur à l'entreprise dont nous voyons aujourd'hui la réalisation. C'est donc en m'appuyant sur ce faisceau compact de volontés et d'intelligences ; au nom de la Commission organisatrice ; au nom aussi des autorités préfectorale et municipale, qui nous ont prêté le plus bienveillant, le plus généreux appui ; au nom surtout de la Chambre de commerce, dont la libéralité nous permet de vous recevoir d'une manière digne de vous, que, à vous tous, étrangers et Lyonnais, qui nous apportez le précieux concours du savoir et du nombre, je dis : « Salut et merci ! »

« Mais les Lyonnais sont gens pratiques, Messieurs, et vous nous trouvez prêts à payer mieux que par des compliments la dette que votre empressement nous impose. Votre temps, comptez sur cette assurance, sera bien employé. Je ne vous parlerai point, à présent, des questions du programme, questions non-seulement d'actualité, mais d'urgence, mais de vie. Je ne mentionnerai pas non plus les travaux hors cadre, vers lesquels d'ingénieux auteurs, de brillants écrivains vont tenter d'attirer vos préférences par l'imprévu du sujet, par le charme du style. A des savants, je ne nommerai que pour mémoire notre Exposition universelle, dont l'enfantement fut laborieux, qui a mis du temps à tenir ses promesses, mais qui, au dire de bons juges, les tient pleinement aujourd'hui ; — nos délicieux environs, parés en ce moment des grâces de l'automne, ces sites enchanteurs, d'où nos fleuves serpentant ne s'éloignent qu'à regret, où vous retrouverez, à chaque pas, la main des Romains, le nom de J.-J. Rousseau. Ces curiosités et ces merveilles, nos deux bibliothèques, nos musées, où non-seulement une série de maîtres, mais où une *école* s'est signée, ne suffiraient pas à vous séduire : le médecin touriste, avant tout et partout, est médecin. Heureusement, ce louable instinct, nous sommes en mesure de le satisfaire. Cinq hôpitaux réclament votre visite. L'Hôtel-Dieu, d'abord, avec ses quatre services de chirurgie, — de cette chirurgie qui, dans aucune capitale, ne s'est jamais connue que des rivales, — avec ses médecins aussi experts dans l'art d'enseigner que dans l'art d'appliquer les procédés modernes d'investigation ; notre *Grand Hôtel-Dieu*, enfin, comme le peuple le nomme, avec son inépuisable clientèle de cas rares, incessamment ravitaillée par la confiance séculaire des provinces voisines ; — la Charité où, à côté de vastes salles d'accouchements, à côté des crèches modèles, d'habiles praticiens font, par vocation, la médecine d'enfants, dont, sur plus d'un point, notamment dans le traitement opératoire du croup, ils ont victorieusement reculé les limites ; — l'Antiquaille, asile des égarements de l'esprit et des sens (folie et syphilis) où, par le plus singulier constraste, c'est grâce à un excès de bon sens, de calme et froide raison que s'est opérée une réforme aussi fondamentale... que *spéciale*, réforme universellement adoptée aujourd'hui et dont les preuves tant iconographiques que cliniques seront mises sous vos yeux par des interprètes non moins complaisants que compétents; — l'hôpital de la Croix-Rousse, où vous attend le trop riche tableau des maladies propres à la fabrication et à l'hygiène lyonnaise; — l'Hôpital militaire, enfin, aussi renommé par la maturité judicieuse de ses chefs de service que par la salubrité de son site et l'heureuse appropriation de ses installations diverses. — Laissez-moi citer encore l'Ecole vétérinaire, l'hospice des convalescents, celui des vieillards, des incurables, l'asile d'aliénés en construction..., et voilà, plus que complet, le cycle de vos huit matinées cliniques.

« Ces excursions, Messieurs, ne les faites pas seuls. Vous

êtes ici sur une terre où la confraternité fleurit à l'égal de la
science. En attendant la grande journée organisée expressément pour nous réunir, — et qui, je l'espère bien, nous réunira
tous, — ne craignez pas d'épuiser pour les menus besoins, pour
les services et renseignements quotidiens, le fonds commun que
nous mettons de si bon cœur à vos ordres. Chacun de vous
peut, au hasard, laisser tomber sa main dans celle de son
voisin. Il n'est pas ici un seul collègue qui ne brigue, qui, par
ma voix, ne sollicite le plaisir de devenir un camarade.

« Mais que ces attrayantes perspectives ne fassent oublier à
aucun de nous le vrai motif, le *devoir* qui nous rassemble.
Nous en avons, en effet, à remplir, Messieurs, et de plus d'une
espèce. Devoir envers Lyon d'abord, mes chers compatriotes,
qui, dans cette circonstance, compte sur vous pour le recommander autant au moins que pour le représenter ; envers Lyon,
dont la destinée médicale se juge peut-être à cette heure, à
qui il importe, par conséquent, de montrer ce qu'il est, afin
qu'on sache ce qu'il peut.—Devoir aussi envers les congrès, envers cette institution que bien souvent vous entendrez critiquer,
accuser de stérilité, d'insignifiance, mais dont votre présence
atteste suffisamment l'utilité et le charme. Ce n'est pas la
première fois, d'ailleurs, que votre conviction s'affirme à cet
égard. En nous venant aujourd'hui, vous ne faites que nous
revenir ; qu'être fidèles à un rendez-vous spontanément et formellement pris à l'issue du Congrès lyonnais de 1864 ; mémorable session qui, à elle seule, prouverait toute la valeur de
ces échanges internationaux, puisque c'est elle qui dota la
France de la vaccination animale et fut le point de départ des
beaux travaux de M. Chauveau sur la vaccine et sur la constitution histologique des virus.

« Le moment, d'ailleurs, serait mal choisi pour attaquer les
congrès. Voyez! de toutes parts, leur réveil ne semble-t-il pas
marquer le réveil de notre vie intellectuelle? L'industrie qui, cette
année, a ses tentes déployées à Lyon, les plante déjà à Vienne.
Les beaux-arts multiplient sous toutes les formes ces pacifi-
ques défis de peuple à peuple. Au Congrès des empereurs succède, et sans désavantage, le Congrès des vignerons. Enfin,
hier même, dans une cité digne à tous égards de cet honneur,

l'Association française pour l'avancement des sciences inau-
gurait le cours de ses sessions annuelles.

« Cette entreprise patriotique, dont l'avenir est assuré dès sa
naissance, fut conçue en même temps que la nôtre. Devait-elle,
comme quelques-uns le proposèrent, l'absorber?... Il dépendit
alors de nous qu'il en fût ainsi, si nous avions consenti à n'être
qu'une section, dans le nombre de celles dont se compose
l'*Association*. Mais cette faveur — que nous nous tenions prêts,
au moment où elle vient de nous être octroyée, à solliciter pour
l'année prochaine, — nous ne nous sommes pas crus libres
de l'accepter aujourd'hui. Les sciences ont leur but ; la médecine, elle, a des obligations. Je vous parlais de devoirs, tout à
l'heure. Il en est un qui les prime tous, devoir imprescriptible,
sacré, le devoir envers la patrie. Il nous lie, nous, plus que
d'autres, Messieurs ; car s'il faut l'aimer d'autant mieux qu'elle
est plus malheureuse, cette pauvre mère mutilée, n'est-il pas
juste de la servir d'autant plus passionnément qu'on est plus
capable de la guérir ?

« Cette préoccupation, cette pensée à la fois amère et conso-
lante ne nous a pas quittés un instant durant l'élaboration du
programme que nous vous soumettons. Relisez-le, Messieurs :
de toutes les questions qui y figurent, il n'en est pas une qui
ne se propose le but réparateur, qui ne réponde à l'appel que
nous sentons éternellement vibrer dans nos âmes ! Si la France
a besoin d'être *forte*, défendons-la des épidémies qui déciment
ses enfants, sans oublier les épizooties, qui les affament ; défendons-la aussi de l'infection qui, en souillant l'individu,
abâtardit les générations ; défendons-la surtout des passions
honteuses, des préjugés délétères, de cette somnolence morale
où menace de s'engloutir sa supériorité numérique. Si la
France a besoin d'être *prête*, profitons des épreuves passées
pour réorganiser les secours que pourraient nécessiter des
épreuves nouvelles..... Voilà notre devoir, et voilà notre programme. Cette tâche est assez belle pour exciter nos efforts ;
elle est assez ardue pour les exiger sans partage.

« Consacrons-nous-y donc tout entiers, Messieurs. Ne nous
contentons pas d'être assidus, d'être attentifs : travaillons.
Écoutons religieusement, mais sachons parler à notre tour.
Nourrissons la discussion : c'est le vrai but des congrès, c'est

leur seule raison d'être. Que le plus humble d'entre nous n'hésite pas à communiquer la moindre réflexion opportune, le moindre fait qui lui paraîtra de nature à éclairer le débat. Préparons ainsi, par une collaboration large et complète, les grandes solutions sur lesquelles repose l'avenir du pays. Déjà d'héroïques confrères, sur les champs de bataille ou durant l'horreur des siéges, ont appris à l'Europe stupéfaite comment, chez nous, s'improvise un vrai chirurgien d'armée. Montrons aujourd'hui, Messieurs, que nous savons sonder d'autres plaies, que nous savons aussi les panser. Signalons le mal, mais en signalant le remède ; et que la France assoupie, défaillante, nous doive à la fois son réveil et son salut. »

En finissant, au nom de l'assemblée, M. Diday déféra le titre de *président d'honneur* à M. le professeur Stoltz (de Strasbourg), qui se trouvait dans les rangs des auditeurs ; hommage doublement mérité par les titres scientifiques et par le généreux patriotisme dont l'illustre doyen de notre Faculté alsacienne a eu la douloureuse occasion de donner tant de preuves. — M. Stolz s'assied au fauteuil, aux acclamations unanimes et prolongées de l'assemblée.

Les travaux du Congrès commencent immédiatement par l'élection des membres du bureau. Le dépouillement du scrutin, organisé d'avance dans une salle voisine, s'opère pendant la lecture du premier mémoire, et est proclamé aussitôt après.

Les séances se suivirent dans l'ordre indiqué au programme, toujours animées, coupées de discussions brèves, mais substantielles, et surabondamment remplies, puisque tous les travaux présentés ne purent, faute de temps, être admis.

Le dimanche 22 septembre, le Congrès se donnait vacances : Lyon offrait un jour de congé à ses travailleurs, une fête à ses hôtes bien-aimés. Un train spécial, comprenant trois salons et muni de banquettes en plein air, emportait près de cent pérégrinateurs vers le chef-lieu du département de l'Ain. A moitié chemin, à Villars, on s'arrêta deux heures pour aller visiter un étang des Dombes. On examina de près, et, — à l'aide des explications de l'un des nôtres, on ne peut plus compétent en la matière, du professeur Gromier, — on put parfaitement comprendre la formation, la nature du sol, le double mode de rendement, les conditions de desséchement de ces étangs, foyers si actifs de fièvres intermittentes, qui bientôt, il faut l'espérer, ne seront plus qu'à l'état de souvenir pour les populations plus que décimées par leur délétère influence.

Le bureau du Congrès avait fait plus : ne voulant pas borner cette exploration à une simple visite de touristes, il avait confié à trois jeunes et savants confrères, MM. Fochier, Magnin et Colrat, le soin de faire, pour la circonstance, l'étude microscopique de la végétation fébrigène qu'alimentent les étangs; mission dont ils s'acquittèrent avec le zèle le plus exemplaire, puisqu'ils purent mettre sous les yeux des membres du Congrès des préparations montrant les principales variétés d'algues recueillies par eux sur le bord de l'étang. Ils avaient même mis un tel scrupule dans leurs recherches, que, pour les avoir trop prolongées, l'un d'eux fut pris d'un accès fébrile bien caractérisé qui, fort heureusement, reconnu et traité dès son origine, ne se renouvela pas.

A Bourg, après une visite détaillée de la merveilleuse église de Brou; après le légitime hommage rendu à Bichat, dont la statue orne l'une des plus charmantes promenades; après un coup d'œil jeté sur les constructions pittoresques qu'offrent certaines rues, un banquet réunit les membres du Congrès. Bourg, on le sait, est, sous le rapport des ressources gastronomiques, une ville privilégiée. A la douce joie de tous les convives, au rayonnement discret qui éclairait la physionomie des connaisseurs, au prolongement plus que réglementaire de cette séance-là, le moins expert des assistants put reconnaître que ces ressources avaient été mises en œuvre par une main prodigue autant qu'habile; et personne ne méconnut non plus la vigilante intervention, la surveillance empressée par laquelle nos confrères bressans s'étaient montrés jaloux de payer l'honneur fait à leur hospitalière cité. — Une quête improvisée, au dessert, à l'opportune et chaleureuse instigation de M. le professeur Foltz, en faveur des Alsaciens-Lorrains, démontra une fois de plus, et démontra pleinement, la justesse de ce vers touchant :

Le plaisir rend l'âme si bonne !

Recommencés le lendemain sous les auspices d'une confraternité dont les liens s'étaient de plus en plus resserrés, les travaux du Congrès se terminèrent, selon le plan arrêté, le 26 septembre.

M. le président prononça la clôture de la session lyonnaise dans les termes suivants :

« Messieurs,

« Notre œuvre est terminée, et, franchement, nous pouvons la contempler avec quelque fierté. De grands, d'immenses problèmes, des solutions nécessaires, urgentes, sollicitaient notre zèle. Elles ont été abordées de front : nous avons été directement à la montagne, et, si nous n'avons pu la soulever parfois, au moins ne l'avez-vous pas senti ébranlée ?...

« Qui nous stimulait, Messieurs, quel a été notre mobile, notre inspirateur ? Le patriotisme. Tous nous sentions qu'il y avait, à cette heure, à faire acte non pas seulement de savants, mais de citoyens. Un cri, un gémissement nous appelait, nous avons voulu y répondre.

« Et ce zèle s'est montré d'autant plus efficace, qu'il devait suffire à tout. Notre meilleur soutien a été de n'en avoir pas d'officiel. L'autorité ne s'est fait sentir à nous que par son attitude d'auditeur sympathique. Elle ne nous a fait payer ses encouragements par aucune des adulations d'usage. Aussi, absolument exempte d'entraves, de patronage, de réglementation, notre expansion s'est montrée ce qu'elle devait être : large, élevée, puissante, digne, en un mot, de la liberté qui tout engendre, qui tout féconde.

« Vous avez procédé par trois voies différentes, toutes émanant d'une source distincte de l'activité intellectuelle, mais toutes convergeant au même but : l'exposé didactique, la discussion, le vote.

« Si le premier ordre de moyens est le plus solide, le seul qui reste, d'ailleurs, il met parfois quelque peu à l'épreuve notre impatience française. Ne regrettons pas quelques instants consacrés à encourager un orateur novice. Ne pût-il invoquer que ce titre, le Congrès, qui a donné naissance au travail de M. Sarazin sur les ambulances, au mémoire de M. Rodet sur la mortalité en France, est assuré de se survivre.

C'est avec orgueil qu'il se présentera à la postérité avec ces deux œuvres : l'une d'un bon citoyen, l'autre d'un médecin honnête homme, du véritable orateur médical, *vir bonus medendi peritus.*

« Les discussions, moins longues que quelques-uns ne l'eussent souhaité, ne seront pas sans fruits. S'il m'est permis de citer celle que j'ai le plus contribué à allumer, je ne le ferai qu'en invoquant à son honneur le témoignage d'un bon juge, d'un auditeur émérite, qui me disait hier, au moment du départ : « En fait de discussion, je n'en ai jamais entendu, à « l'Académie de médecine, non-seulement de plus, mais d'aussi « substantielle, d'aussi pratique. »

« Quant aux vœux, forme nouvelle, forme expressive des volontés d'une assemblée délibérante, ils sont là, ils retraceront fidèlement vos intentions et vos services. Vous avez voulu parer à toutes les lacunes, à toutes les misères du corps social. Et le législateur, à qui ces vœux vont être transmis, y trouvera la double et précieuse indication des besoins sociaux les plus pressants et des plus efficaces réformes qui y correspondent.

« Peut-être des esprits malicieux et chagrins nous reprocheront-ils d'avoir agi un peu trop en médecins, d'avoir prodigué l'*ordonnance*. En récapitulant ces vœux, en effet, on est frappé du nombre de mesures qu'ils semblent vouloir imposer. La vaccination..... obligatoire ! la liberté d'enseignement..... obligatoire ! la réforme du service des nourrissons et des enfants trouvés..... obligatoire ! L'allaitement maternel a été sur le point de s'entendre décréter d'autorité ; la fécondation, dans l'alcôve conjugale, s'est vu menacée de la même formule impérative ; il n'est pas jusqu'à une proposition d'*herborisation obligatoire*, que je n'aie entendu formuler !... Mais, Messieurs, que personne ne l'oublie, ici ni au dehors, dans leur désir de contraindre, pour son bonheur, pour son salut, cette humanité qu'ils connaissent si bien, les médecins n'ont eu en vue que le bien général, jamais leur intérêt propre, même le plus avouable. Et ce sera la caractéristique morale de cette réunion, Messieurs, ce sera son honneur que, siégeant, délibérant, votant à Lyon, parmi tant de créations décrétées, vous n'en ayiez omis qu'une : la Faculté de médecine de Lyon *obligatoire !*

« Mais tant de choses obligatoires me rappellent à propos nos obligations, à nous Lyonnais, et vous sauriez mauvais gré à votre président de les passer sous silence. Ces obligations, Messieurs, je les voudrais faire *nominatives* : ce sont, vous le savez, les plus sûres, les moins périssables. Je voudrais donc, et de grand cœur, remercier chacun de vous l'un après l'autre, pour le concours qu'il a apporté à l'œuvre commune. Mais vous me dégagez de cette tâche irréalisable, n'est-ce pas, à la condition que, à mon tour, je serai l'interprète de votre reconnaissance envers ceux de nos hôtes à qui nous sommes le plus redevables. Or, il en est quatre, entre tous, à qui je veux exprimer spécialement notre gratitude.

« L'un, enfant d'une nation voisine, déjà membre bien-aimé de notre dernier Congrès, nous a prouvé, une fois de plus, que si les gouvernements s'éloignent les uns des autres, au gré de leurs prétendus intérêts, les peuples, eux, savent s'unir au mieux de leurs affinités réelles. Expansif, enthousiaste, positif et convainquant néanmoins sous une forme enjouée, il a rendu aux causes qu'il a épousées le rare et précieux service de les éclairer de la chaude lumière du cœur. Dès qu'il demandait la parole, rien qu'à le voir se lever, un rayon de sympathie ne semblait-il pas traverser l'assemblée ?

« Un second, vrai contraste, froid, calme, dont le vaste front semble contenir, rangés en bon ordre, les innombrables souvenirs d'une expérience clinique de plus de vingt-cinq ans, est de notre province. Il est né à Rive-de-Gier, sans doute par une *permission expresse* de cette bonne nature qui a voulu toujours placer le remède à côté du mal, à côté du fléau qui décime cette honnête et laborieuse population. Vous l'avez entendu : sa parole est rarement obtenue, même à Paris, où l'on saurait la payer. Il l'a donnée, il l'a prodiguée dans notre réunion. Vos applaudissements l'ont acclamé législateur ; et quoique je réserve mon vote personnel, il m'est bien doux d'avoir à enregistrer le vôtre.

« Les deux derniers sont deux professeurs de la Faculté de Paris : Cicéron, Démosthènes. L'un, comme toujours, nous a tenus attentifs, subjugués sous la grâce qui découle de ses lèvres. Avec lui, pas un instant de langueur, de satiété. Sa parole n'est pas seulement claire, je la dirais *clarifiante*. Quelque sujet qu'il aborde, ce sujet devient immédiatement le plus attachant de tous ; et l'absence complète de prétention personnelle est une force de plus pour la cause, comme un charme nouveau pour le plaidoyer.

« Le dernier enfin ! oh ! celui-là, qui l'a entendu ne l'oubliera jamais. Qui l'a entendu ? dis-je. Mais ne l'entendez-vous pas encore, Messieurs ? Tribun, fils de tribun, il remue, passionne, bouleverse. On a beau être contraire, absolument contraire à ses prémisses ! par sa dialectique inflexible, il ruine vos objections, sape vos doutes, rassure vos défiances, vous éblouit par le but radieux dont il découvre la perspective, et vous amène, en somme, sinon à partager son opinion, du moins à regretter de n'y pouvoir adhérer sans réserve, tant il excelle à la montrer la plus large, la plus généreuse, la plus humanitaire : et quand il a fini, l'assemblée adopte par acclamation la solution qu'il propose, et c'est lui-même qu'on prie d'en rédiger la formule !

« A ces hommes, Messieurs, à ceux-là et à bien d'autres, à tous ceux qui ont vivifié notre œuvre, qui lui ont donné, maintenu sa physionomie lyonnaise, je veux dire essentiellement confraternelle, qui sont venus allumer dans notre province un foyer que nous saurons alimenter, vous voudriez donner quelque marque durable de votre reconnaissance ! Jadis on leur eût offert le droit de cité : mais si ce titre n'est pas en notre pouvoir, nous avons de quoi nous dédommager. Ils sont nôtres, n'est-ce pas ? Eh bien ! consacrer solennellement cette identification, leur décerner le titre de *membre du corps médical lyonnais*, c'est, j'en suis persuadé, leur offrir l'hommage le plus digne d'eux, comme le plus digne de nous.

« N'oublions pas, à côté de ces illustrations, les coopérateurs plus modestes, mais non moins dévoués, non moins utiles de notre œuvre : nos chers et honorables vice-présidents qui ont partagé avec tant d'assiduité la fatigue de ces longues séances bi-quotidiennes.

« Mais à côté de cette collaboration, que l'honneur du moins a su payer, il en est une que je tiens à signaler plus particulièrement à votre gratitude : c'est celle de notre cher secrétaire général, dont les fonctions, dont l'activité durent, et sans s'être démenties un instant, depuis l'origine de notre entreprise, depuis le jour où, pour la première fois, cette année, à Lyon, fut prononcé le mot de *Congrès*. Sa participation incessante, d'autant plus méritoire qu'elle est plus effacée, méritait bien une mention spéciale. Il ne rencontrera point d'ingrats parmi ses obligés ; et ici du moins, Messieurs, *ici*, ses services ne seront pas méconnus. (Vifs applaudissements.)

« Se quitter est si triste, Messieurs ; le mot de séparation implique un tel déchirement, que vous ne vous étonnerez pas de mon hésitation à prononcer le mot fatal. Heureusement, Messieurs, ce n'est pas un adieu, pas même ce vague *au revoir !* de convention, que j'ai à vous dire : c'est à l'an prochain, et en plus nombreuse, sinon en meilleure compagnie ! (1) »

Un punch offert à tous les membres du Congrès, dans les salons de Maderni, à l'issue de la séance, donna l'occasion aux vœux de s'unir dans une dernière aspiration, aux mains de se serrer dans une dernière étreinte.

Le livre que nous publions, destiné à faire suite aux Actes des précédents Congrès, renferme tous les mémoires, toutes les communications orales, toutes les discussions du Congrès médical lyonnais sur les questions de son programme. — Nous avons été heureux de pouvoir, par une exception dont tous se féliciteront, y ajouter la plupart des travaux communiqués au Congrès sur des sujets en dehors du programme (2).

(1) Allusion à la session de l'Association française pour l'avancement des sciences qui doit avoir lieu à Lyon au mois d'août 1873.

(2) Ce volume ne verra le jour que près d'un an après le Congrès. A ceux qui lui feraient l'honneur de se plaindre de ce retard, la Commission peut répondre qu'il n'est point de son fait. Préférant un recueil complet à une publication hâtive, mais tronquée, la Commission a cru devoir demander à chacun des orateurs une note rédigée par eux-mêmes. Tous nous l'avaient promise. Mais, entre promettre et tenir, il y a..... il y a eu un laps de temps dont nos lecteurs se feront une juste idée, en apprenant que la dernière de ces communications ne nous a été remise que *le 5 août 1873.*

Lyon, 31 août 1873.

Il a manqué au Congrès de Lyon, un honneur et un encouragement sur lesquels il s'était cru, d'après de nobles précédents, autorisé à compter : la présence et la voix aimée du professeur Bouillaud. La lettre suivante, qui dit les motifs et les regrets de l'illustre doyen de nos Congrès ne nous a dédommagés qu'en partie. Mais pour exprimer autant que possible au cher et respectable absent combien Lyon eût été heureux et fier de le recevoir et de l'entendre, l'Assemblée a décidé, par acclamation, que sa lettre ferait partie des actes du Congrès :

« Les Bergerons (par la Couronne), Charente, 17 septembre 1873.

« Cher et très-honoré Président,

« A la veille de cette journée solennelle, où doit s'ouvrir, à Lyon, la quatrième session du Congrès médical de France, je ne saurais résister au besoin de vous exprimer mes profonds regrets de ne pouvoir me rendre au milieu de ces nombreux confrères, aux travaux desquels il m'eût été si doux d'applaudir. Les suites d'une affection douloureuse et des événements de famille enlèvent à mes vieux ans l'une des plus grandes jouissances qui pût leur être réservée. Je ne m'y résigne pas, les yeux secs, et sans faire une violence extrême à mon esprit et à mon cœur. Oui, très-cher et honoré Président, *le vieux coursier avait senti l'aiguillon* de ces encouragements tout puissants qu'il avait reçus de vous et de plusieurs de vos amis. Plaignez-moi donc de me voir contraint à renoncer à l'heureux espoir que j'avais d'abord conçu de me rendre dans votre grande cité, pour assister à l'une des plus belles joutes médicales, dont notre chère et glorieuse patrie nous ait offert le noble spectacle. Après avoir été, par je ne sais quelle grâce spéciale, présent aux Congrès de Bordeaux, de Paris et de Florence, c'eût été pour moi une insigne bonne fortune que de me trouver à celui de la seconde ville de France. Alors, moi aussi, j'aurais pu prononcer mon *nunc dimittis!* C'en est fait : cette sorte de couronnement manquera hélas ! à l'édifice de mon ondoyante vie médicale.

« Mais rien ne manquera, et j'en suis fier, à celui que le Congrès de Lyon va élever en l'honneur de notre France médicale. J'en ai pour garants les membres de sa Commission d'organisation et ceux qui, de toutes parts, sont accourus à sa voix.

« Veuillez agréer, très-cher et honoré Président, et faire agréer à tous mes confrères, l'expression de mes plus cordiales sympathies et de tous mes vœux pour le plus complet succès d'un Congrès dont je ne me consolerai jamais d'avoir été absent.

« BOUILLAUD. »

COMPOSITION

DE LA

COMMISSION EXÉCUTIVE

MM. DIDAY, *président.*
BOUCHACOURT,
DESGRANGES, *vice-présidents.*
ACH. DRON, *secrétaire général.*
ICARD,
SOULIER, *secrétaires adjoints.*
PERROUD, *trésorier.*

MM. ARTHAUD.
J. BONNET.
BOURLAND.
CHATIN.
FERRAND.
GARNIER.
GAUTHIER.
GIRIN.
GLÉNARD.
LAROYENNE.
LAVIROTTE.
MARMY.
MATAGRIN.
MAURY.

P. MEYNET.
OLLIER.
PÉTREQUIN.
PEUCH.
PIOCH.
PONCET.
RODET.
ROLLET.
P. ROUGIER.
SAINT-CYR.
TEISSIER.
TERVER.
VALETTE.
VIDAL.

COMPOSITION

DU

BUREAU DU CONGRÈS

MM.

Président d'honneur...	STOLTZ.
Président............	DIDAY.
Vice-présidents.....	BOUCHACOURT. BOUTEILLIER. DESGRANGES. MARMY. RICHELOT. VERNEUIL.
Secrétaire général . .	ACH. DRON.
Secrétaires adjoints.	AUBERT. CLÉMENT. DRIVON. MARDUEL. H. MOLLIÈRE. D. MOLLIÈRE.

CONGRÈS MÉDICAL DE FRANCE

4e Session, tenue a Lyon

(1872)

Ire QUESTION.

Des épidémies de variole.

I.

DES MOYENS DE PRÉVENIR LA FORMATION DES ÉPIDÉMIES DE VARIOLE;

Par M. le docteur Bouteillier (de Rouen).

§ 1.

Introduction. — Si, en proposant pour première question *les épidémies de variole*, la Commission du Congrès de Lyon 1872 *a été guidée dans son choix par la gravité de l'épidémie de variole, qui vient de désoler la France*, ce qui s'est passé en 1870-1871 dans le département de la Seine-Inférieure, et en particulier dans l'arrondissement de Rouen, enfin à Rouen même, l'aurait confirmée dans ce choix. En effet, jamais cette contrée n'avait vu une épidémie de variole qui ait frappé tant de sujets et jamais, chez nous, aucune épidémie n'avait été plus meurtrière. A Rouen, elle n'a épargné aucun âge et a sévi avec la même intensité dans tous les quartiers sans distinction.

1

Médecin en chef des épidémies pour l'arrondissement de Rouen, j'ai reçu un très-grand nombre de renseignements officiels. Si j'entreprenais de les grouper dans ce travail, je dépasserais bien vite les limites qui me sont judicieusement imposées. D'ailleurs, je les ai publiés récemment, en deux parties, il est vrai, ce qui nuit beaucoup à une étude d'ensemble (1); puis, pour centraliser les observations que le corps médical a faites dans notre région, il me faudrait après l'analyse avoir recours à la synthèse; cela me mènerait encore beaucoup trop loin. Je vais donc me borner à présenter les faits les plus saillants *propres à éclairer l'histoire de la maladie, à en faire apprécier la gravité, les causes et les allures.*

Je m'étendrai davantage sur la seconde partie de la question, c'est-à-dire *l'étude des moyens à employer pour prévenir la formation ou pour arrêter la marche des épidémies de varioles semblables à celles que nous venons de traverser; en second lieu, ce qui est relatif à la vaccination, tels que la valeur comparée des diverses variétés du vaccin, la vaccination animale, enfin les mesures de police sanitaire qui devraient être conseillées en France, dans le but de favoriser et d'assurer la propagation de la vaccine.*

Début de l'épidémie. — L'épidémie de variole de 1870-1871 a commencé par quelques cas isolés, plus nombreux cependant que les cas sporadiques que l'on observe chaque année. A Rouen, le premier cas de variole remonte au mois de février 1870; mais l'épidémie proprement dite n'a commencé qu'en août, et le nombre des décès à Rouen par suite de variole n'a été noté que pour le mois de septembre et, qui plus est, ce n'est plus qu'à partir du 26 octobre que des relevés hebdomadaires ont été dressés dans les deux hôpitaux de la ville sur le nombre des varioleux en traitement dans ces établissements, hommes, femmes, enfants, militaires, guérisons et morts.

Causes. — La cause première, la cause fatale de l'épidémie de 1870-1871 a été comme pour toutes les épidémies de

____

(1) *Travaux du Conseil central d'hygiène publique et de salubrité pendant les années 1870 et 1871.* Rouen, imprimerie H. Boissel, 1872, in-8, 288 pages.

quelque nature qu'elles fusssent, ce qu'on a appelé, je ne sais pourquoi, le génie épidémique. Mais à côté de lui il y a eu une autre cause générale, c'est la faiblesse de la valeur prophylactique, qui de nos jours caractérise la vaccine. Si la vaccine préservait de la variole, il n'y aurait pas d'épidémie de variole ou du moins il n'y aurait que de petites épidémies, puisque seraient seules frappées les personnes non vaccinées. Loin de là, l'épidémie de variole de 1870-1871 a frappé indistinctement (je dis indistinctement) les vaccinés et les non vaccinés. De toutes parts, j'ai reçu cet avis très-significatif contre la valeur actuelle de la vaccine.

Je reviendrai plus loin sur ce point.

Il est une cause particulière que mes confrères attachés au service des épidémies ou au service de la vaccine ont plusieurs fois observée : c'est l'arrivée dans une commune indemne d'un varioleux qui y apporte le fléau. L'épidémie a débuté à Petit-Couronne par une jeune fille âgée de 26 ans, revenue de Rouen où elle travaillait dans les filatures. Au Val de la Haie, l'affection a débuté par une femme âgée de 20 ans, qui, tombant malade à Rouen où elle habite, est venue se faire soigner chez sa mère, qui habite le val de la Haie. Au Grand-Couronne M. Auger a remarqué un fait analogue : une jeune fille était allée soigner à Saint-Severs (faubourg de Rouen), une femme atteinte de variole ; elle revint chez elle avec un malaise précurseur de la maladie, qui se manifesta bientôt. Trois de ses sœurs furent prises après elle et transmirent la variole à un jeune homme qui était venu les voir. Celui-ci l'a transmise à son père et à sa mère.

A Elbeuf, c'est un garde mobile des Landes qui est venu apporter la variole à l'hospice de cette ville ; et de là l'épidémie s'est propagée.

Il y a là, peut-être, au point de vue de la police sanitaire quelque chose à faire ; j'en dirai quelques mots plus loin.

Marche. — Mon attention s'est portée aussi sur la marche de l'épidémie elle-même ; mais j'ai bientôt reconnu qu'il n'y avait rien à conclure cette fois des observations faites dans la Seine-Inférieure, parce que la marche de l'épidémie de 1870-1871 a été modifiée très-notablement par le passage et le séjour des troupes sur un tel point du département et ensuite par l'occupation prussienne.

Non-seulement les troupes françaises ou allemandes ont amené l'encombrement, mais elles ont, ces dernières surtout, imposé de dures privations aux habitants, sans parler du désespoir qu'elles ont causé.

L'épidémie a redoublé en octobre et en novembre 1870, lors de l'arrivée des mobiles à la Neuville-Champ-d'Oisel, canton de Boos.

M. Vautier, médecin, à Oissel, canton de Grand-Couronne a écrit que Oissel et les environs ont *été écrasés* par la variole confluente, qui a fait beaucoup de victimes pendant l'hiver 1870-1871, quand ils étaient *remplis* de Prussiens.

Dans les hôpitaux de Rouen, la présence d'un grand nombre de militaires les uns atteints de maladies internes, les autres blessés, les autres varioleux a dû évidemment agir sur la marche de l'épidémie dans ces établissements hospitaliers.

Age des décédés. — L'âge des varioleux décédés a été noté avec soin à la mairie de Rouen, mois par mois, à partir de novembre 1870, inclusivement, jusqu'au mois de mai 1871, inclusivement aussi. On a distingué dans ce relevé les garçons, les filles, les hommes et les femmes. Je regrette de ne pouvoir ici le reproduire, vu sa longueur, mais voici du moins, une récapitulation de cet immense travail :

	1770		1871	
	sexe m.	sexe f.	sexe m.	sexe f.
de 0 à 5 ans	138	134	77	95
» 5 à 15 »	31	48	24	20
» 15 à 25 »	56	41	27	38
» 55 à 40 »	85	60	42	38
» 40 à 60 »	50	43	36	32
» 60 et plus	3	6	8	9
	363	332	214	232
	695		446	
	1141			

Quant à l'âge de tous les malades atteints, guéris et décédés, il est impossible de le connaître, parce que tous les praticiens ne donnent pas les renseignements qu'ils ont en leur posession.

Complications. — La variole pendant cette épidémie a présenté toutes les complications. Non-seulement elle a été fréquemment très-confluente, mais encore elle a été très-souvent aussi hémorrhagique ou *noire*, gangréneuse, érysipélateuse, scarlatineuse; l'hémorrhagie ne s'est pas toujours bornée aux boutons, elle s'est manifestée par l'utérus, l'intestin, etc. La mort a quelquefois été causée par une variole avortée; d'autres fois la mort a été, pour ainsi dire, foudroyante. Enfin, on a observé comme complication la pneumonie simple ou double.

Plusieurs femmes enceintes ont péri, entre autres une au Boisguillaume, qui était atteinte de variole hémorrhagique et est accouchée prématurement.

Sur un des deux points du canton de Grand-Couronne, dit M. le docteur Dumesnil, médecin en chef de l'asile des Quatre-Mares, on a noté quelques cas de variole confluente chez des femmes enceintes sans que l'avortement naturel ait eu lieu. Ce fait, dit-il, n'est pas accepté par la plupart des auteurs; peut-être dans les grands centres, c'est-à-dire dans les cités très-populeuses, le résultat est-il tout différent de celui qui vient d'être mentionné; ce sera alors comme pour l'opération césarienne.

M. le docteur Alfred Vy, d'Elbeuf, dit au contraire, que pendant cette épidémie la variole a été le plus souvent mortelle chez les femmes sur le point d'accoucher ou en couches; toujours, pour ainsi dire, elle a provoqué l'avortement. M. le docteur Alfred Vy exerce dans une ville industrielle et M. le docteur Dumesnil dans un canton rural, voilà ce qui explique la différence des résultats notés par eux.

Mortalité. — La mortalité a été, par le fait de l'épidémie de 1870-1871, et d'une manière absolue et d'une manière relative plus grande que dans la précédente épidémie (1864-1865). Lors de cette dernière, la moyenne de la mortalité dans les hôpitaux de Rouen, par exemple, avait été de 16, 99 % tandis qu'en 1870-1871 elle a été dans ces établissements de 21,52 °/°.

Quant aux différents points de l'arrondissement, la moyenne n'a pas été la même à beaucoup près. J'ai pris la moyenne des moyennes et je suis arrivé à 17 °/°, nombre que je crois très-près de la vérité.

Connaissant cette moyenne des décès. 17 °/°, et le nombre des décès, on peut connaître très-approximativement le nombre des cas de variole. Ainsi, sachant qu'il y a eu à Rouen, en seize mois, 1,255 décès, on peut en conclure qu'il y a eu 7,388 cas de variole (la population de Rouen est de 102,000 âmes environ; mais pendant la guerre et l'invasion elle a augmenté par l'arrivée des troupes ou françaises ou allemandes et diminué par l'enrôlement des hommes valides et aussi par une sorte d'émigration. J'estime en définitive cette population à 105,000 âmes).

Voici le nombre des décès à Rouen, tant dans la ville que dans les hôpitaux, pendant les mois durant lesquels on a été en pleine épidémie.

1870

septembre	137	
octobre	200	
novembre	253	812
décembre	222	

1871

janvier	211	
février	102	
mars	56	
avril	25	
mai	21	
juin	9	
juillet	11	443
août	3	
septembre	2	
octobre	»	
novembre	2	
décembre	1	

Total général : 1,255 décès.

Le nombre des cas de variole à Rouen a été de 7,388, c'est-à-dire le quatorzième de la population ; dans le canton de Darnétal, canton essentiellement manufacturier, le nombre des personnes atteintes a été du tiers environ de la population, mais heureusement la mortalité, au lieu de s'élever à 17 % n'a été que de 3 o/°.

Veut-on se rendre compte, à peu près, de quel poids l'épidémie a dû peser sur le nombre des décès, à Rouen, en 1870 et en 1871, on peut consulter ce tableau :

	Décès en ville,	à l'hospice,	à l'Hôtel-Dieu,	Total.
1868	2455	711	412	3578
1869	2602	741	376	3719
1870	3202	860	539	4541
1871	2818	864	458	4140

Traitement. — On n'a rien innové, on a appliqué le traitement classique de la variole. Un praticien de Duclair a tenté, avec quelque succès, la solution de deutochlorure de mercure à l'intérieur. A Elbeuf, M. le docteur Alfred Vy a employé l'acide phénique dans des potions, et dans les cas de variole hémorrhagique la limonade sulfurique et le perchlorure de fer, associés aux toniques. A Rouen, M. le docteur Olivier a employé les sels d'ammoniaque pour favoriser l'éruption, et le camphre dans une potion alcoolique quand il y avait délire.

En définitive, rien de particulier dans le traitement des malades de l'épidémie de 1870-1871.

Fin de l'épidémie. — L'épidémie ne s'est pas, bien entendu, terminée brusquement. Les relevés hebdomadaires des hôpitaux n'ont plus été faits à partir du 25 avril 1871 ; cependant, en mai 1871, il y a encore eu pour toute la ville et les hôpitaux 21 décès, en juin 9, en juillet 11, en août 3, etc. etc. Nous pouvons donc fixer la terminaison relative de l'épidémie au commencement de juin 1871.

§ 2.

Moyens à employer pour prévenir la formation des épidémies. — Pour prévenir la formation d'épidémies semblables à celles qui ont désolé la France à des intervalles très-courts, il y a un moyen infaillible ; ce moyen c'est la *vaccine*.

Mais, me dira-t-on, depuis la découverte de Jenner il y a eu plusieurs épidémies. Le fait est vrai et s'explique facilement.

Voici ce qui s'est passé :

Pendant les premières années qui ont suivi cette découverte (trente à quarante ans si l'on veut), les épidémies de variole ont pu trouver un aliment parce que, le préjugé aidant, il y avait, proportion gardée, peu de personnes vaccinées.

Dans les années qui ont suivi, depuis vingt-cinq à trente ans à peu près, les épidémies ont trouvé également un aliment quoique presque tout le monde fût vacciné, la plus grande partie l'ayant été mal.

La vaccine s'est propagée de plus en plus, il est vrai, mais les lois de la bonne vaccine sont tombées en désuétude. On s'est endormi dans une sécurité trompeuse.

Si on lit les relations d'épidémies de variole depuis 1800 jusqu'à 1836, 1840 par exemple, on rencontre constamment des phrases comme celles-ci : *L'épidémie a épargné tous les vaccinés.* Ou bien : *il y a eu, par une exception extraordinaire, quelques vaccinés atteints, mais tous ont guéri et très-promptement.* Je citerais mille phrases de ce genre, en France seulement.

Mais, à partir de 1840 environ, le langage change. On écrit ce qui suit : *Un certain nombre de vaccinés ont été atteints et quelques-uns sont morts.* Plus tard : *Beaucoup de vaccinés ont été pris et beaucoup sont morts.* Enfin, en 1870-1871 on a dû dire, pour se conformer à la vérité : *La variole a frappé indistinctement les vaccinés et ceux qui ne l'étaient pas, et la mort n'a pas épargné les uns plus que les autres.*

Qu'est-ce à dire ?

C'est que la vaccine a perdu en grande partie sa valeur prophylactique.

Pourquoi ?

Parce que, comme toute chose, la vaccine demande une bonne culture et que la culture est devenue de plus en plus mauvaise.

Il n'en demeure pas moins vrai que le moyen infaillible de prévenir la formation des épidémies de variole, c'est la vaccine.

Je dirai plus loin quel est, selon moi, le bon vaccin et ce que doit être la vaccine.

Moyens d'arrêter la marche des épidémies de variole —
Le premier moyen consiste à vacciner tous les individus qui ne le sont pas, de les vacciner avec de bon vaccin bien entendu, avec du vaccin humain, et de préférence avec du cowpox naturel si l'on avait la bonne fortune d'en avoir, mais jamais avec du vaccin animal ni du vaccin de revacciné.

Le second moyen consiste à revacciner tous ceux qui sont vaccinés depuis longtemps et même tous ceux qui le demandent, eussent-ils été vaccinés l'année précédente.

Pour la revaccination, il faut choisir du vaccin encore plus irréprochable, s'il est possible, que pour une première vaccination.

Ici se place un scrupule. N'est-il pas à craindre, en vaccinant ou revaccinant certaines personnes pendant le cours d'une épidémie dans le foyer de laquelle elles se trouvent, de les exposer, par cela même à contracter la maladie? Je crois que cette crainte est chimérique? Si la variole vient à se déclarer pendant l'incubation du vaccin, c'est plutôt à l'influence épidémique qu'à la perturbation apportée par le vaccin qu'il faut attribuer le fait. En tout cas, ni la vaccination ni la revaccination ne sauraient aggraver l'état de l'individu soumis à la double influence du vaccin et de l'épidémie.

Le troisième moyen consiste dans l'isolement des malades tant dans les maisons particulières que dans les établissements hospitaliers.

N'ayant pas l'honneur d'être attaché aux hôpitaux de Rouen, je n'ai peut être pas toute l'autorité nécessaire pour traiter la question ; mais, imbu des préceptes de mon illustre maître, M. le docteur Piorry, ex-professeur de la Faculté de Paris, je pense qu'il est illogique, au premier chef, de mettre les varioleux dans les mêmes salles que tous les autres malades; il me paraîtrait préférable de consacrer une ou plusieurs salles distinctes et éloignées des autres aux malades atteints de la petite vérole. Dans la salle des varioleux on pratiquerait l'aération et la ventilation jusqu'à leurs extrêmes limites. Les portes et les fenêtres seraient tenues jour et nuit constamment ouvertes. Je crains moins pour les malades le froid que l'encombrement. En 1849, lors du choléra, j'étais interne de M. Piorry ; j'ai par ses ordres agi de la sorte, et nos malades n'ont pas eu à s'en plaindre.

A Rouen, l'isolement des varioleux est préconisé par mon savant confrère et ami le docteur Alfred Vy, dont l'opinion, en pareille matière, n'a pas une moindre valeur.

Le quatrième moyen pour arrêter la marche d'une épidémie de variole consiste à empêcher l'arrivée dans une commune indemne d'un individu atteint de cette maladie ou même seulement du malaise précurseur.

Il faudrait faire pour la variole ce que l'on ne craint pas de faire dans le cas d'épizootie, de peste bovine par exemple. Je sais que je me heurte là contre la liberté individuelle. Je respecte cette liberté, comme toutes les autres, autant que qui que ce soit ; mais en empêchant une personne atteinte de la variole à Rouen, par exemple, d'aller se faire soigner dans une commune du département où elle a ses parents ou ses amis, on n'attente pas plus à la liberté individuelle que lorsque l'on dit à tel ou tel éleveur : « Tu n'iras pas vendre tes vaches au marché de ***, parce que dans ton pays règne la peste bovine et qu'à *** elle ne s'est pas encore montrée. Tu as besoin d'argent, cependant tu ne feras pas ton commerce. »

C'est là, j'en conviens, une mesure de police sanitaire qu'il faudrait exercer avec sagesse et qui serait confiée à la sollicitude du commissaire de police, du maire de la commune, du garde-champêtre, etc., etc. Il faudrait aussi surveiller le passage ou les promenades des individus venant sans besoin aucun d'une commune infectée dans une commune indemne. Ce serait une espèce de quarantaine d'un nouveau genre et à laquelle les bons citoyens se prêteraient volontiers. Le projet, je le reconnais d'ailleurs, demanderait une étude préalable sérieuse.

Vaccination et valeur comparée des diverses variétés de vaccin. — La vaccination est un grand bienfait quand elle est pratiquée en suivant les règles que les divers comités de vaccine de la France ont eu soin, il y a longtemps déjà, de poser dans ce qu'on appelait alors avec raison des *Manuels de vaccine*.

Mais la vaccination qui s'affranchit de ces règles est un leurre et rien de plus.

Le meilleur vaccin est le cowpox naturel. Malheureusement on le rencontre fort rarement. Bien des fois cependant on a manqué l'occasion favorable, parce qu'on a été averti trop tard. En général, le praticien de la campagne n'apprend qu'une ou plusieurs vaches ont des boutons aux mamelles que par hasard, par la rumeur publique ou par les plaintes d'une servante de ferme qui, elle-même, a vu se déclarer sur ses mains une éruption à laquelle elle n'a pas fait d'abord attention, mais dont elle s'est inquiétée quand cette éruption est venue à former des croûtes. Alors il est déjà trop tard pour recueillir le vaccin sur la vachère..., à plus forte raison sur l'animal malade.

Quant au propriétaire de la vache, il se garde bien d'avertir soit le maire, soit le médecin de la contrée, parce qu'il sait que s'il parle il va recevoir la visite d'un certain nombre de savants de la ville prochaine. Tous ses voisins vont apprendre que ses vaches sont malades, et, la malveillance et les préjugés aidant, il ne pourra plus vendre son lait.

Il y aurait un moyen d'être averti à temps : ce serait de décerner une prime ou une médaille à tout cultivateur qui aurait révélé l'existence, sur son bétail, du cowpox naturel et, en outre, de lui acheter les animaux malades. Pour se mettre en garde contre la supercherie et éviter les achats inutiles, le comité de vaccine qui ne se rendrait pas à la ferme, dans la crainte de nuire, comme nous venons de le dire, au cultivateur, aurait soin, toutefois de se faire renseigner par le médecin de la commune.

Après la prise du fluide, les animaux seraient revendus dans quelque marché et, de cette manière, le comité ne saurait avoir à supporter une grande perte pécuniaire.

Le cowpox naturel étant trouvé, que conviendrait-il de faire? 1° Vacciner le plus d'enfants possible et dans les meilleures conditions de santé. 2° Quand les pustules seraient

arrivées au point convenable (au septième ou huitième jour),
vacciner de bras à bras un très-grand nombre d'enfants, et ainsi
de suite, de huit jours en huit jours. De cette manière, on aurait, au bout de quelque temps, d'excellent vaccin humain,
c'est-à-dire du vaccin se développant toujours bien, toujours
régulièrement, préservant sûrement, etc., etc., etc.

Après le cowpox naturel, le vaccin humain est le meilleur
des vaccins. Son évolution est très-régulière ; toujours, à part
une exception sur mille implantations, il est bon à employer
ou à recueillir au huitième jour, tandis que le vaccin napolitain, dont je vais parler tout à l'heure, est quelquefois trop
avancé au cinquième jour et quelquefois ne l'est pas assez au
neuvième, tandis que le vaccin animal est aussi très-irrégulier.

Le vaccin humain pénètre facilement dans les tubes, et en
est extrait facilement aussi, au bout d'un temps même très-
long. Le cowpox naturel, le vaccin napolitain et le vaccin
animal n'offrent pas cet avantage. Ces trois derniers vaccins
se conservent, à conditions égales, moins bien et moins longtemps que le vaccin humain.

Je ne parle pas de la conservation des vaccins entre des
plaques de verre. Ce mode est très-défectueux, parce que le
vaccin desséché entre ces plaques s'altère par l'air ambiant,
et que, d'autre part, il faut y ajouter de l'eau pour l'employer.

Le vaccin napolitain viendrait en seconde ligne, immédiatement après le cowpox naturel, et avant le vaccin humain ;
mais, l'avouerai-je, j'ai de la peine à y croire. Je ne mets en
doute la bonne foi de personne, mais on m'accordera bien
qu'il est merveilleux, étant donnée une vaccination de génisse
avec du cowpox naturel, de perpétuer pendant cinquante ans,
de semaine en semaine, quelque chaleur et quelque froid qu'il
fasse, le vaccin de génisse (1). (2,600 génisses, à supposer
qu'on n'en ait vacciné qu'une chaque semaine.)

A Rouen, on a voulu tenter l'expérience, mais au bout de
quelques septenaires la chaîne était déjà rompue. Il a fallu
avoir recours à des tubes renfermant je ne sais quel vaccin,
détremper des croûtes, vacciner des génisses avec du vaccin
d'enfant, c'est-à-dire passer de la vaccine napolitaine à la

____

(1) Congrès médical de France, 2e session, tenue à Lyon, 1865, page 526.

vaccine animale. On n'a jamais pu réunir les anneaux de la chaîne. C'était pitié de voir la triste figure qu'a faite, à Rouen, le vaccin napolitain. J'ai publié, à l'époque, plusieurs mémoires auxquels je suis forcé de renvoyer (1).

J'ai démontré, chiffres en main, que le procédé napolitain est infidèle et nullement pratique (2).

Il est infidèle ! Pour ne citer qu'un seul fait, j'ai noté, dans un de mes travaux à ce sujet, que sur 59 vaccinations il y a eu 18 insuccès, 41 succès ; et les 41 succès se décomposent en 3 beaux, 22 ordinaires et 16 faibles (3).

Il n'est nullement pratique ! Quand il faut, à des jours qu'on ne peut déterminer d'avance, convoquer, qu'on me passe l'expression, le vétérinaire, la génisse, le médecin et les enfants à vacciner et rencontrer autant d'imprévu et d'obstacles qu'il y aura de rendez-vous, peut-on dire qu'un procédé est pratique ? Non, sans doute. Aussi ne m'étendrai-je pas davantage sur le procédé napolitain, dont personne, du reste, ne se préoccupe aujourd'hui

La moins bonne de toutes les espèces de vaccin est, sans contredit, le vaccin animal, c'est-à-dire le vaccin humain implanté sur une vache et repris ensuite ; on s'est payé de mots quand on a avancé que cette pratique régénérait le vaccin parce qu'on le faisait ainsi repasser par une circulation bovine.

J'ai dit plus haut que ce qui avait manqué à la vaccine, depuis une trentaine d'années surtout, c'était une bonne culture. Pour continuer la comparaison, qu'il me soit permis d'emprunter à l'horticulture un argument, selon moi péremptoire, pour prouver que la vaccination animale est un pas en arrière et nullement un pas en avant.

Lorsqu'on a voulu d'une plante des champs à fleur simple obtenir une plante à fleur double, on a pris la plante des champs, on l'a mise dans un terrain beaucoup plus riche en engrais que celui où elle était née, un terrain plus ammoniacal. On l'a, plusieurs années de suite, empêchée de fleurir, en la *rabattant ;* on a pratiqué sur sa tige des incisions et des pincements, et l'on est arrivé au but.

(1) *Union médicale de la Seine-inférieure,* 1865 et 1866.
(2) *Loco citato,* 1865, pages 185 et 235 ; 1866, pages 26, 27, 31, 128, 307.
(3) *Loco citato,* 1866, page 34.

Quand on a voulu de certaines espèces d'une taille élevée obtenir des espèces naines, on a emprunté aux Chinois, qui aiment les petits arbres, les procédés qu'ils mettent depuis longtemps en pratique. On a fait souffrir la plante, on l'a déplacée souvent, on l'a mise à l'ombre quand on savait qu'elle aimait le soleil, et *vice versa;* on lui a enlevé une certaine quantité de feuilles et une partie de ses bourgeons, en un mot, on l'a mise à la torture.

Que diriez-vous d'un horticulteur qui, après avoir obtenu, à force de soins, des fleurs bien doubles et de jolies espèces naines, viendrait, sous prétexte de les améliorer encore, les replacer dans les conditions premières, les remettre dans le mauvais terrain, etc., etc.?

Vous diriez qu'il se trompe étrangement.

C'est cependant ce que font les médecins qui, pour améliorer le vaccin humain, vont l'implanter sur la vache, pour le reprendre ensuite. On avait réalisé une conquête en faisant du cowpox naturel le vaccin humain : et, commettant la plus grande erreur, ils abandonnent cette conquête, en faisant du vaccin humain un vaccin animal, infidèle dans ses résultats, irrégulier dans son évolution, difficile à recueillir, plus difficile encore à conserver. Ils font, en un mot, comme le jardinier qui, ayant chez lui le bouton-d'or bien double, irait le remettre dans la prairie. Ce jardinier aurait bientôt fait de son bouton-d'or un *ranunculus* parfaitement simple, à cinq pétales et très-laid.

Si la vaccination napolitaine est acceptable, à la grande rigueur, la vaccination animale ne l'est sous aucun prétexte.

Je dis : sous aucun prétexte, parce que je suis loin d'admettre la syphilis vaccinale. On a pu, sans doute, donner la syphilis à des individus sains, en cherchant à les vacciner, mais c'est qu'on avait ou pris pour des pustules vaccinales des pustules syphilitiques, ou recueilli avec la lancette, dans des pustules vaccinales, non-seulement le virus vaccin, mais encore du sang. Le virus vaccin ne peut pas se transformer en virus syphilitique, pas plus que le tubercule ne peut se transformer en cancer, pas plus que le virus rabique ne peut se transformer en virus vaccin.

J'ai développé bien des fois mon opinion à ce sujet, notamment à propos d'un cas de syphilis non vaccinale, après vaccination, que l'on aurait pu porter, si l'on n'y eût pris garde, à l'avoir de la prétendue syphilis vaccinale (1).

Quand je prétends que le meilleur vaccin, après le cowpox naturel, est le vaccin humain, je ne suis pas seul de mon opinion dans le département de la Seine-Inférieure. M. le Dr L. Duménil, dont personne ne contestera la haute autorité, s'exprime ainsi : « Je donne de beaucoup la préférence au vaccin humain « et je ne consentirais à me servir du vaccin animal qu'en cas « d'insuffisance de vaccin recueilli sur des enfants (2). »

A Rouen, sont encore de mon avis M. le Dr H. Le Brument, ex-vice-président de l'ex-comité central de vaccine de la Seine-Inférieure, et M. le Dr M. Delabost, ex-secrétaire dudit ex-comité.

M. Lesauvage, médecin à Monville, repousse d'une manière absolue l'emploi du vaccin animal.

M. Diligence, médecin à Arques, professe la même manière de voir à l'égard de ce vaccin.

MM. Lesauvage et Diligence sont des vaccinateurs émérites et dont l'opinion a beaucoup de poids. J'en dirai autant de M. Gandin, médecin à Quincampoix, qui a écrit ce qui suit : « La vaccination animale a fait son temps, et si l'on continue à « l'employer, elle viendra s'ajouter aux causes qui rendent les « épidémies de variole de plus en plus fréquentes et de plus en « plus meurtrières (3). »

Ce que doit être la vaccine. — La vaccine est une opération des plus importantes, puisqu'elle est utile non-seulement à celui qui la subit, mais encore à la population au milieu de laquelle il vit.

Elle doit donc être pratiquée avec le plus grand soin, surveillée de même et propagée non-seulement avec zèle, mais encore avec discernement.

Le vaccin est un dépôt sacré confié à la garde du corps

(1) *Union médicale de la Seine-Inférieure,* n° 28, avril 1872, page 218.

(2) *Compte moral administratif des hospices civils de Rouen, pour l'exercice* 1870, page 41.

(3) *Travaux du Conseil central d'hygiène pendant les années* 1870 et 1871, page 66.

médical du monde entier. A lui l'honneur de ne pas le laisser perdre.

La vaccine a des règles bien connues ; il faut les suivre strictement (1).

Les manuels de vaccine et celui auquel je viens de renvoyer ne contiennent pas deux recommandations que je croie cependant importantes.

D'abord il ne convient pas de recueillir du vaccin sur des enfants chétifs et encore moins sur des adultes dont la santé a pu, à diverses époques de leur vie, subir de graves atteintes.

Je vais de suite au devant d'une objection qui pourrait m'être faite. Ne croyant pas à la syphilis vaccinale, je ne devrais pas, me dira-t-on proscrire le vaccin pris sur un enfant maladif ou sur un adulte.

A cela je répondrai qu'une des conditions des bonnes cultures du vaccin est de le planter dans un bon terrain, et que c'est seulement le vaccin éclos dans cette condition qu'il faut recueillir pour la propagation.

Je n'affirme pas que le vaccin qui aura été planté dans un mauvais terrain sera physiquement, chimiquement et vitalement différent du vaccin inoculé à un sujet excellent ; d'autre part, je répete que le vaccin inoculé à un individu syphilisé ne deviendra pas virus syphilitique. Mais il ne s'en suit pas que le vaccin inoculé à un être malingre doive être utilisé pour propager la vaccine. Ce serait se mettre de gaîté de cœur dans de mauvaises conditions.

Quand je veux recueillir de la graine d'une plante pour la semer l'année suivante, je ne la prends pas sur les pieds situés dans l'endroit le moins fumé, le moins exposé au soleil, le moins bon, en un mot, de tout le jardin.

Puisque je crois à l'influence d'une bonne culture, je dois tenir compte de la nature du sol.

La seconde recommandation est celle-ci : *Ne vous servez jamais de vaccin de revaccination.*

Il est admis que la variole chez un sujet vacciné est modifiée par le fait de la vaccination à quelque époque qu'elle

____

(1) *Manuel de vaccine pour le département de la Seine-Inférieure*, publié par ordre du préfet. Rouen, 1836.

remonte. Malheureusement, de nos jours, cette modification est si peu efficace que l'on voit mourir de la petite vérole beaucoup de personnes vaccinées; mais quand, au contraire. elles guérissent, on voit le plus souvent que la maladie *tourne court*, si l'on peut s'exprimer ainsi, et qu'elle est notablement modifiée.

L'évolution vaccinale et le vaccin, chez un revacciné, sont également modifiés par le fait de la vaccination antérieure. Voilà pourquoi il ne faut pas employer le fluide recueilli sur un revacciné.

Le fait-on, et vient-on, la semaine suivante, recueillir du vaccin sur le deuxième inoculé, et ainsi de suite de huit jours en huit jours?... On n'a bientôt plus que du vaccin abâtardi.

En résumé, à l'exclusion de tous les autres, le vaccin qu'il faut employer est le vaccin humain bien cultivé.

Mesures de police sanitaire pour favoriser et assurer la propagation de la vaccine. — Il n'y a plus aujourd'hui que ceux dont les yeux sont fermés à l'évidence qui prétendent que si la France est de temps à autre décimée par des épidémies désastreuses de variole, cela tient à ce que le préjugé prive encore beaucoup d'individus du bienfait de la vaccine.

La cause des épidémies, je l'ai surabondamment démontré plus haut, n'est pas là.

Aujourd'hui, il y a très-peu d'individus qui ne soient pas vaccinés.

Comment en serait-il autrement? Comment beaucoup de personnes, sacrifiant à un prétendu préjugé, se soustrairaient-elles à la vaccine quand cela devient presque impossible?

En effet, pour entrer à la crèche, à l'asile, à l'école primaire, dans les pensionnats, dans les séminaires, dans les écoles municipales, dans les écoles de commerce, dans les écoles industrielles, dans les lycées, à la caserne enfin, il faut être vacciné.

Dans quelques mois le service militaire et peut-être même l'instruction seront obligatoires. Personne ne pourra rester non vacciné.

Il n'y a pas besoin de mesures de police sanitaire pour favoriser et assurer la propagation de la vaccine.

La vaccine, sans être obligatoire comme dans certains pays, est en France suffisamment propagée.

Moyens de rendre à la vaccine la valeur prophylactique qu'elle a en partie perdue. — Il y a des moyens que j'appellerai médicaux, je les ai indiqués dans les chapitres précédents. Le corps médical les connaît, je n'ai donc pas à y revenir.

Il est, en outre, un moyen administratif, c'est la création, dans tous les chefs-lieux de département et d'arrondissement, d'un comité de vaccine.

Dans quelques chefs-lieux, il y a un comité de vaccine.

Dans beaucoup, il n'y en a pas.

Dans d'autres, on les a supprimés, par exemple, dans le chef-lieu du département de la Seine-Inférieure (à Rouen) et, par contre-coup, dans les chefs-lieux d'arrondissement, Dieppe, le Havre, Neufchâtel et Yvetot. Le comité central, séant à Rouen, et les quatre sous-comité d'arrondissement avaient cependant rendu de grands services pendant près de quarante ans ; on les a dissous précisément à la veille de la fatale épidémie de 1870-1871. Ainsi l'a résolu la volonté du préfet de l'Empire, dont le despotisme était le moindre défaut (je parle de l'Empire).

Dans le département de la Seine-Inférieure et dans beaucoup d'autres, on a fait entrer le service de la vaccine dans les attributions du conseil central d'hygiène et de salubrité publique. C'est là une très-fausse interprétation de l'un des paragraphes du décret du 18 décembre 1848, portant création des conseils d'hygiène publique et de salubrité. Au titre II, article 9, on lit : Les conseils d'hygiène sont chargés etc., etc. *Ils peuvent* être spécialement *consultés* sur les objets suivants : 1º, 2º, 3º, 4º, la propagation de la vaccine.

Qui dit *peuvent* ne dit pas *doivent*.

Qui dit *consultés* ne dit pas *être chargés*.

Enfin, qui dit *propagation de la vaccine* ne dit pas *direction et surveillance de la vaccine.*

Le mot *peuvent* a été mis dans l'article 9 du décret pour le cas où l'on ne pourrait pas former un comité spécial de vaccine : or ce cas, s'il existe, doit être bien rare.

Quoi qu'il en soit, je voudrais partout un comité de vaccine.

Ce comité devrait comprendre son rôle autrement que ne l'ont compris jusqu'à ce jour les comités existants. En effet, ils ont jusqu'à présent, à quelques rares exceptions près, récompensé le nombre des vaccinations et non pas la qualité.

C'est la qualité qu'il faut récompenser ! !

L'Académie nationale de médecine, écho des comités de vaccine et des conseils d'hygiène n'a récompensé, le plus souvent, que la quantité, mais non la qualité des vaccinations.

Il serait pourtant bien facile de faire tout le contraire.

Il n'y aurait qu'à imiter ce que font les sociétés savantes :

Un manufacturier vient-il solliciter une récompense en disant, par exemple, qu'il a tant de broches, tant de bobines, qu'il obtient tel rendement? La Société savante fondée pour développer le commerce et l'industrie nomme une commission qui va chez l'industriel et se rend compte de tout par elle-même.

Pour l'agriculture, récoltes, instruments, etc., les choses se passent de même.

Chaque Société savante a des commissions, dites commissions de visite, qui se rendent sur les lieux pour apprécier les résultats obtenus.

Tout comité de vaccine pourrait déléguer quelques-uns de ses membres pour se rendre au local dans lequel se font les vaccinations; pour voir comment procède le vaccinateur, quelles pustules il obtient, comment il a recueilli le vaccin, etc.

D'un autre côté, dans tout chef-lieu d'arrondisssement il y aurait (comme cela se faisait à Rouen avant la dissolution du comité central de vaccine), des vaccinations publiques et gratuites à l'Hôtel-de-Ville, à la préfecture ou à la sous-préfecture. Là, le comité ferait usage du vaccin envoyé par chaque vaccinateur de la ville ou de la campagne. Il pourrait donc, en connaissance de cause, récompenser le médecin qui *cultiverait le mieux* le vaccin.

Qu'il y aurait loin de cette action efficace des comités à ce qui s'est fait jusqu'à présent, c'est-à-dire à cette distribution banale de médailles aux praticiens qui ont fait le plus de piqûres, sans se préoccuper le moins du monde d'aucun autre mérite de leur part !

Je termine ce mémoire, déjà trop long, je le sens, par un vœu bien sincère, c'est que tous les médecins unissent leurs efforts pour rendre à la vaccine le prestige que les dernières épidémies, et notamment celles de 1870-1871, lui ont fait perdre,

---

II.

RELATION DUNE ÉPIDÉMIE DE VARIOLE,
SUIVIE DE RÉFLEXIONS ;

Par M. le docteur FREDET fils.

L'épidémie de variole qui a désolé la France en 1870-71 n'a pas épargné la ville de Saint-Chamond (Loire). — Des renseignements suffisants pour tracer le tableau complet de la maladie me faisant défaut, je dois me restreindre à ce que j'ai vu de plus saillant chez les 253 varioleux, auxquels j'ai donné mes soins. Ce chiffre est trop peu élevé pour qu'on puisse le faire servir de base à des considérations générales ; mais comme j'ai pris note scrupuleusement de tous les cas, je pense que cette relation peut avoir son importance dans la grande enquête que nous ouvrons aujourd'hui sur la question de la variole.

La variole a fait sa première apparition au mois de décembre 1870, pour ne disparaître qu'en juillet 1871. Faible au début, c'est dans les mois de mars, avril, mai et juin qu'elle a atteint le plus grand nombre de sujets, qu'elle a offert les formes les plus graves et causé la plus grande mortalité. Pendant ces quatre mois, la température était très-élevée. L'hiver, qui a été excessivement froid, semble avoir exercé sur la maladie une action modératrice.

Les adultes, et parmi eux les hommes, ont fourni la plus large part. C'est la population de 15 à 40 ans qui a donné le

plus de cas et avec la forme confluente. Au-dessous de 15 ans,
la forme discrète était la plus fréquente. Ce fait tend à confirmer l'opinion de ceux qui veulent que la vertu préservatrice de
la vaccine s'affaiblisse à mesure qu'on s'éloigne davantage de
son point de départ.

La classe ouvrière et les populations rurales ont payé un
large tribut à la maladie ; ce n'est pas à dire pour cela qu'il
faille invoquer la misère et les privations ou l'insalubrité des
logements ; non, pour la plupart, nos ouvriers, nos paysans
vivent bien, et j'ai remarqué que les quartiers qui laissent le
plus à désirer au point de vue hygiénique, ceux qui, d'habitude, paient la plus forte contribution aux épidémies n'ont pas
été plus particulièrement atteints. Le contraire même semble
être arrivé, car c'est dans les faubourgs de la ville et pour
ainsi dire à la campagne que j'ai vu le plus grand nombre de
varioleux. Si les classes riches ou aisées ont été préservées,
c'est qu'échappant à l'indifférence et aux préjugés populaires
qui ont fait négliger les vaccinations et les revaccinations,
elles ont sur une large échelle eu recours à la vaccine.

Sur les 253 cas que j'ai observés, 21 n'avaient pas été vaccinés; 119 enfants et 2 adultes seulement avaient été revaccinés
par moi ; trois d'entre eux appartenaient à une famille où
régnait le variole au moment de l'opération ; ils étaient eux-
mêmes à la période d'incubation, puisque deux jours après ils
contractaient la variole, et les trois autres avaient été revaccinés un mois environ avant d'être atteints; l'opération n'ayant
pas réussi, je les avais engagés à s'y soumettre de nouveau ;
mon conseil ne fut pas suivi. Ils ont eu la variole confluente
et ont guéri.

La variole s'est rarement montrée isolément dans une maison;
elle semblait affectionner les agglomérations d'hommes et se
développait alors tout d'un coup ; ainsi, dans les familles
nombreuses, il était rare que plusieurs membres ne fussent
pas atteints en même temps, et quand j'étais appelé pour un
varioleux, j'apprenais toujours qu'il y en avait un ou plusieurs
autres dans la maison ou dans le voisinage. Dans une communauté religieuse d'hommes, composée de 120 personnes, je
fus appelé pour voir 32 d'entre eux, qui, tous, le même jour
avaient été pris de malaises généraux : frissons, chaleur à la

peau, céphalalgie, lassitudes, constipation, état saburral, etc.; le lendemain, dix autres se mettaient également au lit avec les mêmes symptômes. Je les fis tous réunir dans le même dortoir de façon à les isoler complètement et je pratiquai la revaccination sur tous les autres. Je n'eus qu'à me louer de cette double précaution : pas un de ceux que j'ai revaccinés n'ont eu la variole.

Dans cette épidémie, la variole semble avoir eu une prédilection marquée pour le sexe masculin et surtout pour les adultes ; ainsi sur 253 cas, j'ai noté 153 hommes, dont 115 adultes et 38 enfants ; pour le sexe féminin 100, dont 55 adultes et 45 enfants. L'enfance, on le voit, a été relativement très-peu atteinte, puisqu'elle figure dans la proportion de 38 sur 253. Mais si numériquement elle a été épargnée, elle a fourni un assez fort contingent à la mort, 7 sur un total de 18.

La forme la plus fréquente a été la forme discrète, je l'ai notée surtout chez les enfants et les jeunes femmes : d'une façon générale plus le sujet était avancé en âge plus fréquente était la variole confluente. J'ai eu 97 varioles confluentes, 2 malignes, 154 discrètes. Les premières se sont montrées, surtout au moment où l'épidémie sévissait avec le plus de rigueur, ce sont celles qui ont fourni presque tous les cas de mort, 13 sur 18. La forme maligne a été excessivement rare, je ne l'ai rencontrée que deux fois sous forme hémorrhagique.

La marche de la maladie n'a rien offert de bien spécial ; je ferai remarquer qu'elle a sévi pendant les grandes chaleurs surtout ; elle n'a pas procédé par bonds, elle a au contraire été très-régulière, en général, au début et peu grave. Elle a suivi une marche constamment ascendante depuis novembre 1870 jusqu'au mois de mai, où elle atteint son maximum, pour décroître ensuite avec la même régularité jusqu'au mois de juillet. Voici, par mois, les chiffres qui indiquent sa marche : novembre 1870, 5 cas ; décembre, 7 ; janvier 1871, 9 ; février, 23 ; mars, 30 ; avril, 75 ; mai, 60 ; juin 26 et juillet 18.

La terminaison de la maladie a été favorable dans la grande majorité des cas, je n'ai constaté que très-rarement des complications graves. Les cas de mort ne se sont élevés qu'à 18 : soit 10 pour le sexe masculin, dont 7 adultes, 8 pour le

sexe feminin, dont 4 adultes. Les mois d'avril et mai à eux
seuls en comptent 11.

Cette faible proportion de la mortalité, qui n'est que de 7 1/2
pour 100 m'a donné lieu de me féliciter de n'avoir employé
aucun traitement, aucun des moyens dits préventifs ou abortifs
voire même curatifs, préconisés par quelques-uns de nos confrères les plus distingués. La variole, selon moi, est une affection dont on doit chercher à prévenir le développement. Mais, une
fois déclarée, il faut, si je puis m'exprimer ainsi, la prendre
par la douceur , s'abstenir de toute médication capable de
produire dans l'économie une perturbation violente. En présence d'une variole, je fais de la médecine purement expec-
tante, et j'insiste sur les soins de l'hygiène.

Je place le malade autant que possible dans l'isolement, je le
maintiens à une température régulière et suffisante pour entretenir une douce moiteur à la peau ; à l'aide de boissons chaudes et diaphorétiques, je favorise le développement de l'éruption, point capital, car il est rare, quand l'éruption se fait bien,
de voir survenir une fièvre de mauvais aloi, des complications
du côté des voies respiratoires, des diarrhées qui, en affaiblis-
sant le malade, amènent au moment de la convalescence une
déperdition de la vitalité, bientôt suivie de mort, surtout quand
on a à faire à un sujet déjà peu vigoureux. S'il survient des
complications, je les combats par les moyens ordinaires. Telle a
été ma règle de conduite pendant toute la durée de l'épidémie,
et je n'ai eu qu'à m'en louer, puisque 18 malades, seulement
sont morts, chiffre bien faible, si on veut se rappeler que, sur
mes 253 observations, j'ai eu 99 varioles confluentes.

Les cas de mort dans la variole discrète n'ont été que de trois,
ce sont deux enfants et un adulte.

Les deux seuls cas à forme maligne que j'ai observés ont
eu une issue fatale : c'étaient deux jeunes gens non revaccinés, le premier de 17 ans, le deuxième de 19. Ils sont morts
l'un le dix-huitième, l'autre le vingt-deuxième jour, alors
que l'éruption était en pleine période de dessication. Dès le
début, l'affection avait revêtu une forme grave : fièvre intense
délire continu, etc.............. Enfin une hémorrhagie
intestinale qui a duré deux jours chez le premier, trois
jours chez le second, a déterminé la mort. Ces deux cas ont

présenté ce fait caractérisque que l'éruption avait suivi très-régulièrement ses périodes, et ce n'est qu'après leur entier développement que l'hémorrhagie est survenue par l'intestin et les fosses nasales. Il n'y a pas eu d'hématurie. Je ferai observer que dans tous les cas de mort j'ai noté la sécheresse de la peau et des muqueuses et l'arrêt de développement des pustules.

Ainsi que je l'ai dit, je ne crois pas qu'il y ait un traitement actif sur lequel on puisse compter, soit pour faire avorter, soit pour guérir la variole confirmée. Mais si nous sommes impuissants contre cette maladie une fois déclarée, je crois qu'il est possible encore de la prévenir entièrement, au moins de limiter ses ravages, en vaccinant et revaccinant à outrance. Mais ici se présentent plusieurs questions importantes et vivement controversées. Une immense quantité de faits est indispensable pour qu'on puisse les résoudre ; j'apporte ma faible part à l'enquête nécessaire pour cette solution.

Ces questions sont les suivantes :

1° La vaccine préserve-t-elle de la variole et faut-il vacciner en temps d'épidémie.

2° À quel âge doit-on vacciner ?

3° Quelle est la meilleure méthode pour cultiver, recueillir et conserver le vaccin ?

4° Comment doit-on vacciner ?

5° Le virus provenant d'un revacciné peut-il être employé avec succès ?

6° Faut-il employer le cowpox ?

7° Doit-on donner la préférence au vaccin jennérien, et ce dernier expose-t-il sérieusement à la transmission de la syphilis ?

Je réponds à ces demandes en exposant simplement le résultat de ma pratique.

En 1872, en pleine épidémie, j'ai vacciné 67 enfants ; 8 seulement ont eu besoin d'une seconde vaccine. Un seul a été affecté de variole discrète ; tous les autres ont traversé l'épidémie sans en éprouver les effets.

J'ai revacciné 163 adultes et 26 enfants, j'ai eu un succès complet chez 147 adultes et 7 enfants. Tous, même ceux chez lesquels l'inoculation a échoué, ont échappé à la variole. Un

seul a fait exception : le cas est curieux, je dois à la vérité de
le rapporter ici. C'était un enfant de 4 ans, vacciné avec succès
à l'âge de 10 mois ; je le revaccinai par précaution, au mois de
février ; de magnifiques boutons régulièrement développés sur
les deux bras sont arrivés à complète maturité et m'ont fourni
d'excellent vaccin ; deux mois après, deux membres de sa famille étaient atteints de variole discrète et guérissaient ; lui
contractrait une variole confluente et mourait en quelques
jours !

Tous les sujets vaccinés pendant l'épidémie ont échappé à la
maladie. Ainsi dans une maison religieuse composée de 120
personnes, pendant que 42 étaient atteintes pour la plupart de
variole confluente, j'ai revacciné les 78 autres ; aucune n'est
tombée malade. J'ai le droit de penser que la revaccination a
arrêté l'épidémie dans cette maison.

J'ai l'habitude de ne jamais les vacciner avant l'âge de 6 mois
et je ne m'en départs qu'en face d'une épidémie ; pour les adultes, je conseille les revaccinations à partir de 15 ans, en temps
ordinaire.

On a prétendu que le vaccin jennérien avait perdu de sa force
et n'offrait plus aujourd'hui les mêmes garanties que par le
passé. Le jugement semble un peu sévère ; ce n'est pas le vaccin qu'il faut accuser, mais bien le peu de soins qu'on met à
l'entretenir. Pour moi, il n'a jamais trompé mon attente.
Voici comment je procède pour en avoir toujours de bonne
qualité : Je me procure un enfant vigoureux, qui me sert de
champ vaccinifère ; quand les boutons sont arrivés à maturité
ce qui a lieu du sixième au septième jour suivant la saison,
mais jamais plus tard, je pique légèrement avec la pointe d'une
lancette à grain d'avoine, et j'attends sans exercer la moindre pression sur la pustule qu'une goutelette apparaisse. Est-
elle limpide, transparente ? je la cueille soit avec un tube, soit
avec la pointe d'une lancette, si je veux l'innoculer de bras à
bras. Est-elle mélangée de sang, jaunâtre, poisseuse ? je la
néglige, car j'ai parfaitement remarqué que dans ces dernières
conditions le virus ne donnait que des résultats médiocres.

Je conserve toujours le vaccin dans des tubes ; je crains que
desséché entre deux plaques de verre il ne fournisse plus,
quand on l'étend d'eau pour s'en servir, qu'un virus affaibli.

Une fois mon tube garni, je le ferme avec de la cire à cacheter, mais jamais en faisant fondre son extrémité à la flamme d'une bougie, parce qu'alors l'élévation de température subie par le verre se communique trop vivement au liquide qu'il contient et peut l'altérer. J'ai fait des expériences comparatives sur ces deux modes de fermer les tubes, et j'ai vu que le vaccin conservé dans des tubes clos à la flamme se desséchait au bout d'un certain temps, tandis que celui des tubes bouchés à la cire, était à la même époque parfaitement limpide. En opérant comme je le dis, j'ai toujours du bon vaccin et je n'en perds pas. Quoique le vaccin ainsi recueilli se conserve plusieurs mois, il vaut toujours mieux l'employer à l'état frais. Après un long séjour dans les tubes, il donne naissance à des boutons moins développés, mais dans lesquels il semble cependant se régénérer, car si l'on a fait choix d'un enfant bien portant, le virus qu'ils fournissent donne ensuite de belles pustules.

Le virus provenant d'un revacciné m'a parfois réussi, mais toujours les boutons étaient moins beaux et moins nombreux ; ce n'est qu'exceptionnellement que j'y ai recours.

A trois reprises différentes j'ai vacciné avec du cowpox, provenant une fois de Lyon, deux fois de Paris ; il était en tubes et recueilli depuis quarante-huit heures seulement quand je l'ai employé, j'ai vacciné 32 enfants et je n'ai obtenu aucun résultat. Huit jours après je revaccinais ces mêmes enfants avec du vaccin humain, et chez tous sans exception, j'obtenais de magnifiques boutons.

Depuis douze ans ans j'ai toujours employé le vaccin jennérien et toujours avec succès ; mon père, dans une pratique de quarante-sept ans, pendant laquelle il a propagé la vaccine soit dans sa clientèle privée, soit comme médecin vaccinateur, en a constamment obtenu de bons résultats. Quand aux accidents dont on rend responsable la vaccine humaine, je n'en ai jamais vu de sérieux ; quelquefois un peu de fièvre, un léger gonflement, inflammation dont la diète et les cataplasmes ont bien vite raison, des furoncles au bras, des adénites axilliaires, c'est tout ce que j'ai observé.

Mon père et moi n'avons jamais vu de syphilis transmise

par la vaccine, et cependant nous vivons au milieu d'une population ouvrière qui en est très-souvent infectée.

Pour moi, je crois que le vaccin jennérien réussit toujours, ou que du moins c'est la règle, qu'il ne manque pas si on veut se donner la peine de le cultiver ; aussi ai-je complètement renoncé à la vaccine animale, qui ne m'a donné que des insuccès, pour m'en tenir à une méthode consacrée par une longue expérience ; je pense même qu'il est téméraire de se livrer à des expériences sur le cowpox quand le fléau fait des victimes autour de nous ; je laisse l'inconnu pour le connu.

Je ne redoute nullement la transmission de la syphilis après l'inoculation du vaccin humain, parce que sans nier la possibilité de cette transmission, il nous est si facile de l'éviter en de certaines précautions, que je considère comme chimérique la crainte du spectre vaccino-syphilis.

En résumé : du mois de novembre 1870 au mois de juillet 1871, j'ai soigné 253 varioleux ; sur ce nombre, 21 n'avaient pas été vaccinés et 226 n'avaient pas été revaccinés. J'ai eu 154 varioles discrètes, 97 confluentes et 2 en forme maligne. J'ai perdu 18 malades, dont 2 revaccinés, 2 non vaccinés, 14 vaccinés mais non revaccinés.

J'ai vacciné 67 enfants pendant la période épidémique, revacciné 193 adultes et 26 enfants. Sur cinq enfants seulement le résultat a été complet, sur les adultes j'ai eu 103 succès ; ainsi sur un total de 219 revaccinations, la méthode jennérienne a réussi 108 fois. Presque tous ceux que j'ai revaccinés ont été préservés de la variole, trois seulement l'ont prise, encore avaient-ils été opérés pendant l'incubation.

Ces faits, que j'ai observés avec la plus grande exactitude, me semblent on ne peut plus concluants en faveur de la vaccine, et j'ajoute de la vaccine jennérienne ; aussi je revendique hautement pour elle le rang qu'elle n'aurait jamais dû perdre comme agent préservateur par excellence.

En terminant, Messieurs, laissez-moi vous exprimer un vœu, c'est que nos efforts de chaque jour pour encourager et propager la vaccine, pour arracher de l'opinion publique ce préjugé funeste qui attribue souvent à la vaccination et à la revaccination l'aggravation de épidémie variolique fassent pénétrer dans les masses la croyance à la vertu prophylactique du virus vaccin et à l'efficacité de son action même en temps d'épidémie, en attendant que nos législateurs, éclairés par nos savantes discussions, par nos laborieuses et patientes recherches, décrètent la vaccine obligatoire au même titre que l'impôt, l'instruction et le service militaire.

III.

LA VACCINATION ET LA REVACCINATION OBLIGATOIRES ;

Par M. le docteur CHABANNES (de Vals).

La Commission du Congrès a énoncé pour première question : Des épidémies de variole.

Elle a ajouté un commentaire :

« La Commission avertit que la nature de la question com-
« porte l'étude des moyens à employer pour prévenir la
« formation ou pour arrêter la marche des épidémies de
« variole..... ... »

De ces moyens, Messieurs, le seul efficace, à mon avis, c'est la vaccination et la revaccination obligatoires.

Je viens demander au Congrès de sanctionner cette proposition, et de la revêtir ainsi de la force qui doit l'imposer aux législateurs.

Première partie. — Par-dessus toutes les questions soulevées à propos des qualités du vaccin, de ses origines, de la durée de sa puissance, plane une vérité, axiome médical, qui n'a jamais rencontré de contradicteurs en nombre sérieux : Cet axiome, c'est la vertu préservatrice du vaccin.

Une autre vérité admise aussi universellement, c'est la propriété contagieuse de la variole.

Circonstance rare en médecine, le problème de l'extinction de la variole s'appuie donc sur deux connues incontestées :

1° Contagiosité de la maladie.

2° Préservation par la vaccine.

Formule que l'on peut énoncer de la manière suivante, en conservant aux mots leur sens le plus rigoureux :

A. Par la variole, l'homme devient un foyer d'infection pour l'espèce humaine.

B. Par la vaccine, l'homme devient un être incapable d'infecter, du moins mortellement, ses concitoyens.

En présence du concert à peu près unanime qui proclame ces vérités toujours et partout où elles sont énoncées, j'ai le droit de négliger les très-rares notes discordantes qui se sont élevées contre la vaccine et de maintenir l'expression d'*axiome médical* qui leur est due.

Devant des faits d'une telle certitude, devant des moyens si faciles de préservation, l'esprit ne reste-t-il pas frappé de consternation et d'étonnement à la pensée que la moitié peut-être des citoyens français, non-seulement ne sont point personnellement garantis par la vaccine, mais jouissent encore du droit de rester impunément exposés aux atteintes d'une contagion qui les transforme fatalement en foyers infectieux vis-à-vis de leurs semblables ?

Nous plaignons fréquemment certains peuples qui s'abandonnent en aveugles aux volontés du destin. Et quel nom mérite un peuple qui connaît un remède sûr contre la plus meurtrière des épidémies, et qui ne s'en sert presque pas, se contentant d'étudier platoniquement les faits et gestes du fléau qui le décime ?

Que nous a appris la grande épidémie de 1870 ? Une seule chose : venant après tant d'encouragements donnés de toutes parts et depuis si longtemps à la propagation de la vaccine, elle nous démontre une fois de plus, combien est puéril l'espoir d'éteindre la variole par les vaccinations bénévoles.

Sans aucun doute ces épidémies offrent à l'observateur des genres variés, elles affectent des formes, des types divers qui peut-être ne sont point complètement perdus pour le traitement; mais, du point auquel je me suis placé, ce sont de minces détails que je n'ai pas à examiner.

Pour moi comme pour tous les médecins, toute épidémie de variole implique la contagion et la possibilité de la préservation par la vaccine. Notons encore un autre de ses grands caractères : c'est une certaine préférence pour les plus jeunes sujets.

De là, deux catégories distinctes à établir dans les victimes de la variole :

Les varioleux victimes coupables.

Les varioleux victimes innocentes.

Pour plus de clarté, je vais prendre les chiffres que me fournit en 1867-68 l'observation d'une épidémie de variole importée à Aubenas (Ardèche), par un marchand ambulant nommé Chabaud.

Je ne parlerai que des morts ; je néglige volontairement et les varioleux non vaccinés et ceux qui, ayant été vaccinés, furent atteints et ne succombèrent point, heureux de ne payer que par de longs jours de souffrance l'incurie des parents de Chabaud d'abord ; et de Chabaud lui-même plus tard ; car Chabaud n'avait pas été vacciné.

Sur 26 morts de la variole durant cette épidémie, 7 âgés de plus 20 ans payèrent de leur vie leur tort de ne s'être point fait vacciner.

Ce sont-là des victimes coupables de négligence ; 10 âgés de plus de 3 ans et de moins de 20 furent des victimes innocentes de l'incurie de leurs parents.

Il est certain, en effet, qu'en dégageant les individus de cette dernière catégorie de toute responsabilité personnelle à cause de leur âge, ils auraient eu maintes occasions d'être vaccinés, si leurs parents ou tuteurs l'eussent voulu.

La société n'a-t-elle pas le droit de demander à de tels parents un compte sévère de leur négligence ?

9 étaient âgés de 1 jour à 3 ans. De ces 9, 5 avaient de 8 mois à 3 ans.

4 avaient de 1 jour à 8 mois.

Les parents des 5 premiers avaient pu rencontrer à leur vaccination des obstacles indépendants de leur volonté.

Admettons que ces 5 morts furent en très-grande partie les victimes *innocentes* de Chabaud et pour une faible part celles de la négligence de leurs parents.

Jusqu'à ce point de la démonstration, on peut rigoureusement reprocher aux 22 morts, au profit de Chabaud, de n'avoir pas été vaccinés, alors qu'ils auraient pu l'être presque tous.

Mais on ne peut plus tenir un tel langage en présence des 4 morts âgés de moins de 8 mois. A un âge si bas, bien des causes avaient pu contre-indiquer formellement la vaccination et la faire ajourner à un âge plus avancé. Ces quatre morts furent bien réellement les victimes impuissantes du poison importé par Chabaud.

La société n'a-t-elle pas non-seulement le droit, mais le devoir de protéger ces innocents ?

Le législateur a-t-il le droit de rester inactif devant une telle injustice ?

Et remarquez que mon exemple est pris dans une ville pourvue de médecins et de sages-femmes tous également dévoués.

En le prenant dans les campagnes, ce n'est plus au nom de 4 morts qu'il faudrait réclamer, mais aussi au nom de ces 5 morts âgés de 8 mois à 3 ans dont la vaccination est matériellement impossible, à cause de l'éloignement et de l'absence de toute espèce de ressource.

Dans l'ordre moral, la loi atteint jusqu'à un certain point la corruption des masses, et Chabaud reste impuni dans sa coupable négligence.

Il est vrai que Chabaud est très-coupable, mais les parents des 10 ou 15 autres enfants morts, le sont-ils moins ? N'est-ce point par leur négligence que ces enfants sont devenus aptes à être infectés et à infecter les autres ? Je le répète, ces parents sont coupables, parce que leurs enfants sont devenus varioleux par leur fait. La société a le devoir de se montrer plus sévère encore contre eux ; c'est au bas-âge, en effet, que la variole est la plus fréquente.

Après ces considérations, trop longues pour l'auditoire, car chacun de vous, Messieurs, les a faites bien avant ce jour, l'établissement de la vaccination obligatoire s'impose à l'esprit comme le seul remède à opposer au retour de ces épidémies petites et grandes qui tuent plus encore que les plus meurtrières inventions humaines.

L'universalisation de la vaccine, la loi qui la rendrait obligatoire en subordonnant les droits des citoyens à leur devoir, que dis-je, en leur assurant le premier de leurs droits, celui de vivre, ne seraient-ils pas un grand acte de justice en même temps que la barrière la plus efficace contre les progrès de la dépopulation.

Deuxième partie. — Je m'arrêterais là, Messieurs, persuadé que la cause est suffisamment instruite, si un devoir de convenance ne m'obligeait de vous apprendre que ma proposition n'est point nouvelle et qu'elle a été portée déjà devant une autre assemblée.

En 1868, je l'adressai en effet, au Sénat en forme de pétition, et je vous dois les motifs qui la firent honorer d'un ordre du jour non motivé.

Elle avait été précédée elle-même par trois autres pétitions identiques quant à l'objet demandé ; mais aucune n'avait invoqué le devoir pour la société de protéger la classe des très-jeunes enfants, dont je viens de vous parler.

Négligeant de répondre à cet argument nouveau, le rapporteur s'en référa simplement à la réponse qui avait été faite un an auparavant, par M. le sénateur Conneau, à la pétition du docteur Monteils-Pons, de Florac.

Or, voici les principaux passages de ce rapport.

« *Le pétitionnaire* nous cite comme exemple à suivre ce qui
« se pratique en Angleterre et en Allemagne, où la vaccination
« est obligatoire chez les jeunes enfants, sous la responsabi-
« lité légale du père de famille. L'Angleterre, cette terre clas-
« sique de la liberté individuelle, voit le père de famille soumis
« à la plus vexatoire des obligations, celle de faire pratiquer
« sur son enfant une opération qu'il peut croire nuisible ou
« dangereuse pour la santé de ce qu'il a de plus cher au monde.
« Il en est de même en Allemagne. Nous ne croyons pas
« qu'on puisse imposer en France une loi semblable........
« A une époque comme la nôtre, où tout le monde invoque la
« liberté en tout et pour tout comme le plus grand, le plus
« enviable des biens, où elle est réclamée par l'écrivain, par le
« professeur, par le penseur, pourrions-nous proposer une loi
« qui annulerait la liberté la plus chère, la plus sacrée, la
« liberté du père de famille, la liberté de diriger comme il
« l'entend l'hygiène et l'éducation de ses enfants ? La répul-

« sion pour la vaccination n'est point chose rare ; on a vu
« même des médecins attribuer à cette pratique des inconvé-
« nients qu'ils croient très-sérieux. Il faut que la vérité se
« fasse place d'elle-même, qu'elle s'insinue par la persuasion,
« non par la contrainte et par la force............. La loi
« d'ailleurs est-elle inactive et impuissante ? Non certes, car
« elle exige de l'enfant qui se présente à une école de l'Etat
« qu'il soit vacciné et force l'adulte qui est pris par le recru-
« tement de se soumettre à cette opération, s'il ne l'a point
« déjà subie. »

Telles sont, messieurs, les raisons données contre l'établissement de la vaccination obligatoire. La dernière épidémie
nous a déjà appris ce que vaut la vaccination propagée par la
persuasion ou par l'*action* de la loi dans *les écoles de l'Etat*.

L'argument principal, l'argument sur lequel le rapporteur
s'appuie le plus volontiers, c'est la crainte de violer la liberté
individuelle, la liberté du père de famille en lui imposant une
opération dont il peut n'être pas partisan...

Au lieu d'accorder une si large protection à cette liberté
oppressive, liberté d'espèce nouvelle, puisque, ne l'oublions
pas, elle conduit à faire de celui qui en bénéficie un foyer
d'infection fatal à ses concitoyens, n'est-il pas plus équitable
de se préoccuper de cette autre liberté qui est cent fois plus
individuelle, plus sainte et plus sacrée, car elle prime toutes
les autres, la liberté de vivre ?

L'enfant livré sans défense au contage du varioleux, l'enfant
que les nécessités de la vie empêchent de préserver, dès sa
naissance, contre le poison que l'ignorance ou l'incurie ont
accumulé dans l'organisme de son voisin, cet enfant n'est-il
pas le plus intéressant, ne mérite-t-il pas la plus large des
protections ?

Etant admise la certitude des propriétés préservatrices du
vaccin, la société n'a plus le droit de respecter telle ou telle
liberté secondaire, elle doit les sacrifier toutes pour arracher
le citoyen à la mort.

La liberté individuelle, la liberté du père de famille, la
liberté du propriétaire, toutes ces libertés ne sont-elles pas
atteintes chaque jour par les nécessités bien plus importantes
qu'exige la vie en société ?

La loi limite l'autorité paternelle dans l'intérêt hygiénique de l'enfant, quand elle fixe un minimum d'âge pour son admission dans les ateliers.

Dans l'ordre moral, elle rend l'instruction obligatoire.

La vaccination obligatoire ne s'impose-t-elle pas plus impérieusement encore, lorsqu'on songe que cette mesure a pour effet non-seulement de conserver les jours de ceux à qui elle est appliquée directement, mais encore les jours des nombreux individus qui meurent à chaque instant victimes du ridicule respect d'une liberté inavouable, la liberté d'empoisonner son voisin.

Il y a longtemps que la voix publique aurait fait justice de ces raisons liberticides si les médecins s'étaient appliqués à présenter le varioleux sous son véritable aspect ; c'est-à-dire, comme un foyer repoussant d'infection, dû le plus souvent à la négligence.

Des lois, des arrêtés subordonnent journellement notre bon plaisir à l'intérêt commun : ainsi, le conducteur de voiture est puni si une lumière n'annonce sa présence aux passants ; ainsi, le propriétaire d'un égout est forcé de le nettoyer ; voyageurs et marchandises sont retenus de longs jours dans les lazarets, sans qu'on se préoccupe des intérêts en souffrance ; l'animal malade est abattu par ordre ; l'adulte pris par le recrutement est vacciné malgré lui....

Tous ces arrêtés, tous ces règlements procèdent du même ordre de droits et de devoirs que la vaccination obligatoire.

Ainsi, les arrêtés sur l'échenillage n'ont pas pour but de contraindre un propriétaire à conserver son arbre en le purgeant d'un hôte dangereux : ils veulent seulement l'empêcher d'avoir un arbre qui puisse devenir un repaire d'ennemis pour les arbres voisins.

L'individu non vacciné est cet arbre.

La loi s'intéresse au sort des végétaux ; elle est à bon droit pleine de sollicitude pour la conservation de l'espèce animale ; elle nous assure ainsi cette liberté de vivre qui doit être le patrimoine de tous.

Par quelle étrange inconséquence la conservation des hommes semble-t-elle lui importer moins ?

N'est-il point vrai que si un préservatif de quelque épizootie, présentant la certitude et l'innocuité de la vaccine, eût été connu depuis quatre-vingts ans, il y a longtemps que le législateur en eût fait bénéfier l'espèce animale en rendant son usage obligatoire ?

Il y a négligence coupable de la part des gouvernements à laisser impuni le citoyen qui refuse la vaccination pour lui ou pour ses enfants ; ils deviennent responsables de la mort que ces ignorants ou ces entêtés propagent autour d'eux.

La vaccine n'est pas un de ces remèdes douteux, agissant quelquefois ou manquant leur effet, selon les cas, et appréciés diversement par les praticiens ; elle est un spécifique tellement évident qu'une demi-mesure ne peut lui être appliquée. L'Etat n'a pas le droit de la négliger plus longtemps.

Par la gravité du problème qu'elle résout, par la grandeur des espérances qu'elle donne, ou la vaccine s'impose obligatoirement aux législateurs et aux peuples, ou elle est déchue de tous ses droits à la confiance publique. Dans cette dernière hypothèse, elle doit être exclue de toutes les institutions médicales et philantropiques qui ont poursuivi jusqu'ici sa propagation comme un service rendu à l'humanité ; son nom doit être désormais rayé, pour indignité et pour impuissance, de tous les budgets qu'alimentent la munificence de l'Etat, des départements et des communes.

Ma tâche est terminée, Messieurs ; à vous de juger si ma demande est trop radicale, si la vaccination universalisée est capable de l'anéantissement des épidémies de variole ou seulement de leur très-notable diminution ; si les cas fréquents de variole qui sont mis journellement à la charge de l'impuissance vaccinale, ne doivent pas être attribués aux pratiques défectueuses de la vaccination, à l'intervention de mains étrangères à notre art, à l'emploi de virus mal recueillis, mal conservés, d'origine et d'effets douteux encore, en présence des effets certains de l'ancien virus ?

A vous de juger si les épidémies qui sont en permanence sur notre sol et qui prélèvent sur nos populations un impôt si lourd, ne sont point dues au nombre de vaccinations et revaccinations annuelles, trop petit comparé à celui des naissances ?

S'il ne faut pas les attribuer à l'indifférence publique pour les vaccinations, à l'impossibilité qui résulte de l'éloignement et du mauvais état des routes, à la lassitude des vaccinateurs, dont le zèle et le dévoûment sans cesse invoqués ne reçoivent que des rémunérations nulles ou insignifiantes ; enfin et surtout à l'état précaire, négligé, du service général de la vaccine en France et particulièrement dans les départements pauvres ; expression regrettable de l'importance douteuse qu'ont paru reconnaître jusqu'ici à la vaccine les gouvernements et leurs conseils ?

Quelques mots sur l'application et la sanction pénale de cette loi, qui serait bénie des populations, parce qu'elle leur assurerait les moyens de vaccination qui leur manquent, auraient ici leur place naturelle ; mais est-il nécessaire d'indiquer les mesures propres à universaliser la vaccination dans un pays qui va décréter et réglementer l'instruction obligatoire ?

On lit dans la *Conférence médicale* de Paris (Discussion sur la variole et la vaccine), page 30 :

« On a calculé qu'avant l'introduction de la vaccine, il
« mourait annuellement en Angleterre 3,000 personnes par
« chaque million d'habitants, tandis que depuis cette décou-
« verte, il n'en meurt annuellement que 220 par million.

« Une des grandes autorités d'Angleterre en fait de vacci-
« nation, M. Marson, dit qu'à l'hôpital des varioleux, à
« Londres, pendant l'espace de vingt années, la proportion
« a été :

« Sur 100 sujets non vaccinés atteints de la variole. 35 décès.
« Sur 100 sujets prétendant avoir été vaccinés, mais
            ne portant pas de marques.......... 23.57
« Sur 100 sujets vaccinés portant une marque.....   7.73
« Sur 100   —   deux marques...   4.70
« Sur 100   —   trois marques ...   1.95
« Sur 100   —   quatre marques .   0.55
« Sur 100 sujets vaccinés ayant les cicatrices bien
            marquées 2.25
« Sur 100 sujets vaccinés ayant les cicatrices mal
            marquées 8.82
« Sur 100 sujets vaccinés ayant eu la petite vérole. 19. »

« M. Masson ajoute que : sur 40,000 cas de vaccination
« jennérienne, il n'a pas eu un seul cas de maladie commu-
« niquée par le vaccin.

« A l'hospice des varioleux de Londres, on exige la revacci-
« nation des gardes-malades, et, pendant l'espace de trente-
« deux années, pas une d'elles n'a été atteinte du fléau ; et, je
« le répète, on ne se servait que du vaccin jennérien. »

IV.

DES CAUSES ET DES SIGNES DE LA GRAVITÉ DE LA VARIOLE, D'APRÈS L'ÉPIDÉMIE DE 1870-71 OBSERVÉE A LYON ;

par le Dr MAYET, médecin des hôpitaux de Lyon.

Je viens offrir au Congrès quelques faits qui m'ont paru
mériter l'attention et les réflexions qu'ils m'ont suggérées, en
le priant d'accueillir avec indulgence cette communication,
qui n'est composée que de notes cliniques. A défaut d'originalité marquante, vous y trouverez, je l'espère, les traces d'une
observation qui s'efforce d'être consciencieuse, et cela sera
déjà beaucoup pour moi si vous lui accordez ce mérite modeste.

Il n'est pas de champ scientifique qui ait été plus cultivé
que la variole, et cependant on trouve toujours quelque chose
à y recueillir.

La dernière épidémie a été beaucoup moins grave à Lyon
que dans beaucoup d'autres points de la France, et surtout à
Paris.

Elle nous a cependant fourni des sujets d'étude assez nombreux.

Les faits que je vais vous soumettre ont surtout pour but
de mettre en relief les diversités extrêmes d'apparence que
peut revêtir la gravité dans la variole. (J'évite à dessin, avec

M. Jaccoud, de me servir du mot de *malignité,* qui a été associé à des hypothèses métaphysiques inacceptables.)

Ils nous permettront d'étudier quelques conditions spéciales de la production de cette gravité, les indices très-variables par lesquels elle peut se manifester à l'observateur attentif alors que la plupart des autres symptômes sembleraient propres à le rassurer.

Enfin quelques-uns d'entre eux nous montreront la fausse gravité, si je puis m'exprimer ainsi, la gravité apparente qu'offrent au début certaines varioles à marche ultérieurement favorable et certaines varioloïdes d'une bénignité réelle extrême.

Quelques autres points pourront attirer notre attention dans l'histoire de nos malades, nous les indiquerons quand ils paraîtront le mériter. Nous résumerons nos observations aussi brièvement que possible, pour éviter tout détail fastidieux.

Notre premier fait peut être intitulé ainsi :

Variole cohérente chez une femme, robuste, antérieurement vaccinée, à période d'invasion d'une longueur inaccoutumée. Marche parfaitement régulière de l'éruption. Pendant la dessication invasion brusque d'accidents ataxiques mortels. (Tracés n° 1.)

La malade est âgée de vingt-cinq ans, de grande taille, bien musclée, d'une constitution remarquablement vigoureuse. Elle a été vaccinée et en porte les traces.

La période d'incubation a pu être déterminée exactement car elle a été en contact avec des varioleux une seule fois huit jours pleins avant l'invasion des premiers symptômes.

La première période a été caractérisée par les phénomènes habituels, la faiblesse, la constipation, les vomissements répétés, la céphalalgie, mais avec cette particularité qu'il s'y joint une hébétude assez marquée, qui fait d'abord songer, malgré l'absence de symptômes abdominaux et la présence d'autres signes insolites, à une fièvre typhoïde, et cela d'autant plus facilement qu'au moment de son entrée apparaissent sur e ventre deux ou trois macules ayant tout à fait les caractères des taches rosées, et ne rappelant en rien l'apparence des papules varioliques.

De plus, la rachialgie a fait absolument défaut jusqu'au moment où nous l'observons.

Elle entre à l'hôpital le septième jour de la maladie. Elle présente un pouls fort régulier à 120 et une température de 40.

La langue est rouge, un peu sèche sur les bords et à la pointe, recouverte au milieu d'un enduit blanc jaunâtre adhérent.

Pas de traces d'éruption variolique.

Le huitième jour au matin, la température axillaire étant à 39,4, le pouls à 120, la rachialgie se fait sentir pour la première fois et en même temps on constate une éruption de variole encore peu visible, quoique bien caractérisée.

A partir de ce moment, la marche de la maladie devient normale. En quatre jours l'éruption s'est complètement développée.

Pendant cette période la température se maintient d'abord entre 39.4 et 40, avec l'exacerbation habituelle du soir, et le pouls entre 121 et 120.

Une fois que l'éruption acquiert son complet développement ils s'abaissent graduellement, ainsi que cela a lieu dans les varioles qui doivent être régulières, l'une jusqu'à 37,6, l'autre jusqu'à 84.

Les facultés intellectuelles sont dans un état satisfaisant la langue, qui était devenue sèche, s'humecte en même temps de plus en plus.

Cette défervescence tout à fait rassurante nous fait oublier un peu les fâcheux indices de la première période. Nous pourrions croire la malade sauvée.

Le douzième jour, l'éruption est parfaitement sortie à la figure. Elle est cohérente. Le gonflement de la face commence.

Les papules sont graduellement devenues plus nombreuses et plus grosses aux membres et au tronc.

Les quatre jours suivants, tout va bien. La fièvre est médiocre. Le pouls oscille entre 84 et 108 et la température axillaire entre 37,4 et 38,9. La courbe, thermométrique suit son évolution parfaitement régulière d'oscillation ascendante , comme cela doit se produire au moment de la suppuration, sans dépasser des limites modérées.

Le gonflement de la face et plus tard celui des pieds et des mains, s'effectue très-bien. La suppuration est parfaite, les pustules bien développées, larges, ombiliquées. L'enduit mielleux, de bon augure, apparaît sur celles du visage et cependant à partir du seizième jour le pouls et la température présentent une tendance inquiétante à l'élévation, en même temps un peu de somnolence et de sécheresse de la langue se produisent de nouveau,

Le dix-septième jour ces symptômes menaçants se prononcent, le pouls atteint 124 et la température axillaire 40,8 chiffre considérable et correspondant à une température centrale de près de 42.

La dessication s'effectue cependant à la face aussi régulièrement que possible.

Le dix-neuvième et le vingtième jour la langue est sèche. Le pouls et la température sont toujours très-élevés. La malade accuse un bien-être peu en rapport avec sa fièvre ardente.

Bientôt se produit un délire violent au moment même où il semble que le pouls et la chaleur tendent à s'abaisser, et la mort survient trois jours après, l'éruption étant en voie de dessication, le pouls et la température s'étant élevés de nouveau après des oscillations aux chiffres énormes de 150 et de 41,4, soit environ 42 et demi pour la température centrale. On trouvera plus loin les tracés du pouls et de la température pris sur cette malade.

L'appréciation des conditions individuelles qui font qu'une maladie virulente sera grave ou bénigne est encore impossible, on ne le sait que trop.

A peine entrée avec notre illustre observateur lyonnais, M. Chauveau, dans la voie de l'étude rigoureuse des processus virulents, la science est encore loin de pouvoir nous dire pourquoi un sujet en parfait état de santé sera souvent un terrain plus propice au développement d'une maladie grave qu'un organisme débile.

Ce que nous tenons à faire remarquer, c'est la valeur pronostique qu'a eue dans ce fait la longueur de la période d'invasion et la température élevée du début, quoique tout ensuite ait paru suivre une évolution légitime.

Les auteurs anciens et modernes sont partagés sur la signification du retard apporté à l'éruption.

Trousseau (1) prétend, après Sydenham, De Hen, Borsieri que plus la manifestation cutanée de la variole tarde à se produire, moins grave est la maladie. « Elle est, dit-il, nécessairement discrète lorsqu'elle tarde jusqu'au cinquième, sixième jour et à plus forte raison, plus tard encore, même jusqu'au quatorzième jour, ainsi que l'a vu De Hen. »

Cependant Sydenham et Borsieri admettent quelques exceptions excessivement rares pour certaines varioles confluentes. Jaccoud (2) s'élève avec raison contre l'aphorisme de Trousseau : « L'éruption précoce est confluente, la tardive est discrète. » Il affirme qu'après quatre jours pleins l'éruption n'est jamais confluente, souvent discrète, mais parfois cohérente. Notre cas lui donne raison, car nous avons eu affaire à une variole de cette dernière classe. M. Briquet est trop absolu quand il affirme (3) que dans les varioles graves la période d'invasion est généralement plus longue que dans les légères.

Non-seulement ici la longueur de la période d'invasion n'a pas empêché l'éruption d'être abondante, mais l'événement devait prouver que c'était là une anomalie à signification non moins fâcheuse que l'élévation initiale de la température. C'est en vain que l'éruption a revêtu ensuite les apparences les plus normales, c'est en vain que la courbe thermométrique est devenue celle d'une variole bénigne, que nous avons vu se succéder les signes si exactement regardés depuis Sydenham comme d'un heureux augure ; pustules bien développées, gonflement de la face et des extrémités, exsudat mielleux du visage, que la dessication s'est bien faite, l'anomalie du début avait pour ainsi dire prononcé sans appel sur la terminaison de la maladie, et le thermomètre devait nous dire bientôt qu'il ne fallait pas oublier les funestes présages qu'on en en avait tirés, enfin l'ataxie la plus désordonnée devait suivre

(1) *Clinique*, t. I, p. 5.
(2) *Pathologie*, t. II, p. 659.
(3) Communication à l'Académie sur *les varioles pendant le siége de Paris*

cette élévation révélatrice d'un danger prochain, pour aboutir à la mort.

Notre malade avait subi l'inoculation vaccinale, mais elle n'était certainement plus sous sa puissance préservatrice ; aussi était-ce bien une variole avec toute sa gravité qu'elle avait conçue lorsqu'elle s'était exposée à la contagion, et dès lors l'irrégularité des symptômes était réellement menaçante.

Si, dans le cas précédent, l'apparence de santé parfaite du sujet et sa constitution robuste n'étaient pas faites pour faire présager une terminaison funeste, il n'en sera pas de même dans notre seconde observation, que nous pouvons intituler ainsi :

Variole cohérente à évolution parfaitement régulière chez un sujet en convalescence d'une fièvre typhoïde grave. Mort sans symptômes ataxiques autres que l'élévation de la température et du pouls.

Le malade, jeune homme de vingt-trois ans, très-robuste et bien portant jusque là, nous est apporté au neuvième jour d'une dothinentérie régulière, qui n'est sortie un peu des conditions habituelles que pour l'abondance des épistaxis. Il y a du gargouillement iliaque, de la diarrhée, des taches rosées et de l'hébétude. La langue est sèche au milieu, mais humide sur les bords. Le pouls est à 100, la température axillaire à 40,4.

La maladie continue très-régulièrement, si ce n'est que les épistaxis se renouvellent jusqu'au quinzième jour d'une façon insolite. La température se maintient élevée, entre 40 et 41,6 jusqu'au vingt-et-unième jour avec les oscillations habituelles.

Il n'y a jamais de délire proprement dit, mais le malade est dans un état d'abattement profond. Il en sort, quand on lui adresse la parole, pour répondre avec une présence d'esprit parfaite.

A la fin du troisième septénaire, la convalescence paraît se prononcer, la courbe thermique suit un abaissement régulier et de bon augure.

La période des oscillations descendantes paraît s'établir. La langue, qui était restée sèche, s'humecte. Mais la défervescence n'est pas complète, et au vingt-septième jour de la maladie le pouls est encore à 104 et la température à 38,6.

Tout à coup, au vingt-huitième jour, avec une température de 39,4, le pouls remonte au chiffre énorme de 132.

En présence de cette ascension désordonnée et quoique aucun indice ne nous révélât encore quelle en était la cause, le danger nous apparut évident et prochain.

La température n'avait suivi le pouls que de loin. Le jour où il s'éleva si brusquement, on ne trouva que 39,4 dans l'aisselle, chaleur élevée sans doute, mais non en rapport avec la fréquence extrême des battements de cœur.

Au même moment le malade, qui n'avait eu jusqu'alors que quelques signes de bronchite, présenta une toux fréquente avec expectoration séreuse abondante, mêlée de quelques stries de sang sans symptômes à l'auscultation.

Le lendemain une éruption de variole apparut sans avoir été précédé de rachialgie, ni de vomissements.

Pendant les trois jours suivants, l'éruption se développa, le pouls oscillant entre 124 et 140, maximum qu'il atteignit le quatrième jour de l'éruption. — Le sixième jour de l'invasion de la complication, l'éruption s'était très-bien développée, les boutons étaient devenus saillants. — Nous avions affaire à une variole cohérente, la langue était humide, et il semblait qu'il y eût une amélioration. Le pouls était à 108.

D'ailleurs, à part l'accélération de la circulation au début, l'état général s'était toujours maintenu très-bon en apparence. Le malade était beaucoup moins prostré que pendant sa dothinenterie. Il était presque gai.

Les septième, huitième et neuvième jours, le pouls remonte et reste à 128. La suppuration s'effectue très-bien à la face et est accompagnée d'un gonflement peu considérable, mais en rapport avec l'abondance médiocre de l'éruption.

Aux membres, les boutons, bien développés également, sont cependant légèrement violacés.

Le dixième jour, la dessication se fait à la face. L'éruption prend des caractères anormaux aux membres, le gonflement ne s'y effectue pas, et çà et là se présentent des phlyctènes. Le pouls est à 116, la température axillaire à 40,6. Le malade dit cependant qu'il se sent plein de courage.

Depuis deux jours un symptôme menaçant s'est produit en outre. L'expectoration est devenue purulente et comme nummulaire. En quelques points, elle est teintée en brun par du sang, quoique l'auscultation ne révèle que des râles souscrépitants disséminés.

Le treizième jour, l'éruption s'est achevée presque régulièrement, mais le dénoûment, que tant d'autres signes désastreux faisait prévoir, va arriver. Le pouls remonte au chiffre énorme de 148, avec 52 inspirations par minute, et le malade meurt sans avoir eu le moindre délire, au moment où il venait encore de se lever seul et d'affirmer avec énergie qu'il se sentait de force à lutter contre la mort.

L'autopsie, faite avec soin, ne permet de découvrir aucune lésion grave. Les poumons sont sains, sauf un peu d'engouement dans les parties déclives, crépitants partout.

On ne peut même se rendre compte d'où provenait l'expectoration, si évidemment purulente, car les bronches, incisées très-loin, ne contenaient que du mucus incolore, et il n'y avait aucune vomique ou caverne. Il faut supposer que la sécrétion avait cessé d'être purulente dans les derniers moments de la vie. Dans l'intestin grêle, les ulcérations des plaques de Peyer étaient réparées quoiqu'on en retrouvât les traces évidentes sur la muqueuse cicatrisée, sous forme de taches arrondies, bien limitées, d'un rouge noirâtre.

Nous croyons cette observation digne d'attention par diverses particularités. Plusieurs auteurs ont déjà signalé la gravité de la variole succédant immédiatement à une fièvre typhoïde. Rillet et Barthez ont insisté sur la fréquence de la forme hémorrhagique dans ces cas. Notre observation ne peut nullement rentrer dans cette catégorie, car notre malade, si disposé aux épistaxis, pendant sa dothinentérie, eut à peine quelques ecchymoses pendant sa variole.

Dans un travail spécial sur la complication de la fièvre typhoïde par la variole. M. Durozies (1) cite plusieurs cas où il s'agissait seulement de varioloïdes peu graves, deux cas où

(1) *Gazette des hôpitaux*, avril et mai 1869.

la mort survint avec une éruption incomplètement développée, avortant brusquement ou n'ayant pu apparaître que sur une partie limitée de la peau. Aucun de ces cas ne ressemble au nôtre, si remarquable par l'évolution parfaite de l'exanthème.

Ici nous n'avons pas besoin des conditions de terrain inconnues pour expliquer l'anomalie de la maladie.

Elle se développe sur un sujet primitivement vigoureux et qui garde jusqu'à la fin quelques traces de cette énergie naturelle, mais elle le prend au sortir d'une maladie qui est déjà une des plus rudes épreuves que puisse subir l'organisme. Il a été affaibli, émacié, appauvri par cette longue lutte de trois semaines, par l'inanition qui résulte de la diète au moins relative qu'il a dû subir, par la combustion constante des tissus qui caractérise une fièvre intense. Il est donc naturel de le regarder comme courant un grand danger quand il se trouve atteint d'une affection dont le développement amène une dépense au moins aussi grande des principes organiques les plus nécessaires à la vie. De nombreux indices viennent, dès le début, signaler la détresse de l'organisme. Jamais nous n'avons été témoin d'une ascension aussi brusque et aussi exagérée du pouls. Et après la constatation d'un phénomène semblable, l'arrêt de mort était prononcé. Cependant l'éruption paraît s'effectuer presque régulièrement. Si l'on s'était fié à ses apparences, eût-on cru le malade menacé de mort? Mais le pronostic funeste devait fatalement être justifié, et malgré une énergie morale qu'une fin prochaine pouvait à peine terrasser, cet organisme, si bien doué pour la lutte, devait succomber à une double tâche.

Nous allons maintenant passer à une observation qui fait contraste avec les précédentes. Là nous verrons une série de circonstances éminemment funestes empêcher même ces apparences de résistance et jeter le malade dans une défaillance telle qu'il peut à peine réaliser ce qu'il y a d'essentiel dans la maladie, l'éruption, qui n'apparaît chez lui que comme une ébauche informe à peine reconnaissable.

Mme D..., âgée de 54 ans, très-affaiblie et amaigrie par des chagrins prolongés, ayant beaucoup souffert du froid, avant de tomber malade, dans une chambre mal chauffée, me fait appeler le 25 décembre 1871. Elle est malade depuis deux jours. Je la trouve en proie à une douleur très-vive, localisée exactement au niveau de l'articulation sacro-iliaque gauche. Elle a eu des vomissements bilieux répétés. Il y a de la constipation. La langue est blanche, collante au doigt. Le pouls à 120. Le lendemain, la douleur a un peu diminué. La malade a passé une nuit calme. Les symptômes sont les mêmes, du reste, que la veille.

Le soir de ce même jour, 26 décembre, la douleur reparaît au même lieu, mais avec un caractère d'intensité extrême. Elle ne laisse pas un instant de repos à la malade. De nouveau, vomissements. Aucun indice d'éruption. Quelques heures après ma visite, la douleur sacro-iliaque, devenue intolérable, cesse brusquement, mais la malade tombe, quoique conservant toujours ses facultés parfaitement intactes, dans un collapsus profond. Elle ne peut faire le moindre mouvement, peut à peine parler, sa voix est éteinte, son pouls est imperceptible. Elle annonce sa mort prochaine avec calme.

Nous observons alors, pour la première fois, sur la poitrine seulement, une multitude de taches ecchymotiques de la dimension de petites lentilles, de couleur violacée, sur la nature desquelles il est impossible de se méprendre. Cela nous paraît légitimer absolument le diagnostic de variole d'une anomalie extrême. L'aspect seul de l'exanthème le justifierait malgré son apparence si dissemblable de l'éruption variolique régulière, et si de plus on considère les symptômes de la période d'invasion, on ne peut conserver de doute.

Cette forme de variole forte a été bien décrite par Hébra (1), dans son *Traité des maladies de la peau*. Elle n'était pas très-rare, d'après cet auteur, avant la vulgarisation de la vaccine,

L'éruption, on a pu le voir, n'est pas son seul caractère spécial. La rachialgie présentait chez notre malade un siége tout à fait insolite.

Borsieri a signalé ces douleurs à siége anormal dans la variole grave, il les a vu occuper différents points du thorax, se montrer au niveau de l'échancrure sciatique, et il leur reconnaît une signification très-funeste.

(1) P. 246.

L'observation que nous venons de rapporter est un des nombreux exemples qui prouvent de quelle gravité est l'impossibilité du développement de l'éruption dans la variole.

On l'a dit souvent, et je ne crois pas qu'on puisse opposer à cette assertion d'objection sérieuse, l'évolution complète de ce travail exanthématique est nécessaire, fatale, inévitable. La clinique démontre à chaque instant que l'opinion qui voudrait subordonner uniquement la gravité de la maladie à l'influence fâcheuse exercée secondairement sur les grandes fonctions par l'inflammation cutanée et qui conduirait, par conséquent, à chercher à restreindre, si cela est possible, cette inflammation par des répercussifs, serait une théorie funeste.

Toutes les épidémies présentent de ces cas où un changement dans la marche des symptômes, jusqu'alors peu menaçants, a coïncidé exactement avec la disparition de l'éruption ou l'impossibilité de son développement.

Ces faits sont de notoriété vulgaire.

Qu'on me permette cependant de citer en quelques mots l'histoire d'un malade qui a offert ce phénomène à un degré remarquable.

Le 1er décembre 1871, on amène dans mon service un jeune homme de vingt-trois ans, qui a été vacciné et se trouve affecté d'une variole parfaitement régulière.

Les phénomènes d'invasion sont normaux, mais intenses, il n'y a pas de délire. Le pouls est à 100.

Le 2, le 3 et le 4 décembre, l'éruption se développe assez lentement, mais devient apparente. La fièvre est modérée. Pas de délire.

Le 5, la face est couverte d'innombrables papules plates et violacées. Celles qui étaient apparentes la veille ont avorté. Le malade est tombé dans le coma et meurt le même jour.

Nous venons d'étudier une série de cas de varioles anormales où la gravité paraît intimement liée à cette anomalie elle-même, mais ce serait à tort qu'on croirait que le danger n'existe que dans les cas irréguliers.

Il est une forme de variole grave qui se caractérise par l'absence de tout phénomène s'éloignant du type normal ou de toute complication véritable

Le malade] n'a pas de délire, aucune fluxion viscérale n'existe, il n'y a ni hémorrhagie ni avortement de l'éruption. La face se gonfle bien. Tout est classique, pour ainsi dire.

L'éruption est seulement excessivement confluente, le pouls très-accéléré, la température très-élevée.

La mort survient avant la suppuration par le seul fait, ce semble, de l'abondance des boutons.

Jaccoud, qui signale en quelques mots cette forme, explique dans ces cas la mort par une dégénérescence rapide de la fibre musculaire du cœur, ou par une parésie de cet organe, due à une temperature excessive ou enfin par une suffocation subite due à une congestion pulmonaire intense.

M. Desnos (1), qui a étudié avec grand soin la myosite du cœur chez les varioleux, lui attribue également les morts qui surviennent pendant les premiers jours de l'éruption.

Il y a quelques années, je fus témoin d'un cas semblable. Il s'agissait d'une femme de trente ans, très-bien portante avant sa maladie. L'éruption fut précoce et tellement abondante, que non-seulement à la face, mais sur toute la surface du corps, les vésicules bien formées et ombiliquées se touchaient sans laisser le plus petit intervalle de peau saine. Le gonflement était énorme partout. Le pouls était très-accéléré. Il n'existait pas la moindre fluxion viscérale, ni le moindre délire, néanmoins la malade succomba presque subitement au sixième jour de la maladie.

Nous venons d'étudier des cas où la gravité de la variole n'était due en rien aux agents extérieurs, aux conditions atmosphériques, car chez tous elle s'était développée dans un milieu qui ne présentait rien de défavorable à ce point de vue. Je tiens maintenant à rapporter sommairement deux cas de variole grave développée dans la condition mauvaise créée par une température excessivement basse.

Dans les observations recueillies à Paris, à l'ambulance de Bicêtre, pendant le siége, par M. Blachez, ce médecin, sans

----

(1) Des complications cardiaques dans la variole.

Le travail de cet auteur ne nous étant pas connu au moment où nous observions les cas cités dans cette note, nous n'avons pas porté nos recherches sur ce point chez nos malades.

accorder une importance aussi grande qu'on pourrait le croire à cette influence, reconnaît cependant qu'elle s'est exercée d'une façon délétère sur ses malades.

C'est surtout au point de vue thérapeutique qu'on a émis des opinions paradoxales au sujet du mode d'action du froid dans la variole. Ce n'est pas de nos jours qu'on a commencé à s'en occuper, puisque Sydenham s'était déjà déclaré, contre l'opinion généralement admise à son époque, partisan d'une atmosphère plutôt fraîche pour les varioleux.

Sans doute il peut être très-indiqué de modérer la chaleur par des affusions froides quand elle est excessive, mais nous croyons beaucoup plus dans ces cas à l'efficacité et à l'innocuité des bains tièdes prolongés, et nous trouvons déplorable la pratique d'Hébra, qui, dans tous les cas de variole grave, conseille de laisser les malades presque continuellement plongés dans l'eau glacée.

Il me semble que les plus simples notions de physiologie pathologique doivent faire admettre l'influence désastreuse d'une soustraction continue et incessante du calorique de la peau.

Je ne crois pas, je l'ai dit, qu'on puisse raisonnablement contester que l'éruption varioleuse ne soit un phénomène fatal qui ne puisse être entravé qu'au prix des dangers les plus sérieux. Je viens de rapporter un cas type de cette forme, si fréquemment observée, où l'avortement brusque de l'éruption, alors que le malade semble dans de très-bonnes conditions d'ailleurs, est le signal d'accidents mortels.

Or, le froid appliqué d'une façon continue détermine, c'est un fait d'observation vulgaire et journalière, une anémie du tégument, par contraction permanente des artérioles cutanées. Comment peut-on admettre que dans ces conditions l'évolution d'un processus inflammatoire, où l'élément hyperhémie joue un rôle nécessaire, puisse se faire régulièrement?

Je pense donc, avec tous les cliniciens, que l'éruption, travail morbide qu'on n'a pas encore trouvé le moyen de supprimer sans danger, est favorisée par une atmosphère d'une chaleur douce, et contrariée au contraire par le séjour dans un milieu très-froid.

J'ai observé deux malades placés dans des conditions désastreuses à ce point de vue. Ils étaient arrivés à l'hôpital à un moment où la garnison était excessivement nombreuse à Lyon, et où l'on ne savait comment loger les malades qu'elle fournissait. On leur avait affecté provisoirement une salle servant habituellement à un autre usage et très-mal close. La température, au mois de décembre 1870, on ne s'en souvient que trop, était d'une rigueur excessive. Quoiqu'on s'efforçât d'employer les moyens de chauffage les plus efficaces, il arriva, pendant presque tout le temps de l'évolution de l'exanthème, qu'elle descendit dans la salle à + 2, + 1, 0° , même — 2, — 3, — jusqu'à — 4 et — 5.

Le premier de ces deux malades, jeune soldat de vingt-deux ans, eut une période d'invasion régulière, une éruption cohérente qui se développa mal. Le délire commença au deuxième jour de l'éruption, en même temps que se produisait un abaissement notable de la température extérieure. Le pouls ne fut jamais très-accéléré (108 au maximum). L'éruption atteignit la période de dessication sans que le gonflement de la face se fût produit. Les accidents ataxiques devinrent d'autant plus violents que le froid extérieur était plus intense, et la mort survint dans la nuit du 4 au 5 décembre, où il atteignit au dehors — 13 et dans la salle — 6.

Chez l'autre malade, jeune homme de vingt-cinq ans, la période d'invasion fut également régulière, l'exanthème se développa bien, les boutons furent saillants, la défervescence normale après l'éruption, le gonflement se produisit quoique médiocre, et cependant, à partir du neuvième jour, au même moment que chez le précédent sujet, alors que le froid commençait à se faire sentir, le délire débuta violent, disparut un moment pendant la suppuration, pour revenir d'une intensité extrême le jour où le thermomètre descendit à — 13, et entraîner la mort avec une disparition brusque du gonflement de la face.

Je veux enfin attirer votre attention sur un fait qui démontre que quelques malades sont doués d'une force de résistance qui n'empêche pas la guérison, malgré les anomalies les plus graves. Il prouve aussi qu'après avoir échappé aux plus grands dangers, au moment où ils paraissent arriver au port, leur organisme épuisé peut encore rencontrer de nouveaux écueils où il peut encore ne pas échouer. Tout le monde connaît, parmi ces accidents de la convalescence, les abcès consécutifs ; ce n'est pas seulement de cela que je veux parler, mais encore d'un œdème grave, signalé déjà, mais assez rarement, indice d'une débilitation et d'une anémie extrêmes.

Le malade sur lequel nous l'avons observé était un homme de trente ans, bien constitué. La période d'invasion fut régulière. La température axillaire, vers la fin de cette période, atteignit le maximum de 40,4. L'éruption se prononça difficilement, le malade se mit à délirer violemment, le thermomètre se maintenant entre 39 et 40. Le délire devint de plus en plus violent.

Le neuvième jour le pouls atteignit 132 et la température 41,6, chiffres d'une élévation très-inquiétante. A ce moment, la suppuration se prononça franchement, le gonflement de la face se produisit, et la maladie marcha dès lors très-régulièrement. L'amélioration fut marquée par un abaissement notable de la température qui, pendant la période de suppuration, oscilla entre 39 et 40. Le gonflement des mains se fit bien. Le délire alla en s'atténuant. Vers le dixième jour une complication pulmonaire se produisit, et le malade présenta les signes d'une bronchite assez intense.

La température se maintenait encore élevée, mais à partir de ce moment, elle s'abaissa, ainsi que le pouls.

Le malade était alors dans un état d'amaigrissement extrême. Bientôt se produisirent des abcès répétés qui entravèrent la convalescence.

Enfin survint, après l'ouverture de plusieurs phlegmons rapidement passés à la suppuration, en différents points du tronc et des membres, un œdème considérable des deux jambes et du scrotum, sans albuminurie. Chose remarquable, ce symptôme, qui, dans l'état de faiblesse profonde et d'amaigrissement extrême où se trouvait le malade, nous avait fait porter le pronostic le plus funeste, dura deux jours à peine. Le surlendemain de son apparition, après l'administration de quatre grammes de sel de nitre, il se produisit une diurèse très-abondante, et l'anasarque disparut brusquement pour ne plus se reproduire.

La convalescence marcha très-régulièrement, malgré quelques nouveaux abcès de petit volume et une émaciation dont on peut à peine se faire une idée. Le malade, dont l'appétit devint dévorant, reprit graduellement ses forces.

Etudions rapidement, maintenant, quelques anomalies à apparence menaçante mais, en réalité, peu dangereuses, que nous avons observées dans la variole modifiée par la vaccine.

Je mentionnerai d'abord une variole en corymbe chez une vaccinée qui se recommande à notre attention par plusieurs particularités. Dans ce cas, comme dans le premier que nous avons rapporté, il nous a été possible de déterminer la durée de l'incubation, la malade ayant passé une seule nuit, dix jours exactement avant les premiers phénomènes de l'invasion, auprès d'un enfant qui était atteint d'une variole mortelle.

On sait que les auteurs diffèrent au sujet de la durée de l'incubation. Trousseau la fixe entre huit et onze jours. Dans notre première observation elle a été de huit jours, dans celle dont nous nous occupons, de dix jours.

La période d'invasion chez notre malade fut accompagnée d'indices inquiétants, la température axillaire s'éleva jusqu'à 40,6, le pouls jusqu'à 120, elle eut une rachialgie d'une intensité extrême, des épistaxis répétées, enfin même deux syncopes avec perte complète de connaissance. On voit combien de signes pronostics funestes étaient réunis. Cependant tout marcha ensuite avec une régularité parfaite. La température redevint modérée. Elle présenta de nouveau, vers le vingt-deuxième jour, une élévation très-grande, coïncidant avec la formation d'un petit abcès. Puis, tout rentra dans l'ordre, et cette malade nous offrit le type d'une variole en corymbe presque cohérente, à marche aussi normale que possible.

Je tenais à mentionner ce cas, comme type de variole régulière chez un vacciné, après des phénomènes d'invasion à apparence menaçante.

On trouvera plus loin les tracés du pouls et de la température dans ce cas. (N° II.)

Citons encore, comme varioloïde à début menaçant, l'observation d'un malade qui entra à l'hôpital en convalescence d'une dyssenterie grave avec une température axillaire de 40,8, un pouls à 116, une langue rouge, sèche, fendillée, et sur les épines iliaques et le ventre de nombreuses pétéchies. Nous étions ici en présence d'un de ces variolous rash hémorrhagiques, dont Trousseau affirme la bénignité, que Jaccoud déclare d'un pronostic funeste, et dont on a cité de nombreux cas dans les dernières épidémies à Paris et à Lyon, tantôt sur des sujets atteints de varioloïde bénigne, tantôt dans des cas mortels. Un ensemble de phénomènes inquiétants donnait à ce symptôme un caractère peu rassurant.

Cependant cette apparence funeste disparut comme par enchantement, le lendemain de l'entrée du malade, par l'apparition d'une varioloïde très-discrète. La défervescence fut très-rapide.

L'éruption se fit en plusieurs poussées, avec quelques recrudescences de température, puis la convalescence s'établit rapidement. (Voir le tracé du pouls et de la température, Nº III.)

Dans un second cas, l'apparence des symptômes d'invasion fut encore plus menaçante. La maladie débuta brusquement chez un jeune homme de vingt-cinq ans, atteint, antérieurement d'anémie, par des étourdissements qui l'obligèrent à se mettre au lit, où il fut pris immédiatement d'une syncope. Il resta sans connaissance pendant un temps qu'il ne peut préciser. Quand il revint à lui, il était en proie à des frissons violents, avec céphalalgie très-forte. Il eut ensuite une fièvre brûlante qui dura plusieurs heures. La nuit fut calme.

Le lendemain, les mêmes symptômes se reproduisirent, il tomba de nouveau privé de connaissance, et il resta une demi-heure dans cet état. Il entre à l'hôpital le jour suivant avec une fièvre vive, de la céphalalgie, une rachialgie violente. Le jour de son entrée, nouvel accès de fièvre. Le lendemain, éruption de varioloïde discrète, et depuis lors les accès vont en diminuant en même temps que la dessication s'opère.

Nous résumerons en ces quelques propositions ce qui paraît ressortir des observations que nous venons de vous communiquer :

1º Les anomalies dans la variole vraie non modifiée par la vaccine ont toujours une signification grave, alors même qu'elles porteraient sur un seul ou même un petit nombre de symptômes.

2º Le retard de l'éruption est parfois une irrégularité à signification menaçante dans la variole confluente ou cohérente, quand même l'exanthème suivrait ensuite une marche régulière en apparence. Le danger peut reparaître alors que le malade semble sauvé, vers la fin de l'éruption, et la mort donner raison au pronostic funeste porté dès le début sur ce simple indice.

3º La gravité de la variole est extrême lorsqu'elle se développe sur un sujet déjà affaibli par une maladie infectieuse, fébrile et à longue évolution, comme la fièvre typhoïde, alors même que l'exanthème paraît marcher régulièrement.

4º La variole chez les sujets âgés et surtout affaiblis par la misère et les chagrins peut présenter au plus haut degré le caractère de l'anomalie et les tuer avant que l'éruption ait eu le temps de se montrer ou alors qu'elle s'est à peine manifestée.

5º Une température très-basse du milieu où se trouvent les malades peut donner une gravité exceptionnelle à la maladie.

6º La variole même, parfaitement régulière, sans la moindre complication, sans délire ni fluxions viscérales chez un sujet robuste, avec un développement régulier de l'exanthème, peut, par le seul fait de sa confluence, causer la mort rapide du malade probablement par arrêt du cœur résultant d'une température excessive ou d'une dégénérescence rapide des fibres de cet organe.

7º L'œdème cachectique qui suit une variole très-grave, même avec complication d'abcès répétés, n'est pas absolument incompatible avec une guérison rapide.

8º La variole modifiée par une vaccine antérieure et la varioloïde peuvent se manifester au début par des symptômes anormaux effrayants, une température excessive, des syncopes, des pétéchies, et le malade n'avoir ensuite qu'une éruption parfaitement régulière et bénigne, ou même une varioloïde insignifiante.

VARIOLE COHÉRENTE MORTELLE
Température & Pouls
élevés au début, d'une élévation extrême
à la fin de la dessication, avec accidents ataxiques mortels

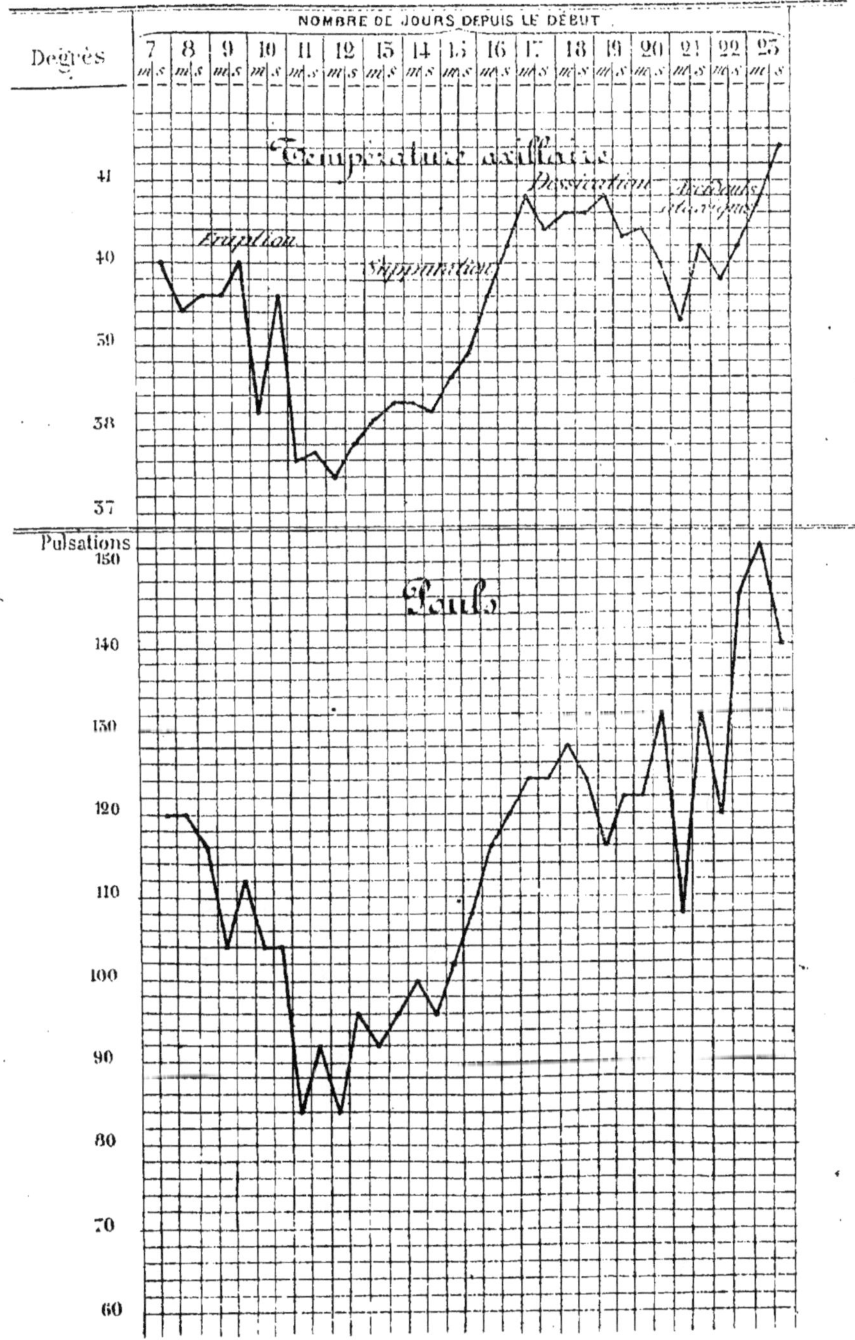

Tracés N.º 1

VARIOLE EN CORYMBE BÉNIGNE
Température très élevée au début
Degrés
NOMBRE DE JOURS DEPUIS LE DÉBUT
5 6 7 8 9 10 11 12 13 14 15 16 17 18 19 20 21 22 23 24 25 26
Température axillaire
(Éruption)
(Suppuration)
(Dessication)
(Formation d'un abcès)
(Convalescence)
41
40
39
38
37
Pulsations
Pouls
120
110
100
90
80
70
60

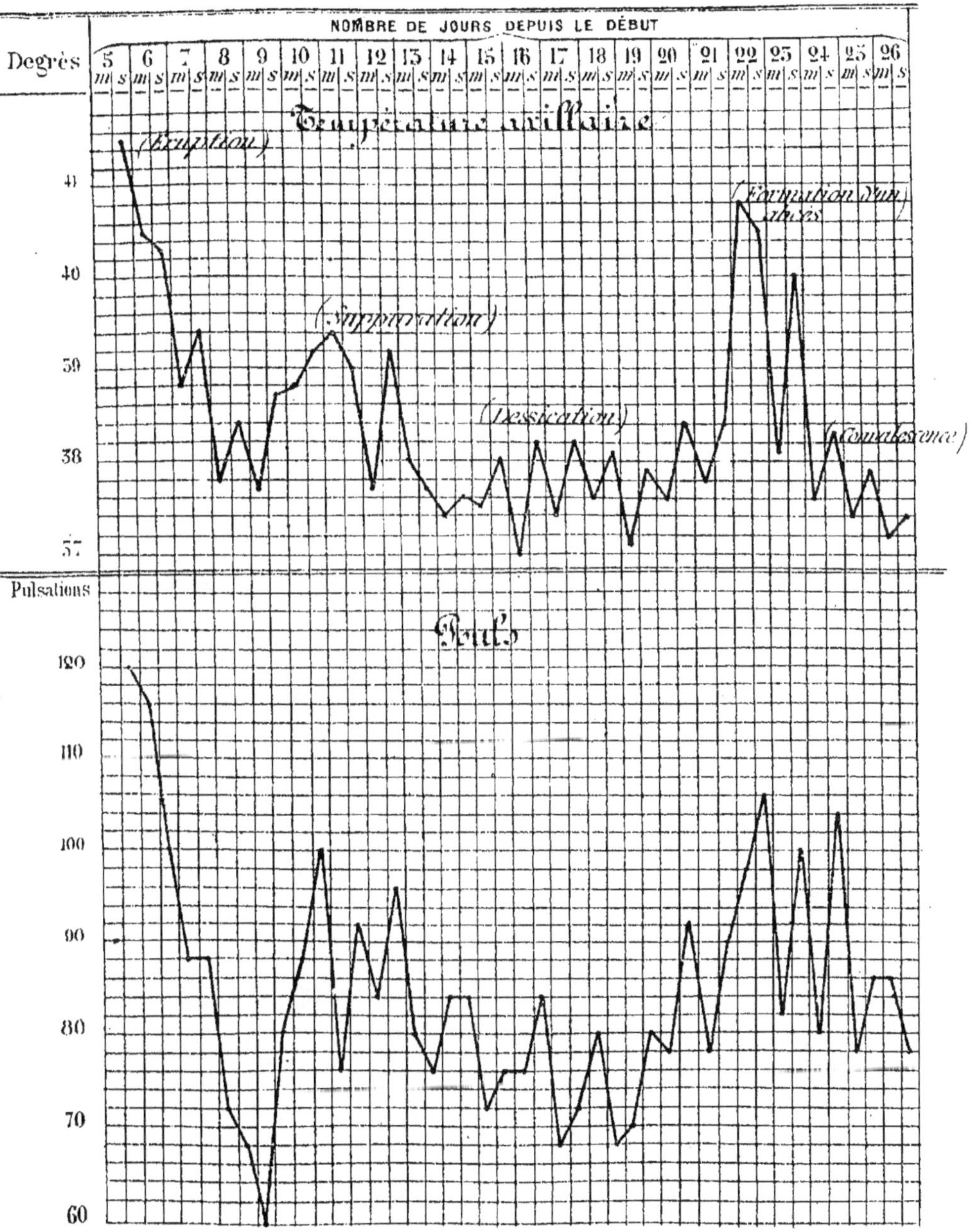

Tracés N.º 2

VARIOLOIDE

avec température très élevée, au début.
Période d'invasion très courte.
Defervescence rapide

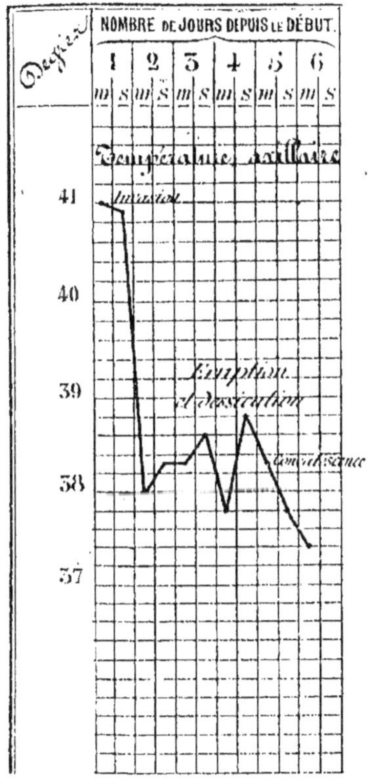

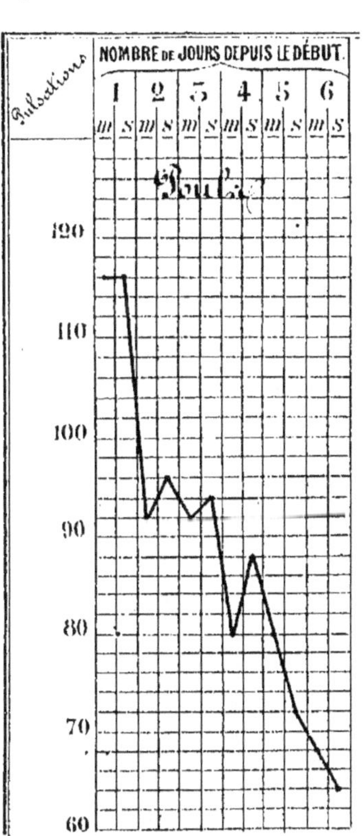

Tracés Nº 3

V.

DE L'ÉPIDÉMIE DE VARIOLE DE 1870-71 A LYON ;

par M. le docteur PERROUD, médecin de l'Hôtel-Dieu de Lyon.

———

L'épidémie de variole qui, pendant ces trois dernières années, a ravagé la plus grande partie de l'Europe, n'a pas épargné notre ville. Placée, en effet, sur une des principales voies de communication qui relient le nord de notre pays avec le midi, Lyon devait difficilement échapper à la contagion. Aussi la variole n'a-t-elle pas tardé à y sévir, et quoique l'épidémie ait présenté chez nous à peu près les mêmes allures que dans les localités voisines, il nous a paru cependant qu'il n'était pas inutile d'en esquisser rapidement les traits principaux et d'en signaler la marche et les caractères dominants ; c'est donc moins une communication originale que nous avons en vue de reproduire ici que des matériaux que nous rassemblons pour le médecin qui écrira plus tard l'histoire générale de l'épidémie de varioles de 1869-70-71.

L'épidémic a débuté à Lyon au mois d'avril 1870. A partir de ce moment, la courbe des varioleux admis à l'Hôtel-Dieu s'élève sensiblement, d'abord lentement et avec quelques oscillations, et bientôt très-brusquement presque suivant la verticale. C'est pendant les mois de novembre et de décembre 1870 que se fait cette brusque ascension. A partir de ce moment, la ligne descend, d'abord modérément et par légères saccades jusqu'au mois d'avril 1871, puis la descente se fait brusquement, et presque suivant la verticale, jusqu'en juin et même jusqu'en août 1871. La ligne, à partir de ce moment, devient presque horizontale et se maintient à un niveau bien inférieur au niveau moyen habituel. Actuellement le nombre des varioleux continue chez nous à être bien moins considérable qu'il n'est ordinairement, et la mortalité a baissé davantage encore.

TABLEAU Nᵒ 1.

MOUVEMENT DES VARIOLEUX DE L'HOTEL-DIEU DE LYON

Pendant les années 1869-70-71.

MOIS.	1869.				1870.				1871.			
	ENTRÉS	GUÉRIS.	MORTS.	PROPORTION DES MORTS SUR LES ENTR.	ENTRÉS	GUÉRIS.	MORTS.	PROPORTION DES MORTS	ENTRÉS.	GUÉRIS.	MORTS.	PROPORTION DES MORTS.
Janvier	12	11	1	1 sur 12,00	12	10	2	1 sur 6,00	148	117	31	1 sur 4,77
Février	16	14	2	1 sur 8,00	15	14	1	1 sur 15,00	147	110	37	1 sur 3,97
Mars....	19	18	1	1 sur 19,00	11	10	1	1 sur 11,00	135	106	29	1 sur 4,65
Avril	16	15	1	1 sur 16,00	25	22	3	1 sur 7,57	124	99	25	1 sur 5,00
Mai..........	29	26	3	1 sur 9,66	31	30	1	1 sur 31,00	84	72	12	1 sur 7,00
Juin	32	31	1	1 sur 32,00	32	31	1	1 sur 32,00	45	38	7	1 sur 6,42
Juillet........	17	15	2	1 sur 8,50	26	21	5	1 sur 5,20	38	33	5	1 sur 7,60
Août.........	10	8	2	1 sur 5,00	47	43	4	1 sur 10,15	13	13	0	0 sur 13,00
Septembre.....	5	5	0	0 sur 5,00	28	22	6	1 sur 4,66	12	11	1	1 sur 12,00
Octobre.......	7	6	1	1 sur 7,00	29	21	8	1 sur 3,72	8	5	3	1 sur 2,66
Novembre	6	5	1	1 sur 6,00	94	68	26	1 sur 3,63	8	7	1	1 sur 8,00
Décembre	11	11	0	0 sur 11,00	160	123	37	1 sur 4,32	4	3	1	1 sur 4,00

Les données précédentes nous sont fournies par des chiffres tirés du mouvement des varioleux à l'Hôtel-Dieu pendant ces dernières années. Certainement il eût été préférable d'interroger le mouvement des varioleux de la ville, néanmoins comme il est infiniment probable que les deux graphiques sont parallèles, nous pensons que l'on peut, sans trop grande erreur,

TABLEAU N.º 11

Mouvement des Varioles à l'Hôtel-Dieu de Lyon
Pendant les Années 1869-70-71

TRACÉ SUPÉRIEUR ; *COURBE DES*
TRACÉ INFÉRIEUR ; *COURBE DE LA MORTALITÉ*

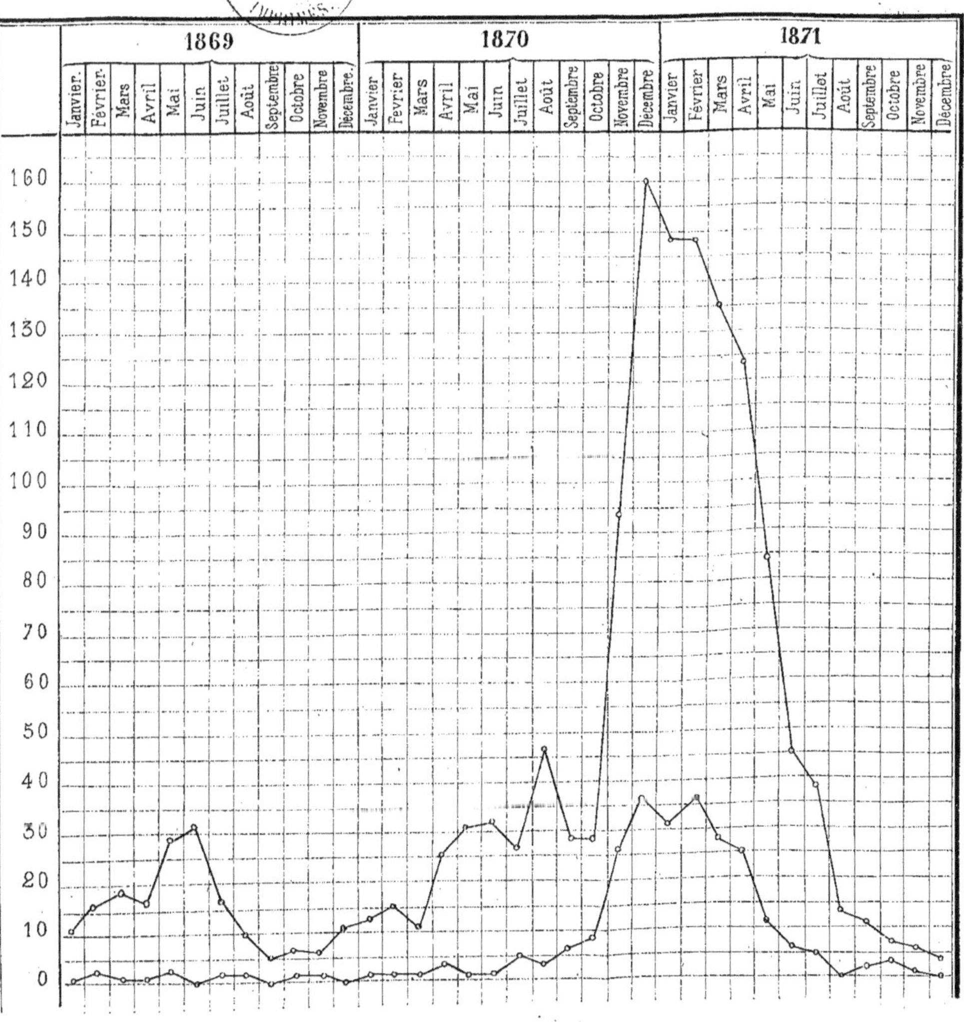

conclure de l'épidémie variolique dans les hôpitaux à l'épidémie de varioles dans la totalité de l'agglomération lyonnaise.

Or, voici ce que nous donne le relevé statistique des varioleux à l'Hôtel-Dieu de Lyon, au triple point de vue des admissions, des guérisons et des morts. (Voir le tableau n° 1.)

Le tableau précédent montre donc que, pendant l'épidémie, non-seulement le chiffre de la mortalité a augmenté d'une manière absolue au point de devenir, certains mois, dix à douze fois plus élevé qu'il ne l'est ordinairement, mais encore que ce chiffre a très-manifestement augmenté d'une manière relative, c'est-à-dire que pour un même nombre de varioleux admis en traitement le chiffre des morts a été deux ou trois, et même, certains mois, quatre et cinq fois plus considérable pendant l'épidémie qu'en temps ordinaire.

Les chiffres qui précèdent font ressortir ce résultat d'une manière saisissante. Les suivants, qui résument le mouvement des varioles pendant ces quatre dernières années, ne sont pas moins éloquents. Pendant les années 1868 et 1869, non éprouvées par l'épidémie, le chiffre des variolés admis à l'Hôtel-Dieu a été de 351, ayant fourni 33 morts, soit une mort sur 10,63 malades.

Pendant les années 1870 et 1871, qui cependant n'ont été que partiellement éprouvées par le fléau, le nombre des variolés admis dans le même hôpital a été de 1,276, ayant fourni 247 morts, soit une mort pour 5,16 malades. Voici comment se répartissent ces nombres :

Années	Admissions	Guéris	Morts	Proportion des décès aux admissions
1868	171	153	18	
1869	180	165	15	
Total	351	318	33	1 sur 10,63
1870	510	415	95	
1871	766	644	152	
Total	1276	1029	247	1 sur 5,16

Nous résumons dans le tableau n° 2 ci-joint la marche et les allures de l'épidémie à l'Hôtel-Dieu de Lyon; ce tableau comprend le mouvement des varioles dans cet hôpital pendant les

années 1869, 1870 et 1871 ; il permet par conséquent de voir
ce que fut ce mouvement pendant l'épidémie (1870-71) comparativement à ce qu'il est dans une année ordinaire (1869), et
il donne en même temps la courbe du nombre des varioleux
admis en traitement (courbe supérieure) et celle de la mortalité (courbe inférieure).

On voit que ces deux graphiques, quoique sensiblement, ne
sont pas cependant exactement parallèles. La courbe de la
mortalité commence son ascension un peu plus tard, et sa
descente est un peu moins brusque ; enfin son sommet est
moins aigu, elle a une espèce de plateau ondulé, une sorte de
période d'état dont la durée embrasse quatre mois.

CARACTÈRES CLINIQUES PRINCIPAUX DE L'ÉPIDÉMIE.— Un fait
ressort déjà des documents que nous venons d'exposer, c'est
le nombre relativement considérable des cas graves dans
l'épidémie que nous avons traversée. Cette gravité tient en
grande partie à la fréquence des formes confluentes et de la
forme hémorrhagique de la maladie.

Varioles hémorrhagiques. — Les varioles hémorrhagiques
se sont présentées à Lyon avec des formes un peu différentes,
ce qui nous autorise à en décrire plusieurs variétés.

Dans un nombre de cas malheureusement trop considérable, de larges suffusions sanguines infiltraient la peau et
bariolaient la surface cutanée de vastes ecchymoses ; dans
ces cas, habituellement les conjonctives elles-mêmes étaient
fortement enchymosées et laissaient suinter une sérosité
sanguinolente, presque du sang pur; les pustules, très–confluentes, étaient ordinairement aplaties, mais toujours en très-
grand nombre teintes de sang; souvent même l'éruption
n'avait pas le temps de se compléter, la mort survenant trop
rapidement. Tous ces cas ont été mortels et très-promptement mortels : les malades mouraient dans un état ataxo-
adynamique très-prononcé, avec une chaleur très–élevée, et
des signes très-évidents de congestion pulmonaire intense et
d'embarras de la respiration.

Dans d'autres cas, deux ou trois pustules à peine se mon-
traient teintées de sang ; l'éruption plus ou moins discrète
poursuivait sa marche sans être embarrassée par d'autres

hémorrhagies, et arrivait le plus souvent sans encombre en dessication ; la plupart des faits de ce genre se sont terminés par la guérison. Dans quelques cas cependant la maladie s'est montrée extrêmement grave et a emporté les patients malgré l'insignifiance des suffusions sanguines.

Entre les deux formes précédentes, nous avons trouvé une série intermédiaire extrêmement variée, formant transition, et que l'on peut aisément se figurer sans qu'il soit besoin d'une description spéciale. Nous devons cependant mentionner quelques types particuliers qui nous ont frappés par leur étrangeté et par leur assez grande fréquence.

C'est ainsi que nous avons vu des varioles plus ou moins confluentes se compliquer d'hémorrhagies passives très-abondantes, très-répétées et excessivement graves, par diverses muqueuses sans hémorrhagies cutanées ; le plus souvent ce sont des épistaxis et des métrorrhagies que nous avons observées, une fois cependant il nous a été donné de voir chez un varioleux une uréthrorrhagie passive et sérieuse, et plusieurs fois des hémorrhagies par les conjonctives et par les reins, dans tous ces cas la peau n'était le siége d'aucune suffusion sanguine. Nous croyons qu'il faut voir dans les faits de ce genre une sorte particulière de variole hémorrhagique ; ils ont tous du reste été très-graves, et ont largement contribué à augmenter le chiffre de la mortalité.

Dans d'autres cas, c'est une sorte de rash hémorrhagique qui s'est présenté. Chez un certain nombre de sujets, pendant la période d'invasion, avant l'apparition des premières papules, on voyait, sur la partie supérieure et interne des cuisses, dans les régions inguinales, sur les parties latérales du ventre et du tronc et quelquefois jusque sous les aisselles, une éruption consistant en un pointillé ecchymotique très-fin et très-confluent, se confondant dès le second jour en larges plaques sanguines violacées et s'effaçant très-rapidement le troisième ou le quatrième jour, pour ne laisser qu'une teinte jaune terreux de la peau comme trace de son passage. Un très-grand nombre de cas appartenant à ce type se sont terminés heureusement ; l'éruption apparaissant, vers le troisième ou quatrième jour, assez discrète et suivant régulièrement ses différentes phases. Dans quelques cas cependant le rash hémorrhagique a été l'avant-coureur d'une variole hémorrhagique grave appartenant au premier type que nous avons décrit et à issue funeste.

Nous rattachons aussi aux varioles hémorrhagiques les varioles à croûtes noires que Sydenham déjà avait bien soin de distinguer des varioles à croûtes jaunes ; c'est que, en effet, la couleur noire, que revêtent quelquefois les croûtes, est due à la présence d'une certaine quantité de sang dans les produits d'exsudations dont la concrétion constitue la croûte ; il y a donc eu extravasation réelle d'un peu de sang, et, par conséquent, il y a véritablement dans ces cas un certain degré de variole hémorrhagique. Or, les varioles à croûtes noires se sont montrées très-fréquentes à l'Hôtel-Dieu et en ville pendant la dernière épidémie, et leur gravité par rapport à celle des varioles à croûtes jaunes paraît avoir été aussi réelle en 1870-71 qu'en 1671.

Nous devons mentionner ici un certain nombre de faits dans lesquels les hémorrhagies ne se sont manifestées qu'à une époque avancée de la maladie, après la desquamation, pendant la convalescence ; ces hémorrhagies se sont montrées en général sous forme de petites taches purpuriques disséminées sur les membres, principalement sur les membres inférieurs et coïncidant avec un certain degré d'œdème de ces parties et d'albuminurie.

Les malades, dans la presque totalité de ces faits, avaient eu à supporter des varioles graves et à longue durée ; beaucoup présentèrent à ce moment des épistaxis plus ou moins rebelles ; nous plaçons cette dernière variété de varioles après les autres varioles hémorrhagiques, car c'est peut-être plutôt à une complication qu'à une forme morbide particulière que nous avons affaire ici.

Varioles confluentes. — A Lyon, comme à Paris, comme partout, la variole confluente s'est montrée extraordinairement grave ; c'est elle qui s'est compliquée le plus souvent de la forme hémorrhagique ; les quelques cas qui ont été exempts de cette complication n'en ont pas moins été d'une gravité désolante. Ici la mort est la règle, la guérison une infime exception.

Mais, à Lyon comme à Paris, s'est montrée très-juste la

distinction que l'on a faite entre la *variole confluente vraie* et la *variole corymbiforme*, que l'on pourrait appeler plus simplement la *confluente partielle*; cette dernière confluente est bien moins grave que la première; nous avons été assez heureux pour en voir guérir un bon nombre.

Variole miliaire. — Nous désignons sous ce nom un certain nombre de varioles ou plutôt de varioloïdes qui ont présenté pour caractère principal une petitesse extrême des pustules, une très-rapide évolution de l'éruption, une desquamation presque furfuracée, avec guérison sans cicatrice. Dans cette variété, les pustules, surtout celles de la face, sont extrêmement petites, de la grosseur d'une tête d'épingle seulement; elles arrivent à suppuration vers le quatrième jour de l'éruption et se dessèchent rapidement, donnant lieu à de toutes petites croûtes cornées qui tombent comme de petites écailles, et qui laissent une peau un peu rude sans ulcération ni cicatrice : ce type appartient à la varioloïde bénigne; la guérison est presque constante. Telle n'est pas malheureusement la terminaison de la variété bulleuse dont nous allons parler.

Variole bulleuse. — Nous avons vu cinq exemples de ce type, ces cinq malades sont morts; ils avaient des varioles confluentes et des varioles corymbiformes, avec cette particularité que l'éruption variolique était compliquée d'une éruption bulleuse pemphigoïde très-manifeste. Çà et là, sur les membres et sur le tronc, on pouvait voir entre les pustules de grosses bulles variant entre la grosseur d'une noisette, d'une amande et celle d'une noix, pleines d'une sérosité citrine, quelquefois à peine un peu louche, et se montrant au nombre de quinze à vingt seulement pour toute la surface du corps. Ces bulles, qui précédaient un peu la période de suppuration, se crevaient spontanément ou sous l'influence des frottements exercés par les draps et les couvertures, et laissaient une peau dénudée, mêlant ses produits de sécrétion avec ceux fournis par les pustules voisines.

Sydenham paraît avoir observé, dans les épidémies qu'il décrit, des varioles bulleuses tout à fait semblables à celles dont nous parlons ; ce ne sont pas les seuls points de contact qui existent entre l'épidémie de 1871 et celle de 1671.

Nous ne pouvons terminer cette esquisse rapide des principales formes de varioles anomales qui se sont manifestées pendant l'épidémie dernière sans parler des varioles avec *rash prémonitoire*; nous avons déjà dit quelques mots du *rash hémorrhagique*, que nous avons vu se manifester dans un certain nombre de cas, la plupart non mortels; nous devons insister légèrement sur le *rash érythémateux*, en raison de l'extrême fréquence qu'il nous a paru avoir dans notre ville, en 1870-71.

Ce rash consiste, comme on sait, en une rougeur érythémateuse plus ou moins foncée, se montrant dès le début de la période d'invasion, avant l'éruption, d'abord à la face interne des cuisses, aux aînes; puis, moins fréquemment sur les parties latérales du tronc jusqu'aux aisselles et sur le devant de la poitrine; dans quelques cas, ce rash s'est manifesté sur toute la surface cutanée, de manière à laisser croire à une sorte de scarlatine; chez quelques malades le rash scarlatiniforme était d'une couleur extrêmement intense, rappelant celle de l'écrevisse cuite, véritable *rash astokoïde* des auteurs; nous sommes persuadé que ce sont des exemples de ce genre qui ont été décrits comme des cas de scarlatines ou de rougeoles compliquées de varioles; l'erreur peut être d'autant plus facile que souvent nous avons vu alors les conjonctives un peu injectées et larmoyantes, et qu'il ne nous a pas paru rare de rencontrer de légères angines erythémateuses, limitées plus ou moins exactement aux amygdales ou à l'isthme du gosier : tous ces phénomènes n'ont, du reste, qu'une existence éphémère, ils s'évanouissent bientôt en même temps qu'apparaît l'éruption pustuleuse variolique et n'ont pas d'autre importance que celle de servir, dans une certaine mesure, au pronostic. Habituellement, lorque le rash se manifeste, la variole sera légère. C'est aussi ce que nous avons constaté, en général, l'année dernière; quelques faits malheureusement ont fait exception.

On voit, par ce que nous venons de dire, que nous considérons comme de véritables rashs des muqueuses la légère angine erythémateuse et la conjonctivite légère qui marquent souvent la première période des varioles peu graves, c'est que, en effet, nous voyons dans ces phénomènes des accidents causés par le virus variolique, de véritables accidents varioliques au même titre que les pustules, plutôt que des accidents étrangers venant se surajouter, comme des complications aux autres symptômes de la maladie ; et ce qui semble corroborer notre manière de voir, c'est que ces érythèmes des muqueuses se comportent exactement comme l'érythème cutané dans sa marche et dans sa durée ; peut-être même pourrait-on admettre des *rash muqueux internes*, si l'on songe à la fréquence de l'albuminurie comme phénomène transitoire dans la première période de la variole et à la légère trachéo-bronchite qui accompagne quelquefois la période d'invasion, pour cesser avec l'éruption ; l'épidémie dernière nous a permis d'observer plusieurs faits de ce genre.

COMPLICATIONS. — Sous ce titre, nous rangeons, pour obéir à l'usage, un certain nombre d'accidents qui seraient mieux placés dans le paragraphe précédent, car ils nous semblent plutôt de véritables manifestations varioliques que des épiphénomènes surajoutés ; nous voulons parler surtout des lésions viscérales, dont l'épidémie qui a sévi sur notre population a présenté de si nombreux exemples, tels sont l'iritis, la lésion rénale avec ses suites naturelles l'albuminurie et l'urémie, les lésions du tissu sous-cutané et des muscles, etc.

L'iritis, bien étudiée par M. Bouchard, semble avoir été infiniment plus rare à Lyon qu'à Paris ; car, à l'Hôtel-Dieu, je n'en ai pas rencontré un seul cas, quoique le service des varioleux dont j'étais chargé durant l'épidémie m'ait permis de voir un très-grand nombre de varioles ; et je suis d'autant plus certain de ne pas avoir laissé passer cet accident inaperçu, sur mes malades, que, ayant déjà eu l'occasion de l'observer plusieurs années avant l'intéressante communication de M. Bouchard, et sachant qu'il présentait un sujet d'étude tout neuf, je le recherchai, depuis lors, soigneusement sur tous mes varioleux.

Cette iritis apparaît pendant la période de dessication et de desquamation ; elle se montre primitivement, c'est-à-dire non en tant qu'accident consécutif à une kérato-conjonctivite; elle est, en général, peu grave et guérit facilement ; c'est un accident bien moins précoce que le rash et que la pustule, c'est un accident de transition, intermédiaire entre la période secondaire ou tégumentaire de la variole et la période tertiaire ou viscérale.

L'albuminurie est un des principaux accidents de cette période tertiaire ou viscérale. Nous avons déjà signalé celle qui se montre souvent au début de la maladie et que nous avons rattachée à une congestion passagère, à une sorte de rash des reins ; ici nous avons affaire à une albuminurie plus permanente, liée à une lésion plus profonde de l'organe et pouvant aboutir à la maladie de Bright.

Cette albuminurie s'est montrée très-fréquente, à Lyon, pendant l'épidémie que nous venons de traverser; c'est un des caractères de la maladie sur lequel nous devons insister. M. Cartaz a déjà fait une étude sérieuse de cet accident ; nous rappellerons que nous l'avons observé, surtout pendant la période de desquamation; à ce moment nous avons vu souvent, surtout dans la forme grave de la maladie, les urines, jusquelà exemptes d'albumine, donner un précipité albumineux très-prononcé; en même temps, les malades présentaient une pâleur particulière des téguments, avec bouffissure ou anasarque, et quelquefois quelques pétéchies sur les membres. Le fer et les toniques ont eu, le plus souvent, raison de ces accidents, et presque toujours leur guérison s'est effectuée facilement. Deux fois, cependant, nous avons vu survenir des accidents urémiques très-graves, dont le bromure de potassium à haute dose a pu triompher.

Parmi les autres phénomènes varioliques viscéraux, dont l'épidémie dernière nous a fourni des exemples, nous devons citer des *pleurésies* et des *pneumonies*, c'est également après la dessication, pendant la desquamation, que nous avons vu ces accidents se produire.

Les *pleurésies*, en général, n'entraînaient pas de réaction bien sensible : les malades présentaient de vastes épanchements, sans souffrir beaucoup ni être par trop oppressés ; dans un cas de pleurésie diaphragmatique cependant, la réaction a été plus accentuée ; la maladie, dans ce cas, comme dans les précédents, s'est terminée heureusement.

Les *pneumonies* se sont montrées plus rares que les pleurésies ; toutes ont eu une certaine tendance à passer à l'état chronique, et peu ont eu une résolution bien franche.

Nous ne comprenons pas dans ces pneumonies ces très-nombreux exemples de congestions adynamiques des poumons que nous avons observés en nombre considérable chez les varioleux gravement atteints ; c'est presque toujours une lésion de cette sorte qui emportait les malades ; dans les derniers jours, on voyait la respiration prendre une fréquence insolite et s'embarrasser, les sujets tomber dans une sorte d'adynamie avec subdelirium, et la mort survenir après quelques jours d'une température excessive. Ces différents phénomènes me paraissent imputables bien plutôt à l'hyperpyrexie et à l'intoxication putride secondaire du sang qu'à l'influence variolique ; on les rencontre les mêmes, en effet, dans la fièvre typhoïde, l'infection putride et les autres maladies infectieuses. Il en est de même des autres congestions sanguines, que l'autopsie nous a révélées dans les principaux viscères des sujets morts de variole, avant la période de desquamation, tels que le cerveau, le foie, les reins, etc. Il en est de même aussi des hyperhémies et des hyperplasies que nous avons trouvées dans quelques glandes sanguines, telles que la rate, les plaques de Peyer et les ganglions mésentériques. Tous ces accidents sont pour nous des phénomènes d'infection secondaire plutôt que des manifestations varioliques vraies ; ils ne peuvent donc pas servir à caractériser l'épidémie que nous venons de traverser.

Peut-être faut-il ranger à côté des phénomènes précédents les abcès furonculeux, les vastes collections purulentes sous-cutanées ou intermusculaires que nous avons rencontrées en si grand nombre chez nos varioleux, l'année dernière, dans la période de desquamation. Quoi qu'il en soit, ces accidents se sont montrés si fréquemment à notre observation, et quelquefois avec des allures si graves, que nous devions les mentionner ici. Mentionnons aussi la fréquence de la dégénérescence graisseuse et de l'état cireux du cœur chez les sujets morts de varioles confluentes. C'est à cette lésion que nous avons dû attribuer deux cas de mort subite survenue chez des convalescents, au moment où la guérison semblait s'affirmer d'une manière certaine.

ÉTIOLOGIE. Il serait difficile d'être complet sur les causes de l'épidémie que nous avons eu à subir ; il est incontestable toutefois que la contagion a joué chez nous un rôle important. Depuis plusieurs mois le nord et le midi de notre pays étaient ravagés par le fléau ; Paris, Bordeaux, Toulouse, Marseille, étaient frappés ; notre ville, par laquelle se font les principales communications entre les régions septentrionales et les régions méridionales de la France, se trouvait donc exposée à une contamination facile. Aussi l'épidémie ne tarda-t-elle pas à l'envahir (avril et mai 1870).

Plus tard l'émigration parisienne, dont une partie gagna la Suisse et la Provence, ajouta aux causes d'infection (août, septembre 1870). Enfin les nombreux mouvements de troupes qui pendant l'hiver 1870-1871 eurent lieu dans notre ville portèrent l'infection à sa plus haute puissance et diffusèrent la maladie dans les environs.

Dès lors les causes de contagion se multiplièrent à l'infini ; les réunions publiques, les nombreux rassemblements de la rue, les réunions de la garde nationale, etc., etc., furent des occasions répétées d'infection médiate, quelquefois même immédiate, et alors nous vîmes l'épidémie atteindre rapidement son apogée (décembre 1870 et janvier 1871), pour ne s'éteindre que plusieurs mois après (août, septembre 1871).

Mais pour que la contagion ait fait d'aussi rapides progrès, le virus variolique a-t-il acquis une puissance plus considérable par le fait même de l'état épidémique ? les sujets se sont-ils trouvés dans un état de réceptivité plus grand ? Ces deux conditions ont-elles été réunies ? Il est bien difficile de vérifier expérimentalement ces hypothèses. Tout ce que nous pouvons dire, c'est que pendant l'épidémie dernière le nombre des cas graves observés sur des sujets ayant été vaccinés déjà, a été beaucoup plus considérable qu'il ne l'est en temps ordinaire ; mais aussi, c'est que la mortalité a été beaucoup plus grande encore chez les malades qui n'avaient jamais été vaccinés que chez ceux qui avaient déjà subi l'imprégnation vaccinale.

Ainsi, pendant les mois de novembre, décembre 1870, janvier et février 1871, 124 varioleuses ont été admises dans le service des varioleux. Sur ce nombre 17 n'avaient jamais été vaccinées, 14 disaient l'avoir été, mais ne portaient aucune trace de cicatrice, et enfin, 93 avaient été vaccinées et présentaient des cicatrices plus ou moins belles et plus ou moins nombreuses. Dans la première série, la mortalité a été de 12 morts par 5 guérisons, soit 1 mort sur 1,01 admission, tandis que dans la dernière série, elle a été de 14 décès pour 79 guérisons, soit 1 mort sur 6,65 admissions; encore dans ce dernier chiffre de morts ne devraient pas figurer plusieurs décès causés non par la variole, mais par des complications survenues d'une manière intercurrente pendant la convalescence.

TRAITEMENT. Nous dirons peu de chose du traitement curatif ; l'épidémie s'est montrée généralement chez nous avec une telle gravité que les moyens les plus efficaces ne donnaient que de très-maigres résultats.

La belladone, vantée depuis longtemps comme une sorte de spécifique, n'a pas tenu ses promesses entre nos mains ; le perchlorure de fer, si efficace ordinairement dans les cas de purpura et d'hémorrhagies dyscrasiques, s'est montré tout à fait insuffisant contre la variole hémorrhagique.

Le traitement qui nous a donné, je ne dirai pas les meilleurs, mais les moins mauvais résultats, est le suivant :

Sulfate de quinine dans la période initiale de la maladie (invasion et éruption). — Quina et acide phénique dans la période de putridité (suppuration et dessication). — Quina et analeptiques dans la période de déclin (desquamation et convalescence). — Combattre les complications par les moyens appropriés.

A l'extérieur, soins de propreté très-assidus : lotions désinfectantes.

Mais, nous le répétons, le médecin est si peu et si mal armé contre les cas graves, surtout en temps d'épidémie, qu'il est de la première importance de rendre ces dernières aussi rares ou aussi bénignes que possible. Nous le pouvons, car nous avons la vaccine à notre disposition.

Il faut répandre la vaccination dans les populations, même malgré elles, la société en a le droit, car le non vacciné est pour elle un danger permanent ; elle ne fait donc qu'user du droit de légitime défense en le vaccinant malgré lui. Ainsi, je suis partisan de la vaccination obligatoire; c'est une mesure que la caserne et l'école obligatoires rendront d'une exécution facile.

———

VI.

SUR LA VARIOLE A PARIS EN 1870-71;

Par M. Léon Colin, professeur au Val-de-Grâce.

———

1° *Marche de l'épidémie dans la population civile et dans l'armée.*

L'épidémie de variole a commencé, pour la population civile de Paris à partir de la fin de l'année 1869; depuis cette époque jusqu'au mois de juillet 1870, le chiffre mensuel des décès s'est progressivement élevé. Puis, après un léger mouvement de déclin en août et en septembre 1870, une augmentation rapide s'est manifestée jusqu'à la fin de décembre 1870, augmentation due aux atteintes de la foule de nouveaux habitants qui s'étaient réfugiés à Paris, pendant le siége.

D'après les chiffres mensuels des décès, publiés par la préfecture, nous pouvons établir les deux tracés suivants (1) : le supérieur indique, par période mortuaire mensuelle, du mois d'octobre 1869 au mois de mars 1871, la marche de la dernière épidémie dans la population civile de Paris; l'inférieur nous donne, à titre de comparaison, pour une période identique comme durée, du mois d'octobre 1867 au mois de mars 1869, l'exemple de l'évolution ordinaire de la variole dans cette même population. Le second de ces tracés (1867-68-69) représente d'une manière très-nette les allures habituelles de la variole, non-seulement à Paris, mais dans les climats tem-

———

(1) Voir le tableau ci-joint.

TABLEAU INDIQUANT LA MARCHE GÉNÉRALE DE L'ÉPIDÉMIE DE VARIOLE EN 1869-70-71
à **Paris** (Population Civile)

1re PÉRIODE ÉPIDÉMIQUE

Marche de la Variole à Paris du Mois d'Octobre 1869 au mois de Mars 1871
Son Independance des influences saisonnières.

2me PÉRIODE NORMALE

Marche de la Variole à Paris du mois d'Octobre 1867 au mois de Mars 1867
Sa dépendance des influences saisonnières

Veronnai & Clere 1872

Chiffre Mensuel des Décès	Octobre 1869	Novembre	Décembre	Janvier 1870	Février	Mars	Avril	Mai	Juin	Juillet	Août	Septembre	Octobre	Novembre	Décembre	Janvier 1871	Février	Mars

1850
1800
1750
1700
1650
1600
1550
1500
1450
1400
1350
1300
1250
1200
1150
1100
1050
1000
950
900
850
800
750
700
650
600
550
500
450
400
350
300
250
200
150
100
50
0

pérés, allures caractérisées par l'augmentation du nombre et de la gravité des cas pendant la saison froide, par leur diminution pendant les mois les plus chauds de l'année.

On voit, au contraire, que, pendant la période épidémique que nous venons de traverser (1er tracé : 1869-70-71), l'affection a été indépendante des influences saisonnières ; au lieu de décliner à partir des mois de mars et avril 1870, les ravages de l'épidémie progressent jusqu'au mois de juillet suivant, pour s'atténuer en août et en septembre. Si, en octobre, une ascension nouvelle se manifeste, pour atteindre en décembre un *fastigium* exceptionnellement élevé, cette aggravation de l'épidémie tient moins à l'influence de l'hiver qu'à l'augmentation subite de la population de la capitale pendant le siége.

Dans l'armée de Paris, telle qu'elle était constituée avant la guerre, l'influence des revaccinations avait été suffisante pour que l'épidémie ne s'aggravàt pas dès le début de l'année 1870, comme dans la population civile ; au contraire, la décroissance du chiffre des varioleux militaires s'était opérée alors comme d'habitude, quoique un peu plus lentement ; ainsi, pendant ce même mois de juillet 1870, où la mortalité par variole des habitants de Paris était de près de 1,100, cette affection avait disparu presque complètement des services spéciaux des hôpitaux militaires de la capitale.

Dans cette armée, l'épidémie n'a pris une intensité redoutable qu'à l'arrivée des troupes réunies en toute hâte pour concourir à la défense de Paris. Composées de jeunes soldats qu'on n'avait pas eu le temps de revacciner, ces troupes fournirent à l'épidémie un milieu nouveau dans lequel la variole se propagea rapidement ; elle y persista plus tard que dans la population civile, et la mortalité n'y atteignit son maximum qu'à la fin du mois de janvier 1871.

L'hôpital de Bicêtre, dont j'étais le médecin en chef, reçut à lui seul plus des deux tiers des soldats atteints de variole pendant toute la durée du siége de Paris : du 12 octobre 1870 au 1er avril 1871, le chiffre des entrées par variole dans cet hôpital a été de 7,578, le chiffre des décès 1,074 ; mortalité : 14 pour 100 malades.

Cette mortalité relative est identique à celle que la variole occasionnait, durant cette même période, dans les autres ambulances de l'intérieur de la ville ; d'où il résulte que l'affection n'a pas été aggravée par l'agglomération des malades.

La gravité du pronostic atteignit son maximum pendant le mois de janvier 1871, non pas que les formes de la maladie fussent à cette époque devenues beaucoup plus graves en elles-mêmes ; au contraire, la variole noire commençait alors à disparaître. Mais cette augmentation de la mortalité fut la conséquence des privations de plus en plus considérables subies par la garnison, et de l'affaiblissement consécutif des sujets atteints, à cette période avancée du siége ; il en résultait une diminution notable de la puissance de réaction de l'organisme contre toutes les causes morbides, et une tendance marquée à certaines complications (surtout pulmonaires) qui ont augmenté le bilan mortuaire de toutes les affections qui régnaient alors.

2° Répartition de la maladie dans les divers groupes de la garde mobile.

L'armée de la défense comprenait comme groupes principaux : 1° la garde mobile de Paris et d'un certain nombre de départements ; 2° l'armée proprement dite, à laquelle on avait annexé différents corps auxiliaires (marins, douaniers, forestiers, volontaires de diverses armes).

Les bataillons de gardes mobiles ont été plus particulièrement frappés au début du siége, sans doute parce qu'à leur arrivée à Paris ils avaient été répartis chez les habitants ; ils avaient ainsi plus rapidement contracté les germes de l'épidémie dont venait d'être frappée la population civile.

Nous avons pu, pour chacun de ces bataillons, déterminer le nombre proportionnel des malades et des morts, et comparer ainsi à cet égard les départements de la France qui avaient fourni des gardes mobiles à la défense de Paris. Tous ces hommes étant de même âge, et se trouvant placés dans les mêmes conditions d'influence épidémique, la manière plus ou moins grave dont ils ont été frappés indique peut-être quelles étaient les chances d'imminence morbide et le degré de préservation vaccinale des populations dont ils provenaient : nous disons *peut-être*, car un certain nombre de mobiles ont été vaccinés à leur arrivée à Paris, ce qui ne permet pas d'appliquer d'une manière absolue à ces populations les conclusions de notre travail. Cette réserve étant établie, voici le tableau de ces départements, en commençant par ceux où la mortalité par variole, sur cent malades, a été le moins considérable.

Nos d'ordre	Départements	Morts % malades
1	Drôme	6.32
2	Seine-Inférieure	7.82
3	Seine-et-Oise	8.67
4	Seine-et-Marne	9.48
5	Hérault	9.52
6	Loiret	10.00
7	Aube	10.63
8	Somme	11.47
9	Marne	11.76
10	Finistère	12.23
11	Côte-d'or	12.50
12	Ain	13.09
13	Aisne	13.15
14	Indre	13.33
15	Seine	13.85
16	Loire-Inférieure	13.95
17	Morbihan	15.90
18	Vendée	16.22
19	Tarn	16.90
20	Puy-de-Dôme	17.85
21	Côtes-du-Nord	18.23
22	Ile-et-Vilaine	18.46
23	Vienne	18.88
24	Saône-et-Loire	19.87

3° *Caractères cliniques.*

Pendant le siége de Paris, la maladie offrit toutes les différences de forme et de gravité qui s'observent de la variole confluente mortelle aux variétés les plus bénignes de la varioloïde. Sur ce fond commun se dessinèrent, à deux périodes distinctes, deux modifications principales dans le cours et le pronostic de l'affection; nous les appellerons : *1° phase hémorrhagique*; *2° phase des complications pulmonaires.*

1° Les varioles hémorrhagiques tenaient, suivant nous, à l'intensité exceptionnelle de l'épidémie. Ainsi, elles n'ont eu, du moins à Paris, aucun rapport spécial : ni avec le scorbut, qui n'a apparu que plus tard, et qui du reste n'a pas aggravé la variole de ceux qui ont été atteints simultanément des deux affections; ni avec les conditions d'encombrement de la garnison, puisque la variole noire s'est manifestée tout aussi bien chez les hommes employés aux tranchées, soustraits entièrement aux influences de l'air confiné, que chez ceux qui étaient casernés en ville; ni enfin avec les conditions de débilitation et de dépression morale des sujets atteints, car ces mêmes formes si graves se manifestaient à la même époque dans plusieurs localités de France où ne s'était produite aucune de ces conditions.

Souvent les hémorrhagies furent secondaires, n'apparaissant qu'avec l'éruption ; mais, à partir du commencement de décembre 1870, nous vîmes plus spécialement cette autre forme, la variole noire d'emblée, dans laquelle l'hémorrhagie n'attend pas l'éruption, mais la devance, et en empêche même le développement.

2° Les accidents que nous avons résumés sous le titre de *complications pulmonaires* furent plus communs à la fin du siége, aux mois de janvier et de février 1871 ; leur fréquence et leur gravité nous ont paru en rapport avec le froid rigoureux de cette saison, mais plus encore avec deux autres influences spéciales : 1° débilitation plus marquée des individus atteints de variole à la fin de la période obsidionale, par suite des privations subies et surtout de l'insuffisance de l'alimentation ; de là, fréquence plus considérable des congestions sanguines, spécialement de celles du parenchyme pulmonaire, non-seulement dans la variole, mais dans toutes les maladies aiguës, dont la mortalité devint alors excessive ; 2° influence de la constitution catarrhale, qui se manifestait également en cette saison, et que caractérisait un grand nombre de rougeoles très-graves et des bronchites capillaires suffocantes.

4° Durée de la maladie.

La moyenne de séjour des malades guéris a été de vingt jours ; dans les cas mortels, cette moyenne a été de quatorze jours.

Si l'on entre dans le détail de ces derniers cas, on voit que

la variole hémorrhagique a déterminé un assez grand nombre
de décès dès le premier jour de présence à l'hôpital ; c'est à
la fréquence de cette forme grave qu'il faut rapporter la prédominance relative de la mortalité pendant la première semaine à dater de l'entrée (du premier au dixième jour de l'affection). La mortalité de cette première semaine est représentée,
en effet, sur un total de 1,046 décès, par le chiffre de 499,
presque aussi élevé que l'ensemble des décès (547) des septenaires suivants.

5° *Conclusions prophylactiques.*

L'épidémie de variole, pendant le siége de Paris, n'est
qu'un des épisodes de l'expansion actuelle de cette affection,
non-seulement en France, mais sur presque tout le globe.
Cette véritable pandémie continue sa marche et ses ravages
en Allemagne, en Italie, en Angleterre, aux Etats-Unis.

Il est donc évident, malgré tant d'assertions contraires,
que, chez nos voisins, la pratique des vaccinations et des revaccinations laisse aussi beaucoup à désirer.

C'est dans les armées surtout qu'il y a lieu de recourir à
une application de plus en plus complète des règles de la prophylaxie vaccinale. L'âge moyen du soldat, de vingt à trente-
cinq ans, correspond à l'époque de la vie où existe à son
maximum l'aptitude à la variole et à la revaccination.

Par leurs agglomérations, les soldats constituent un terrain
apte au développement d'épidémies considérables; par leur
mobilité, un terrain également apte à prendre et à transmettre
la maladie dans les différentes localités qu'ils parcourent.

L'immunité que la vaccine nous permet de conférer aux
populations deviendra aussi complète que possible le jour où
chacun sera convaincu que la vaccination de l'enfant n'est que
le premier acte de la série des inoculations à subir dans le
cours de son existence. Il faut que le public cesse de considérer
cette vaccination de l'enfant comme une opération complète,
suffisante, définitive, qu'il sache que la vertu préservatrice
n'en est que temporaire, et qu'il soit bien pénétré de la nécessité d'y recourir plusieurs fois.

Mais, à côté de ces mesures de prophylaxie vaccinale, qui

réclament désormais une rigoureuse application, il nous paraît important d'adopter dans nos grandes villes, pour les varioleux, un système d'installation nosocomiale qui permette à la fois et de les isoler et de supprimer les germes de leur affection.

Dans un travail lu récemment à l'Académie de médecine, travail dont je ne puis indiquer ici que les conclusions, j'ai démontré, d'après les faits observés à Bicêtre, l'innocuité, soit pour les malades, soit pour le personnel hospitalier, soit pour la population avoisinante, d'agglomérations même considérables de varioleux ; j'ai proposé, pour leur installation, la constructions d'hôpitaux-baraques qui pourraient être élevés à peu de frais dans la zone des remparts des grandes villes fortifiées, et dont la destruction par le feu, à des intervalles plus ou moins éloignés, permettrait de supprimer une des causes les plus certaines du renouvellement et de la persistance des épidémies de variole.

VII.

CARACTÈRES, MARCHE ET TRAITEMENT DES DIVERSES
FORMES DE VARIOLE ;

Par M. le docteur BLATIN.

Durant les mois de décembre 1870, janvier et février 1871, il est passé environ 15,000 hommes au camp de Clermont-Ferrand ; un certain nombre n'y fit qu'un séjour de courte durée.

Indépendamment des affections aiguës qui encombraient les infirmeries et les ambulances, ces 15,000 hommes fournirent le chiffre de 428 varioleux, qui furent isolés et traités dans une ambulance spéciale, confortablement et hygiéniquement aménagée et située à deux kilomètres du camp.

Pour faciliter la description de ces 428 varioles qui furent soumises à monobservation, je les ai divisées en quatre grandes catégories :

1° Varioles hémorrhagiques.

2° Varioles confluentes vraies.

3° Varioles cohérentes ou en corymbes.

4° Varioles discrètes, de nuances variées.

Mais avant d'aborder l'histoire des évolutions morbides spéciales à chacune de ces catégories, il importe de bien spécifier les caractères différentiels qui m'ont porté à faire deux catégories bien distinctes des varioles confluentes et des varioles cohérentes. C'est dans la méconnaissance de ces caractères, indiqués pourtant, pour la plupart, par un certain nombre d'auteurs, parmi lesquels je citerai Trousseau, que je crois devoir placer l'explication des succès éclatants et inattendus dont, si souvent depuis quelques années, les journaux de médecine viennent nous apporter la nouvelle.

Lorsque l'on apporte un soin scrupuleux à l'examen de ses malades, et que l'on conserve comme unique *criterium* les caractères différentiels dont je veux parler, on ne tarde pas à se convaincre que, heureusement, les varioles confluentes sont relativement rares, et que le plus grand nombre, quelle que soit du reste la médication employée, se termine par la mort; tandis que les varioles cohérentes, de beaucoup plus fréquentes, ont, dans la plupart des cas, une tendance naturelle à la guérison.

Ce qui cause l'erreur de beaucoup de médecins à ce sujet, c'est la valeur beaucoup trop grande qu'ils accordent à l'éruption elle-même, ce qui leur fait ainsi négliger trop souvent les signes véritablement propres à les éclairer. Ils confondent de cette manière l'abondance de l'éruption avec la confluence proprement dite, et considèrent alors comme des varioles confluentes des varioles simplement cohérentes ou en corymbes.

Le nombre des pustules qui se développent à la surface du corps, particulièrement à la face — car c'est là surtout que l'on considère en général le nombre et la forme des produits de l'éruption — n'est en effet que d'une importance très-secondaire et n'offre, en général, qu'un moyen trompeur dans la détermination de l'espèce variolique. C'est dans l'ensemble, l'allure, la durée des prodromes, ainsi que dans la marche de l'état fébrile, qu'il faut surtout chercher les éléments du diagnostic.

La variole confluente a des caractères fondamentaux qui, dès le principe, dénoncent la gravité toute particulière de l'affection, et permettent déjà de redouter une terminaison fâcheuse. C'est d'abord la brièveté de la période prodromique, qui ne dépasse jamais deux jours à deux jours et demi. Telle est l'opinion de Trousseau, et je crois que chaque jour des faits nouveaux viennent la corroborer. C'est ensuite la continuité de la fièvre ou du moins le peu de durée de la période de défervescence qui fait que la pyrexie échappe le plus souvent à l'observation et que la fièvre secondaire semble continuer sans interruption la fièvre initiale. C'est enfin le manque absolu de sueurs pendant la période prodromique comme pendant la période éruptive.

Dans les varioles cohérentes ou discrètes, au contraire, loin d'être à courte échéance, les prodromes se prolongent jusqu'au quatrième et quelquefois au cinquième jour, et s'accompagnent ordinairement, ainsi que l'éruption, d'une diaphorèse abondante. La défervescence a lieu rapidement et l'apyrexie dure jusqu'au septième jour ou au huitième, pour faire place à la fièvre secondaire.

Quelques auteurs ont également donné le ptyalisme abondant comme caractéristique de la confluence. Ce phénomène, il est vrai, ne fait presque jamais défaut dans les varioles confluentes ; mais il m'a paru présenter tout autant d'importance dans les autres formes varioliques, cohérentes ou discrètes, et son intensité m'a toujours semblé proportionnelle au développement de l'angine. Or, comme l'angine est toujours très-marquée dans la forme confluente, on ne peut être étonné d'y rencontrer la salivation d'une manière plus constante ; car, dans les autres formes de la variole, il n'est pas rare d'observer, avec des éruptions cutanées abondantes, des angines nulles ou presque nulles, et, par contre, pas ou presque pas de salivation.

Quand à l'éruption, lorsqu'on fait abstraction des phénomènes que je viens de spécifier, elle est, ainsi que je l'ai dit déjà, le plus souvent difficile à caractériser. On a noté, néanmoins, dans la confluenté vraie, la rougeur érysipélateuse du début, le décollement et le soulèvement de l'épiderme produit par les pustules nombreuses qui se pressent et empiètent les unes sur les autres. C'est ainsi que se forment ces ampoules qui recouvrent toute la surface du visage, sans laisser entre elles d'intervalles de peau saine, et dont la couleur grisâtre les a fait comparer à un masque de papier ou de parchemin mouillé.

Dans la forme cohérente de la variole, au contraire, dans celle-là même où le nombre des pustules est tellement abondant qu'il ne peut et aucune façon permettre de trancher la question de confluence ou de non confluence, en même temps que les grappes pustuleuses ou corymbes, dont les soulèvements épidermiques ont tant d'analogie avec ceux des confluents, il existe toujours, dit-on, des pustules isolées, qui se développent comme celles des varioles discrètes en s'entourant d'une auréole inflammatoire, et les corymbes laissent entre eux — ce qui ne se voit jamais dans les confluentes — des intervalles de peau saine qui rougit.

Quelque tranchés que puissent paraître descriptivement ces caractères différentiels de l'éruption, ils m'ont néanmoins souvent paru très-confus dans la pratique, et j'avoue qu'il me fût arrivé plus d'une fois de prendre des confluentes pour des cohérentes et réciproquement, si je n'avais demandé à d'autres caractères le secret de la nature de l'affection. Ils n'en sont pas moins bons à noter et à fixer dans son esprit, puisqu'ils peuvent, à un moment donné, venir corroborer les indications fournies par d'autres signes.

Ainsi donc, durée des prodromes, présence ou absence des sueurs, marche de la fièvre, présence ou absence des pustules isolées et de traînées plus ou moins nombreuses de peau saine au milieu de l'éruption, tels sont les éléments qui permettent dans la plupart des cas, d'établir un diagnostic positif.

Ces caractères différentiels bien spécifiés, je vais maintenant passer à l'histoire de chacune des formes varioliques qu'il m'a été donné d'observer. Voici tout d'abord le tableau du nombre des malades atteints par chacune d'elles, du chiffre des morts et de celui des guérisons :

	Morts	Guérisons	Total.
Varioles hémorrhagiques	16	5	21
Varioles confluentes vraies	31	22	53
Varioles cohérentes ou en corymbes..	7	132	139
Varioles discrètes de nuances variées.	1	214	215
Totaux	55	373	428

Varioles hémorrhagiques.

La forme hémorrhagique de la variole s'est présentée, on le sait, sur 21 sujets seulement. Dans tout le pays environnant on l'observait en bien plus grande proportion, et on doit expliquer, je n'en doute pas, cette différence inattendue en faveur de soldats dont un grand nombre avait déjà subi pourtant beaucoup de privations et de fatigues, par l'isolement absolu et l'installation fort hygiénique dans lesquels étaient traités les malades, et par la revaccination, que je fis pratiquer sur une assez grande échelle, quoique souvent avec des virus d'une provenance douteuse, qui étaient loin de donner toujours les résultats que l'on en attendait.

La poussée hémorrhagique se présentait chez mes malades sous des formes très-diverses, et la terminaison fatale, quoique toujours prompte, parut rarement en rapport avec l'intensité du phénomène. J'ai vu en effet des malades périr au troisième et quatrième jour avec des symptômes hémorrhagiques qui pouvaient sembler tout d'abord de peu d'importance, tandis que d'autres, avec des hémorrhagies par toutes les voies, ont pu atteindre le douzième et le quatorzième jour; un de ces derniers même a guéri.

Presque tous les malades atteints de cette forme redoutable ont présenté une éruption sous-cutanée, générale et diffuse, paraissant, suivant son intensité, rose, rougeâtre, rouge, bleuâtre, lie de vin. Cette hémorrhagie superficielle a été le caractère le plus général et s'accompagnait ordinairement de taches pétéchiales plus ou moins larges et plus ou moins nombreuses.

Et à ce propos il m'est arrivé un certain nombre de fois, chez des malades atteints de variole régulière, de voir, avant le développemement des pustules, apparaître sur la partie

antérieure du tronc, plus rarement sur le dos, une éruption
ecchymotique plus ou moins considérable.

Les premières fois que je fis cette observation, je songeai à
la forme hémorrhagique et je portai un pronostic défavorable.
Je me trompais, car, dans tous les cas de ce genre, l'affection
suivit au contraire une évolution naturelle et relativement
bégnine. Les ecchymoses disparaissaient lentement, au fur
et à mesure que se développaient les pustules, et, chose remarquable, un très-petit nombre de boutons, quelles que fussent
du reste, ailleurs, leurs cohérences, s'élevèrent sur le point où
siégeait d'abord l'ecchymose. J'avais à faire là, je n'en doute
pas, à un *rash* hémorrhagique, qui, malgré sa bégninité,
n'en avait pas moins des rapports intimes d'origine avec les
formes hémorrhagiques graves qui affectaient tant d'autres
malades. Néanmoins les sujets qui ont présenté ce *rash*
n'ont pas été classés par moi, je n'ai pas besoin de le dire,
dans la catégorie des varioles hémorrhagiques, dont je
m'occupe en ce moment. Cela m'eût donné un moyen vraiment
trop facile d'augmenter dans des proportions considérables
le chiffre de mes guérisons.

Aux épanchements sanguins, sous-épidermiques, venaient
ordinairement s'ajouter, chez les varioleux hémorrhagiques,
des hémorrhagies par diverses voies ; épistaxis, gencives
sanguinolentes, hémoptysie, hémathémèse, hématurie, selles
sanglantes, ecchymoses scléroticales, etc. Chez quelques-uns,
même coexistaient des hémorrhagies par toutes les voies, et
l'on concevra aisément que, dans ce cas, la mort ait été rapide
et presque foudroyante. Néanmoins j'ai vu deux fois les
hémorrhagies s'arrêter sous l'influence d'un traitement énergique.

La première fois, ce fut chez un mobilisé qui présentait à
la fois tous ces symptômes , et dont, bien entendu, on avait
pronostiqué la mort. La perchlorure de fer à l'intérieur, la
potion alcoolique de demi-heure en demi-heure, des effusions
froides en général, arrêtèrent les accidents et le rappelèrent
à la vie.

La seconde fois, ce fut dans la ville même de Pont-du-
Château, voisine du camp, chez un malade auprès duquel me
conduisit mon confrère et ami, le docteur Ducroix. Les acci-

dents étaient tels, cette fois, que l'on était vraiment à se demander si l'on tenterait quelque chose, ou s'il ne serait pas plus humain de laisser le moribond rendre en paix le dernier soupir. Le malheureux patient était violacé ; il semblait qu'on venait de le sortir d'une cuve remplie de marc de raisin ; à peine pouvait-on rencontrer, par-ci par-là, quelques pustules rudimentaires dénotant l'affection varioleuse. Les hémorrhagies se faisaient par toutes les voies avec une abondance effrayante ; chaque fois que le malade prenait le vase, il urinait du sang pur. Des nausées survenaient-elles ? le sang jaillissait de l'estomac ; un accès de toux et des crachats sanglants étaient expectorés. Le sang partout. Les conjonctives seules étaient saines et sans trace d'ecchymoses. Mon confrère et moi, nous nous décidâmes néanmoins à agir. Le perchlorure de fer, la potion alcoolique, les affusions froides furent employés simultanément. Le résultat nous combla d'étonnement ; en peu d'heures les hémorrhagies s'arrêtèrent, et, en continuant la médication et en nourrissant, dès qu'il nous fut possible, le malade, celui-ci atteignit peu à peu la convalescence.

Si, chez les deux malades dont je viens de parler l'organisme a pu résister à ces hémorrhagies par toutes les voies ; en revanche, j'ai vu au camp, chez deux soldats, — et j'avais déjà eu l'occasion de l'observer une autre fois à Clermont, dans mon service à l'hôpital général, — des ecchymoses scléroticales, seul signe par lequel se dévoilât la nature hémorrhagique de l'affection, être suivies rapidement d'une terminaison mortelle.

Dans ces trois cas, à peine l'ecchymose scléroticale eut-elle paru, que l'évolution naturelle de la variole sembla s'arrêter tout à coup ; l'éruption ne se développa plus, les pustules déjà sorties prirent un aspect flétri ; enfin la mort survint avec une épouvantable rapidité. Chez ces trois malades, l'ecchymose scléroticale apparut sur l'un le quatrième jour, sur le second le cinquième jour, sur le troisième le sixième jour. Le premier mourut trente-six heures après, les deux autres furent enlevés en vingt-quatre heures. Chez les deux derniers on pouvait observer une petite éruption discrète, apparue après le quatrième jour, et qui, sans la malignité survenue inopinément, pouvait permettre d'espérer une terminaison heureuse. Chez le premier, deux pustules seulement au début de leur développement existaient sur la peau, l'une sur l'épaule, l'autre sur le flanc. Chez tous les trois, les sclérotiques étaient comme recouvertes d'une nappe de sang.

Il m'a été donné de voir, dans trois autres circonstances, des ecchymoses scléroticales ; mais, d'une part, elles étaient loin de représenter une telle intensité, et, d'autre part, elles existaient sur des malades qui présentaient des phénomènes hémorrhagiques par d'autres voies. Néanmoins les trois malades qui les offraient sont morts avec la plus grande rapidité. Je considère donc ce symptôme comme un des plus fâcheux au point de vue du pronostic.

Presque toutes les varioles hémorrhagiques qu'il m'a été donné d'observer ont présenté une éruption discrète, quoique parfois l'apparition des pustules, dès les premiers jours de la fièvre, eût pu faire présager une variole confluente. Les pustules étaient ordinairement colorées de rouge noirâtre par le sang qui les remplissait, et souvent s'étendait entre elles en les séparant de larges tâches pétéchiales.

Quant à l'épistaxis, il est loin de s'être toujours montré un symptôme de variole hémorrhagique. Je l'ai rencontré dans un certain nombre de varioles régulières, confluentes, cohérentes ou discrètes, et il ne m'a jamais semblé que dans ce cas il modifiât d'une façon fâcheuse la marche de l'affection. Néanmoins, comme j'ai vu plusieurs fois des varioles hémorrhagiques débuter par des épistaxis, je dois dire que l'apparition de ce phénomène a toujours été pour moi l'indication de l'emploi du perchlorure de fer et des toniques.

J'ai eu quelquefois l'occasion d'observer que, dans les varioles qui paraissaient prendre une apparence de malignité, lorsque par exemple, avec une fièvre intense, l'éruption semblait se faire difficilement, et que des nuances sous-épidermiques plus ou moins rosées pouvaient faire craindre l'invasion du *purpura hemorrhagica*, on pouvait, par de vives excitations sur la peau, provoquer le développement de l'éruption et favoriser ainsi l'évolution normale de l'affection.

J'ai employé dans ce but soit de vigoureuses frictions sèches fréquemment répétées, soit des frictions avec de l'eau très-froide. Je regrette de n'avoir point essayé les frictions avec de l'huile de croton tiglium, employée à Langres avec succès par le docteur Cersoy.

Les cas où j'ai obtenu un résultat heureux, c'est-à-dire le développement des boutons et consécutivement l'évolution régulière de la variole, étaient-ils de vrais cas de variole hémorrhagique à son début ? Ici je pose un point d'interrogation ; ce que je puis dire, c'est qu'un certain nombre des varioles hémorrhagiques que j'ai observées et qui se sont terminées par la mort avaient débuté avec un appareil symptomatique absolument semblable à celui qu'affectaient les varioles qui, sous l'influence des excitations cutanées, reprirent une marche normale. Néanmoins, dans l'incertitude de mon diagnostic, je n'ai pas cru devoir classer ces derniers à l'actif de mes succès dans le traitement des varioles hémorrhagiques.

Dans les rares autopsies qu'il m'a été donné de faire durant l'épidémie, j'ai pu constater la relation presque constante, entre les phénomènes anormaux hémorrhagiques observés pendant la vie et la dégénérescence graisseuse des parenchymes. Les phénomènes de dégénérescence doivent-ils se raporter, pour tous les organes, au processus inflammatoire, ainsi que M. le docteur Desnos a tenté de le démontrer pour le cœur, dans son remarquable travail sur la myocardite varioleuse ?

M. Brouardel, qui a aussi signalé, d'après les recherches de M. Liouville, la dégénérescence de tous les organes parenchymateux dans la variole hémorrhagique, croit trouver dans ce seul phénomène, l'explication des augmentions de température que l'on observe chez les malades. D'après les travaux de M. Brouardel, les gaz contenus dans le sang des varioleux hémorrhagiques, sont, en effet, de moitié moins abondants que chez l'homme sain. Il en conclut donc, que les échanges nutritifs sont de moitié moins actifs et les oxydations, par conséquent, beaucoup moins intenses.

La température devrait donc diminuer, tandis qu'au contraire elle augmente. C'est que, d'après M. Brouardel, la stéatose aiguë de varioles hémorrhagiques, dont l'intensité n'est comparable qu'à celle que l'on constate chez les malades empoisonnés par le phosphore, ne peut être attribuée qu'à la transformation aiguë des substances quaternaires en substance ternaire et que cette transformation, comme toutes les actions chimiques, s'accompagne de phénomènes calorifiques.

J'estime que les conclusions de M. Brouardel peuvent prêter à quelques critiques, dont ce n'est pas ici le lieu, et qu'elles méritent tout au moins vérification dans quelques-unes de leurs parties. Néanmoins, on ne peut nier que les malades atteints de variole hémorrhagique meurent comme ceux qui sont asphyxiés par le charbon; or, les travaux de M. Brouardel semblent aussi démontrer précisément que, ainsi que par l'empoisonnement par l'oxyde de carbone, les globules sanguins, dans la variole hémorrhagique, deviennent impropres à absorber l'oxygène et à le transporter dans la profondeur des tissus.

On voit que, d'après cela, quelques-unes des conclusions du travail de M. Desnos se trouveraient singulièrement modifiées et que là où les oxydations sont plus qu'incomplètes, on trouverait difficilement les éléments d'un processus inflammatoire pour expliquer ces ramollissements et ces dégénerescences du cœur, qu'on rencontre chez les varioleux, dans la forme hémorrhagique plus encore peut-être que dans tout autre.

Varioles confluentes vraies.

A l'aide de symptômes que j'ai spécifiés plus haut, j'ai pu, je crois, diagnostiquer toutes les varioles confluentes et les séparer nettement des varioles cohérentes, dont l'éruption se présentait souvent tout aussi abondante.

Sur cinquante-trois varioles confluentes vraies, j'ai eu trente-un morts et vingt-deux guérisons. Je considère ce résultat comme un succès considérable et je n'hésite pas à l'attribuer à la médication phénique, à l'efficacité de laquelle je crois devoir un certain nombre de succès, aux toniques que j'ai appliqués largement, ainsi qu'aux conditions hygiéniques toutes spéciales dans lesquelles j'avais été assez heureux pour pouvoir placer mes malades.

Sur les trente-un morts, douze sont morts le septième ou le huitième jour; je dois avouer que ce ne fut qu'après le septième décès, se produisant à une période aussi peu avancée de la maladie, que mon attention se porta plus spécialement sur le

trouble du cœur, et, sur les cinq malades qui succombèrent postérieurement dans les mêmes conditions, c'est-à-dire
le septième ou le huitième jour, je constatai du bruit et des
phénomènes anormaux de ce côté.

Je n'hésite donc pas à attribuer toutes les morts qui se sont
produites au septième et au huitième jour à ces dégénérescence granulo-graisseuses qui frappent les parenchymes et le
système musculaire dans quelques maladies aiguës et dans
presque toutes les maladies infectieuses, et particulièrement
à la myocardite varioleuse, que M. Desnos nous a montrée si
fréquente et qui pourtant a été jusqu'ici si méconnue.

Quant aux dix-neuf autres qui succombèrent, la mort survint, chez un certain nombre, au quatorzième, quinzième et
seizième jour. Elle fut précédée par un arrêt brusque dans la
salivation et par cette disparition subite du gonflement de la
face, signalée comme si grave par les auteurs, quand elle n'est
pas remplacée aussitôt par le gonflement des mains et des
pieds.

Presque tous succombaient, j'en ai la conviction, à l'asphyxie
rapide provoquée par l'accumulation dans l'arrière-gorge
et le larynx de mucosités épaisses, dont la sécrétion succède
généralement à la salivation, accumulation singulièrement
favorisée et entretenue par la paralysie incomplète du pharynx, due à l'angine varioleuse. Ce qui me confirme, du reste,
dans cette opinion, c'est que lorsque mon attention se porta,
trop tard peut-être pour quelques-uns, sur les phénomènes
qui se passaient dans l'arrière-gorge ; je pus, quelquefois,
quand la prostration n'était pas trop grande, au moyen d'ipéca
administré à propos, débarrasser d'une façon tout à fait opportune le pharynx des mucosités qui l'obstruaient, et conduire ainsi quelques-uns de mes malades au-delà de la période
que j'appellerai asphyxique, durant laquelle tant d'autres
avaient déjà succombé dans des conditions analogues.

Chez quelques autres, la mort est survenue par une laryngo-
bronchite bien manifeste, ce qui a été signalé déjà par quelques auteurs et que j'ai pu constater moi-même, dans deux
autopsies, à un développement assez considérable de pustules
dans le larynx, la trachée et jusque dans les petites bronches.

J'ai regretté là bien vivement que le défaut d'installation, la nécessité du service, le manque de loisirs, le désir même d'éloigner au plus tôt de l'ambulance et du camp toute cause d'infection m'aient empêché de pratiquer l'autopsie de tous ceux qui succombèrent. Je crois qu'il y eût eu des observations bien intéressantes à faire sur les lésions, encore peu étudiées, des muqueuses laryngiennes et bronchiques, et sur leur rôle dans la production de la mort qui survient chez les varioleux confluents au quatorzième ou au quinzième jour.

Quelques malades succombèrent dans des accès de suffocation, que l'état des muqueuses ne me semblait pas pouvoir expliquer et que je rattachais plutôt à des congestions pulmonaires, qui, du reste, chez quelques-uns, furent très-manifestes.

D'autres présentèrent des accès de délire, à forme très-variable et parfois de la plus violente intensité.

Varioles cohérentes ou en corymbes.

J'ai classé, ainsi que je l'ai dit plus haut, dans les varioles cohérentes ou en corymbes, toutes celles qui, avec une extrême abondance de pustules et même de larges soulèvements épidermiques, qui les faisaient parfois ressembler entièrement à des confluentes, n'avaient vu le développement de l'éruption que le quatrième et même le cinquième jour, et dont les prodromes et l'éruption s'étaient généralement accompagnés de sueurs abondantes, phénomènes que je n'ai jamais observé dans les confluentes vraies. Ces varioles ont toutes été traitées par la médication phéniquée, aidée de toniques, largement administrés chaque fois que se présentaient des phénomènes adynamiques, et c'était, je dois le dire, dans la majorité des cas.

Dans cette forme, la salivation observée ordinairement dans les confluentes a, au contraire, fait presque toujours défaut.

Il faut dire qu'à l'aide de badigeonnage astringent de borax ou d'alun, quelquefois même de nitrate d'argent, j'ai toujours cherché à éviter les pustulations de l'arrière-gorge et du pharynx.

Dans beaucoup de cas, et je suis convaincu que la médication phéniquée a joué là un rôle assez important, un grand nombre de boutons, le tiers, la moitié, les trois quarts, et quelquefois plus encore, ont avorté sans arriver à la suppuration. Aussi la chute de la fièvre se faisait-elle rapidement, aussitôt l'éruption accomplie, et l'apyrexie se prolongeait un, deux et même trois jours, pour faire place à une fièvre secondaire proportionnée à l'abondance des pustules suppurées, fièvre qui finissait souvent par céder vers le onzième, douzième ou treizième jour, comme cela se passe ordinairement dans les éruptions discrètes.

Sur les cent trente-neuf varioles cohérentes ou en corymbes, un très-grand nombre, je le répète, eussent dû être classées parmi les confluentes vraies, si l'on n'avait eu égard qu'à l'éruption, sans tenir compte de la période prodromique, ce qui eût donné un chiffre de succès bien plus considérable pour le traitement des confluentes. En effet, de ces cent trente-neuf cohérentes, je n'en ai perdu que sept, et encore par des complications particulières.

Quatre ont succombé à des complications cardiaques, (endopéricardites) bien manifestes. Deux, en pleine période de dessication, alors que la fièvre était entièrement tombée, que je commençais à les nourrir et que je les considérais, en un mot, comme convalescents, ont été pris d'accidents convulsifs, sans que rien ait pu faire prévoir de pareils phénomènes, et sont morts, l'un en deux, l'autre en trois jours.

Je n'ai pu faire l'autopsie de ces deux malades et je l'ai vivement regretté ; chez l'un et l'autre, les accidents convulsifs sont survenus d'une façon intermittente et à la même heure chaque jour. Le premier a succombé une heure environ après la deuxième attaque, le second environ deux heures et demi après la troisième, l'un et l'autre avec tous les signes de l'asphyxie. J'ai vu, une autre fois, dans ma clientèle, à Clermont, une demoiselle d'une quarantaine d'années, qui est morte sous mes yeux avec des symptômes absolument identiques et également en pleine convalescence, dans le cours même de la deuxième attaque.

Ai-je eu à faire, dans ces trois cas, à des accès pernicieux ? J'ai, pour mon compte, grande tendance à le croire, d'autant plus qu'une autre fois, un malade atteint d'une variole des plus discrètes fut pris des mêmes accidents. Je lui administrai le sulfate de quinine ; et l'accès ne reparut pas le jour suivants ; les trois autres ne prirent pas de quinine. En tous cas, il ne régnait ni dans le camp ni dans les environs, qui sont pourtant, par endroits, assez marécageux, aucune trace d'affection paludéenne.

Enfin, le septième décès de variole cohérente, fut dû à une pneumonie intercurrente.

Varioles discrètes de nuances variées.

J'ai fait rentrer dans cette catégorie toutes les formes discrètes qui se sont présentées ; car parmi les nombreuses variétés, à nuances multiples, que j'ai pu observer dans le cours de l'épidémie, j'avoue qu'il m'a été à peu près impossible de délimiter bien nettement ce que l'on a coutume d'appeler *varioloïde*.

Faut-il faire résider le caractère essentiel de la varioloïde dans l'éruption abortive des papules qui se dessèchent et se cornifient sans suppurer ? Je n'ai jamais rencontré, quant à moi, de cas où les vésico-pustules se soient toutes flétries sans suppuration, et, si ces cas existent, à coup sûr ils sont fort rares relativement à ceux que l'on diagnostique couramment *varioloïde*.

Dans les formes les plus discrètes, les plus apyrétiques, j'ai toujours, en y regardant d'un peu près, rencontré quelques boutons, dix, cinq, quelquefois un seul, qui suppuraient franchement, avec toutes les apparences des pustules de variole régulière. On ne peut donc réellement faire de l'absence de suppuration des boutons un caractère de la varioloïde.

Quant à l'apyrexie, que l'on donne aussi communément comme un des caractères distinctifs de la varioloïde, je pense que tous ceux qui ont observé reconnaîtront avec moi, que la fièvre secondaire est en rapport avec l'abondance de la pustulation et de la suppuration, et que l'on rencontre constamment des varioles discrètes dont le petit nombre de boutons a eu une évolution parfaitement normale et suppure franchement, où il est absolument impossible de constater une véritable fièvre secondaire.

Réserve-t-on le nom de varioloïde à ces éruptions, parfois

cohérentes, et qui tournent court, brusquement, au cinquième, ou sixième, ou septième jour, et se dessèchent en ne laissant suppurer qu'un très-petit nombre de leurs pustules ?

J'avoue, quant à moi — peut-être me trompé-je — que je n'ai jamais trouvé une grande utilité à ce mot de varioloïde, qui, dans le classement de mes malades, n'a jamais pu s'appliquer nettement à un mode bien caractérisé d'évolution variolique.

Je dois même dire qu'il ne m'a servi, pendant longtemps, qu'à jeter une certaine confusion dans mon esprit, chaque fois que je voulais embrasser d'un coup d'œil général les différentes variétés de varioles discrètes, soumises à mon observation.

Cette confusion n'a cessé que le jour où, tenant très-peu compte du mot, j'ai placé toutes les éruptions régulières discrètes dans la même catégorie générale, rejetant nettement parmi les varioles cohérentes celles-là même qui, avec une abondante pustulation, tournaient court sans aborder la période de suppuration et la fièvre secondaire.

Du reste, comme aucun de mes malades n'est resté sans traitement, je me demande à quels signes il m'eût été possible de distinguer celles des varioles qui subissaient l'influence de la médication d'avec celles qui n'obéissaient simplement qu'aux lois d'évolution de leur propre nature. Si l'on a classé jusqu'ici dans la varioloïde, toutes les varioles qui, même abondantes comme pustulation, n'ont que peu ou pas suppuré et n'ont eu, par conséquent, que peu ou pas de fièvre secondaire, je ne suis vraiment plus étonné du discrédit dans lequel sont tombées tour à tour les diverses médications antivarioleuses.

L'utile et véritable action d'un médicament contre la variole doit être précisément d'arrêter ou de diminuer la suppuration, et, par contre, la fièvre secondaire. Si chaque fois que ce résultat est obtenu on se hâte de diagnostiquer *varioloïde*, c'est-à-dire une maladie qui, sans médication, d'elle-même, se fût terminée sans suppuration ni fièvre secondaire; il n'est pas de médicament, fût-il héroïque, dont la réputation pût tenir contre un tel procédé d'expérimentation.

Je sais que l'on peut retourner l'argument et dire que si l'on garde à l'actif du médicament tous les cas où l'affection tourne court, on ne laisse plus rien pour les formes observées, cependant communément, et qui se termiment spontanément, sans suppuration ni fièvre secondaire.

Cela est vrai, et je reconnais que pour arriver à un résultat certain sur la valeur exacte de telle ou telle médication, il faudrait diviser en deux catégories égales les malades qui présentent des symptômes d'invasion identiques, traiter les uns et se borner pour les autres à l'expectation pure et simple.

Je ne l'ai point fait, néanmoins, dans le plus fort de l'épidémie, j'ai vu dans les ambulances un si grand nombre de ces formes qui tournaient court, et dans les campagnes environnantes, où l'on fait presque toujours appeler tardivement un médecin, on en voyait relativement si peu, que je crois bien pouvoir, sans trop d'audace, attribuer l'heureuse évolution de quelques-unes à la médication que j'avais instituée.

Quoi qu'il en soit, je pense qu'il serait grandement désirable qu'on mît enfin un terme à la confusion qui règne relativement à la signification précise qu'on doit attribuer aux dénominations de *variole* et de *varioloïde*. Jusqu'à ce que ce *desideratum* soit rempli, personne, en tout cas, ne pourra s'étonner que ce dernier terme soit négligé, je dirai même évité par ceux qui recherchent avant tout dans une question pathologique la précision et la netteté.

VIII.

ÉTUDE SUR LES ORIGINES ET LES ESPÈCES DU VACCIN, SUR LE PROCÉDÉ ET LE CARACRÈRE OBLIGATOIRE DE LA VACCINATION ;

Par M. le docteur Amédée BERTRAND.

I.

La vaccine est sans contredit la question hygiénique qui intéresse le plus les peuples modernes ; aussi ne faut-il pas s'étonner que ce problème ait exercé la sagacité et l'intelligence des savants ayant à cœur l'amélioration et la conservation de la race humaine.

Autrefois la variole apparaissait tout à coup dans une contrée, rien ne pouvait faire prévoir son éclosion, et rien aussi n'était capable de s'opposer à son développement. Bientôt de vastes surfaces territoriales étaient envahies, les populations affolées, émigraient en masse, et le fléau ne s'arrêtait que faute d'aliments, après avoir semé la mort sur son passage ou laissé à ceux qui avaient eu le rare bonheur de lui échapper des traces indélébiles et hideuses.

Une épidémie plus meurtrière que les précédentes devait en faire accepter le spécifique à la science craintive et aux populations ignorantes.

A la longue suite des revers militaires qui marquèrent à la fin le règne du grand roi, Louis XIV vit s'ajouter de plus grands malheurs encore : « On n'est plus heureux à notre âge », disait-il avec amertume.

Bientôt en effet, la petite vérole confluente envahit ses États, et, rien ne s'opposant à la marche rapide du fléau, toutes les classes de la société fournirent un large tribut à la mort.

L'épidémie gagna Versailles, les héritiers directs du trône de France moururent tous, et le grand roi, comprenant enfin le néant des choses d'ici bas, descendit au tombeau, laissant la couronne à un enfant de 15 ans 1/2, son arrière petit-fils.

La cause de la vaccine allait être gagnée.

En effet, les navigateurs savaient depuis longtemps que les trafiquants d'esclaves géorgiennes, avant de les livrer aux riches musulmans de Constantinople, leur communiquaient un préservatif de la petite vérole. Grâce à ce procédé, leur marchandise augmentait de valeur et devenait d'un débit plus facile.

Le secret des marchands d'esclaves fut surpris par une Anglaise, lady Wortley de Montagu, ambassadrice d'Angleterre à Constantinople ; celle-ci, dans un but de coquetterie bien excusable chez une femme, l'employa pour elle-même.

Il est probable que ses espérances furent réalisées, puisque à son retour en Angleterre elle fit part de sa découverte à ses amies, et s'en fit la propagatrice.

Elle n'obtint tout d'abord qu'un succès médiocre.

En 1738, lady Wortley parvint à se procurer à Constantinople, du virus plus frais ; l'inoculation en fut pratiquée avec plus de soin, les sujets vaccinés furent placés dans des conditions de température plus favorables que la première fois, et la plupart des ladies anglaises qui avaient bien voulu se soumettre à ses expériences n'eurent qu'à se louer de leur courage, elles furent respectées dans les épidémies consécutives de variole.

Ces expériences, malgré leur importance, furent peu connues, jusqu'au moment où le capitaine Cook, de retour de ses voyages, raconta que les habitants des hauts plateaux de l'Asie et de la Perse connaissaient un moyen qui les préservait presque infailliblement de la petite vérole. Je ferai remarquer que la Géorgie et la Perse, sont deux contrées limitrophes, et que les mêmes marchands d'esclaves se rendaient aussi facilement en Perse qu'à Constantinople, d'où il résulte qu'il n'est pas impossible que leur commerce ait contribué à faire connaître la vaccine en Perse, comme elle l'a été à Constantinople.

A peu près à la même époque, les propriétés préservatrices du vaccin étaient reconnues en France. Ainsi, nous voyons un Français, Rabaut-Pommier, ministre protestant des environs de la ville de Nimes, forcé de s'expatrier à la suite de la révocation de l'édit de Nantes, aller se réfugier à Bristol, où il raconte à son médecin, le docteur Pugh, que dans le comté de Montpellier les paysans qui prenaient la picotte du pis des vaches étaient exempts de la petite vérole, qu'ils portaient leurs enfants dans les étables des vaches contaminées, afin de leur inoculer le liquide de la picotte, et que ceux-ci devenaient à leur tour réfractaires à la variole.

Aussi Rabaut-Pommier insistait auprès du docteur Pugh pour qu'il inoculât à l'homme la picotte des vaches, lui représentant qu'elle était constamment sans danger et un préservatif assuré de la petite vérole. Pugh ne fit aucune inoculation, mais il communiqua ses données à Jenner, qui déja étudiait la question. Celui-ci pria deux de ses confrères, Ferwter, chirurgien, à Thorubury, dans le comté de Glocester, et Sutton, chirurgien dans le Devonshire, de faire des inoculations de picotte des vaches.

La plupart des innoculations faites par ces deux chirurgiens ne réussissant pas, Jenner leur conseilla d'innoculer ces mêmes paysans avec du virus variolique.

Ces innoculations furent également stériles.

Alors l'enquête révéla que cette inaptitude à contracter la petite vérole venait de ce que ces paysans avaient été spontanément, dans leurs étables, contaminés par le virus préservateur.

Dès lors, Jenner n'hésita plus à étudier de près les faits qu'il avait observés depuis longtemps, à leur donner un caractère d'authenticité indiscutable, et à doter la science d'une de ses plus belles découvertes.

Jenner, simple dans ses goûts, dépourvu d'ambition ne chercha qu'à être utile aux hommes. Honoré de l'estime générale, il se vit recherché par toutes les Sociétés savantes du globe et complimenté par tous les souverains de l'Europe.

Après *avoir passé en faisant le bien*, il mourut à l'âge de 74 ans, le 26 janvier 1823.

Les médecins français, les premiers, conçurent l'idée de lui élever une statue à Boulogne. Leur exemple eut bientôt des imitateurs en Angleterre. Une des rues de Paris porte son nom ; et l'on ne saurait trop honorer celui qui a doté l'humanité d'un bienfait qui s'étend à tout le globe, et dont nul inconvénient ne vient diminuer le prix.

II.

L'apparition de la petite vérole provoque chaque année de la part de l'autorité certaines mesures dont l'exécution intelligente et l'application rigoureuse doit tout d'abord atténuer et peu à peu faire disparaître l'épidémie régnante.

C'est de la *vaccination* et de la *revaccination* que je veux parler. Tous savent que depuis quelques années la science a mis en avant un vaccin qui, sous le nom de cowpox, était censé posséder des propriétés plus actives que le vaccin humain généralement employé.

Cette dénomination de cowpox donnée à la *pustule de la*

vache vient de Jenner, il n'est donc pas inutile de bien connaître quel est le produit que Jenner désignait ainsi, afin de
savoir si le cowpox employé à Paris est bien de la même
nature.

En 1870, malgré l'enthousiasme que la vaccination animale
avait excité dans toutes les clases de la société, de nombreux
insuccès avaient failli compromettre à tout jamais ce virus
que l'on prétendait être de beaucoup supérieur au vaccin
humain. Les espérances conçues et les résultats promis ne se
réalisant pas, l'Académie de médecine, demanda par la voie
de la presse quelques vaches atteintes du *cowpox spontané*,
c'est-à-dire du seul et vrai cowpox.

On ne put satisfaire sa légitime demande; et voici pourquoi :

Le *cowpox spontané* ou cowpox jennérien tire son origine d'une affection pathologique spéciale à certaines races de
chevaux.

Cette maladie, susceptible d'être transmise à la vache, se
transforme dans l'organisme de cet animal, et donne naissance à une éruption pustuleuse, caractérisque et toute spéciale. C'est la vaccine.

De prime abord, l'on serait tenté de croire qu'il est très-
facile de trouver des chevaux atteints de la maladie dont il
s'agit, puis d'inoculer à la vache le virus produit par cette
affection, et en résumé d'obtenir des pustules d'un vaccin actif,
pourvu de toutes les qualités préservatrices voulues. C'est une
erreur profonde. Les chevaux atteints de l'affection dont je
vais parler sont très-rares. On ne les trouve jamais dans les
grandes villes, et encore moins dans les infirmeries des vétérinaires les plus en renom.

Jenner croyait tout d'abord que les chevaux atteints du
grease, appelé par nos vétérinaires les *eaux aux jambes*,
pouvaient transmettre à la vache la pustule vaccinale. —
Mais bientôt une observation plus attentive lui révéla que
pour déterminer l'apparition du cowpox, le grease devait
évoluer d'une manière anormale, et revêtir une forme pathologique particulière. Aussi, afin de ne rien faire préjuger sur
son origine et sa nature, Jenner appela cette maladie, le *sore-
heels, mal des talons.*

Cette désignation n'indique que le siége de l'affection. Le problème à résoudre consiste à savoir de quel nom s'appelle aujourd'hui, en pathologie vétérinaire, l'affection correspondant au sore-hels.

L'opinion la plus généralement admise consiste à regarder le javart comme étant le sore-hels de Jenner.

Le javart affecte plus particulièrement les chevaux de race commune, élevés sur des lieux humides, mal nourrris, peu soignés, excédés de fatigue, et dont les extrémités sont naturellement fortes et chargées de poils.

Les chevaux hollandais, flamands, allemands et ceux du nord de la France y sont assez sujets.

Le javart a un aspect hideux et dégoutant il siége au pli du paturon et au talon : il débute toujours par un seul ou les deux membres postérieurs, d'où il passe souvent aux membres antérieurs.

Cette affection, d'abord aiguë, peut dans certains cas devenir constitutionnelle.

Elle consiste en de véritables ulcères sordides, laissant suinter un fluide séreux et limpide, dégénérant bien vite en une sanie ichoreuse, verdâtre ou jaunâtre, très-âcre, d'une fétidité particulière et repoussante.

Telle est la source du produit qui, transmis à la vache et élaboré dans son organisme, est susceptible de produire le vaccin.

Reste à savoir quelle est la partie du liquide du javart qui peut être inoculée, et de quelle manière doit se faire cette inoculation.

Tout ce qui, dans le javart, est matière purulente, est totalement dépourvu d'action spécifique. Il est à noter qu'à ce point de vue le javart et les pustules vaccinales ont un grand point de ressemblance, ces dernières ne sont plus inoculables dès que leur liquide se transforme en pus.

C'est donc dans le liquide limpide, incolore, clair et transparant qui suinte, non pas sur le fond de l'ulcère, mais sur les bords indurés et calleux de ce même ulcère, qu'il faut chercher le principe actif.

Le cheval porteur de la maladie doit en être atteint depuis fort longtemps, de manière à ce qu'elle constitue pour lui une sorte de diathèse.

Ce liquide s'altère très-rapidement, ne se conserve pas au-delà de quelques heures, et ne peut supporter même de faibles variations de température.

Il serait illusoire d'essayer de le conserver dans des tubes fermés : il perd bientôt toute son action.

Quand à le conserver desséché sur des plaques de verre, il ne faut pas non plus y songer ; il ne se dessèche pas, mais s'évapore, ne laissant sur la plaque qu'une empreinte de son passage.

L'examen microscopique me l'a montré en tout semblable à une goutte d'eau pure.

Pour l'employer avec succès, il faut le recueillir sur le cheval et le transmettre immédiatement à la vache, que l'on conservera dans la même étable.

Cette transmission à la vache, doit se faire par voie d'inoculation.

L'inoculation par la lancette ne réussit pas souvent ; voici le procédé que j'ai dû employer et qui m'a donné les meilleurs résultats :

Je frottais avec une brosse ou un linge assez rude, le trayon de la vache, au point de l'excorier légèrement en plusieurs places, mais sans le faire saigner.

Puis, avec un pinceau à lavis imbibé de la matière contagieuse, je badigeonnais une ou plusieurs fois le trayon de la vache.

Après cela, avec un linge vieux et souple, imbibé à son tour du liquide de javart, j'enveloppais le pis de l'animal ; je faisais, pour ainsi dire, une espèce de pansement sur ce trayon, et je laissais mon appareil en place un ou deux jours.

La vache était maintenue dans une atmosphère constante de 25 degrés centigrades ; j'avais le soin de ne pas la laisser sortir, et cinq ou sept jours après, le trayon devenait rouge et enflammé, pour se couvrir bientôt après d'une belle éruption de cowpox.

Ce procédé est celui qui donne les meilleurs résultats.

Quand on a obtenu du cowpox, on peut se servir de celui-ci pour l'inoculer directement à des vaches adultes. Je crois devoir même ajouter qu'il est préférable d'opérer avec ce vaccin, à l'exclusion du liquide du javart ; car les pustules que l'on obtient sont plus grosses, mieux remplies et peuvent servir de type pour les vraies pustules vaccinales ; de plus, leur inoculation réussit toujours si l'animal n'a pas été contaminé.

III

Ces principes, que nous mettons en avant après les avoir vérifiés à diverses reprises, nous ont été primitivement suggérés par les observations que Jenner, le premier, avait su bien faire

En 1799, Jenner s'aperçut que dans les fermes du pays de Berckley l'apparition du cowpox coïncidait avec l'existence du sore-heels chez les chevaux, et que souvent la matière virulente qui s'écoulait des ulcères du sore-heels déterminait sur les mains des hommes qui en étaient atteints des ulcères sanieux et difficiles à guérir.

Ce que Jenner ne dit pas, c'est que ce n'était que par exception que les palfreniers étaient atteints d'ulcères provenant du sore-heels, et que la plupart d'entre eux en étaient exempts.

Cette remarque est très-utile à faire, parce qu'elle nous prouve la difficulté que l'on rencontrera dans l'inoculation directe à l'homme du virus de sore-heels.

L'apparition de ces ulcères rendait les hommes qui en étaient atteints réfractaires au cowpox et au smallpox (petite vérole).

Il est à présumer que cette inoculation du virus aux vaches, avait lieu, non pas seulement par le liquide des ulcères sanieux, que les paysans portaient aux mains, mais encore par du liquide du javart, transporté mécaniquement et accidentellement sur leurs doigts, des paturons des chevaux aux trayons de la vache, et cela, à cause de l'incurie et de la malpropreté de ces paysans.

Les pustules déterminées sur les mains de ces hommes par le sore-heels, quoique peu semblables aux pustules du cowpox, dans leur apparition, leur évolution et leur aspect physique, sont cependant très-actives, et leur inoculation au bras n'échoue jamais quand le sujet inoculé n'a pas eu lui-même des ulcères de sore-heels, de cowpox ou de smallpox.

Lorsque le sujet inoculé a contracté, depuis un certain temps déjà, le cowpox ou la petite vérole, le liquide du sore-heels peut encore, dans bon nombre de cas, amener sur les mains de cet homme des ulcères préservateurs.

Ces observations, que Jenner avait faites en 1799, ont reçu de nombreuses et éclatantes confirmations.

Nombre de fois, le liquide du sore-heels a été inoculé à l'homme, et dans certains cas, l'on a obtenu de magnifiques pustules, qui, à la troisième génération étaient toutes semblables aux pustules vaccinales.

Ces inoculations du sore-heels à l'homme prouvent que la vache n'est pas un intermédiaire indispensable à la production du vaccin. C'est un facteur utile, dont il est bon de se servir, mais dont, en somme, on peut facilement se dispenser.

Les pustules, ainsi obtenues ne sont pas aussi semblables à celles de la petite vérole que celles qui proviennent de l'inoculation du cowpox ou du vaccin humain.

Mais ce qui permet de négliger cette imperfection, toute physique, c'est d'abord qu'elle est temporaire, puisqu'à leur troisième génération ces pustules s'ombiliquent et deviennent identiquement semblables à la pustule de la petite vérole et du vaccin.

En second lieu, fait bien autrement capital, c'est que le virus de ces pustules est bien plus contagieux que celui du vaccin ordinaire; tandis qu'en vaccinant des vaches avec du vaccin humain, celui-ci se reproduit sur elles, tel qu'il leur a été donné, avec ses qualités et ses imperfections.

Cela est si vrai que, dans certaines inoculations, bien faites, avec le pus du sore-heels, sur des individus déjà vaccinés avec du vaccin humain, l'on a obtenu des pustules vaccinales et l'on n'en a jamais vu apparaître en vaccinant avec le vaccin humain ou le cowpox, les individus antérieurement affectés d'ulcères de sore-heels

Le vrai cowpox, que j'appellerai cowpox jennérien, est une affection très-rare. Ce n'est que dans des campagnes peu fréquentées, éloignées de tout centre populeux, dans des pays humides, marécageux et malsains, qu'on le voit apparaître au commencement des printemps pluvieux. Il se reproduit

.7

alors par voie de contamination, tant que dure la saison chaude.

On le trouve en Angleterre, en Écosse, dans le Holstein, aux environs de Berlin, dans la partie centrale de la Suède, aux environs de Kiel, en Russie, dans le Caucase, en Hongrie, quelquefois en Suisse.

En France, on le rencontre dans le département du Nord, quelquefois en Bretagne, aux environs de Paris. A Montfermeil, il apparaît presque chaque année dans les laiteries dépendantes du château.

Hors de ces centres épidémiques, il peut s'en trouver de loin en loin quelques cas qui échappent à tout contrôle.

Quant au javart, il est plus répandu.

Il se développe, non pas dans les pays dont la principale industrie consiste dans l'élève des chevaux, non plus que dans les grandes cités, ou, comme à Paris, ils sont agglomérés pour satisfaire aux exigences industrielles et sociales ; mais dans les campagnes pauvres et lointaines, peu fréquentées, où le cheval mal nourri, mal soigné, forcé à un rude labeur, ne reçoit pas ce qu'en échange il a le droit de demander à l'homme, c'est-à-dire une alimentation saine, abondante et une bonne hygiène.

Il attaque de préférence les chevaux courts et trapus, dont les extrémités inférieures sont plongées dans l'humidité ou l'eau ; aussi recommandons-nous aux chercheurs les chevaux qui hâlent les bateaux et qui sont obligés, pour cela faire, de marcher dans la rivière ; ou ceux qui, plus malheureux encore, en France et en Hongrie, sont employés dans les étangs ou les marais à la pêche des sangsues.

Vu la rareté du javart et du cowpox, il est facile de prévoir que le vaccin jennérien sera de plus en plus rare et peut-être même, disparaitra tout à fait.

En effet, au fur et à mesure que les populations s'éclairent, que les connaissances pénètrent plus avant dans les campagnes, le paysan fait soigner son cheval par un homme compétent; ausi le javart constitutionnel perd-il peu à peu de sa virulence.

D'un autre côté, il est bien rare que les soins à donner aux chevaux soient, de nos jours, confiés aux mêmes hommes qui s'occupent à traire les vaches, d'autant plus que ces deux espèces d'animaux sont aujourd'hui peu souvent en contact dans les mêmes étables.

Par là, les cas d'inoculation fortuite et d'apparition spontanée du cowpox sont peu probables. Jenner avait bien prévu cette éventualité, et son pronostic semble se réaliser.

Certains auteurs, méconnaissant les propriétés virulentes du javart constitutionnel ou chronique, parce qu'ils s'étaient adressés au javart accidentel ou aigu, ont avancé que le cheval était porteur d'une affection congénère et bien supérieure au cowpox ; ils l'ont appelée horsepox.

Aussi, affirmant que le horsepox inoculé à la vache pouvait déterminer le cowpox, ils ont préconisé l'inoculation directe à l'homme du horsepox.

Or, le horsepox n'existe pas en tant qu'entité pathologique, et mes observations me permettent d'affirmer que cette dénomination de horsepox s'applique à une série de manifestations pustuleuses, différentes entre elles, et qui n'ont aucune analogie avec le cowpox, qu'elles ne produisent jamais, ou le javart.

Quelquefois, on fait naître le horsepox en inoculant au pis d'une jument, contaminée par le sore-heels ou non, le virus du cowpox.

Si l'inoculation réussit, il se produit une pustule non ombiliquée, semblable à toutes les pustules en général, quelle qu'en soit la nature.

Par la réinoculation, elle ne se reproduit pas, et son action préservatrice est nulle.

En résumé, la pustule du horsepox a une existence éphémère ; elle naît, se développe et meurt à tout jamais sur le même sujet ; il est impossible de l'inoculer à la vache ou à l'homme ; elle ne peut donc lui conférer une immunité quelconque et lui fournir les grands avantages que lui procure le sore-heels ou le cowpox.

IV.

Ces faits étant parfaitement établis, et les praticiens ayant la possibilité de les reproduire, de les soumettre à une critique sévère, pourvu toutefois qu'ils aient le soin de se placer dans les conditions d'expérimentation que j'ai indiquées, et qui sont absolument indispensables à la réussite de leurs tentatives ; il faut admettre que, suivant le cas, le médecin pourra employer directement sur l'homme trois sortes de virus préservateur :

1° Le liquide du sore-heels ;
2° Le virus du cowpox ;
3° Le vaccin humain.

Je vais tâcher d'expliquer quelles sont les conditions générales qui doivent déterminer l'emploi de tel ou tel vaccin.

Il résulte des observations de Jenner que les paysans contaminés par le sore-heels étaient préservés pendant bien plus longtemps que ceux qui contractaient le cowpox. Mais cet avantage capital du sore-heels perd de sa valeur, si l'on considère, d'une part, la rareté de l'affection équine et la difficulté que l'on éprouve à se procurer en bon état le liquide préservateur.

Dans nos grandes villes, il est de toute impossibilité de s'en servir ; il faudrait pour cela avoir sur les lieux un cheval malade, et j'ai de fortes présomptions pour croire, que par le fait de son déplacement, cet animal ne fournirait plus un liquide actif.

Le meilleur vaccin que l'on puisse employer est le cowpox jennérien, ou vaccin originaire et primitif. Sa pureté est incontestable ; mais, comme activité, le vaccin humain de première génération lui est supérieur.

Ce cowpox ne doit pas être confondu avec ce que, dans Paris, les années précédentes, on a préconisé et longtemps employé sous ce nom.

Ce virus, que l'on devrait appeler vaccin purement et simplement, est un produit artificiel obtenu par l'inoculation aux trayons d'une jeune génisse ou sur un point quelconque de sa peau dénudée, du vaccin pris sur le bras d'un homme.

D'après les résultats obtenus en 1870, ce virus est en général peu actif.

Le vaccin humain ne se régénère pas sur la vache, mais cet animal le reproduit tel qu'il lui a été donné, avec ses qualités et ses vices.

Pour cela, faut-il encore que la vache soit dans des conditions physiologiques convenables d'âge et de santé.

Or, quiconque, en 1870, a vu à Paris les vaches vaccinifères, est parfaitement édifié à ce sujet.

Ces génisses étaient presque toujours trop jeunes, étiolées, souffreteuses, malingres et presque rachitiques ; les pustules qu'elles fournissaient étaient petites et flasques, et très-souvent dénuées de toute activité.

Il faut, au contraire, que l'animal soit adulte, fort, gras, bien nourri, vif ; ces conditions sont essentielles, car la vache ne pouvant régénérer le vaccin, il faut aussi qu'elle ne puisse l'altérer.

Au lieu d'inoculer à la vache le vaccin humain, on devra employer le sore-heels ; par là on obtiendra du vrai cowpox, facile à être recueilli et conservé dans des tubes ou sur des plaques de verre, pour être envoyé au loin.

Lorsque, avec ce cowpox, on aura obtenu du vaccin humain, il sera mieux de vacciner avec ce vaccin plutôt que d'employer le cowpox, à la condition toutefois que le vaccin humain n'aura pas dépassé la quatrième génération. A partir de cette génération, le vaccin perd beaucoup de sa puissance, sans cependant cesser complètement d'être actif.

La vaccination, pour réussir dans presque tous les cas, exige certaines précautions que le vaccinateur n'observe pas toujours.

Il faut d'abord que le vaccin, employé frais ou dilué dans de l'eau, sur les plaques où on le recueille, soit très-liquide.

Il ne faut pas que la quantité d'eau employée excède quatre fois le volume du vaccin.

Il est indispensable qu'il ne renferme aucune particule desséchée sous forme d'écaille ; car, introduite sous l'épiderme, elle pourrait provoquer une petite inflammation suppurative toute locale qui nuirait au succès de l'opération et aurait pour résultat une *fausse vaccine.*

Il faut, avec la lancette à inoculation, soulever délicatement l'épiderme, déposer le virus sur le derme, en évitant de faire couler le sang ; l'absorption en est immédiate. L'hémorrhagie, quelque faible qu'elle soit, peut entraîner la matière virulente et empêcher l'éruption pustuleuse de se produire.

J'ai souvent eu à me louer, sur des sujets anémiques, scrofuleux ou déjà vaccinés, du procédé suivant : j'appliquais un sinapisme sur la région où je devais pratiquer l'inoculation ; dès que la rougeur de la partie m'indiquait une suractivité circulatoire, j'opérais, en me conformant à tous les préceptes exposés plus haut. La réussite était presque infaillible.

J'ai eu l'occasion de prononcer plus haut le mot de *fausse vaccine*.

La *fausse vaccine* est la pustule que l'on obtient par l'emploi d'un virus inactif, ou bien par un mauvais procédé d'inoculation, ou bien encore parce que le sujet a déjà été vacciné ou atteint de la petite vérole, et qu'il est encore sous l'influence tutélaire de ces deux virus. Dans des cas beaucoup plus rares, la fausse vaccine se développe sur des sujets réfractaires à la vaccine et à la variole.

Voici quels sont les principaux signes qui permettent de distinguer l'une de l'autre :

1° La vraie vaccine se révèle, en général, quatre jours après l'inoculation.

La fausse vaccine apparaît un ou deux jours, dans certains cas, quelques heures après l'inoculation.

La vraie vaccine fait son apparition à la suite d'un cortége de symptômes fébriles assez prononcés.

Rien d'analogue ne précède l'éclosion de la fausse vaccine.

2° La pustule de la première est, avant son éclosion, précédée par une petite induration donnant la sensation d'un petit grain de plomb sous la peau.

Rien de cela n'a lieu dans la seconde.

3° La pustule de la vraie vaccine est ombiliquée, plate ; elle existe toujours. La pustule de l'autre n'est jamais ombiliquée ; elle est accuminée, souvent même elle n'existe pas ; une croûte jaunâtre la remplace.

4° La vraie pustule vaccinale est élastique, ferme et se laisse comprimer jusqu'à un certain point sans éclater.

La pustule de la fausse vaccine est molle et se déchire à la plus légère pression.

5° La pustule du vrai vaccin semble être adhérente au derme et aux parties subjacentes ; elle est cloisonnée, formée de plusieurs loges contenant un liquide clair, transparent, gommeux et coulant avec difficulté.

L'autre est mobile, formée aux dépens de l'épiderme ; elle consiste en une seule loge, renfermant un liquide fluide plus ou moins trouble et coulant facilement.

6° Le vaccin n'est jamais purulent.

Le faux vaccin l'est toujours.

7° L'évolution de la vraie pustule est lente, régulière, ses phases sont parfaitement déterminées à l'avance.

L'évolution de la fausse vaccine est irrégulière et tout à fait imprévue.

8° La croûte de la pustule vaccinale est dure, sèche, écailleuse.

Celle de l'autre est pulvérulente, molle, friable.

9° La réinoculation ne réussit pas immédiatement pour la vraie vaccine.

Pour la fausse vaccine, elle réussit toujours et indéfiniment.

10° Enfin, la vraie vaccine confère l'immunité pour la variole.

La fausse vaccine est tout à fait dépourvue de cette action préservatrice.

Tels sont, en abrégé, les principaux signes par lesquels on pourra toujours différencier le vrai vaccin du faux.

C'est avec connaissance de cause que je parle ainsi ; voilà longtemps que je m'occupe avec assiduité de cette question de vaccination et revaccination. Je dois le dénoncer hautement, j'ai vu la fraude la plus blâmable se glisser dans la pratique de cette opération.

Non-seulement, lorsque la vaccination échouait et ne donnait que de fausses pustules, il était dit au sujet que la vaccination était bonne et légitime, mais encore j'ai la certitude que quelques opérateurs, voulant faire croire à des revaccinations dont le succès était infaillible, n'ont pas hésité à inoculer l'huile de croton, au lieu d'employer un vaccin actif et de bon aloi.

V.

Conclusion. — Ce mémoire n'aurait aucune raison d'être, si l'on ne devait en tirer immédiatement quelque enseignement pratique utile à tous.

Le premier, c'est de rendre possible la vaccination avec un virus primitif en possession de toute l'activité voulue et indispensable à la réussite de cette opération.

Le second, c'est d'empêcher la disparition du cowpox jennérien, puisqu'on pourra le reproduire sur des génisses à l'aide du javart constitutionnel, d'où résultera l'abandon de cette mauvaise méthode de la vaccination par la vache, telle qu'elle a été préconisée à Paris, en 1870.

En troisième lieu, il sera possible de régulariser l'application de la vaccination suivant l'âge, le sexe, le tempérament du sujet à vacciner. On pourra employer du vaccin de première, seconde ou troisième génération.

Quant aux revaccinations, nous engageons à employer exclusivement le cowpox jennérien.

Après avoir étudié la valeur relative des diverses espèces de vaccin, il ne me reste plus que quelques mots à dire sur les mesures de police sanitaires qui devraient être prises en France, dans le but d'assurer la propagation de la vaccine, prévenir la formation et arrêter la marche des épidémies de variole.

Pour remplir cet objet, le meilleur moyen serait, à mon avis :

1° De forcer, par une loi, les parents à faire vacciner leurs enfants, par le médecin de l'état-civil, au moment de la déclaration de naissance. Un registre à souche ferait mention de la vaccination et permettrait, lorsqu'elle aurait réussi, de délivrer un certificat dont le talon, restant à la mairie, servirait plus tard de base aux statistiques vaccinales. Par le seul effet de cette loi, nul ne pourra échapper à la vaccination.

2° D'engager fortement tous les directeurs de maisons d'éducation en général à faire revacciner tout élève ayant atteint l'âge de quatorze ans,

3° Dé s'adresser au zèle de nos confrères de l'armée, pour

que, chaque année, ils soumettent à la revaccination le contingent appelé sous les drapeaux.

Ainsi, il ne pourra exister en France un seul individu qui n'ait pas été vacciné au moins une fois, et très-peu échapperont à la revaccination.

Le procédé me paraît radical et très-pratique, puisque la déclaration de naissance est obligatoire ; ce n'est pas compliquer l'exécution de cette prescription légale que d'y ajouter l'obligation de la vaccination.

Cet opuscule existait déjà avant que le Congrès médical de Lyon eût l'heureuse inspiration de mettre cette question à l'étude ; il ne pouvait se présenter une occasion plus favorable de produire ce que mes expériences, se basant sur plus de 2,000 vaccinations et au moins autant de revaccinations, m'ont permis de constater. Et si je puis être, par là, de quelque utilité à mes semblables, la gloire doit en revenir à Jenner, qui, le premier, a vu, étudié et généralisé le vaccin.

IX.

SUR LA VACCINATION ET SUR LA CRÉATION D'INSTITUTS DE VACCINATION ;

Par M. le docteur TEISSIER.

Une épidémie variolique très-meurtrière a sévi sur l'Europe de 1868 à 1871, et les vaccinations ou revaccinations pratiquées, ont été impuissantes à en arrêter les ravages. Est-ce que le vaccin aurait dégénéré ? Je ne le pense nullement. Mais les vaccinations ont été insuffisantes et le vaccin a été employé dans des conditions mauvaises de culture. Quand les les vaccinations ont été plus nombreuses et mieux faites, l'épidémie s'est affaiblie, puis arrêtée.

Nous ne devons pas attendre une nouvelle épidémie pour

prendre des mesures plus efficaces. Certes ! ce ne sont pas les ressources préservatrices qui nous manquent, nous connaissons quatre sources de fluide vaccinal pouvant être utilement mises à profit : *le cowpox, le vaccin humain, le vaccin de génisse provenant de l'inoculation du cowpox, le vaccin mixte, provenant du vaccin humain transporté sur la génisse avant d'être inoculé au bras de l'enfant ou de tout autre personne.*

Le cowpox véritable est certainement le plus efficace de tous les vaccins; mais il est très-difficile à rencontrer. Toutefois, on n'a pas probablement toujours pris les mesures nécessaires pour le découvrir et en connaître expérimentalement les véritables sources.

Le vaccin humain est incontestablement le plus précieux pour la pratique. Son efficacité n'est pas douteuse. Depuis près de 80 ans, on l'emploie avec succès, comme le prouve l'expérience du monde entier. Il n'a pas dégénéré ; mais son usage est même trop restreint. Cet usage devrait être universel. Et d'ailleurs, pour posséder toute sa puissance préservatrice, le vaccin humain a besoin d'une certaine culture, et il n'est pas convenablement cultivé, les médecins praticiens ne le savent que trop, car en temps d'épidémie ils ont beaucoup de peine à s'en procurer. Dans ces moments, il y a presque toujours pénurie, et le vaccin en tubes dont on se sert manque souvent son effet.

Le vaccin de génisse, provenant du cowpox, qu'on a appelé *vaccin napolitain*, est aussi, à coup sûr, un excellent moyen de préservation, qui a rendu et qui pourra rendre encore de nombreux services ; mais on ne peut nier qu'il ne soit très-difficile de l'entretenir, même dans les grandes villes, et d'avoir toujours à sa disposition des génisses pour l'inoculer de semaine en semaine.

Le vaccin humain, passant par la génisse, avant d'être inoculé à l'enfant, et que, pour cela, on peut appeler *mixte*, est aussi une ressource utile en temps d'épidémie ; mais il ne faut pas en exagérer l'importance. Ce vaccin mixte n'a pas répondu à l'espérance des expérimentateurs. Souvent il a été infructueux. Il est démontré qu'il s'altère facilement et qu'il est peu susceptible d'une longue conservation,

A toutes ces ressources, il faut encore ajouter le liquide des eaux aux jambes, du javart, le horsepox. Il est à peu près certain que le cowpox de la vache a pour origine ordinaire la contagion d'une maladie du cheval. Un certain nombre de faits confirmatifs de cette assertion existent dans la science. Toutefois celle-ci n'est pas définitivement fixée sur ce point important et de nouvelles expérimentations seraient nécessaires pour connaître la vérité.

Pour tous ces motifs, je voudrais qu'on créât dans toutes les grandes villes un *Institut de vaccination*, composé de médecins et vétérinaires distingués, instituts largement dotés, ayant pour mission d'éclairer expérimentalement toutes les questions relatives à la valeur des différents vaccins, de répandre et de cultiver la vaccine et qui auraient toujours en réserve une abondante source de vaccin pour satisfaire à toutes les exigences en temps d'épidémie. Ces instituts de vaccination rechercheraient les véritables sources du cowpox sur les chevaux ou sur les vaches ; encourageraient la vaccination humaine, qui est encore la plus sûre, malgré les accusations exagérées qui ont été dirigées contre elle; donneraient des primes aux vaccinateurs qui fourniraient les plus beaux produits de vaccin, et, en cas de besoins urgents, auraient toujours à la disposition des médecins et du public des génisses inoculées, afin qu'il n'y ait jamais de lacunes regrettables dans les vaccinations ou revaccinations. C'est là un premier vœu que j'ai l'honneur de soumettre au Congrès, et dont je lui demande de vouloir bien faire l'objet d'un vote et, s'il le juge convenable, d'un vœu solennellement émis.

Mon second vœu, c'est que la vaccination soit rendue obligatoire dans la première année qui suit la naissance. Cette obligation existe chez plusieurs nations de l'Europe, et partout où elle est en vigueur, on en constate les heureux effets. Tout sujet non vacciné est un véritable danger pour la société, et, dans l'intérêt de tous, on a bien le droit de le contraindre à se faire vacciner.

Je voudrais encore que les revaccinations fussent beaucoup plus généralisées, que la revaccination fût obligatoire dès l'entrée au service militaire, avant l'admission dans un atelier ou dans une usine, dans toute école et dans toute administration, etc.; que la revaccination fût pratiquée tous les dix ou quinze ans, et qu'on protestât énergiquement contre le préjugé, malheureusement trop répandu, qui fait considérer les vaccinations comme dangereuses en temps d'épidémie.

Si le Congrès voulait bien exprimer ces vœux et ces desiderata, sa voix serait certainement écoutée, et ce serait un honneur pour lui d'avoir pris l'initiative de propositions et de mesures aussi utiles.

X.

VACCINATION ET REVACCINATION OBLIGATOIRES, MOYEN D'EXÉCUTION ;

Par M. le docteur BERGEON.

Les remarquables mémoires dont vous venez d'entendre la lecture, d'accord avec les travaux publiés jusqu'à ce jour sur les épidémies de variole, concluent tous dans le même sens : Il faut multiplier le plus possible les vaccinations ; quelques-uns vont même jusqu'à demander que la vaccination soit obligatoire.

On est frappé, en effet, du peu de résultats obtenus jusqu'ici, soit par les discussions académiques, soit par les invitations réitérées des Sociétés départementales.

Et, malgré les encouragements donnés par le gouvernement, malgré le zèle et la persévérance des comités de vaccination, malgré le dévoûment infatigable de nos confrères chargés de cette tâche délicate, les vaccinations sont loin d'approcher du chiffre qu'elles devraient atteindre.

C'est que l'on n'a pas seulement à lutter contre l'incurie, l'indifférence, l'ignorance, mais souvent aussi contre des préjugés populaires.

Dans un rapport récent adressé à l'administration des hôpitaux de Lyon, M. le professeur Socquet déclarait qu'à l'hospice de la Charité, dans la salle des varioleux, un grand nombre d'enfants mouraient, chaque année, n'ayant jamais été vaccinés. Ils auraient certainement, en partie au moins, échappé à la mort si, dans leur enfance, on les eût soumis à la vaccination.

Pendant la guerre, surtout pendant la seconde partie de la campagne, nos pauvres soldats étaient décimés par la variole et par la varioloïde.

Au camp d'Argent, les varioleux étaient si nombreux, que l'on fut obligé d'établir à Aubigny, dans le Cher, et dans plusieurs autres localités avoisinantes, des ambulances spéciales de varioleux où venaient mourir de nombreux mobiles, nous affirmant qu'ils n'avaient jamais été vaccinés.

Dans plusieurs départements envahis, et notamment à Orléans, on avait établi des hôpitaux mixtes où se trouvaient des soldats français et des soldats allemands couchés sous le même toit, soumis au même régime, respirant le même air ; et cependant les uns étaient presque indemnes, tandis que les autres payaient un large tribut à la mort.

C'est qu'en Allemagne on avait pris des mesures énergiques pour assurer non-seulement les vaccinations, mais aussi les revaccinations.

Ce triste et déplorable exemple ne devrait-il pas être mis à profit, et ne doit-on pas chercher à éviter de semblables malheurs !

C'est cette pensée qui a guidé MM. les membres de la Commission d'organisation du Congrès lorsqu'ils inscrivaient, parmi les questions à étudier, celles des mesures de police sanitaire propres à propager la vaccine.

Plusieurs systèmes ont déjà été proposés ; celui que j'ai l'honneur de soumettre au Congrès est simple, d'une application facile, immédiate et n'entraînant aucun frais d'administration : je l'ai rédigé sous forme d'articles. Voici en quoi il consiste :

ART. 1ᵉʳ. La vaccination est obligatoire pour tous les enfants qui naissent sur le territoire de la République française.

ART. 2. Il est accordé au père de famille un délai d'un an à partir du jour de la naissance, pour satisfaire à l'obligation.

ART. 3. Au moment de la déclaration de la naissance, il

sera délivré un certificat provisoire, valable pour un an seulement, et qui sera remplacé par un certificat définitif portant une case spécialement affectée à la constatation et à la date de la vaccination.

ART. 4. Ce certificat de naissance sera le seul valable dans les actes ultérieurs de l'état civil.

ART. 5. Deux fois par an, au printemps et à l'automne, c'est-à-dire pendant les mois de février, mars, avril, mai, septembre, octobre et novembre, sauf modifications apportées, suivant les régions par les autorités locales, il sera procédé tous les dimanches aux vaccinations.

ART. 6. Ces vaccinations, entièrement gratuites, seront pratiquées dans chaque commune et dans les villes, à chaque mairie, par un médecin nommé à cet effet. Mais le certificat de vaccination ne sera délivré par le médecin que le dimanche suivant, et seulement dans le cas où l'opération aura réussi.

ART. 7. Le père de famille qui, sans excuse valable, n'aura pas, dans le délai voulu, obtempéré à l'obligation, sera poursuivi et passible d'une répression.

Cette assemblée, Messieurs, est certainement la plus compétente pour une question de législation médicale. Son influence près du gouvernement sera considérable et pourra décider celui-ci à l'adoption des mesures urgentes. Si ce résultat est obtenu, ce sera un véritable service qu'aura rendu au pays la quatrième session du Congrès médical de France.

XI.

MORTALITÉ COMPARATIVE DES VACCINÉS ET DES NON-VACCINÉS ;

Par M. le docteur FRITSCH dit LANG..

Au moment où le Congrès va clore très-heureusement cette discussion si intéressante et si instructive par un acte pratique et utile, j'espère qu'on accordera quelque intérêt au simple et court exposé des faits suivants, tirés des notes que j'ai prises il y a douze ans, en 1860, au cours professé avec tant de talent et d'autorité par le savant épidémiologiste du Val-de-Grâce, M. le docteur Laveran, aujourd'hui médecin-inspecteur, directeur de cette Ecole.

La variole est une des maladies les plus intéressantes, au point de vue de l'étiologie, car sa propagation par contagion est péremptoirement démontrée.

Quand elle sévit sur des populations vierges, comme celle les Indes, elle s'y développe en épidémies terribles, qui amènent une immense dépopulation. Au contraire, quand elle a déjà régné plusieurs fois dans un pays, ou quand la vaccine y est intervenue sur une échelle proportionnelle, sérieuse, elle n'y acquiert plus la même intensité.

Les ravages ont été arrêtés surtout depuis la merveilleuse découverte de Jenner. Ce qu'il y a de remarquable, c'est que l'extension du vaccin a diminué la gravité de cette maladie même sur les non vaccinés. L'emploi de ce moyen réellement préservateur remonte à 1788, et il a déjà diminué de beaucoup les ravages de la variole, qui constituait auparavant une des principales causes de la mortalité humaine, un des plus redoutables fléaux de l'humanité.

Elle frappe tous les âges dans des proportions indiqués par les chiffres suivants :

VACCINÉS.	VACCINÉS.
de 0 à 10 ans 74	de 0 à 10 ans 2,8
de 10 à 20 ans 6	de 10 à 20 ans 5,3
de 20 à 30 ans 3	de 20 à 30 ans 7,7
de 30 à 40 ans 1	de 30 à 40 ans 4,8
Au-delà	de 40 à 50 ans 3,2
	de 50 à 60 ans 0,3
	de 60 à 70 ans 0,3

Il faut bien remarquer que ces chiffres sont proportionnels entre eux dans la même catégorie d'un âge à l'autre, mais non d'une catégorie à l'autre, même à égalité d'âge. Ils indiquent le pouvoir que possède le vaccin pour retarder la réceptivité du virus varioleux.

Un fait incontestable, c'est que la variole passe par toutes ses phases sur l'homme non vacciné, et reste incomplète, au contraire, sur les vaccinés.

Le docteur Marion a dressé en Angleterre le tableau statistique suivant, qui comprend 5,995 cas de variole.

Varioleux non vaccinés : 1re invasion : 2,654; morts 996.
—   2e invasion :   47; morts   9.
Varioleux vaccinés : 3,094; sur lesquels 268 morts seulement.

Le professeur Laveran, en relevant tous les décès causés par la variole sur tout le territoire français de 1830 à 1851, c'est-à-dire pendant une période de vingt années, est arrivé aux chiffres suivants : un tiers de décès sur les varioleux non vaccinés à la première atteinte; un cinquième de décès sur les varioleux, non vaccinés à la deuxième atteinte; un douzième seulement de décès sur les varioleux vaccinés.

Considérant la question sous un autre point de vue, il a pu constater l'influence très-manifeste de la constitution sur la réceptivité de la variole, comme l'indique la proportion suivante : sur 100 robustes, 17 cas de variole ; sur 100 chétifs, 48 cas.

La variole est d'une grande fréquence dans les garnisons, surtout en hiver; la vie en commun en est alors la principale cause; elle sévit souvent sur les soldats exclusivement. Les épidémies de variole sont relativement rares dans les pays chauds et parmi les troupes en campagne, au grand air. En garnison, elle frappe surtout les jeunes soldats de 22 à 25 ans.

Sur 1,000 décès, la variole en cause 6 dans l'Inde, 7 à Genève, 39 dans l'armée française.

En Prusse et dans le Wurtemberg, la vaccination est obligatoire; or, l'armée prussienne n'a pas fourni un seul cas de variole en 1841 ; on n'y a compté qu'une varicelle et huit varioloïdes. Dans le Wurtemberg, sur 14,000 hommes de troupes pendant toute une année, on n'a constaté, qu'un seul cas de variole sans décès.

DISCUSSION.

A la suite de ces lectures et communications, MM. LEGROUX et DRON demandent que, pour affirmer les sentiments de l'assemblée, et pour répondre aux conclusions de tous les orateurs, on vote, avant de se séparer, sur l'opportunité d'envoyer aux autorités législatives les vœux suivants dans la forme ci-après :

« *Le Congrès, tenant compte des notions positives acquises depuis long-temps sur la variole et la vaccine, considérant l'utilité incontestable de la vaccination et les dangers que crée autour de lui un varioleux, après avoir entendu et discuté plusieurs mémoires importants sur cette matière, émet les vœux suivants pour qu'ils soient envoyés aux autorités législatives :*

« *1° La vaccination et la revaccination sont deux mesures qu'il faut absolument rendre* OBLIGATOIRES.

« *Un règlement d'administration établirait les moyens de rendre ces mesures obligatoires et les sanctions qu'entraînerait le manque à cette obligation.*

« *2° Pour obtenir du vaccin tout l'effet dont il est capable, il faut le cultiver avec soin. Dans ce but, et pour surveiller les vaccinations et revaccinations, un comité de vaccine spécial devrait être créé dans tout département, et assez largement doté pour qu'il puisse facilement subvenir aux différentes dépenses de ce service. »*

« *Un règlement d'administration établirait le mode de nomination des médecins et vétérinaires qui feraient partie de ces comités, les devoirs qui leur incomberaient, la rémunération dont l'État leur serait redevable, et la manière dont fonctionnerait ce service.*

M. PACCHIOTTI (de Turin) appuie vivement cette proposition. Il y a deux axiomes mathématiquement démontrés : la contagion de la variole et l'efficacité de préservation de la vaccine. Que nous soyons encore divisés sur la valeur de tel ou tel vaccin. qu'importe ! nous devons inciter le gouvernement à favoriser la recherche du cowpox spontané.

Cette question de l'obligation de la vaccine est une question capitale ; celle de la revaccination est plus secondaire, quoique encore très-importante.

« Il faut que la France, dit M. Pacchiotti, la France dont la puissance intellectuelle est énorme, immense, — et nous, qui sommes étrangers, nous le savons mieux que vous, — que la France, dont on attend les exemples, prenne cette grande mesure générale. »

Là où il y a un danger public, il n'y a plus de liberté individuelle. Un homme n'a pas le droit d'empoisonner son voisin, de même un varioleux est coupable quand il sème la maladie et la mort autour de lui.

Après cette allocution chaleureuse, M. DESGRANGES vient refroidir un peu les enthousiastes en reproduisant, dans un langage froid, calme et serré, tous les arguments dont on s'est servi pour repousser la vaccine obligatoire. Il est effrayé du mot *obligatoire* ; il craint que le législateur soit embarrassé de prescrire tel ou tel vaccin, puisque la science est encore divisée sur la valeur des divers virus ; il se demande quelle sanction pourrait être indiquée contre les réfractaires. Enfin, il objecte contre la création de comités de vaccine largement dotés que l'état de nos finances est trop bas pour songer à demander encore de nouvelles dépenses.

En résumé, M. Desgranges ne voit rien autre à désirer que ceci : les médecins doivent arriver par la persuasion à étendre de plus en plus la vaccine, et les administrations diverses doivent être de plus en plus exigeantes relativement aux certificats de vaccine.

M. PACCHIOTTI, tout en reconnaissant la valeur des habiles et sages objections de M. Desgranges, croit qu'elles ne doivent pas arrêter le Congrès dans l'adoption des propositions présentées. Quand un incendie existe quelque part, on ne discute pas sur la valeur de tel ou tel système de pompe à incendie, on prend la pompe que l'on a et l'on court au feu. Étudions le vaccin dans toutes ses variétés, rien de mieux, mais courons sus aux épidémies de variole et servons-nous du meilleur de nos vaccins actuels.

M. MEYER répond à l'objection de M. Desgranges, qui craint de violenter la liberté individuelle, qu'en Angleterre, en Allemagne, la vaccine obligatoire existe et que personne ne songe à s'élever contre cette loi.

M. PÉTREQUIN répond également à M. Desgranges qu'en introduisant dans le débat le doute qui existe encore sur la valeur de tel ou tel virus vaccin, il a été très-habile avocat, mais que nous ne pouvons nier la valeur du vaccin jennérien. D'ailleurs, si l'on veut établir la résultante des effets des différents vaccins, on arrive encore à des résultats qui permettent, au nom de la science, d'imposer la vaccination aux masses et d'inviter le gouvernement à décréter cette obligation. Oui, imposer la vaccine, il le faut ; car il ne suffira pas de venir dire aux masses d'un ton aussi persuasif que possible : « La variole est une calamité ; vous feriez bien de vous faire vacciner pour la faire disparaître. » M. Pétrequin appuie de toute son autorité la proposition.

La proposition énoncée plus haut est mise aux voix et adoptée à l'unanimité moins trois voix.

IIᵉ QUESTION.

Des Ambulances en temps de guerre.

I.

ÉTUDE CRITIQUE SUR L'ORGANISATION DES AMBULANCES
DANS LES ARMÉES EN CAMPAGNE ;

Par M. le docteur SARAZIN.

Il faut un certain courage pour aborder avec bonne foi et
vérité cette triste question des Ambulances. Prise dans la large
acception que lui donne le programme du Congrès, elle embrasse
non pas les ambulances proprement dites, c'est-à-dire cette partie du service hospitalier mobilisé pendant la guerre et marchant à sa place de bataille dans les divisions et dans les corps
d'armée ; elle comprend tout le service médico-chirurgical,
fixe ou mobilisé, destiné à subvenir aux besoins d'une armée
en campagne. On ne peut envisager cette question sans constater, en même temps que des difficultés presque insurmonta-
bles, de cruelles insuffisances. Il est de notre devoir de signaler les unes et de dévoiler les autres, au risque de décourager
les uns, de blesser les autres et de mécontenter tout le monde.

Je n'ai pas moi-même beaucoup d'expérience, mais j'ai eu la
bonne fortune, dans notre dernière guerre, de suivre un homme
de cœur qui s'est loyalement battu depuis le premier jusqu'au
dernier coup de canon. C'est le seul titre que je puisse invoquer pour vous dire ce que je crois être la vérité, sur la question des ambulances.

A ceux qui trouveraient mes critiques déplacées, je rappellerai que je suis le premier coupable. J'ai, du reste, le droit de dire ces choses dans l'intérêt de la vérité et dans l'intérêt du soldat.

Aux trois questions relatives aux ambulances, très-sagement posées par notre bureau, j'aurais voulu en ajouter une qui, suivant moi, les prime : c'est la question stratégique. Tous nos projets, toutes nos organisations et réorganisations sont frappés de nullité et non avenus, s'ils ne cadrent pas d'une façon absolue avec les exigences de l'art de la guerre actuelle.

La première condition qui nous est imposée, et cela d'une façon impérieuse, c'est de ne pas entraver la marche des troupes et les mouvements rapides et tumultueux de la bataille. Nous n'avons le droit, sous aucun prétexte, de devenir *impedimenta*, ni sur les routes, ni pendant l'action, sans quoi nous serons, à juste titre et d'une façon inexorable, bousculés, désorganisés, séparés de notre matériel et livrés à l'impuissance.

Or, dans les marches actuelles, grâce aux formidables concentrations d'hommes, de chevaux, d'artillerie et de munitions, chaque pouce de route est disputé. Il faut avoir assisté à ces interminables défilés des corps d'armée, pour se rendre compte des difficultés qu'ils présentent. L'encombrement d'hommes est formidable, les chemins sont défoncés, les chevaux épuisés, la moindre côte à gravir devient un obstacle sérieux, il faut doubler les attelages, s'arrêter, marcher, partir au galop, faire de nouvelles stations interminables ; et lorsque la pauvre ambulance, suivant sa division, arrive péniblement, elle n'excite que les imprécations du commandement pour le retard qu'elle cause dans la marche des colonnes ; et cependant elle a été allégée, simplifiée au point d'être insuffisante.

Et remarquez que les ambulances doivent s'estimer bien heureuses lorsqu'elles ne sont pas séparées, par ordre, des trois quarts de ce pauvre petit matériel sans lequel elles deviennent impuissantes.

Je suis resté à cheval sous une pluie battante, de quatre heures du matin à neuf heures du soir, pour faire six à sept kilomètres, de Voncq au village des Alleux ; et la veille nous avions été séparés de nos bagages et de notre matériel, on n'avait plus laissé à l'ambulance qu'un seul caisson et quelques mulets. Nous marchions vers Sedan.

Ces exemples-là sont quotidiens, ces difficultés sont inévitables. Et ne demandez pas au commandement la plus petite concession, vous n'obtiendrez rien, et cela avec raison, car, dans la guerre, les sentiments humanitaires ne peuvent venir qu'après la victoire.

Mais nous voici sur le champ de bataille. Les troupes que nous avons si péniblement suivies prennent position, puis se déplacent, s'éparpillent, se succédent les unes aux autres. Pour nous médecins des ambulances, tout est bientôt un affreux désordre ; et, à deux ou trois kilomètres, nous sommes sous le feu de l'ennemi. Pendant les premiers moments nous pouvons encore suivre les divisions et les corps d'armée auxquels nous sommes attachés ; mais dès que les blessés arrivent, nous sommes forcés de nous arrêter. Dès lors nous sommes livrés à nous-mêmes, abandonnés à notre propre inspiration et sans avoir, la plupart du temps, les renseignements qui nous seraient nécessaires pour nous guider. J'ai souvent entendu mes collègues se plaindre des généraux et de leurs états-majors et réclamer leur direction incessante. C'est vraiment là une prétention exorbitante ! Il s'agit bien pour les généraux de passer leur temps à diriger ce service lourd, encombrant, difficile à manier des ambulances, qui trop souvent se perdent et s'égarent sur les champs de bataille. La seule chose que nous sommes en droit de leur demander, après qu'ils nous ont donné la première impulsion, c'est de gagner la bataille.

Dans l'état actuel de notre organisation et par la force des choses, les médecins des ambulances se trouvent donc sur les champs de bataille à peu près livrés à eux-mêmes ; et tout en faisant une large part au sang-froid et au coup d'œil qu'ils peuvent avoir, il faut reconnaître que les services qu'ils rendent sont un peu une affaire de chance. Si l'emplacement qu'ils ont choisi est favorable, ils sont accablés de besogne et malgré leur matériel insuffisant, ils rendent d'immenses services. Dans le cas contraire, ils ne reçoivent que des coups de canon eux, leurs blessés et leur matériel. Le désordre et l'effarement se mettent dans l'ambulance. Allez donc faire de la bonne chirurgie dans de pareilles conditions !

Le chirurgien militaire, pratiquant, au milieu du feu, les opérations les plus compliquées, c'est du roman ! On parvient bien encore à maintenir un peu d'ordre malgré deux ou trois obus perdus ou quelques balles égarées ; mais si le feu de l'ennemi, qui ne voit jamais vos drapeaux, devient un peu soutenu, tout service sérieux et actif devient impossible. Les blessés eux-mêmes sont les premiers à déserter l'ambulance, s'ils peuvent encore se traîner. A Frœschwiller, j'étais bien placé, dans la mairie du village ; j'étais secondé par trois aides-majors jeunes, actifs et courageux, auxquels je suis heureux de rendre publiquement hommage. De midi à quatre heures et demie nous n'avons rien pu faire de bon ; à chaque instant, des explosions formidables secouaient de fond en comble le bâtiment qui nous abritait et menaçaient de nous ensevelir. Le feu était à l'ambulance, les granges qui nous entouraient étaient la proie des flammes, l'église où s'était installée l'ambulance du grand quartier général brûlait comme un feu de joie. A Sedan, cette même ambulance que je venais de quitter était chassée d'Illy par les obus prussiens et errait dans les bois qui bordent la Belgique, pendant une partie de la journée. Je pourrais vous citer vingt exemples analogues.

C'est que nous ne sommes plus au temps où les canons portaient à huit cents mètres et les fusils à cent cinquante mètres. Les conditions de la guerre ont changé, elles nous imposent une organisation nouvelle. Cette question stratégique, que je n'ai fait qu'effleurer et qui est maîtresse de la situation, nous a donc démontré :

L'impossibilité d'encombrer les routes d'une armée en campagne, par un matériel d'ambulance à peine suffisant, marchant au milieu des troupes ;

L'impossibilité de demander au commandement de s'occuper, pendant toute la bataille, de la direction de nos ambulances actuelles ;

L'impossibilité de les établir dans de bonnes conditions et à l'abri du feu, près des lignes des combattants.

Si, en face de ces difficultés qui nous sont créées par la stratégie moderne, nous demandons à l'observation quels sont les services qu'on est en droit de nous imposer, nous ne pouvons nous empêcher de les trouver écrasants.

Dans les marches, en effet, par suite des privations et des fatigues, le nombre des malades est considérable. Il faut en débarrasser les corps de troupes, les recueillir et les soigner. Les chiffres suivants vous donneront une idée de l'importance de cette partie du service. Le 30 novembre, l'armée du général Ducrot passant la Marne pour livrer ces deux rudes batailles de Champigny, comptait près de cent mille hommes. A la fin de décembre elle n'avait perdu que dix mille hommes par le feu, et cependant elle ne comptait plus que soixante-trois mille combattants, vingt-sept mille malades étaient donc entrés en un mois dans les ambulances.

Dans les batailles, les blessés, en nombre considérable, se trouvent éparpillés sur une vaste étendue de terrain. Une balle qui manque un homme à dix pas, peut en blesser un autre, pour le chassepot par exemple, à mille huit cents et deux mille mètres plus loin. Pour le canon, la divergence va à plusieurs kilomètres. Il faut que tous ces blessés soient ramassés au milieu du feu, pansés s'il y a lieu et transportés dans une ambulance où ils seront abrités, couchés, opérés si l'opération est urgente. Il faut qu'ils trouvent là au moins l'indispensable, il le faut absolument.

Vous rendez-vous compte de tout ce qui est nécessaire pour arriver à ce résultat? Il y a là un dilemme dont il faut sortir. Si votre matériel et votre personnel sont suffisants, pour assurer cet écrasant service, il devient considérable, et alors jamais le commandement ne vous laissera passer au milieu des troupes; et je le répète *il aura raison*, car avant tout la victoire. Si votre matériel et votre personnel sont assez réduits et allégés pour être tolérés, vous êtes insuffisants et impuissants.

Telle est la partie que vous me permettrez d'appeler stratégique dans la question des ambulances. Sous peine d'être frappés de nullité, nous ne pouvons pas la négliger. Traiter cette question sans nous en préoccuper, reviendrait à étudier le traitement d'une maladie dont nous ne connaîtrions ni l'anatomie, ni la physiologie pathologique. Larrey, Percy, Desgenettes avaient su résoudre ce difficile problème pour les guerres de l'empire; pour les guerres modernes il reste presque tout entier à l'étude. Je vais vous le prouver en parcourant rapidement ce qui s'est fait en France et à l'étranger dans les guerres modernes.

En Angleterre, l'organisation du service sanitaire, comme, du reste, l'organisation et l'armement de l'armée, sont actuelment à l'étude. Il en résultera probablement une copie assez servile du service prussien. Jusqu'ici, et nous l'avons remarqué surtout en Crimée, l'ambulance proprement dite est régimentaire ; et c'est d'autant plus remarquable que l'effectif des régiments atteint à peine celui de nos bataillons sur le pied de guerre. En Crimée, il atteignait mille à mille deux cents hommes. Chacune de ces ambulances jouissait d'un matériel et d'un personnel largement suffisant eu égard au petit nombre d'hommes qu'elle avait à desservir ; à côté d'elles, nous trouvons des hôpitaux généraux ou hôpitaux d'évacuation, recevant les malades et les blessés de tous les corps. C'est sur ces hôpitaux généraux que les ambulances régimentaires déversent le trop plein de leurs malades et de leurs blessés, c'est dans ces hôpitaux généraux surtout que les Sociétés civiles ou plutôt la philanthropie privée peut librement accomplir son œuvre de patriotique et utile dévouement. Rappelons-nous ici cette noble femme, miss Florence Nightingale, dont le courage et le dévoûment égalaient la colossale fortune et qui a su rendre tant de services dans la glorieuse mais terrible guerre de Crimée, non-seulement aux Anglais mais encore aux ambulances et aux hôpitaux français.

Dans les guerres actuelles, les ambulances régimentaires sont impossibles. Elles encombreraient la marche des troupes et allongeraient les colonnes à perte de vue. Avec un système pareil, un matériel considérable et encombrant se trouverait éparpillé dans toute armée en marche et paralyserait ses mouvements. Il est abandonné en principe en Angleterre.

Les Américains cependant, dans leur guerre de la sécession, avaient débuté par le système anglais, mais, gens pratiques, actifs et indépendants, ils l'ont rapidement modifié. Il est du reste assez difficile de débrouiller très-exactement ce qui s'est fait chez eux. J'ai lu l'ouvrage du chirurgien général Hammond et toutes les circulaires publiées par le *Warr medical department*, je n'y ai pas trouvé une doctrine bien arrêtée. Ce qui me semble résulter de mes recherches, c'est que l'ambulance régimentaire a perdu petit à petit de son importance. Elle s'est trouvée réduite au strict nécessaire pour assurer aux blessés les premiers soins indispensables, tandis que se développait un vaste réseau d'hôpitaux généraux ou hôpitaux d'évacuation élevés sous forme de pavillons baraqués sur des emplacements bien choisis. C'est dans ces établissements exceptionnellement bien installés qu'étaient reçus et soignés les malades et les blessés de l'armée du Nord. Ils ont compté, à un moment, jusqu'à cent trente mille lits. La chirurgie d'armée y a obtenu ses plus beaux résultats. Nous qui sommes les hommes du règlement et de la paperasse, nous ne pouvons pas bien comprendre le fonctionnement du service médico-chirurgical pendant la guerre de la sécession. A un moment, il y a eu lutte et même lutte très-vive entre l'élément civil et l'élément militaire, entre le comité sanitaire et les bureaux de la guerre ; il semble qu'elle se soit vite apaisée et qu'il n'en soit résulté aucun inconvénient sérieux pour le service. En France, un pareil état de choses n'aboutirait qu'à des résultats déplorables. Il faut que, chez nous, chacun ait sa place marquée d'avance. Nous aurons, toutefois, l'occasion de revenir un peu plus loin sur le fonctionnement du service médico-chirurgical des armées aux États-Unis.

Envisagé d'une façon générale, le service médico-chirurgical d'une armée prussienne en campagne ressemble beaucoup au nôtre. Il a profité, en effet, de nos règlements et de notre organisation ; mais il les a modifiés d'une façon avantageuse, sans être arrivé toutefois à une bien grande perfection. En Prusse, on a pu tirer parti de l'esprit même de la nation où tout le monde est soldat et façonné à la discipline, à l'ordre et à la hiérarchie d'un militarisme absolu. Tout médecin appelé à l'armée devient ou plutôt redevient médecin militaire, et la distinction entre les ambulances civiles et les ambulances militaires tend à s'effacer tout naturellement. Les Sociétés civiles de secours aux blessés, qui sont en Allemagne riches, nombreuses et solidement organisées, n'ont pas la même idée que nous d'une indépendance absolue ; toutes concourent au service commun. Du reste, elles ne forment pas des ambulances proprement dites ; à peine obtiennent-elles l'autorisation de suivre de loin l'armée, et nulle part elles n'ont figuré sur les champs de bataille : tout le service des premières lignes est confié à la médecine militaire proprement dite. C'est en Allemagne même que leur concours a été utile. Un prince est à leur tête et les centralise. Ces Sociétés, pour la plupart, ne renferment pas de médecins. Les Johanniter ou chevaliers de Saint-Jean (qui parmi ces Sociétés est la plus influente) ne comptent pas de médecins parmi eux. Ils ont pour mission de provoquer et de rassembler les dons destinés aux soldats blessés, malades ou même valides ; ils distribuent aux ambulances le produit de leurs quêtes, s'assurent de leurs besoins et suppléent à leur insuffisance.

Les Prussiens ont, comme nous, des ambulances divisionnaires et des ambulances de corps d'armée : ce sont les *Feld-lazareth*. Leur *Verbandplatz* n'est pas autre chose que notre ambulance volante ou ambulance de champ de bataille. Leurs corps de troupes ont, comme les nôtres, un personnel médical et un matériel régimentaire. Enfin, ils établissent comme nous des hôpitaux d'évacuation de première et de seconde ligne et le service des évacuations est assuré par un matériel spécial.

Les modifications qu'ils ont apportées à notre organisation sont importantes. Les médecins sont libres ; c'est-à-dire dégagés de toute entrave administrative, ils sont seuls maîtres dans leur service, mais, bien entendu, soumis, d'une façon absolue, au commandement. Le sabre en Prusse conserve partout ses droits. Le service médical est centralisé dans le corps d'armée, dont le médecin en chef dispose à sa guise du personnel et du matériel médico-chirurgical, non-seulement dans les ambulances, mais encore dans les corps de troupe. Il est le chef effectif du personnel et du matériel qu'il a sous ses ordres ; c'est à lui qu'on obéit. Il reçoit lui-même directement ses ordres du commandement. Il indique ses besoins aux administrateurs et aux délégués des Sociétés de secours ; ceux-ci doivent y pourvoir dans les limites du possible. Cette centralisation du service dans le corps d'armée a un avantage énorme. Le personnel et le matériel ne sont pas éparpillés, on ne risque pas de voir les uns écrasés de besogne, tandis que les autres se croisent les bras ; ou l'insuffisance matérielle d'une part et l'abondance inutile de l'autre.

Les corps de troupes sont bien pourvus de personnel et de matériel médico-chirurgical. Ce sont eux qui établissent le Verbandplatz, ambulance volante ou dépôt d'ambulance. Nous verrons plus loin que, par la force des choses, le même fait a presque toujours lieu chez nous.

La partie la plus heureuse de l'organisation prussienne est incontestablement le *Sanitats-mannschaft* ou personnel des brancardiers régimentaires. Tant d'hommes par compagnie ont pour mission de ramasser les blessés. Ils sont désignés d'avance et dressés par les médecins du corps à soulever les blessés, à porter le brancard et même à appliquer un premier pansement dans les cas urgents. Ces brancardiers régimentaires sont devenus, à notre époque, absolument indispensables, grâce à la longue portée du tir, qui éloigne forcément les ambulances et les dépôts d'ambulances des lignes des combattants. Ils sont aussi nécessaires à la solidité des troupes qu'au salut des blessés. *Faute de brancardiers régimentaires, quatre, six, huit, dix hommes quittent la ligne des combattants pour ramasser et escorter chaque blessé.* La tentation est irrésistible de rendre service à un camarade en échappant soi-même au danger. Si, grâce à des ordres formels et grâce à l'énergie des chefs de corps, les soldats restent à leur rang, sans ramasser leurs blessés, qui sait quand les brancards d'ambulance viendront relever ces malheureux ? Si le service médico-chirurgical des armées allemandes est supérieur au nôtre, c'est surtout par l'organisation de ses brancardiers régimentaires. Il nous les faut.

En Prusse, dès que la guerre éclate, les médecins et les chirurgiens civils viennent grossir les rangs de la médecine militaire. Les uns y sont appelés comme faisant partie de la landwehr, les autres y entrent bénévolement et sont assimilés comme consultants, suivant leur mérite et leur réputation, à un des grades de la hiérarchie médicale militaire. C'est ainsi que nous avons vu, dans la dernière guerre, la plupart des illustrations chirurgicales de l'Allemagne et toute une meute de privat docent universitaires, se ruer sur la France à la suite des armées du roi Guillaume. Et ce qu'il y a de curieux, ce qui caractérise bien la race germaine, ce sont eux qui avaient les casques les plus pointus, les sabres et les éperons les plus

longs. Les médecins et les chirurgiens civils qui entrent ainsi
dans les armées allemandes pendant la durée de la guerre sont
répartis dans les hôpitaux, dans les ambulances, dans les régiments de l'armée active et dans la landwehr, et tel est, chez
eux, l'esprit de militarisme, que la chose se fait tout naturellement. Ils savent d'avance le service et les règlements du
médecin militaire et ne sont déplacés nulle part.

Le matériel médico-chirurgical des armées prussiennes en
campagne est considérable et assez bien organisé. S'il faut en
juger par le nombre de leurs voitures portant la croix de Genève, on a vraiment lieu d'en être étonné. On a dit, il est
vrai, que toutes les voitures abritées sous ce pavillon n'étaient
pas destinées au service des ambulances, que les unes contenaient des vivres, que les autres portaient même du matériel
d'artillerie. Je ne puis pas l'affirmer et je ne veux vous dire
ici que les choses dont je suis sûr. Il n'en est pas moins vrai
que leur matériel chirurgical est très-bien pourvu de tout ce
qui peut être nécessaire en campagne, et cela, non-seulement
dans les hôpitaux et les ambulances, mais encore dans les régiments. Comment se fait-il qu'il n'en résulte pas pour eux un
formidable encombrement et des retards interminables dans
la marche des troupes? Rendons d'abord justice à leurs états-
majors. Les ordres de route sont donnés avec une précision
admirable. Tout est calculé d'avance au mètre et à la minute.
De plus, grâce à la centralisation du service, le matériel des
ambulances est réuni, s'il y a lieu, derrière le corps d'armée
au lieu d'être éparpillé comme chez nous entre les divisions.
Les régiments seuls ne se séparent pas de leur matériel, et
comme il est bien pourvu de tout, il peut suffire au premier
besoin. Il en résulte, les jours de bataille, du retard à l'arrivée
des ambulances, mais on peut aussi mieux les diriger où elles
sont nécessaires et possibles.

Elles ne sont arrivées à Wœrth qu'après six heures du soir
lorsque nos derniers combattants avaient quitté le champ de
bataille vers trois heures. Le chirurgien en chef de l'armée
russe Heyfelder, qui a suivi dans cette dernière guerre l'armée
allemande, signale, lui aussi, bien des retards et des insuffisances dans le service chirurgical du champ de bataille. Je
puis vous dire que ses conclusions sont conformes aux mien-

nes. En revanche, toutes les troupes arrivent à l'heure et les Prussiens font largement la part du feu.

Nous devons leur emprunter tout ce qu'ils ont de bon et faire mieux qu'eux.

Je ne vous détaillerai pas l'organisation de nos ambulances, vous la connaissez comme moi, car presque tous vous êtes venus pendant la dernière guerre nous prêter un concours aussi actif qu'utile et dévoué. Je ne vous parlerai pas non plus des interminables règlements qui nous régissent. Je laisserai de côté les besoins et les souffrances du corps auquel j'ai l'honneur d'appartenir, pour ne m'occuper que des besoins et des souffrances du soldat malade ou blessé, car ce sont là les seules questions vraiment intéressantes et vous me permettrez de ne pas plus respecter les droits des ambulances civiles. Nous n'avons tous que des devoirs à remplir, envers l'armée et envers ceux qui nous sont confiés.

Parcourons rapidement le service médico-chirurgical en temps de guerre dans les régiments, dans les ambulances civiles et militaires et dans les hôpitaux d'évacuation.

J'ai bien le droit d'émettre l'opinion que j'ai sur le service régimentaire pendant la dernière guerre, car je n'en ai pas fait partie. Je l'ai vu à l'œuvre et je ne puis en parler qu'avec admiration. En nombre insuffisant, deux tout au plus par régiment, avec un matériel presque dérisoire, deux cantines par régiment, les médecins des corps de troupe ont courageusement supporté la plus lourde part du service écrasant qui nous était imposé dans les désastreuses batailles qui nous ont été livrées ; ce sont eux qui ont organisé, presque partout, les services des ambulances volantes appartenant réglementairement aux ambulances divisionnaires. Ce sont eux qui, presque partout, ont appliqué le premier pansement aux blessés frappés à leurs côtés. Ce sont eux qui ont payé le plus large tribut au feu de l'ennemi. Ils n'ont jamais manqué de direction ; on les trouvait toujours là où leur présence était nécessaire et jusque dans la déroute ils sont toujours restés fidèles au drapeau de leur régiment. Et remarquez combien le service leur est rendu difficile : insuffisants comme nombre et comme matériel, nuls comme moyens de transports, ils ont contre eux des règlements qui, après les avoir dépouillés de tout, leur

permet de tout attendre du service des ambulances. Mais il ne
suffit pas de rendre justice au service règimentaire : dans
l'intérêt des blessés, il faut le compléter, le réorganiser. Il
faut mettre à sa disposition un matériel suffisant et lui assurer
le concours des brancardiers régimentaires. Il faut en un mot
qu'il soit affranchi du besoin, en temps de guerre au moins, car
il est impossible, matériellement impossible aux ambulances
d'arriver aussi vite sur le champ de bataille que les médecins
des régiments. Le rôle des ambulances peut et doit se borner
à enlever les blessés dans les dépôts ou ambulances volantes
créés par le service régimentaire dûment organisé. Si nos
braves collègues des régiments, au lieu de n'écouter que l'intérêt de leurs blessés, avaient voulu prendre le règlement au
pied de la lettre, ils se seraient souvent croisé les bras, ou
seraient venus faire double emploi dans nos malheureuses
ambulances.

Dans une armée en campagne, d'après les règlements qui
nous régissent encore actuellement, c'est l'ambulance divisionnaire qui est appelée à subvenir aux besoins des malades
et des blessés, l'ambulance de quartier général ou de grand
quartier général servant de réserve comme matériel et comme
personnel. Pour leur permettre de suivre leurs divisions sans
encombrer, sur les routes, la marche des troupes, il a fallu les
alléger et les réduire le plus possible. On se fait difficilement
une idée de cette impérieuse nécessité d'éviter les retards et
les encombrements. Proposez-nous, par exemple, un nouveau
type de voitures, excellent sous bien des rapports, quelques
kilogr. de plus en poids ou un mètre de plus en longueur, atte-
lage compris, doivent le faire rejeter. Il en est résulté ceci :
c'est que pour permettre aux ambulances de suivre leurs divisions sans encombrer les routes, on les a diminuées comme
matériel et comme personnel au point de les rendre insuffisantes. Il est vrai que dans nos guerres d'Europe elles sont
censées évacuer immédiatement sur les hôpitaux leurs malades
et leurs blessés, mais même en supposant toujours possibles
ces évacuations immédiates, pour relever, porter à l'ambulance, recevoir, panser, opérer, puis évacuer vers un hôpital,
les mille ou quinze cents blessés qui peuvent lui arriver un
jour de bataille, voyez ce qu'il faudrait à l'ambulance division-

naire de matériel, d'hommes et de chevaux. Pour transporter seulement cent blessés couchés, il faut au moins cinquante chevaux et cinquante voitures, car les voitures à quatre couchettes qui ont été proposées jusqu'ici, sont inacceptables. Or, cinquante voitures sur une route représentent près d'un demi-kilomètre; ce chiffre, quoique bien insuffisant, est absolument inadmissible.

Mais les ambulances divisionnaires réduites à deux ou trois caissons, à quelques voitures et à quelques mulets avec un personnel de médecins, d'infirmiers et de conducteurs insuffisant, sont encore sur les routes une cause de gêne et de désordre dans les colonnes. Sur le champ de bataille, la scène change, sans nous être beaucoup plus favorable. Les troupes se sont portées en avant avec leurs généraux et leurs états-majors. Nous cherchons à les suivre, à nous en rapprocher le plus possible, mais déjà les ordres ne nous arrivent plus; et il n'est pas, je vous assure, très-facile de s'orienter sur un champ de bataille. Nous devons chercher un endroit propice pour y établir l'ambulance, aussi près que possible des combattants et à l'abri du feu. C'est vite dit cela, mais jamais personne ne se chargera de vous le désigner. Vous détachez alors, sous le nom d'ambulance volante, une partie de votre personnel qui ira au milieu du feu ramasser les blessés; ce qui vous reste vous aide aux pansements et aux opérations dans l'ambulance où vous avez tout disposé pour recevoir ceux qui vous sont apportés.

Les canons et les fusils actuels ne sont plus ceux du premier empire. Si vous établissez vos ambulances divisionnaires hors de portée de l'artillerie ennemie, vous serez à quelques kilomètres en arrière et vos brancardiers seront incapables de faire plus d'un voyage. Il faut donc vous rapprocher sous peine de vous croiser les bras. Alors surgissent d'autres difficultés.

Je ne vous parlerai pas des obus qui commencent à siffler; il est convenu qu'on n'en tient pas compte; j'avoue cependant que pour ma part je n'ai jamais trouvé qu'ils facilitassent le service. Enfin, vous voilà arrivés, après avoir été arrêtés vingt fois par des troupes de réserve, par des convois de munitions et d'artillerie, vous êtes à quelques centaines de mètres des combattants. Les blessés vous viennent en foule. Il faut les abriter; car ils passeront là peut-être plusieurs nuits; il faut les coucher au moins sur de la paille, leur donner à boire et peut-être à manger. Où trouvez-vous tout cela? Enfin, il faut les panser et, s'il y a lieu, les opérer. Mais vous êtes bien près; si le feu prend devant les bâtiments où vous êtes établi? Si les balles et les obus viennent les visiter? Si la lutte se rapproche? Si l'emplacement que vous occupez est pris par l'ennemi, puis perdu et repris? Ce sont là, dira-t-on, les hasards de la guerre. C'est vrai, mais cela ne console personne et surtout pas les malheureux blessés. Il faut nous arranger de façon à leur éviter ces hasards-là.

Je vous suppose maintenant dans les meilleures conditions possibles, pour moi je ne les ai jamais vu se réaliser. Vous vous êtes installé dans des maisons, dans des granges, dans l'église, dans l'école. Vous avez trouvé un peu de literie, de la paille et des habitants de bonne volonté. Avec le matériel des ambulances réduites et allégées, aurez-vous de quoi suffire aux besoins d'un service devenu hospitalier et qui doit forcément durer quelques jours jusqu'à ce que tous les blessés aient été évacués sur les hôpitaux d'évacuation? je n'hésite pas à dire que non.

Et je ne vous ai pas encore parlé des ambulances qui perdent leurs divisions, errant à leur recherche sur le champ de bataille, souvent au milieu du feu; de celles qui se trouvent arrêtées sur des routes encombrées, de celles qui se sont arrêtées par ordre et qu'on a oubliées, de celles qui sont entraînées par une panique et qui ne peuvent résister à ce torrent impétueux, de celles enfin qui se trompent de route ou qui suivent de faux mouvements. J'en oublie encore.... dans les défaites, dans les déroutes.... Mais nous passons, à quoi bon rappeler ces scènes lamentables?

Je n'exagère devant vous ni les difficultés, ni les insuffisances. Elles sont inhérentes au système des ambulances divisionnaires; elles en sont la conséquence forcée, inévitable, et le courage et le dévoûment des médecins n'y peuvent rien. Tant que vous aurez la prétention de faire marcher vos ambulances au milieu des colonnes, entre les divisions, vous serez forcé de les rendre insuffisantes comme matériel et comme personnel, et vous les exposerez à n'être souvent sur le champ de bataille qu'un fâcheux embarras. Je suis loin de nier, remarquez-le, les services qu'elles ont rendus. J'aurais mauvaise grâce à le faire, j'y ai figuré comme chef d'ambulance pendant toute la campagne. Nous avons toujours fait tout ce qu'il nous était humainement possible dé faire, mais dans d'autres conditions nous aurions pu faire mieux. Ce sont ces conditions si désirables pour la marche des armées en campagne comme pour l'humanité qu'il faut nous efforcer de trouver et d'obtenir.

Ce que je viens de vous dire sur les ambulances divisionnaires me permet de ne pas m'étendre sur les ambulances civiles *comme ambulances de champ de bataille.* — Il n'y faut pas penser. Sans doute elles sont allées au feu, quand elles ont pu ; elles se sont bravement et follement exposées au danger, elles sont allées ramasser les blessés et les panser au milieu des balles et des boulets prussiens, elles ont eu à déplorer comme nous de nobles victimes de leur dévoûment ; mais elles ont rencontré partout comme nous et plus que nous les difficultés que je vous ai signalées. Ces difficultés les ont paralysées d'autant mieux qu'elles n'étaient pas partie intégrante de l'armée. Elles ne recevaient que vaguement ou pas du tout les ordres de marche et les indications nécessaires. Elles excitaient même la défiance et le mécontentement des généraux, soit parce qu'elles encombraient les routes et gênaient la marche des troupes, soit parce qu'on n'était pas sûr du personnel subalterne qu'elles avaient été obligées de recruter un peu au hasard. Vous savez que dès nos premiers revers on eut la maladie de voir des espions partout. Du reste les ambulances civiles comme ambulances de champ de bataille n'ont plus qu'un intérêt historique. La nouvelle loi militaire les a par le fait supprimées, à moins que vous ne veuillez les recruter, comme personnel, parmi les hommes qui ont plus de quarante ans.

Si je ne m'occupais que des ambulances proprement dites, je ne traiterais qu'une partie de la question qui nous est proposée ; elle comprend les hôpitaux d'évacuation ou tout au moins les hôpitaux temporaires élevés pendant la guerre pour subvenir aux besoins des armées en campagne. Souvent, du reste, les ambulances se sont transformées en hôpitaux temporaires lorsque les circonstances s'y prêtaient ; et c'est alors qu'elles ont rendu les plus sérieux services.

Comme je chercherai à vous le démontrer plus loin, c'est là leur avenir. On les réunira derrière les corps d'armée, à une demi-étape, par exemple, en arrière du dernier combattant et on pourra leur fournir alors tout le matériel nécessaire pour transporter et soigner les malades et les blessés. Vous n'avez pas à craindre qu'elles soient prises ou surprises par l'ennemi, car le pavillon de Genève, qui n'est d'aucun secours dans le feu de l'action et sur un champ de bataille, devient plus que suffisant sur une route où on ne se bat pas.

Les hôpitaux temporaires que l'on pourrait appeler ambulances fixes ou sédentaires, si ces mots pouvaient s'accoupler, ont relevé, pendant notre dernière guerre, de l'administration de la guerre ou de la charité privée. Les premiers ne nous arrêteront pas. Le service s'y est fait comme dans les hôpitaux militaires, avec cette seule différence que l'imprévu de la déclaration de la guerre et la rapidité de nos désastres successifs y ont amené souvent un fâcheux encombrement. Le personnel médico-chirurgical n'y a pas fait défaut, grâce au concours actif et dévoué des chirurgiens civils. Les ambulances civiles sédentaires prêtent au contraire à une plus sérieuse discussion. Elles présentent à mes yeux autant d'avantages que d'inconvénients et réclament en tous cas une réglementation sévère. Elles forment des types très-variés. On peut les diviser de la façon suivante : Hôpitaux civils, Sociétés de secours aux blessés, ambulances privées.

Les hôpitaux civils, comme locaux, comme matériel et comme personnel, sont calculés d'après les besoins habituels de la population qu'ils sont appelés à desservir. Pendant la guerre, la misère augmente et le nombre de ceux qui y réclament leur admission devient plus considérable. Il en résulte forcément que le secours prêté à l'armée par les hôpitaux civils est de peu d'importance ou que les intérêts de leurs hôtes habituels sont lésés au profit des malades et des blessés militaires. Nous ne pouvons donc pas compter trouver là un concours efficace, ou plutôt nous n'avons pas le droit d'accepter de leur part un concours qui dépasse leurs moyens et déplace leur service au profit de l'armée.

Les Sociétés de secours aux blessés ont fait, pendant cette dernière guerre, à Paris et en province, mais à Paris surtout, des efforts gigantesques, et elles ont accepté une très-lourde part du service des hôpitaux d'évacuation ou ambulances sédentaires. Les malades et les blessés de l'armée y ont rencontré tous les soins désirables, et l'on ne saurait trop louer le zèle et le dévoûment du personnel d'élite qui composait ces Sociétés. Mais s'il faut leur rendre bien haut la justice qui leur est due, il faut aussi leur adresser les critiques qu'elles méritent.

Elles ont voulu agir isolément sans avoir de rapports avec la médecine militaire; il en est résulté souvent des rivalités et un antagonisme fâcheux pour le service. Cette rivalité n'a pas tardé à se révéler entre les différentes Sociétés, puis d'ambulance à ambulance.

Il ne pouvait pas en être autrement. Au lieu de se prêter un mutuel appui dans les circonstances difficiles où elles se sont trouvées, elles ont préféré leur indépendance alors qu'elles auraient dû concourir ensemble vers le but commun, sous une même direction.

Cette indépendance, qu'elles ont conservée jusqu'au bout, a été souvent préjudiciable au service; leurs louables efforts manquaient de direction. Livrées à elles-mêmes, elles ont été quelquefois négligées ou oubliées; et, sauf quelques exceptions, lorsqu'elles ont cherché à se mettre en rapports avec le commandement, elles ont trouvé beaucoup de bienveillance et de déférence, mais peu de dispositions à avoir recours à elles; car elles échappaient absolument à toute autorité militaire, et *l'obéissance passive absolue est indispensable*, surtout dans une armée en campagne.

Enfin, comprenant la nécessité, dans le milieu où ils vivaient d'une hiérarchie militaire, les médecins et les administrateurs de ces ambulances s'étaient déféré des grades, mais jamais leurs galons et leurs étoiles n'ont été pris au sérieux, ni par les soldats qu'ils soignaient, ni par leurs subordonnés, ni par eux-mêmes. Un galon ne signifie quelque chose que lorsqu'il confère le droit d'infliger une punition disciplinaire. L'homme est ainsi fait. Il en est résulté souvent des scènes d'indiscipline et de désordre.

Je me permettrai enfin un dernier reproche : les Sociétés de secours aux blessés accaparant tous les dons de la charité publique, le service médico-chirurgical militaire en a été privé. Je n'ai jamais hésité à m'adresser à elles quand j'étais dans le besoin, et je dois dire qu'elles m'ont toujours prêté un concours loyal et empressé ; mais tout le monde n'a pas voulu être leur obligé.

Est-ce à dire que je veuille supprimer les Sociétés de secours aux blessés ? C'est bien loin de ma pensée ! Je sais trop bien reconnaître les services qu'elles ont rendus et ceux qu'elles sont appelées à rendre ; et je les considère comme la plus noble expression de la charité humaine, mais je leur refuse cette indépendance absolue qui est préjudiciable au service. Je demande l'unité, la fusion de tout le service médico-chirurgical au moins dans le corps d'armée, non seulement comme matériel, mais encore comme personnel, avec une direction unique et une hiérarchie équitable et respectée. Il faut, en un mot, que le service sanitaire soit organisé comme tous ceux qui composent le corps d'armée dont il fait partie.

Quant aux ambulances sédentaires privées, elles nous ont fourni des exemples admirables de charité et de dévoûment et le nombre des malades et des blessés qui leur doivent la vie est incalculable. Si nous n'avions à considérer que l'intérêt du soldat, on n'aurait certainement aucune modification à leur imposer, mais l'intérêt de l'armée n'y est pas sauvegardé. Les hommes qui y entrent s'y trouvent bien et n'en veulent plus sortir.

Si on les chasse de l'une, ils s'imposent dans une autre. L'autorité militaire qui ne peut pas les suivre perd toute action sur eux. Je n'estime pas à moins de quarante ou cinquante mille le nombre des hommes valides qui se sont ainsi soustrait au service pendant le premier siége de Paris.

Et cependant ces petites ambulances privées doivent être conservées ; mais comme annexes et sous la surveillance directe et incessante des hôpitaux militaires.

Vous me demanderez de conclure et de présenter une organisation à l'abri des défauts que je viens de signaler. Votre but, en soulevant cette question des ambulances, n'était pas de provoquer une critique irritante, mais de perfectionner ce qui existe et de créer ce qui n'existe pas.

Je n'ai pas l'autorité voulue pour vous proposer une organisation du service médico-chirurgical des armées en campagne; et si je me permettais de le faire, je n'aurais pas la prétention d'être écouté. Je dois me borner à vous présenter le résumé de mes observations personnelles, et je désire qu'elles soient utiles à l'armée et au soldat.

Il est prouvé, suivant moi, qu'il faut renoncer, dans les guerres européennes, à faire fonctionner par division le service des ambulances. L'ambulance divisionnaire, telle qu'elle est organisée, est insuffisante comme matériel, comme moyens de transport et comme personnel ; et cependant elle forme un convoi lourd, embarrassant et trop considérable pour être intercallé sans inconvénient dans les divisions d'un corps d'armée en campagne.

Presque partout réduites à leur plus simple expression et par conséquent, très-insuffisantes grâce à un allègement qui les paralysait, elles formaient pour les commandants de corps d'armée un service encombrant qui se voyait refuser sa place et sur les routes et dans les campements. — Sur les champs de bataille, elles ont été souvent séparées de leurs divisions ; souvent aussi elles se perdaient et, tantôt follement exposées au feu, tantôt trop éloignées des points où leur présence était nécessaire, on les a vu souvent livrées à la plus désastreuse confusion.

Dans chaque défaite, elles sont restées entre les mains de l'ennemi, livrées à un affreux dénuement, car le peu de matériel dont elles disposaient était détruit ou dispersé par la bataille.

Et on disait : Nos médecins suppléent par leur dévoûment à l'insuffisance des moyens mis à leur disposition. Ce sont là des mots vides de sens : on ne couche pas un blessé sur du dévoûment, on ne fait pas une opération, un appareil avec du dévoûment.

Les médecins, de leur côté, se plaignaient, et avec quelque apparence de raison, de la direction qui leur était donnée ou plutôt de l'absence de direction dont ils souffraient.

Ils auraient voulu que le commandement s'occupât d'eux

dans les moments les plus critiques. Mais sur un champ de bataille, un général a bien autre chose à faire qu'à s'occuper de diriger ce service encombrant et embarrassant que tout le monde, sauf les blessés, voudrait voir à tous les diables !

Il faut donc renoncer au système des ambulances divisionnaires qui, du reste, est abandonné par la force des choses dès qu'on est en présence de l'ennemi.

Par quoi faut-t-il le remplacer ?

Le service chirurgical du champ de bataille proprement dit appartient aux médecins des corps de troupe.

Ils ne manqueront jamais de direction ; ils seront partout où sont les blessés ; il pourront leur donner les premiers secours et les préparer au transport qui doit les conduire dans les ambulances hospitalières pourvues du nécessaire et établies derrière l'armée dans l'endroit le plus propice.

Que faut-il aux médecins des corps de troupe pour qu'ils puissent rendre ces services attribués jusqu'ici aux ambulances volantes ? Il ne leur faut qu'un peu de matériel facile à disposer dans une voiture légère. Leurs moyens actuels sont insuffisants, et comme ils n'ont pas de moyens de transport à leur disposition, ils sont presque toujours séparés du peu qu'il ont. Quant au personnel qui leur est nécessaire, ils le trouveront dans les compagnies par la formation des brancardiers régimentaires, auxquels ont pourra joindre les musiciens du régiment. Enfin, la loi nouvelle sur le recrutement mettant à la disposition de l'armée, en temps de guerre, tous les jeunes médecins, on pourrait peut-être avec avantage en verser un dans chaque régiment.

Les blessés étant ramassés et pansés par les soins du personnel régimentaire, il reste à les transporter du dépôt organisé sur le champ de bataille, dans des ambulances hospitalières où ils trouveront le nécessaire et d'où il seront évacués plus loin s'il y a lieu.

L'organisation de ces ambulances hospitalières nous est imposée par l'organisation de toute l'armée en corps d'armée régionaux.

Le personnel en est fourni par celui des hôpitaux du corps d'armée. Tous les médecins civils appelés sous les drapeaux par la mise sur pied de guerre du corps d'armée, tous ceux que leur dévoûment et leur patriotisme poussent à offrir leurs services au pays sont versés dans le service médico-chirurgical du corps d'armée de la région qu'ils habitent. Ils sont revêtus provisoirement d'un grade en rapport avec l'ancienneté de leur incorporation. Une fois sous l'uniforme, toute distinction disparaît entre eux et les médecins militaires. Si leur nombre est trop considérable, on choisira parmi eux ceux qui sont les plus aptes à faire campagne.

Au personnel médical ainsi composé et aux infirmiers militaires viendront se joindre les ordres religieux, qui se sont si bravement conduits pendant notre dernière guerre.

Au personnel administratif on ajoutera les membres des Sociétés de secours aux blessés, fonctionnant comme les Sociétés analogues dans l'armée allemande. On ne peut pas trop apprécier les précieux services qu'ils sont appelés à rendre.

Quant au matériel, je le demande suffisant pour pouvoir établir, à proximité du champ de bataille, de véritables hôpitaux sous tente, pourvus du strict nécessaire. Je demanderais beaucoup de voitures ; elles serviraient à transporter le matériel, et les jours de bataille, pendant qu'on dresserait les tentes et qu'on disposerait tout pour le service, elles seraient envoyées rapidement en avant chercher les blessés dans les dépôts régimentaires. Elles feraient aussi le service des évacuations, auquel concourraient des wagons-hôpitaux ou plutôt des trains hospitaliers sur les voies ferrées.

Le matériel médico-chirurgical du corps d'armée, *complet pendant la paix et toujours en état*, serait renforcé pendant la guerre par les dons et par le matériel des Sociétés de secours aux blessés.

Je ne puis entrer ici dans plus de détails. Je ne puis vous indiquer que les grand principes, qui, d'après ce que j'ai vu, doivent présider à la réorganisation de nos ambulances.

Les ambulances divisionnaires ont fait leur temps, les ambulances civiles sont appelées à disparaître. Il nous faut, par corps d'armée, un grand service unique, compacte, ayant tout absorbé, fonctionnant sous les ordres d'un médecin en chef avec méthode, précision et discipline.

J'arrive ainsi à l'importante question de nos rapports avec le commandement. Il me semble de toute évidence que le

médecin en chef de chaque corps d'armée doit être en rapport
direct avec le général commandant en chef qui seul peut lui
donner les indications qui lui sont nécessaires. Le médecin
en chef du corps d'armée doit être le maître absolu de tout le
matériel et de tout le personnel médico-chirurgical. C'est de
lui que doivent émaner tous les ordres. C'est sur lui que retombe toute responsabilité. Il doit faire preuve, vis-à-vis du
commandement, d'une obéissance passive et absolue et exiger
cette même obéissance et cette même discipline de la part de
tous ses subordonnés. C'est là une mission difficile.

Permettez-moi, en terminant la lecture de ces quelques
notes, déjà trop longues, de vous faire remarquer que je ne
fais, de cette question des ambulances, ni une affaire de per-
sonnalité, ni une affaire de coterie, ni une affaire de corps. Il
n'y a ici qu'un seul intérêt respectable, c'est celui de l'humanité ; je ne reconnais de droit qu'aux blessés. Tous les autres
n'ont que des devoirs à remplir, et je suis tout disposé à
marcher le dernier, pourvu que ce soit dans l'intérêt de l'armée et du soldat.

II.

LES AMBULANCES EN TEMPS DE GUERRE ;

Par M. le professeur Léon LEFORT.

La question de l'organisation et du fonctionnement des ambulances en temps de guerre a une importance que les derniers
événements n'ont que trop mise en relief ; mais elle est si vaste
qu'on ne saurait, dans les courtes limites d'une communication
orale, en exposer même superficiellement les parties principales. Dans l'impossibilité de l'examiner dans son ensemble, je
me proposais d'appeler votre attention sur les points qui peuvent le plus nous intéresser , nous qui n'appartenons pas d'une

manière permanente à la chirurgie militaire, c'est-à-dire sur le rôle des médecins civils en temps de guerre et sur la meilleure manière de les faire concourir à l'œuvre commune, dont le but est de venir en aide aux blessés de l'armée. Cependant la communication de notre si distingué confrère le docteur Sarazin m'amène à examiner tout d'abord un sujet exclusivement militaire : l'organisation et le fonctionnement des ambulances de première ligne. Si, sur tous les autres points, je suis de l'avis de notre collègue, je diffère d'opinion avec lui sur ce point spécial, et je lui demande la permission de vous exposer franchement les objections que suscite l'idée de renforcer les ambulances régimentaires aux dépens des ambulances divisionnaires.

Le seul argument qui plaide en faveur des ambulances régimentaires accompagnant le régiment dans tous les mouvements qu'il exécute au milieu de la bataille, est le désir fort légitime de secourir le soldat aussitôt qu'il a été blessé, ou mieux au moment même où il est blessé. Je considère ce désir comme irréalisable, et j'ajoute : Je ne lui accorde, au point de vue matériel, au point de vue pratique qu'un intérêt secondaire ; car je pense que l'instantanéité des secours, si elle était possible, ne compenserait pas leur insuffisance.

Pour apprécier les inconvénients que présenterait l'ambulance régimentaire se substituant en partie à l'ambulance divisionnaire, voyons quel sort lui serait réservé au milieu de la bataille. Il nous faut éliminer tout d'abord le service médical des régiments de cavalerie : l'ambulance régimentaire de cavalerie serait absolument impossible. Il y a plus : pendant le combat, le rôle du médecin, même attaché isolément aux troupes à cheval, est réduit au néant le plus absolu. Pendant la bataille, la cavalerie est en réserve et le plus possible défilée du feu de l'ennemi ; et, dans ce cas, elle compte peu ou pas de blessés. Ou bien elle charge. Or, que peut faire, dans ce cas, un médecin et, mieux encore, une ambulance régimentaire? Si, au début de la charge, le chirurgien descend de cheval pour secourir un blessé, il se trouve bientôt à une assez grande distance de son régiment ; s'il le rejoint, comment pourrait-il, au milieu de la confusion d'une charge de cavalerie, et sans être foulé aux pieds des chevaux, secourir les blessés. A moins de charger le sabre à la main, on ne voit pas trop quel pourrait être le rôle du médecin, et vous ne sauriez vous étonner que, dans les armées autrichienne et prussienne, le chirurgien d'un régiment de cavalerie abandonne son corps pendant la bataille pour se rendre à ce que nous venons tout à l'heure de voir fonctionner sous les noms de *place de secours*, et de *place de pansement* ; et là, venant en aide à des collègues des ambulances divisionnaires, il est véritablement et sérieusement utile.

Vous savez que dans l'armée française les chirurgiens attachés aux troupes d'infanterie restent sous le feu avec leurs régiments. Leur rôle nous permet d'apprécier quel serait celui d'une ambulance régimentaire. Jadis, lorsque la portée des fusils était de quatre à six cents mètres, le médecin, placé à deux ou trois cents mètres en arrière de la ligne du feu, en partie garantie du tir de l'infanterie ennemie, se protégeant facilement par un pli de terrain contre le tir direct de l'artillerie (non pourvue alors de projectiles explosibles), pouvait improviser, à l'abri d'un fossé, d'un mur, d'une maison, une ambulance provisoire. Aujourd'hui, rien de cela n'est possible ; à cinq cents mètres en arrière, le médecin est tout aussi exposé que le plus téméraire des combattants. Qu'avons-nous vu dans les grandes batailles autour de Metz ? Pendant que, des deux côtés, l'artillerie prélude au carnage et prépare l'attaque, les soldats d'infanterie restent couchés sur le sol en attendant le moment d'agir ; lors même qu'ils combattent, c'est fort souvent derrière des tranchées-abri creusées à la hâte ou d'avance, s'il ne s'agit qne de défendre une position. — Que peut faire le médecin ? Aller à découvert à la recherche des blessés ? Son courage pourra le pousser à cette inutile témérité : mais, alors même qu'il sera parvenu sain et sauf jusqu'à ce blessé, pourra-t-il, au milieu du feu, pratiquer une opération quelconque, une exploration suffisante, un pansement régulier ? Personne ne pourrait affirmer possible ce que l'expérience actuelle démontre comme impossible dans l'immense majorité des cas, le médecin fût-il l'homme le plus brave de toute l'armée. Ajoutons encore que si le régiment prend l'offensive, que s'il marche en avant, le médecin, resté en arrière à soigner les premiers blessés, ne sachant plus, au milieu des péripéties de la bataille, en quel lieu se trouve le corps auquel il appartient, sera dans la presque impossibilité de le rejoindre.—Ce que j'expose ici n'est pas un tableau de fantaisie, et, dans la plupart de nos dernières grandes batailles, c'est à l'ambulance divisionnaire que, par une conséquence forcée de la situation, nous retrouvions beaucoup de nos collègues des régiments, et là, du moins, ils étaient sérieusement utiles.

Si un médecin isolé, n'ayant avec lui que le soldat porteur du sac d'infirmerie, a tant de peine à remplir un rôle médical actif derrière son régiment, quel sera le sort d'une ambulance nécessairement assez nombreuse, puisque, d'après le plan proposé par notre collègue, elle devrait se substituer à l'ambulance divisionnaire. Obligé, pour rester fidèle à son titre, de demeurer à une faible distance, derrière le régiment duquel elle relève, exposée dans une large mesure au feu de l'infanterie et complètement à celui de l'artillerie, elle serait rapidement décimée ou plutôt, par la force même des choses, elle resterait en arrière presqu'à la distance où se place, dans l'organisation actuelle, l'ambulance divisionnaire.

Si l'on veut une preuve plus évidente encore de l'impossibilité de donner au blessé des soins immédiats et complets sur le lieu même du combat, nous la trouvons dans l'organisation des secours médicaux dans les armées autrichienne et prussienne.

Dans l'armée autrichienne, aucun médecin de corps de troupes ne reste pendant la bataille avec son régiment ; tous doivent se porter en arrière. Quelques-uns, en petit nombre, restant à portée du feu de l'artillerie, viennent constituer ce qu'on appelle la *place de secours*. La place de secours est le lieu où s'opère une première concentration des blessés apportés par des brancardiers, dont nous verrons tout à l'heure le rôle. Là, les blessés atteints d'hémorrhagie grave, menaçant de devenir promptement mortelle, sont seuls pansés et traités ; les autres sont dirigés de suite sur la *place de pansement*, qui représente à peu près l'ambulance divisionnaire. Pourquoi cet éloignement de tous les médecins ? C'est que l'on sait par expérience qu'un médecin fût-il, je le répète, l'homme le plus brave de l'armée (et tous, quelle que soit notre nationalité, nous savons ne pas reculer devant le péril), ne peut avoir ni assez de calme intérieur, ni assez de tranquilité extérieure pour pouvoir exercer utilement ses fonctions au milieu du tumulte de la bataille et sous la grêle meurtrière des projectiles.

En Prusse, la mesure est moins radicale. La moitié seulement des médecins de régiment se portent en arrière à la place de pansement ; l'autre moitié reste avec le corps auquel ses médecins appartiennent. Mais le rôle de ces derniers n'est pas de pratiquer des pansements ou des opérations ; ils surveillent et dirigent le service des brancardiers. J'ajouterai même que, de l'aveu des médecins qui ont présidé à la réorganisation du service médical en Prusse, un des motifs qui ont engagé à ne pas éloigner du feu tous les médecins, c'est de sauvegarder la dignité du corps médical, à l'égard de ceux qui (trop nombreux en France) mesurent le mérite aux dangers courus et non aux services rendus. C'est pourquoi, tout en sachant bien qu'ils seraient peu utiles, on a maintenu sous le feu un certain nombre des médecins de régiment.—Ainsi vous le voyez, Messieurs, l'expérience des deux nations étrangères chez lesquelles l'organisation du service de santé, d'abord calquée sur la nôtre, est devenue, par des réformes successives, de beaucoup supérieure à la nôtre, est complètement opposée aux vues de notre si distingué collègue, pour ce qui a trait aux secours médicaux de première ligne.

Est-ce à dire cependant que, dans les armées autrichienne et prussienne, le soldat blessé n'est que tardivement secouru ? Loin de là, il l'est beaucoup plus rapidement et plus efficacement que dans notre armée, beaucoup mieux même que si nous possédions des ambulances régimentaires ; et cette rapidité, cette efficacité des premiers secours est due à l'intervention d'un corps qui n'existe pas en France : les brancardiers d'ambulance et les soldats brancardiers.

Puisque le soldat blessé ne peut être efficacement soigné sur le lieu même de la lutte et derrière la ligne de tir, il faut qu'il soit transporté plus ou moins loin en arrière. Les hommes qui devront accomplir cette mission sont exposés aux plus grands périls, ils sont sous le feu de l'ennemi et doivent marcher à découvert. Ces hommes sont des soldats choisis avec soin, comme le voulait Larrey, parmi les plus braves. Dans chaque compagnie d'infanterie, quatre hommes sont désignés d'avance et instruits pour ce service. En marche, dans les combats de peu d'importance, ils restent dans le rang. Ils ont l'habillement, l'équipement, l'armement de leurs camarades, et le seul signe qui les en distingue est le brassard qu'ils portent au bras gauche (brassard qu'ils portent abusivement en tout temps, alors même qu'ils sont combattants, et qu'ils ne devraient porter qu'au moment où ils font le service de brancardiers).

Au moment d'une bataille, sur l'ordre du général commandant la division, ces hommes sortent du rang, déposent leur fusil et leur sac dans la voiture d'ambulance qui suit chaque bataille, et les remplacent par la saccoche à pansement et une gourde spéciale destinée exclusivement à désaltérer les blessés. Cela fait, ils se réunissent, en arrière de leurs bataillons respectifs, par groupes de trois hommes. Deux portent un brancard, le troisième des attelles qu'ils ont pris dans la voiture d'ambulance. Ils indiquent aux blessés qui peuvent marcher le lieu où se trouve la place de secours et ils y transportent ceux qui, par la nature ou la gravité de leurs blessures, ne pourraient s'y rendre à pied. Arrivés à la place de secours, ils remettent le blessé entre les mains des brancardiers d'ambulance (infirmiers appartenant aux compagnies de santé), et retournent au feu chercher de nouveaux blessés.

Quant aux infirmiers brancardiers, ils vont de la place de secours à la place de pansement, laquelle représente, dans son fonctionnement, l'ambulance divisionnaire. Voilà la réforme qu'il nous faut effectuer, en reprenant aux étrangers cette utile institution des brancardiers, que l'étranger a empruntée à Percy, mais que Percy n'a pu faire adopter en France. Les objections qu'on lui a faites et qu'on lui fait encore, c'est qu'on diminue ainsi le nombre des combattants. Ne savons-nous pas, au contraire que, dans notre armée, un seul blessé fait sortir des rangs deux, trois de ses camarades, et que ceux-ci, une fois loin du feu, ne se hâtent guère de venir y reprendre leur dangereuse place. Je ne veux pas m'étendre davantage sur ce point, je ne veux pas non plus vous parler de ce qui constitue, en Autriche et en Prusse, la compagnie de santé à laquelle est départi le rôle de nos ambulances divisionnaires, grâce au renfort que lui apporte le concours des médecins appartenant aux régiments engagés. J'ai examiné toutes ces questions dans mon livre sur la chirurgie militaire, et ce serait **vous manquer**

que d'imposer à votre bienveillance, sinon la lecture, du moins
le récit d'un ou de plusieurs chapitres de ce livre. J'ai voulu
seulement vous montrer pourquoi, sur un point important, je
ne partage pas l'avis de notre si distingué collègue M. Sarazin,
puis comment cette question avait déjà été résolue dans deux des
grandes armées étrangères, et j'ajoute : Loin de marcher vers
l'institution des ambulances régimentaires, l'Autriche, après
l'expérience de la guerre de 1866, a supprimé les ambulances
de brigades, pour y substituer les ambulances divisionnaires.

J'arrive maintenant à ce qui nous intéresse surtout, nous,
médecins civils, au rôle que nous pouvons jouer en temps de
guerre pour apporter à nos blessés le secours de notre dévoûment et à nos collègues de l'armée un concours utile, j'oserai
même dire nécessaire. Il n'est pas besoin de dire que la chirurgie militaire, limitée à ceux de nos collègues qui y appartiennent d'une manière permanente, ne saurait, numériquement,
suffire à sa difficile mission. Cette insuffisance s'est montrée
dans tous les pays, dans toutes les grandes guerres ; elle n'est
donc point particulière à la France, mais elle y atteint, il faut
bien le dire, des proportions inusitées. Nous avions en Crimée
78 médecins ; en Italie, 432 ; pendant la guerre de 1866, l'armée prussienne en comptait 1,953. — Mais, dira-t-on, on
pourrait répondre aux besoins, en appelant à l'armée active tous les médecins militaires et les remplacer à l'intérieur par des médecins civils. Or, même en admettant la possibilité de disposer de tout le personnel médical militaire, on
ne compterait encore que 1,020 médecins, chiffre actuel de l'effectif ; or, en 1868, le nombre des médecins jugés nécessaires
au service de la confédération allemande du Nord, en temps de
guerre, était de 3,292 ; l'armée allemande, en 1870, en comptait environ 5,000, et, malgré cela, le service médical dans les
hôpitaux militaires élevés temporairement dans les grandes
villes de l'Allemagne et dans les villes les plus rapprochées de
la frontière était fait par des médecins civils, agissant au nom
des municipalités ou des Sociétés de secours.

De quelle façon les médecins civils viendront-ils apporter
leur concours à la chirurgie militaire ? La question doit être résolue à la fois pour ceux qui, soumis encore à la loi militaire,
rentreront temporairement dans les rangs de la chirurgie mili-

taire, et pour ceux qui, libres de tout lien légal, n'obéissent qu'à un sentiment de dévoûment à la patrie ainsi qu'à ceux qui souffrent pour elle. L'Etat devra-t-il centraliser tout le service médical entre les mains des médecins militaires ? Ou bien pourra-t-on laisser une partie de ce service entre les mains des Sociétés de secours ?

La question est difficile, mais elle est surtout délicate, car on ne peut parler de l'avenir sans parler du passé, et c'est par un sentiment de réserve dont je le remercie que notre collègue militaire, M. Sarazin n'a pas voulu aborder le sujet des ambulances volontaires. Je suis plus à mon aise, bien que la tâche soit assez ardue encore, car mes critiques porteront sur une organisation que j'ai contribué à fonder, sur le fonctionnement d'ambulance que j'ai été appelé à diriger.

Un mot tout d'abord. Il y aurait injustice, il y aurait ingratitude à méconnaître les services réels, considérables, rendus à Sedan et sur la Loire par les ambulances que dirigeaient MM. Trélat, Tillaux, Sée, Ledentu, Després, Pamard, Ollier, Gayet et Doyon, Dron, etc, etc. Elles ont signalé leur présence et leur passage par d'immenses bienfaits ; moins que tout autre, je voudrais le nier ; mais il s'agit ici d'une situation anormale, d'une lutte continuée sans armée, et par conséquent sans ambulances militaires organisées, et, dans les conditions ordinaires, leurs services eussent été bien moindres encore. Je me suis trouvé, au contraire, à Metz, au milieu d'une armée régulière, et l'expérience m'a convaincu que les ambulances volontaires ne doivent pas avoir accès sur le théâtre de la guerre ; bien plus, qu'elles ne doivent pas, à l'avenir, être tolérées. Cette proscription, je ne saurais trop le répéter, ne doit point être interprétée comme un blâme, ni même comme une critique à l'égard de ceux de nos collègues qui, dans la dernière guerre, ont fait partie des ambulances volontaires ; mais quand nous avons à formuler les préceptes d'une organisation militaire, nous devons avoir en vue une armée régulière, fonctionnant régulièrement, que la fortune lui soit ou non favorable. Or, dans une pareille armée il n'y a pas, je le répète, place pour des ambulances volontaires. Elles ne peuvent, en effet, que s'y trouver dans deux conditions : ou elles seront annexées, incorporées à la chirur-

gie militaire et soumises aux ordres du commandement et du
chirurgien en chef de l'armée ; ou bien elles seront indépendantes du service de santé militaire, ne relevant du commandement que d'une manière générale, mais échappant à l'autorité du chirurgien en chef de l'armée et n'obéissant qu'aux ordres de la Société de secours, qui les a créées et qui les entretient. Eh bien ! dans l'un et l'autre cas, les inconvénients
surpassent les avantages.

Si l'ambulance sédentaire est incorporée à la chirurgie militaire, elle pas de raison d'être. En effet, si le médecin en chef
de l'armée a le droit de prendre à l'ambulance volontaire tout
ou partie de son personnel médical pour lui assigner des postes devenus vacants dans les hôpitaux d'arrière-ligne, dans
les ambulances divisionnaires ou des quartiers généraux, après
quelques jours, l'ambulance volontaire, dissociée, dispersée, se
sera évaporée. Si le médecin en chef n'a le droit de donner des ordres qu'à l'ambulance prise dans sa totalité et seulement par l'intermédiaire de celui qui la commande directement, il est facile de voir qu'on aura rarement l'occasion
d'occuper utilement, dans une armée active, un nombre im-
muable de médecins. Or, comme le médecin est utile par lui-
même, individuellement et en raison surtout de ses connaissances spéciales, il serait préférable que les membres de l'ambulance volontaire fussent individuellement engagés dans le
corps de santé militaire pour la durée de la guerre. Employés
suivant leurs aptitudes et suivant les besoins du service, ils
seront beaucoup plus utiles.

Si l'ambulance volontaire est libre, indépendante, comme l'a
été celle que les événements m'ont donné à diriger à Metz, les
inconvénients sont immenses. S'agit-il d'avoir des vivres ?
comme elle n'a rien à réclamer de l'intendance, elle sera à
chaque instant exposée à mourir de faim. En marche, n'ayant
pas de place dans les colonnes, elle sera toujours à l'arrière-
garde. Au campement elle ne saura où s'abriter, et, à peine se
sera-t-elle installée un peu au hasard, qu'elle sera délogée par
un corps de troupe auquel l'emplacement choisi par l'ambulance aura été assigné. Ne recevant pas d'ordres, elle ne pourra
réclamer des avis, et comme cela nous est plusieurs fois arrivé,
ce n'est que par le bruit éloigné du canon qu'elle apprendra

qu'une bataille s'engage. Faut-il ajouter à cela que si elle renferme des médecins, elle doit malheureusement renfermer des infirmiers, qu'à coup sûr il se glissera parmi eux des ivrognes et pis encore. Privé des moyens de répression sérieuse, le chef de l'ambulance devra ou fermer les yeux jusqu'à ce que le désordre soit intolérable ou faire appel au prévot, et, en signalant un coupable, il éveillera des soupçons sur tout le personnel. Ajoutons enfin, qu'à tort ou à raison, on se méfiera toujours dans l'armée d'un groupe indépendant, non militaire; et je ne saurais oublier qu'à une époque où l'on avait la monomanie de voir partout des espions, j'ai dû répondre quelquefois à de fâcheuses questions concernant le personnel inférieur de la première ambulance. — Mais, diront quelques personnes, beaucoup de médecins accepteront du service dans des ambulances volontaires et se refuseront à entrer temporairement dans les rangs de la chirurgie militaire. J'opposerai à cet argument une réponse nette qu'on me pardonnera de ne pas adoucir par des artifices oratoires. Ceux qui ne voient dans leur incorporation à une ambulance que le moyen d'échapper au service pénible des hôpitaux, de suivre de près les péripéties de la lutte, de faire à peu de frais un voyage toujours intéressant, surtout quand la victoire couronne nos efforts, et, comme compensation à quelques fatigues, d'attraper quelque bout de ruban rouge; ceux qui, redoutant les liens de la discipline, espèrent pouvoir agir à peu près à leur guise, ceux-là ne rendront que de faibles services, et leur concours est plus à redouter qu'à rechercher. Mais ceux qui veulent réellement être utiles, ceux que l'amour de la science, le dévoûment à la patrie et à l'humanité poussent vers le champ de bataille, ceux-là n'hésiteront pas à prendre du service dans les rangs de l'armée. J'ajouterai enfin que, même en tenant compte du légitime espoir que les faits dont la Société internationale de secours aux blessés militaires a donné le triste spectacle ne se reproduiront pas, on peut dire que les dépenses même légitimes amenées par la mise en activité et le fonctionnement temporaire des ambulances volontaires sont hors de toute proportion avec celles que nécessitent les ambulances de l'armée.

C'est parce qu'on ignorait l'état vrai des choses qu'on a cru pouvoir invoquer en faveur des ambulances volontaires l'exemple de l'Amérique. La commission sanitaire des Etats-Unis a rendu d'immenses services pendant la guerre de la sécession en fournissant des approvisionnements de toute nature, des moyens de transport; mais elle n'est pas intervenue directement dans le service médical. *Tous* les chirurgiens étaient commissionnés par la section médicale du ministère de la guerre (*Wards medical department*), et c'est le ministère qui a fait élever les 302 hôpitaux qui, sous tant de rapports, peuvent nous servir de modèles. Il en est de même en Prusse. Il n'y a sur le lieu même de la guerre que des chirurgiens incorporés dans la médecine militaire, et la première ambulance volontaire de Berlin, dirigée par Virchow, n'a eu d'autre rôle que celui de renvoyer en chemin de fer les blessés allemands.

Pour nous rendre compte du rôle que peuvent remplir les médecins civils, il faut apprécier exactement l'étendue et la nature des besoins. La guerre est commencée, une première bataille a lieu. Il faut sur le théâtre de la lutte des ambulances divisionnaires qui recevront les blessés pendant le combat, et qui, après leur avoir fait subir les opérations urgentes, après avoir pourvu aux premiers pansements, les expédient, à quelques kilomètres en arrière, sur des hôpitaux temporaires représentés jusqu'à présent, mais assez mal, par nos ambulances des quartiers généraux. Ici nous avons déjà à emprunter à la Prusse et à l'Autriche leurs hôpitaux de campagne. Quoi qu'il en soit et même en supposant cette partie du service réorganisée d'une manière convenable, il est évident que si l'on doit traiter sur place, dans ces hôpitaux temporaires, ceux des blessés qui ne peuvent subir un transport, les autres doivent être évacués en arrière de l'armée, car il faut rendre le plus tôt possible à leur liberté d'action un certain nombre de ces hôpitaux ambulants, en vue de batailles ultérieures. Si l'armée, avant cette première grande bataille s'est avancée assez loin sur le territoire ennemi, si elle est éloignée de sa base d'opération, ces évacuations de blessés auront à subir d'assez longs transports; ou bien si, après une première victoire, l'armée a poursuivi sa marche, le théâtre de la guerre se sera déplacé, et ces premiers hôpitaux temporaires, créés après la première bataille, ne se trouveront plus qu'assez loin en arrière de l'armée ; l'hôpital temporaire, l'hôpital de champ de bataille sera devenu un hôpital ordinaire, et le service pourra y être fait, sinon par des médecins civils étrangers à l'armée, du moins par des médecins appelés au service comme faisant partie de l'armée territoriale. Mais les autres blessés, ceux qui auront pu subir le transport auront été à cette époque transférés à l'intérieur même du pays, dans les villes situées le long du chemin de fer conduisant au théâtre de la guerre. Nous pouvons donc diviser en trois parties assez distinctes le service médical : 1° service sur le théâtre de la guerre ou de première ligne ; 2° service sur le territoire intermédiaire entre l'armée active et la mère-patrie, si la guerre se fait à l'étranger, ou entre l'armée active et l'intérieur du pays, c'est-à-dire là, sur le territoire primitivement occupé par l'armée ; 3° services dans les hôpitaux de l'intérieur.

Le service médical, sur le théâtre même de la guerre, doit être fait par des médecins militaires en service actif et permanent, assistés d'un certain nombre de médecins de la réserve, qui devront surtout trouver place dans les hôpitaux ambulants des corps d'armée.

Le service sur le territoire intermédiaire comprend le service des évacuations par chemin de fer, les établissements que l'on appelle en Allemagne *hôpitaux d'étapes*. Les hôpitaux temporaires sont le plus souvent institués par les soins du corps de santé et de l'administration militaire, car ils sont créés dans des petites villes et même dans des villages. Ils doivent surtout être desservis sinon par des chirurgiens militaires, du moins par des médecins de la réserve et être dirigés par un médecin militaire du service actif, car là aussi le service est autant militaire que médical. Il faut, à chaque instant, pouvoir apprécier si tel soldat de passage peut continuer sa route; si tel blessé faisant partie d'un convoi d'évacuation peut sans danger être transféré plus loin ; il faut surtout décider si tel soldat, reçu dans l'hôpital d'étapes, est en état de pouvoir être mis en route pour aller rejoindre son corps et reprendre du service. Les petits hôpitaux ne reçoivent pas seulement des malades, mais aussi des hommes fatigués, qui ne tarderaient pas à être de véritables malades si on ne leur accordait quelques jours de repos.

Le long de la ligne suivie par les convois de troupes allant à l'armée active ou en revenant, il se trouve des villes plus ou moins importantes possédant des hôpitaux ordinaires transformés en hôpitaux militaires. L'augmentation du personnel nécessitée par cette transformation peut être effectuée par l'adjonction de médecins civils ; mais, ainsi que je le dirai tout à l'heure, la direction générale doit toujours être entre les mains du commandement et de la chirurgie militaires.

A l'intérieur du pays, il faut ou transformer en hôpitaux militaires les hôpitaux civils préexistants ou créer des hôpitaux temporaires. Leur création, leur administration économique peut être laissée, soit aux municipalités, soit aux Sociétés de secours. Ici se place la grave question de ces Sociétés, et le rôle qui peut leur être dévolu.

Il ne faut point juger de l'avenir par le passé. Ainsi que je l'ai montré dans un livre sur la chirurgie militaire, la Société de secours aux blessés militaires était tombée entre les mains de personnes étrangères aux choses de la guerre aussi bien qu'à celles de la médecine, et qui oublièrent trop que des intentions pures et un titre nobiliaire ne suffisent pas pour donner par intuition des connaissances qu'on n'acquiert que par le travail, l'étude et l'expérience. J'ai eu le chagrin de voir les ressources immenses mises à la disposition de cette Société par la charité nationale employées d'une façon trop souvent regrettable et l'on a le droit de s'étonner qu'un compte-rendu sérieux et détaillé des dépenses faites n'ait pas encore été publié. Si ces faits devaient se reproduire, il n'y aurait qu'un vœu à émettre, ce serait l'interdiction absolue de pareilles Sociétés ; mais on peut compter que là aussi la vigilance de l'autorité amènera d'indispensables réformes. Nous pouvons donc supposer qu'il s'agit de Sociétés composées de personnes compétentes, soucieuses d'une bonne gestion des sommes remises entre leurs mains par la charité publique pour une mission définie : quel sera le rôle de ces Sociétés ?

Il est de toute évidence qu'elles ne peuvent intervenir dans le choix et la direction du personnel médical. On ne fait rien en temps de guerre qu'avec l'unité, et il est indispensable que le directeur suprême du service de santé militaire doive pouvoir répartir suivant les besoins le personnel médical, même celui qui comprend des médecins civils que nul lien légal ne rattache au service militaire. Il en est de même des hôpitaux, c'est à l'administration à spécifier les villes, les villages où ils doivent être élevés ; mais elle peut laisser aux municipalités, aux Sosiétés particulières le soin de les faire construire et même de les approvisionner.

Le rôle des Sociétés composées de gens du monde peut être seulement de réunir des fonds et des dons en nature, de créer des dépôts d'approvisionnements mis à la disposition de l'autorité militaire. L'Etat doit aux soldats valides et blessés le nécessaire ; les Sociétés déléguées par la charité publique peuvent lui donner le superflu : vêtements chauds, fruits, tabac, légumes frais, conserves alimentaires et tout ce qui peut augmenter le bien-être du blessé et accélérer sa convalescence.

Les municipalités peuvent remplir le même rôle que les Sociétés de secours, mais, je le répète, le service médical doit ressortir toujours et partout du contrôle de la chirurgie militaire, qui a la responsabilité de la santé et de la vie du soldat. Ici nous devons faire une distinction entre les hôpitaux civils, recevant temporairement des blessés et des malades de l'armée, et les hôpitaux de nouvelle création. Un hôpital préexistant a son service médical et administratif organisé, c'est à l'autorité militaire à le prendre tel qu'il existe ; elle ne doit point avoir le droit de récuser les médecins déjà attachés à l'établissement. Tout ce qu'elle peut et doit faire, c'est d'y adjoindre un officier chargé de veiller au maintien de la discipline, et de charger un médecin militaire de visiter de temps en temps l'hôpital pour désigner, de concert avec ses confrères civils, les convalescents capables de reprendre du service.

Il n'en est pas de même pour les hôpitaux créés temporairement dans le but précis et unique de recevoir des militaires blessés ou malades. Les municipalités ou les Sociétés ne doivent avoir que le droit de présentation à l'égard du personnel médical ; et le médecin militaire en chef de la circonscription dans laquelle se trouve l'hôpital nouveau doit avoir le droit de récusation à l'égard des médecins présents. Le passé suffit à montrer l'importance et la nécessité de ce droit de récusation, qui existe, du reste, dans l'organisation prussienne. Ici encore, le passé de la Société internationale de secours nous montre les dangers à éviter, car nous avons vu placés à la tête de services hospitaliers, des médecins étrangers n'ayant même pas droit à l'exercice de la médecine, des pharmaciens français et même de simples particuliers ayant acquis, il est vrai, quelques vingt ans auparavant, le titre de docteur en médecine, mais qui depuis cette époque n'avaient pas pratiqué. Or, ce n'est pas à des médecins qu'il est nécessaire de montrer que le titre de docteur ne prouve pas *ipso facto* que celui qui le possède a les connaissances et l'expérience nécessaires pour diriger en chef un service de chirurgie.

Pour me résumer, je dirai que si, en temps de guerre, la chirurgie militaire doit se fortifier du concours d'un grand nombre de médecins civils, il faut que tous ces médecins, sauf ceux qui appartiennent à des hôpitaux préexistants, soient agréés par l'autorité médicale militaire, et que la direction générale de tout le service de santé annexe doit appartenir au service de santé militaire.

On ne crée pas de toutes pièces et en quelques jours une organisation aussi compliquée : il faut, de toute nécessité, qu'on sache d'avance quelles sont les ressources dont on pourra disposer. Sur ce point, comme sur beaucoup d'autres, malheureusement, nous pouvons suivre l'exemple de la Prusse.

Là, chaque année, le chef de service médical militaire de chaque circonscription militaire adresse une circulaire aux médecins civils de sa circonscription. Chacun d'eux indique si, en cas de guerre, il serait disposé à prendre du service actif, à être attaché à un hôpital temporaire, dans la ville qu'il habite ou dans telle autre ville ; s'il préfère un service de médecine ou de chirurgie, soit comme médecin en chef, soit comme médecin adjoint.

Le médecin militaire en chef concentre ces renseignements, s'enquiert de la situation, des capacités, des aptitudes de tous ceux qui font des offres de service ; on sait d'avance le rôle qu'on pourra leur confier ; mais on sait de plus que telle ville offrira en personnel des ressources pour créer un ou plusieurs hôpitaux, et, qu'au contraire si, dans telle autre ville, on créait un hôpital, il ne pourrait fonctionner qu'à la condition de puiser le personnel médical dans les cadres de la chirurgie militaire active ou de la réserve. De cette façon, on n'est point pris au dépourvu, on ne marche pas au hasard. Nous avons pu voir les dangers de l'improvisation. Ne retombons pas dans les fautes du passé, et émettons le vœu que l'autorité militaire, après avoir réorganisé sur ses légitimes bases la chirurgie d'armée, organise par avance le service annexe pour le temps de guerre, qu'elle fasse appel au dévoûment des médecins civils ; et, en protégeant ainsi la vie de nos soldats blessés et malades, elle aura bien mérité des familles françaises, de la patrie et de l'humanité.

III.

RÉORGANISATION DU SERVICE DE SANTÉ MILITAIRE

Par M. le docteur JUDÉE.

§ 1. — *Nouveau mode de recrutement des médecins militaires.*

Malgré tous les procédés plus ou moins ingénieux imaginés jusqu'à ce jour, le recrutement des médecins militaires a toujours été très-difficile. Grâce au service obligatoire, nous allons indiquer un nouveau moyen de les recruter, qui permettra de s'en procurer un aussi grand nombre qu'on voudra et sans qu'il en coûte une obole à l'État.

Tous les étudiants en médecine du même contingent qui seraient pourvus au moment du tirage d'une première inscription de médecine commenceraient à servir, pendant leurs deux premières années, comme *aides-panseurs ou élèves de santé militaire.* Seulement ils ne feraient ce service qu'en temps de guerre ou bien de *mobilisation annuelle,* c'est-à-dire pendant les un ou deux mois de *grandes manœuvres* auxquelles le gouvernement sera obligé de se résoudre pour l'armée active, dans un avenir plus ou moins rapproché. Ce temps serait consacré à les mettre au courant du service des ambulances en campagne.

Au bout de ces deux premières années de service, tous subiraient un premier examen à la suite duquel, en cas de réception, ils seraient nommés sous-aides. Tant qu'ils ne seraient pas reçus *docteurs*, ils serviraient comme sous-aides, mais encore uniquement en temps de guerre ou bien pendant les deux mois de mobilisation. Quant à ceux qui auraient échoué à cet examen, ils continueraient à faire leurs trois dernières années de service actif, comme élèves ou, en cas de refus, comme simples soldats de l'armée active. Seulement, ainsi que leurs collègues plus heureux, ils ne seraient appelés au service qu'en temps de guerre ou bien pendant les deux mois de mobilisation.

Les sous-aides, une fois reçus docteurs en médecine, passeraient un dernier examen qui, convenablement subi, conférerait à ceux qui manifesteraient le désir de continuer à rester attachés à l'armée active le grade *d'aide-major titulaire* ; à ceux qui demanderaient à la quitter, le grade d'*aide-major auxiliaire* avec lequel ils passeraient dans la réserve. Ceux qui auraient été refusés à ce dernier examen passseraient aussi dans la réserve, mais seulement à titre de *sous-aides auxiliaires*.

Afin d'éviter autant que possible des déplacements inutiles, les élèves en médecine seraient incorporés, toutes les fois que les exigences du service le permettraient, dans les ambulances des corps d'armée tenant garnison dans le *cercle militaire* où se trouve la ville qu'ils ont choisie pour y faire leurs études.

Enfin, comme complément à tout ce qui précède, dans le but de ne porter aucune atteinte à leurs études par suite de leur incorporation à l'armée active, tous les ans, les cours des Facultés seraient interrompus pendant toute la durée de la mobilisation ; lorsque la guerre surviendrait, pendant toute sa durée.

§ 2. — *Réorganisation du service de santé militaire.*

La nouvelle organisation du service de santé militaire que nous allons exposer repose sur ce principe, pour lequel nous combattons depuis si longtemps et qui, grâce à nos malheurs, tend à prendre racine en France : c'est que l'armée doit être organisée en tout temps de manière à passer du jour au lendemain de l'état de paix à l'état de guerre.

Dans ces conditions, la *brigade* devenant forcément l'unité militaire, aussi bien au point de vue administratif que tactique, serait pourvue de tous les services dont elle aurait besoin pour fonctionner régulièrement, et entre autres, d'un *service sanitaire*.

Mais avant d'aller plus loin, disons tout d'abord qu'en raison de la loi sur le service obligatoire telle qu'elle vient d'être votée, sous le nom générique de *brigade*, nous n'entendons pas seulement parler de la brigade active, mais encore de celles qui dorénavant doivent lui venir en aide, et qui sont la brigade de réserve et celle de l'armée territoriale. Notre service de santé sera donc organisé de telle sorte qu'en cas de nécessité il puisse suffire tout à la fois aux besoins de la brigade active, de réserve et même de l'armée territoriale.

En temps de paix, le service de santé de brigade serait fait seulement par trois *compagnies sanitaires* dont la réunion constituerait le *bataillon sanitaire*. En temps de guerre, il y aurait trois de ces bataillons : le précédent ou bataillon actif de santé, le bataillon de réserve et celui de l'armée territoriale. Le tout serait placé sous les odres d'un médecin en chef, assisté d'un second.

Le personnel médical de chaque compagnie sanitaire, constituant en temps ordinaire *l'ambulance sédentaire* ou *infirmerie*, se composerait : d'un médecin-major de 1re classe, d'un second de 2e classe, de deux aides-major, de deux infirmiers-major, de quatre sergents infirmiers et de huit caporaux. Le service administratif serait représenté par deux officiers d'administration, deux gardes de santé, dont un en premier, ces derniers ayant pour aides les sergents d'infirmeries.

Les corps des *infirmiers-brancardiers* jouent dans ces conditions principalement le rôle d'infirmiers et d'hommes de corvée, et les hommes en traitement à l'*infirmerie* constitueraient le personnel proprement dit de cette compagnie.

Dans le cas où les trois compagnies du bataillon sanitaire actif, les seules appelées, ainsi que nous l'avons dit en commençant, à fonctionner en temps de paix pour une brigade, seraient insuffisantes eu égard aux besoins du service, une ou un plus grand nombre d'entre elles seraient divisées en deux parties égales, de manière à former deux *sections d'infirmerie*, — chaque section ne se composerait donc plus que d'un médecin-major, d'un aide-major, d'un officier d'administration, d'un garde de santé, de deux sergents, de quatre caporaux et de huit infirmiers-brancardiers.

M. Lefort, dans son ouvrage sur la médecine militaire, organise aussi son service de santé militaire en compagnies et bataillons sanitaires. Malgré cela, nous ne nous regardons pas comme un plagiaire, attendu que ce n'est pas d'aujourd'hui que nous avons émis cette idée pour la première fois, puisqu'elle se trouve déjà exprimée dans un travail sur ce sujet, publié avant la désastreuse campagne de 1870-71, par la *France militaire*.

En temps de guerre ou de grandes manœuvres, au lieu de trois compagnies, le bataillon sanitaire se composerait de six compagnies. Il en résulterait encore le dédoublement de tout le cadre des compagnies sanitaires et, par suite, une insuffisance de personnel, surtout de personnel médical.—On remédiera à ce manque de personnel, en comblant immédiatement les vides causés par le départ des médecins titulaires avec des *sous-aides* et des *élèves*, recrutés d'après le procédé que nous avons indiqué lorsque nous avons traité la question du recrutement des médecins militaires. Les sous-aides seraient au nombre de trois par compagnie sanitaire, les élèves au nombre de quatre. Nous posons en principe que tout ce qui est soin doit être donné aux malades et aux blessés par le médecin et ses aides et non par des infirmiers, ainsi que cela se passe aujourd'hui. Voilà une des raisons pour lesquelles nous avons introduit des élèves et des sous-aides dans le personel médical de nos ambulances en temps de guerre et même de nos grandes manœuvres.

Quant aux infirmiers et caporaux, qui pourraient manquer, ils seraient pris parmi ceux qui ont terminé leurs deux années de service comme simples infirmiers-brancardiers, parmi les étudiants en médecine qui n'ont pas pu obtenir le titre de sous-aide ; enfin, si ce n'était pas suffisant, parmi les jeunes soldats qui, ayant fait leurs deux premières années de service, auraient quelques raisons plausibles à faire valoir pour ne pas continuer à servir dans les bataillons de guerre.

En définitive, en temps de guerre ou de grandes manœuvres, le bataillon sanitaire de la brigade active, au lieu de trois compagnies comme en temps de paix, en comporterait six ; chacune de ses compagnies, formant une ambulance, se composerait, sans compter les blessés ou malades, d'un médecin-major, d'un aide-major, de trois sous-aides, de quatre élèves, d'un officier de détail ou d'administration, d'un garde de santé, d'un infirmier-major, de deux sergents, de quatre caporaux et de seize infirmiers-brancardiers au moins, sinon le double.

Les bataillons de santé de la réserve et de l'armée territoriale, à six compagnies ainsi que celui de première ligne, seraient organisés identiquement de la même manière. Seulement leurs cadres, sauf en ce qui concerne les élèves et la plupart des sous-aides, recrutés de la même façon que ceux du bataillon actif, seraient complètement fournis par la réserve et l'armée territoriale. Ces bataillons, du reste, ne fonctionneraient jamais qu'en temps de guerre. Dans ces conditions, le bataillon de réserve, en attendant sa complète réorganisation, viendrait provisoirement s'installer dans les locaux laissés vacants par l'entrée en campagne du premier bataillon sanitaire. Quand son ordre de départ serait arrivé, il les quitterait à son tour pour les laisser au troisième bataillon ou bataillon de l'armée territoriale, qui s'empresserait de venir les occuper définitivement.

En temps de paix, le service de santé de campagne sanitaire se ferait dans des locaux spécialement affectés à cet usage, dont l'ensemble serait désigné sous le nom d'ambulance sédentaire ou tout simplement d'infirmerie.

Ces locaux seraient pris autant que possible dans les bâtiment consacrés actuellement aux hôpitaux militaires, mais en raison des inconvénients très-graves qu'entraîne un encombrement considérable de malades ou de blessés dans les mêmes lieux, nous tiendrions beaucoup à ce qu'on réunisse ensemble le moins possible d'infirmeries ; trois nous paraissent déjà beaucoup. Les locaux d'une infirmerie, en général, se-

raient : une ou plusieurs salles de blessés situées de préférence à l'entresol, une ou plusieurs salles de fiévreux, une
troisième pour les vénériens, et enfin une dernière pour les
galeux ou bien les sujets atteints d'affections herpétiques.

Les dépendances comporteraient la salle des conférences,
servant aussi de salle d'opérations, la cuisine, la pharmacie,
la salle de bains et enfin le logement des sous-officiers et infirmiers.

La salle ou les salles de blessés seraient assez grandes pour
en contenir de 35 à 40 ; celle des fiévreux autant ; la salle
des vénériens et des galeux, chacune de 25 à 30 malades,
enfin, le logement des infirmiers le même nombre d'hommes.
L'officier comptable aurait aussi son logement ou tout au
moins une ou deux pièces pour y installer son bureau. Il va
sans dire que la répartition des salles pourrait être changée
en raison des besoins du service, de façon à suffire à toutes les
éventualités qui pourraient se présenter.

La cuisine serait garnie d'un fourneau pourvu au moins de
trois marmites : deux grandes et une petite. La plus grande
servirait à faire du bouillon, la seconde à chauffer l'eau nécessaire aux bains et aux soins journaliers de propreté de l'infirmerie; la plus petite à la préparation des aliments spéciaux
exigés par l'état général de certains malades.

La tisanerie aurait aussi un fourneau affecté à l'exécution
des différentes préparations pharmaceutiques pour lesquelles
l'intervention de la chaleur est indispensable. Quant à la
pharmacie, elle serait organisée de manière à suffire au nouveau genre de service qu'elle serait dorénavant appelée à
rendre. Il en serait de même pour les salles de bains qui sont
actuellement, d'ordinaire, si mal agencées qu'on ne s'en sert
qu'en cas d'absolue nécessité.

En temps de guerre ou de grandes manœuvres, l'ambulance
s'établirait là où elle pourrait ou bien dans les locaux qui lui seraient désignés par l'autorité militaire. Le jour d'une affaire,
du reste, elle se diviserait en deux sections : l'ambulance *volante* et l'ambulance proprement dite : l'ambulance *volante*, établie tout près du lieu du combat, serait appelée à donner les premiers soins aux blessés et à les mettre autant que possible à
l'abri des projectiles ennemis, en attendant leur enlèvement

au moyen des voitures de l'ambulance. L'ambulance proprement dite, installée beaucoup plus loin, mais alors d'une manière fixe, les recevrait tous en dernier lieu et les soignerait tant que leur transport sur les infirmeries de brigade, tenues par les bataillons sanitaires de l'armée territoriale, serait jugé dangereux pour eux.

En tout temps, le médecin en chef de brigade, aidé de son second, serait chargé de la haute direction, de la surveillance de l'ensemble de ce service et de tout ce qui s'y rapporte. De plus, assisté de son conseil, il déciderait en dernier ressort sur toutes les difficultés qui pourraient se produire à propos du recrutement, réformes, retraites, congés, convalescence, etc., etc.

En garnison, le service de santé d'infirmerie serait fait alternativement par le médecin major de 1re classe et celui de 2e classe. Les aides-major seraient chargés chacun à leur tour du service de *semaine* et de celui de *visite*.

L'aide-major de *semaine* destiné à remplacer le médecin de troupe, complètement supprimé par notre nouvelle organisation du service de santé militaire, ferait la *visite* dans les quartiers dont l'infirmerie doit recevoir les malades. Il y enverrait ceux qu'il jugerait le plus gravement atteints, et administrerait, séance tenante, à ceux qui ne seraient qu'indisposés, les médicaments dont ils pourraient avoir besoin. Ces médicaments seraient enfermés dans une armoire placée dans la salle où il passerait la visite. Préposé, en outre, au service des isolés, il serait appelé à leur donner les premiers secours toutes les fois qu'un accident leur surviendrait. Enfin, il serait chargé à la fois du *service de place* et de celui que, dans les hôpitaux civils et militaires, on désigne sous le nom de *service de garde*.

L'aide-major de *visite* ferait le service de la pharmacie, assisterait le médecin traitant, enfin il le remplacerait chaque fois que ce dernier serait absent.

Lorsqu'il y aurait lieu de faire une opération à l'infirmerie, les quatre médecins devraient y assister et concourir, chacun en ce qui le concerne, à sa réussite.

Les infirmiers majors sortant de la classe des commis aux écritures, comme du reste les sergents infirmiers, seraient employés chacun aussi à leur tour au service des salles ou bien à celui de la pharmacie. L'un tiendrait le cahier de visite, l'autre celui de la pharmacie.

Les sergents seraient préposés au service de la cuisine, de la tisanerie, de la lingerie. Chacun d'eux serait aidé par deux caporaux et un certain nombre d'hommes de corvée. Quant aux caporaux restants, ils seraient employés au service de garde.

Ainsi qu'on l'a déjà vu, les infirmiers-brancardiers et les hommes en traitement à l'infirmerie représenteraient les éléments consécutifs de la compagnie. Quand le chiffre des malades dépasserait le nombre d'hommes qu'une infirmerie doit recevoir, les malades en trop seraient envoyés à l'hôpital civil et non plus aux hôpitaux militaires, puisque, d'après notre organisation, ces derniers, qui ne sont autres que de petits hôpitaux, sont destinés à complètement les remplacer. Il en serait encore de même lorsque les moyens thérapeutiques dont peut disposer une infirmerie seraient déclarés insuffisants ; et encore, pour que cette clause fût reconnue valable, faudrait-il que cette insuffisance fût admise à la fois par les deux médecins traitants.

Lorsqu'un homme viendrait à mourir, si son corps ne pouvait pas être conservé à l'infirmerie, comme cela arrivera nécessairement dans toutes celles qui seront installées autre part que dans les bâtiments affectés actuellement aux hôpitaux militaires, il serait transporté à l'hôpital civil, où l'enterrement aurait lieu. Là, enfin, où les locaux ne seraient pas disposés pour recevoir des officiers, en cas de maladie, les officiers seraient soignés à leur gré chez eux ou bien à l'hôpital civil.

Les prestations en nature auxquelles auraient droit les hommes en traitement à l'infirmerie seraient délivrées par l'officier comptable d'après les demandes faites sur les cahiers de visite par le médecin traitant. Ce cahier jouerait en comptabilité le même rôle que les *situations* fournies chaque jour par les commandants de compagnie. Les allocations en chauffage et éclairage se feraient conformément à la méthode actuellement en usage, seulement elles seraient nécessairement proportionnées aux nouveaux besoins de ce service.

Quant aux dépenses éventuelles occasionnées par cette nouvelle organisation des infirmeries, elles seraient payées au moyen de la *masse générale d'entretien* de la compagnie.

Enfin, en attendant de nouvelles études sur la literie, celle qui manquerait pourrait être fournie par les lits militaires. Ces fournitures seraient au nombre de 150 à 200 par infirmerie, de 60 à 100 par section d'infirmerie.

Les médicaments continueraient à être délivrés par les réserves des médicaments, les *seuls endroits où nous comprenions la nécessité des pharmaciens militaires* ; mais, au lieu de n'être distribués comme aujourd'hui que tous les trois mois ils le seraient toutes les fois que le médecin en chef de l'infirmerie en ferait la demande. Ce médecin ne serait pas non plus obligé de se renfermer d'une façon absolue dans les limites prescrites par le règlement. Il aurait le droit d'en prendre les quantités dont il croirait avoir besoin, pourvu que plus tard il pût en justifier l'emploi.

Nous venons d'examiner comment, en temps ordinaire, le service de santé d'une brigade quelconque fonctionnerait : nous allons étudier maintenant en quelques mots de quelle manière il le ferait, d'abord en temps de mobilisation ou de grandes manœuvres, ce qui est la même chose pour nous, et enfin en temps de guerre.

A l'époque des grandes manœuvres, le bataillon sanitaire actif serait immédiatement reconstitué au grand complet, mais trois compagnies sanitaires seulement partiraient pour représenter les ambulances actives en temps de guerre, les trois autres resteraient, de manière à constituer les ambulances sédentaires que, comme on le sait, nous désignons plus généralement sous le nom d'infirmeries. Il n'en serait nullement ainsi pour les ambulances de la réserve et celles de l'armée territoriale, qui ne seraient appelées à se réunir que très-rarement et seulement dans le but de constater que, au besoin, elles pourraient, sans aucune difficulté, entrer en campagne.

En temps de guerre, toutes les ambulances actives se mettraient en marche en même temps que la brigade à laquelle elles appartiendraient, emmenant avec elles tout leur matériel de campagne. Ce matériel serait transporté par une *section du train* qui leur serait spécialement affectée. Je ne veux pas ici décrire ce matériel, cela nous conduirait beaucoup trop loin. Mais je tiens à faire savoir, dès aujourd'hui, que divisé en autant de portions semblables qu'il y a d'ambulances, il ne resemblerait en rien à celui actuellement en usage, bon tout au plus pour les guerres fantaisistes d'Afrique, mais nullement approprié à une guerre européenne. La garde de ce matériel serait confiée au garde de santé ou garde-magasin, choisi parmi les infirmiers majors les plus méritants ; la position de ce garde dans l'armée serait équivalente à celle du garde d'artillerie ou bien du génie. Il serait aidé dans ses fonctions, ainsi que nous l'avons dit en commençant, par les sergents infirmiers d'ambulance.

Le jour de la première action arrivée, on tâcherait de n'employer que la moitié de ces ambulances actives qui resteraient établies près du lieu du combat tant que ses blessés ne seraient pas transportables sur les dépôts ou infirmeries de la réserve ; l'autre moitié continuerait à suivre l'armée, suivant les circonstances, soit dans son mouvement en avant, soit dans son mouvement de retraite. Quand la première moitié aurait terminé son évacuation de blessés sur les différents établissements hospitaliers de l'intérieur, elle viendrait remplacer la deuxième moitié du bataillon sanitaire actif, de façon à permettre à cette dernière de procéder comme elle viendrait de le faire.

Dans le cas où le bataillon sanitaire actif serait entièrement employé dans une première affaire, le bataillon sanitaire de réserve de la même brigade, qui ne devrait jamais se tenir à une trop grande distance de l'armée d'opération, viendrait à son secours et se mettrait en devoir de remplacer la portion d'ambulance active qui manquerait, de façon à devenir à son tour de *première ligne*, et ainsi de suite tant que la guerre durerait.

Tout ce que nous venons de proposer serait, nous le savons bien, parfaitement impossible sans la Convention de Genève ; mais avec elle nous n'y voyons pas la moindre difficulté.

Le service journalier d'ambulance s'exécuterait en campagne à peu près de la même façon qu'en temps de paix ; seulement, les jours de combat, les ambulances de première ligne enverraient leurs aides-majors, secondés par un sous-aide et deux élèves, présider à l'enlèvement immédiat des blessés de la portion du champ de bataille occupée par la brigade dont elles feront partie. Ce médecin et ses aides les feraient placer ensuite dans un endroit autant que possible à l'abri des projectiles ennemis, et là, ils leur donneraient les premiers soins, en attendant qu'ils puissent être transportés de cette espèce d'ambulance provisoire à l'ambulance définitive située un peu plus loin. Quant à l'enlèvement des blessés du champ de bataille, il serait effectué par l'intermédiaire de tous les infirmiers-brancardiers, placés à cet effet sous les ordres d'un nombre suffisant de sergents et de caporaux infirmiers. En procédant ainsi, on parviendrait peut-être à empêcher complètement les combattants de quitter la lutte sous prétexte de porter secours à leurs camarades, ce qui serait de la dernière importance.

Considérant la *brigade* comme l'unique base de toute organisation sérieuse de l'armée, on comprendra comment il se fait que nous n'admettions pas les *ambulances de divisions*; nous comprenons cependant parfaitement la nécessité de la centralisation des services sanitaires en raison des renseignements à fournir au général en chef, et, par suite, au gouvernement, et nous demandons des médecins de division et même de corps d'armée, mais en nombre restreint et n'ayant d'autres fonctions que celles que nous venons d'indiquer.

Toute cette partie de la question a, du reste, selon nous, pour le moment, une importance secondaire, et il nous semble qu'il sera assez temps de s'en préoccuper lorsque nous saurons quelle est la base définitivement acceptée par l'Assemblée pour la réorganisation du service de santé militaire.

IV.

DESCRIPTION D'UN BRANCARD-LIT POUVANT RENDRE DES SERVICES EN CAMPAGNE DANS LES RECONNAISSANCES DE CAVALERIE ;

Par le docteur BEDOIN, médecin aide-major au 3e hussards.

Il est, en campagne, un certain nombre de circonstances dans lesquelles un régiment de cavalerie peut être employé à des reconnaissances assez lointaines pour l'éloigner du corps d'armée ou de la division dont il fait partie, et par suite pour le placer plus ou moins longtemps en dehors du rayon desservi par les ambulances régulières (1). Dans de telles conditions, il faut chercher à suppléer au défaut des ressources normales. C'est là le but de l'appareil que j'ai l'honneur de soumettre, au Congrès médical de Lyon, et dont je lui envoie un petit modèle (réduction au quart).

Il se compose essentiellement : 1° de deux montants cylindriques en fer creux, formés chacun de deux parties ajustées bout à bout. Ils ont tout au plus deux centimètres et demi de diamètre et deux mètres cinq centimètres de longueur ; 2° de deux traverses également en fer creux ayant deux centimètres de diamètre, et destinées à maintenir entre les deux montants un écartement de soixante-dix centimètres ; 3° d'une sorte de sangle en très-forte toile, ayant quatre centimètres de largeur et dix mètres et demi de longueur, qui, passée dans des espèces d'œillets solidement adaptés de distance en distance au côté interne des montants et lacée de manière à former en s'entre-croisant une série de losanges réguliers, constitue le plancher élastique du brancard-lit ; 4° de quatre bâtons cylindriques en chêne, d'un diamètre de trois centimètres et

---

(1) Le 3e régiment de hussards s'est trouvé, au mois de janvier 1871, dans ces conditions : c'est même ce qui m'a amené à imaginer et à faire construire l'appareil dont il va être question.

d'une longueur d'un mètre, pouvant être engagés dans des anneaux que porte chaque montant et servir à soulever et porter l'appareil ; 5° enfin de quatre pieds cylindriques en fer creux de deux centimètres et demi de diamètre, susceptibles d'exhausser l'appareil de quarante centimètres au-dessus du sol.

I. Ainsi que je l'ai dit, chaque montant est formé de deux tronçons ajustés bout à bout.

Celui qui doit correspondre à la moitié supérieure du corps du blessé à transporter présente trois parties à décrire : les deux extrémités et sa partie moyenne (voyez fig. 1 et 2).

L'extrémité libre ou céphalique AB, longue de vingt-un centimètres, au lieu d'être le prolongement en ligne droite de la portion horizontale qui vient après, fait au contraire avec elle un angle de cent quarante degrés, de façon à constituer une sorte de branche montante, terminée en haut et en dedans en A, par une espèce de boucle ou d'œillet (A, fig. 2) en fer très-solidement fixé, et dont l'épaisseur peut être de un demi-centimètre. La longueur de cet œillet doit être d'un peu plus de quatre centimètres.

La partie moyenne BC, horizontale, longue de un mètre, présente, vers le point B, où naît la branche montante, un trou, t, dirigé de bas en haut, et destiné à recevoir l'extrémité supérieure du pied correspondant. A dix-sept centimètres de là, en b, (voir fig. 2), au côté interne, se trouve un œillet exactement semblable à celui décrit ci-dessus, et qui termine la branche montante. Un second œillet est placé en c, à trente-deux centimètres de celui-ci et un troisième en d, à la même distance de ce dernier. A quarante centimètres du trou t, où doit s'engager l'un des pieds de devant de l'appareil, se trouve, à la partie inférieure du montant, et regardant un peu en dedans, c'est-à-dire du côté où sont adaptés les œillets ci-dessus décrits, une espèce d'anneau en fer (fig. 1), mesurant trois centimètres et demi de diamètre intérieur et fixé dans un plan perpendiculaire à l'axe de la hampe.

L'extrémité articulaire CD, (fig. 1 et 2), horizontale comme la partie moyenne, dont elle est la continuation, est longue de dix centimètres, et présente un diamètre un peu moindre que celui de cette partie, de manière à pouvoir être logée dans l'extrémité correspondante de la deuxième portion du montant. Elle porte vers son milieu un petit trou T, verticalement percé, qui doit coïncider avec un trou analogue percé dans l'extrémité avec laquelle elle doit s'articuler, afin qu'il soit possible d'y engager une cheville qui assure la solidité de l'adaptation.

Le second segment du montant est entièrement rectiligne (voir fig. 3)

L'extrémité articulaire E F, creusée en manchon, mesure la même longueur que l'extrémité articulaire correspondante du premier tronçon, c'est-à-dire dix centimètres. Vers sa partie moyenne, elle est percée verticalement d'un trou T, dont j'ai indiqué tout à l'heure l'usage. Son diamètre extérieur est de vingt-huit millimètres et son diamètre intérieur de vingt-quatre millimètres, ce qui donne deux millimètres pour l'épaisseur des parois de cette espèce de manchon.

A la limite même de ce manchon, en F, le montant reprend son diamètre primitif, de deux centimètres et demi, et le conserve dans tout le reste de sa longueur FG, qui est de soixante-dix centimètres.

A douze centimètres du point F, où finit l'extrémité articulaire que j'ai décrite tout à l'heure, se trouve, en f, un œillet en tout semblable à ceux ci-dessus mentionnés, et trente-six centimètres plus loin, il en existe encore un situé en g, tout à fait au bout du montant. De plus, en cet endroit est percé verticalement un trou t, destiné à recevoir l'extrémité supérieure du pied correspondant. Enfin, à une distance d'environ quarante centimètres de ce trou et à la partie inférieure et interne, est adapté solidement un anneau en fer K, tout à fait pareil à celui qui est situé sur le premier segment du montant.

II. Les deux traverses chargées d'assurer au brancard-lit une largeur de soixante-dix centimètres s'articulent non pas directement avec les montants que je viens de décrire, mais avec les pieds ou supports qui s'y adaptent, ce qui remplit le même objet. A cet effet, elles ont une longueur totale LM (voir fig. 4) de soixante-quinze centimètres, mais à chaque bout, sur une étendue de trois centimètres, leur diamètre est réduit à un centimètre, et leurs extrémités lm sont munies d'un pas de vis. On peut ainsi les engager dans les trous percés à

la partie supérieure des pieds et les y assujettir au moyen
d'écrous appropriés.

III. La sangle destinée à être passée dans les divers œillets
dont sont munis les deux montants, doit être en toile très-
forte, ainsi que je l'ai dit, et avoir quatre centimètres de largeur et dix mètres et demi de longueur.

IV. Je n'ai rien à ajouter à ce que j'ai indiqué plus haut
pour ce qui concerne les bâtons en bois.

V. Les quatre pieds NO (fig. 5), destinés à supporter le
brancard-lit quand il est placé à terre doivent l'exhausser de
quarante centimètres au-dessus du sol. En réalité, ils mesurent
quarante-trois centimètres de long et sont terminés à la partie
inférieure O par un renflement servant à affermir l'équilibre
de l'appareil en élargissant ses points d'appui. A quatre centimètres et demi de leur extrémité supérieure est percé hori-
zontalement un trou P, où l'on peut engager l'une des extrémités de chaque hausse, sur laquelle on visse ensuite l'écrou
qui y correspond. Quatre centimètres au-dessus de ce trou est
adapté une sorte de crochet uv (fig. 5 et 6) dont la concavité
regarde en haut et en dehors, et qui, destinée à donner passage aux bâtons de bois, doit avoir un diamètre d'au moins
trois centimètres et demi. L'extrémité libre v de ce crochet ne
doit pas s'élever au-dessus du niveau du trou P. Un centimètre et demi au-dessus du trou P, en n, chaque pied s'a-
mincit de manière à n'avoir plus qu'un centimètre de diamètre
et conserve cette dimension jusqu'au bout N, sur lequel est
creusé un pas de vis. Cette extrémité, ainsi amincie, doit pouvoir être engagée dans le trou vertical t (fig. 1 et t, fig. 3),
creusé à chacune des extrémités de la partie horizontale des
montants et y être assujettie au moyen d'un écrou que l'on
visse sur elle.

Rien n'est plus simple que de monter ce brancard-lit. On
peut commencer par articuler ensemble les pieds et les traverses (voir fig. 6), de telle façon que les deux pieds NO, NO,
adaptés à angle droit aux extrémités de chaque traverse LM,
se trouvent dans le même plan, et que les crochets ou arcs-
boutants, uv, uv, placés en regard, viennent affleurer la
traverse horizontale. On les fixe dans cette situation en ser-

rant les écrous, q, q, (1). Ceci fait, on ajoute bout à bout les deux pièces AC, EG (voir fig. 7), qui forment chaque montant, et on les assujettit ainsi en engageant la petite cheville r dans les trous ci-dessus indiqués. Enfin, on érige les montants sur les pieds, reliés préalablement deux à deux par les traverses, en engageant les extrémités supérieures N, N, (fig. 8), de ceux-ci dans les trous verticaux t, t' des montants et en assurant la solidité de l'adaptation au moyen des écrous S, S. Il ne reste plus alors qu'à disposer la sangle pour que le lit soit constitué.

On passe cette sangle d'abord dans les deux premiers œillets a, a' (fig. 9) entre lesquels sa partie moyenne doit se trouver tendue, puis ensuite successivement dans les autres, de manière à obtenir la disposition figurée dans le dessin par les lignes ab', cd fg, et a'b, c'd, f'g. Au moyen de tractions exercées sur les extrémités y et y' de la sangle, on tend fortement les espèces de losanges ainsi formés, puis on noue très-solidement ces extrémités entre les œillets terminaux g et g'. On peut même engager dans cette partie nouée un bâtonnet dont on se servira comme d'un garrot pour augmenter ou diminuer la tension de la sangle.

Enfin, pour transformer en brancard le lit ainsi constitué, il n'y a plus qu'à engager dans les anneaux i, i, K, K et dans les crochets XXXX, fig. 8 (ou uv, uv, fig. 6) les bâtons en bois au moyen desquels deux hommes peuvent soulever et porter l'appareil.

Son poids total, calculé approximativement d'après le devis établi par M. l'ingénieur de Robert, sous-directeur des constructions à l'arsenal maritime de Cherbourg, est d'environ *dix* kilogrammes.

Quant à sa solidité, toutes les personnes compétentes que j'ai consultées à cet égard, notamment M. de Robert, m'ont affirmé qu'elle était très-grande malgré l'emploi du *fer creux*.

(1) Si l'on adopte en principe, pour le transport à dos de cheval des brancards démontés. le système d'arrangement que nous proposons plus loin (v. la note de la page suivante) et qui nous paraît pratique, surtout en ce qui concerne le mode de chargement des pieds et traverses articulés ensemble, il serait possible, dans la construction de l'appareil, de rendre inamovibles ces articulations, p, c, x. en les rivant.

Je vais indiquer à présent dans quelles circonstances particulières peut être utilisé mon appareil, pour le transport et l'installation provisoire des blessés.

Et d'abord, rien ne serait plus facile que de charger sur un bât approprié les diverses pièces qui composent le brancard, d'autant plus que les deux hampes, se démontant en deux parties séparées, ne peuvent plus être une cause d'embarras par leur longueur. Etant donné un bât léger, j'estime qu'on doit pouvoir y placer quatre brancards en fer creux (1) (pesant au plus une quarantaine de kilogrammes), et, de plus, faire monter les chevaux ainsi chargés par des hommes sans armes, qu'on utiliserait ensuite comme brancardiers (2).

Supposons maintenant un corps de cavalerie stationné à une certaine distance en avant de l'armée et par conséquent en dehors du rayon que peuvent desservir les ambulances régulières. Pendant une des reconnaissances qu'il sera appelé à fournir, il peut y avoir, un jour, un ou plusieurs blessés, et cela dans un endroit absolument désert ou bien ne présentant que de rares habitations abandonnées. Il sera aisé d'y envoyer promptement les brancards, grâce aux dispositions particulières qui les rendent faciles à charger à dos de cheval. Aussitôt pansés, les blessés pourront donc être transportés (3),

(1) Sur les côtés, le long des flancs du cheval, se mettraient, de manière à se faire contre-poids, les montants ou hampes ; enfin, sur le devant et sur le derrière du bât, on pourrait attacher les pieds et les traverses préalablement articulés (voir fig. 6), ainsi que les bâtons en bois. — Ou bien on placerait ensemble, sur le derrière du bât, les pieds et traverses préalablement articulés, comme il a été dit, ou même rivés (voir la note de la page précédente); de chaque côté, le long des flancs du cheval, les deux segments supérieurs — les plus longs — des bras du brancard ; et en avant du bât les deux tronçons inférieurs, ainsi que les bâtons de bois attachés par la sangle.

(2) Il ne m'appartient pas d'établir combien d'hommes et de chevaux pourraient être réservés à cet important service. Je pense néanmoins que deux hommes et les deux chevaux qu'ils monteraient, chargés chacun de deux brancards en fer creux, seraient le moins qu'on pût affecter à cet emploi ; ils seraient naturellement à la disposition absolue du ou des médecins du régiment de cavalerie auquel ils appartiendraient.

(3) Chaque brancard devra être garni d'une couverture de cheval, sur laquelle le blessé pourra s'installer assez commodément eu égard à l'élasticité des sangles qu'elle recouvrira.

soit jusqu'à l'ambulance la plus voisine, soit jusqu'au premier abri suffisant, pour qu'ils puissent recevoir les soins complémentaires exigés par leur état.

En effet, ainsi que je l'ai dit, dans les cas urgents, où l'on serait éloigné de tout secours organisé, notamment privé de lits, les brancards pourront en tenir lieu pendant les premiers jours et seront bien préférables, de toutes façons, à la paille où tant de nos blessés ont dû passer de longues heures et même de longues journées, encore durant la dernière guerre.

Dans une conférence sur le transport des blessés, publiée par l'*Union médicale* (1872, nᵒˢ 17, 19, 23, 26 et 29), M. Pétrequin, de Lyon, passant en revue les diverses sortes de brancard, donne la préférence à ceux recouverts en toile ou garnis de sangles. Plus loin, à propos de la légèreté qu'il importe de donner à ces appareils, l'auteur cite l'opinion de Percy, qui, condamnant en campagne l'usage des brancards ordinaires d'ambulances, voudrait qu'on en eût d'autres que « *deux hommes* pourraient porter par *parties égales.* »

Il me semble que ce vœu de Percy a une double portée et que les conditions qu'il voudrait voir remplir par les brancards de campagne sont non-seulement d'être légers, mais encore et surtout de pouvoir être *démontés* et portés commodément.

Le brancard-lit que je viens de décrire présente, ce me semble, ces deux avantages, sans compter ceux qui résultent de circonstances exceptionnelles où peut être placé un régiment de cavalerie.

Il paraît en être de même du *brancard à pliant* du capitaine Greverath, proposé, en 1852, par une commission dont faisait partie M. le médecin principal Marmy, et qui était chargée d'étudier quel était le système d'ambulance pouvant être approprié au service d'Afrique. Je ne connais pas ce brancard ; mais voici ce qu'en dit le rapport de la commission cité par M. Pétrequin dans sa conférence (1) : « Il diffère des autres en ce sens que, en se démontant, il se subdivise en deux parties indépendantes : d'une part, les deux hampes repliées et de l'autre les deux traverses de tête autour des-

____

(1) *Union médicale*, 24 fév. 1872, nᵒ 23, p. 267.

quelles la toile vient s'enrouler de manière à ne plus former qu'un très-petit volume. Cette disposition facilite tellement le chargement qu'on peut placer sur le même mulet jusqu'à dix brancards démontés.—Enfin ce modèle a encore cet avantage de ne peser que dix kilos et demi tout compris au lieu de quinze kilogrammes, poids de l'ancien brancard brisé.

DISCUSSION.

M. FREDET fils (de Saint-Chamond) propose de maintenir en permanence les Sociétés françaises de secours aux blessés, non-seulement dans leurs comités organisateurs, mais aussi dans leur matériel et leur emménagement. Si nous avons bien compris l'auteur, il désirerait que ces Sociétés restassent toujours sur le pied de guerre, et demande que le Congrès institue une commission pour intervenir, dans ce but, auprès du ministre de la guerre.

M. DESCRANGES combat cette proposition ; il n'en comprend pas l'opportunité, montre toutes les difficultés qu'entraînerait l'exécution d'un pareil projet, tant au point de vue de l'argent et des locaux qu'à celui du personnel de médecins et d'infirmiers civils à tenir toujours en permanence.

Après une courte discussion, dans laquelle on fait valoir que les communications de MM. Sarazin et Lefort ont démontré d'une façon absolue les inconvénients de l'ingérence des Sociétés civiles privées dans le service médical de l'armée et la nécessité d'une organisation nouvelle exclusivement militaire, on passe à l'ordre du jour.

Il est évident que les Sociétés de secours aux blessés ont rendu de grands services dans la guerre de 1870-71, mais que leur intervention directe deviendra inutile le jour où le service de l'armée sera réorganisé sur une base plus étendue.

IIIe QUESTION.

Des plaies par armes à feu.

I.

DU PANSEMENT OUATÉ;

par M. le professeur VERNEUIL.

J'étais venu pour écouter et m'instruire, perdu dans la foule des nombreux amis que j'ai l'honneur et le bonheur de compter dans cette ville hospitalière. S'il faut l'avouer même, j'étais assez résolu à me ranger parmi les paresseux et les muets, et, pour être plus sûr de rester dans ce rôle, je n'avais rien préparé qui fût digne de vous être soumis.

Vous avez déjoué mes projets, tout d'abord en me nommant vice-président ; puis en me demandant une collaboration quelconque. Plusieurs m'ont interrogé sur le nouveau mode de pansement, en faveur à Paris, et qui tend à se généraliser à Lyon même. On m'a demandé si réellement cette innovation méritait les éloges qu'on en fait et s'il ne s'agissait pas simplement d'un de ces moyens à succès éphémère dont on peut dire : qu'il faut s'empresser de l'employer pendant qu'il réussit. Bref, on m'a prié de donner mon avis sur le pansement ouaté de M. Alphonse Guérin.

Partisan convaincu de cette importante découverte, j'ai cru de mon devoir de vous exposer ce que j'en pense au double point de vue pratique et théorique ; si donc, je n'apporte au Congrès aucun travail original, du moins j'aurai la satisfaction, plus modeste, de vulgariser une idée féconde et qui me semble appelée à un grand avenir. Malheureusement j'en suis réduit à vous faire une véritable improvisation, n'ayant sous la main ni mes observations, ni mes notes d'hôpital.

Quoi qu'il en soit, je puis assez compter sur ma mémoire pour n'introduire dans mon discours aucune erreur notable, aucune assertion hasardée.

Vous comprendrez, Messieurs, que je ne ferai point ici la description technique du bandage ouaté. Vous connaissez tous son mode d'application indiqué par les élèves de M. Alph. Guérin dans plusieurs mémoires et thèses inaugurales.

Je laisserai également de côté l'historique. Certainement il ne serait pas impossible de trouver çà et là des tentatives plus ou moins analogues où se retrouvent et l'emploi du coton et les bienfaits de l'occlusion, de l'immobilisation, de la rareté des pansements ; mais vous savez toute la distance qui sépare des essais empiriques ou dus à la nécessité d'une méthode générale constituée pour être applicable à la presque totalité des cas. L'histoire a le droit et le devoir de réunir et de ranger chronologiquement les matériaux épars qui ont pu servir à l'édification d'une conception scientifique, mais elle doit aussi réserver loyalement le droit imprescritible de l'architecte. Nul doute possible, M. A. Guérin est bien l'auteur de la nouvelle méthode. Si je n'insiste pas sur les antécédents de cette méthode, il n'est pas sans intérêt de vous dire où nous en étions, quant aux pansements des blessures, à l'époque où elle a fait son apparition dans la pratique parisienne.

Nous venions de passer par une crise chirurgicale très-intense et telle qu'aucun de nous n'en avait jamais vu. Depuis près de huit mois nous traitions dans nos hôpitaux et nos ambulances publiques ou privées ces terribles plaies par armes à feu, que la science funeste de la guerre rend de jour en jour plus meurtrières, et qu'avaient encore aggravées, pendant le premier siége, une température très-froide et des privations de toutes sortes.

La mortalité avait été très-grande en novembre, décembre et janvier.

Le second acte du drame n'avait pas été moins sinistre. Le soleil était bien revenu ; les ressources matérielles ne faisaient plus défaut, en avril, mai, et juin ; mais en revanche les champions de la révolte offraient les conditions organiques les plus détestables : un état continuel de surexcitation et une intoxication alcoolique des plus intenses. Les petites ambulances étaient fermées; quelques grands baraquements fonctionnaient encore avec nos hôpitaux permanents, mais tout était infecté, et la pyohémie sévissait avec une extrême rigueur. Aussi perdîmes-nous presque la totalité des blessures graves, et bon nombre de celles qu'on eût facilement sauvées en temps ordinaire.

Peut-être on pourrait supposer que ces revers étaient dus à l'inexpérience des chirurgiens civils de Paris, en matière de plaies de guerre ; ce reproche ne serait pas fondé, car nous n'étions pas pris au dépourvu ; théoriquement au moins, nous étions prêts dès le début des hostilités. La question des grands traumatismes était à l'ordre du jour depuis longtemps ; à l'Académie, à la Société de chirurgie on avait récemment, et à plusieurs reprises, discuté sur les résections, les amputations, l'hygiène des hôpitaux, la septicémie traumatique, l'infection purulente, etc., de sorte qu'à l'expérience près du champ de de bataille, nous pouvions sans vanité nous croire en état de traiter convenablement les blessures de guerre. En ce qui me concerne, j'avais dès le mois d'octobre résumé en douze leçons préparées avec le plus grand soin, les principes de cette chirurgie spéciale, et plusieurs de mes collègues en avaient fait autant de leur côté.

Me croyant ainsi préparé, je m'efforçai d'appliquer avec méthode et discernement les règles de la chirurgie conservatrice et de la chirurgie radicale, n'employant cette dernière que dans les cas très-graves. En septembre, et octobre et surtout dans les petites ambulances , j'obtins quelques brillants succès, qui me donnèrent confiance dans l'ensemble des résultats ultérieurs ; mais bientôt s'ouvrit la période des insuccès, les fièvres traumatiques graves survinrent, la septicémie aiguë, la pyohémie, les phlegmons diffus, etc., alors plus d'indications précises, plus de prévisions rationnelles, abstention, conservation, mutilations restreintes ou radicales, débridement préventif ou consécutif, extraction précoce ou retardée des projectiles et des esquilles, pansements rares ou fréquents, émollients ou excitants, secs ou humides, avec ou sans drainage, rien ou presque rien ne réussissait. En cas de guérison le rôle de l'art restait indécis, nous ne savions guère pourquoi celui-ci se sauvait et celui-là succombait. A chaque blessé nouveau nous posions, sans pouvoir la résoudre, la question de la meilleure marche à suivre.

On peut se figurer à quel degré d'incertitude et de découragement profond nous étions arrivés. A nos côtés, dans les salles voisines de l'hôpital Lariboisière, notre excellent ami le docteur Cusco, n'était pas plus heureux, et des renseignements venus du dehors, nous enseignaient que dans les autres hôpitaux les résultats étaient généralement aussi désastreux.

Sur ces entrefaites, nous apprenons qu'un de nos collègues, pratiquant dans un grand hôpital et, qui pendant le siége n'avait pas été plus heureux que nous, obtenait maintenant des succès en grand nombre ; il sauvait une forte proportion de ses amputés et de ses blessés gravement atteints.

A quoi devait-il ses réussites si exceptionnelles en ce moment ? A l'abandon des méthodes rationnelles, classiques et à l'adoption d'une manière de faire nouvelle toute opposée aux habitudes consacrées et qui devait paraître absolument contraire au bon sens pratique.

Nous allâmes aux renseignements, à la bonne source, interrogeant directement notre éminent ami, M. le docteur Alph. Guérin, chirurgien de l'hôpital Saint-Louis. Pour toute réponse il nous convia à venir voir dans son service les opérés, qui s'y trouvaient en grand nombre ; il allait précisément panser pour la première fois une amputation du bras et une amputation de la jambe pratiquées vingt jours avant ; il annonça que nous trouverions une plaie superbe, entièrement détergée, le bout de l'os recouvert de granulations, la rétraction concentrique de la manchette déjà avancé, les parties molles, souples, sans gonflement ni induration, la peau du moignon seulement très-superficiellement excoriée et érythémateuse. Le coton immédiatement en contact avec la plaie formerait une capsule régulière remplie de pus à la vérité assez fétide. Les opérés ainsi pansés n'avaient eu qu'une fièvre traumatique très-modérée , ils n'avaient point souffert et n'avaient pas cessé de manger et de dormir. Ils auraient pu déjà se lever sans inconvénients et sans danger !

Or le programme se réalisa de point en point. Rien n'y

manquait, pas même l'extrême puanteur du pus renfermé dans la calotte d'ouate.

Pour expliquer ce résultat surprenant, M. Guérin nous exposa une théorie sur laquelle nous reviendrons plus loin ; mais, quelle que fût la doctrine, la question du fait était tranchée à mes yeux.

Aussitôt je me mis à expérimenter ce moyen. Je n'avais pas en ce moment de grandes amputations à pratiquer, mais j'avais journellement à traiter des accidents chirurgicaux qui, dans nos hôpitaux, offrent toujours une gravité notable, à savoir : des fractures compliquées de plaies, des écrasements du pied et de la main, des plaies articulaires, des extirpations de tumeurs, etc., j'obtins le même succès et constatai l'exactitude des faits annoncés par notre collègue.

Aujourd'hui mon expérience est basée sur des cas nombreux et mes convictions sont arrêtées ; permettez-moi de vous énoncer brièvement les résultats principaux de ma pratique. Je ne compte pas les écrasements ou plaies d'un doigt et d'un orteil, je ne veux mentionner que les cas réellement graves ; en voici la rapide énumération :

Trois écrasements de la partie antérieure du pied portant sur les orteils, avec déchirure de la peau qui recouvre le métatarse; un de ces cas promettait d'être fort grave, car moins de vingt heures après l'accident, la température était déjà à 39°.

Un arrachement simple des téguments du dos du pied avec dénudation des tendons, dont quelques-uns étaient déchirés, et ouverture de plusieurs petites articulations tarsiennes, chez une vieille femme de 74 ans.

Une désarticulation du gros orteil pour un mal perforant ancien.

Une amputation de Lisfranc pour des ulcérations rebelles de l'avant-pied.

Une extirpation de l'astragale avec résection de la malléole externe pour une luxation sous-astragalienne avec plaie.

Six fractures de la jambe compliquées de plaies, dont une chez un diabétique, une chez une femme de 79 ans, une avec plusieurs traits de fracture et plusieurs plaies, une avec issue des fragments et résection de 3 centimètres de la diaphyse du tibia.

Trois amputations primitives de la jambe pour écrasement de la partie inférieure du membre.

Une extirpation de tumeur fibro-plastique de la partie antérieure de la jambe.

Deux ablations de tumeur volumineuse du creux poplité.

Deux amputations de la cuisse pour ostéo-arthrite du genou, avec suppuration articulaire et fistules anciennes.

Trois écrasements de la main, portant à la fois sur les doigts et la région métacarpienne.

Une large plaie de l'avant-bras avec lésion de l'artère radiale.

Une fracture de l'avant-bras avec plaie et issue des fragments, ayant nécessité la résection de ces derniers.

Une fracture comminutive du coude (olécrâne et humérus) avec large plaie à la partie postérieure, chez un cocher alcoolique.

Une fracture comminutive de l'humérus à la réunion du tiers moyen et du tiers inférieur, avec plaie. L'accident avait été causé par le passage d'une roue de voiture ; aussi l'attrition des parties molles était considérable. Le blessé eut un érysipèle de la face pendant le cours de sa guérison, qui n'en fut point entravée.

Deux désarticulations de l'épaule, l'une pour un écrasement du bras ; l'autre pour une tumeur fibro-plastique récidivée.

Une extirpation d'enchondrome très-volumineux de l'acromion, qui nécessita l'excision de la moitié du deltoïde, la résection de 3 centimètres de la clavicule, la dénudation large de l'articulation scapulo-humérnale.

L'extirpation d'une volumineuse tumeur récidivée du creux de l'aisselle.

Quatre amputations totales de la mamelle.

En somme, trente-six blessures ou opérations sérieuses ; pour plusieurs des premières, l'amputation paraissait très-légitimement indiquée. Quelques-uns des sujets, par leur âge ou leur état constitutionnel, semblaient dans les conditions les plus fâcheuses.

Ces trente-six cas m'ont donné six morts. Mais en examinant avec impartialité les causes de ces revers, il est permis

de disculper au moins dans la plupart des cas le mode de pansement mis en usage. Voici en effet la répartition : deux morts
par septicémie aiguë, deux par pyohémie, une par congestion
pulmonaire et la dernière par anémie. Les lésions qui ont été
suivies de mort sont : les trois amputations de la jambe, une
fracture compliquée de la jambe, une amputation du sein, une
extirpation de tumeur volumineuse et ulcérée du creux poplité.
Je crois bon d'ajouter quelques détails sur ces six faits.

Amputations de la jambe.— A. Un jeune homme, venant de
province, arrive à Paris à dix heures du soir en état d'ivresse;
en descendant de chemin de fer, il a le pied écrasé par une
roue de wagon. On l'amène à minuit à l'hôpital Lariboisière.
La plaie saigne énormément ; on arrête l'hémorrhagie
par les applications froides et une ligature. A six heures du
matin, nouvelle hémorrhagie en nappe, fournie surtout par les
os spongieux écrasés. Pouls petit, misérable, pâleur extrême,
intelligence obtuse, refroidissement général. On arrête l'hémorrhagie par une forte compression locale, et on remonte le
blessé par les cordiaux ; à dix heures, l'état était meilleur.
J'ampute ; la quantité de sang perdu est très-minime, le malade se réveille, prend du vin et du bouillon ; à quatre heures, la stupeur revient, et la mort, sans agitation et sans souffrance, arrive à deux heures du matin. Evidemment le pansement n'y est pour rien.

B. Ecrasement de la jambe. Amputation immédiate (15 heures après), par un de mes collègues appelé en mon absence.
C'était au début de la méthode. Le pansement primitif fut insuffisant; le lendemain matin j'augmentai la quantité de coton,
mais la fièvre, l'agitation, le délire survinrent dès la fin du
second jour et la mort survint au quatrième avec les signes de
la septicémie aiguë.

C. Blessure analogue, amputation au lieu d'élection supérieur
avant le début de la fièvre traumatique; tout alla bien dans les
premiers jours. Puis les signes de la pyohémie se montrèrent et
enlevèrent l'opéré vers la fin de la troisième semaine. La plaie
avait bon aspect, elle était détergée et le tibia était à peine
dénudé ; la veine saphène interne était pleine de pus et de caillots mobiles depuis la plaie jusqu'à sa partie supérieure ; abcès
métastatique dans les viscères. Pour être véridique et exact,

nous devons dire que l'opération, contrairemement aux prescriptions de M. Alph. Guérin, avait été pratiquée dans la salle et non à l'amphithéâtre. Dans ces deux cas le pansement ouaté n'a pas prévenu les accidents ordinaires.

Fracture de la jambe. Une femme de 71 ans, très-grasse, mais d'une santé excellente; entre à l'hôpital pour une fracture de la jambe au tiers inférieur par cause directe et avec issue du fragment supérieur du péroné par une plaie de 3 centimètres. La réduction fut assez laborieuse, mais complète en apparence. L'appareil de Scultet ouaté fut appliqué. Au bout de deux jours la fièvre s'alluma, au troisième jour nous constatâmes une gangrène particlle du pied avec infiltration gazeuse de la jambe, état adynamique, subdelirium ; la mort survint au sixième jour. Une esquille du tibia complètement détachée et transversalement couchée dans l'espace interosseux soulevait et oblitérait l'artère tibiale antérieure, dont j'avais négligé de rechercher les battements avant l'application de l'appareil.

Extirpation du sein. Une femme de cinquante ans environ, extrêmement grasse et atteinte d'une dyspnée chronique, sucomba au cinquième jour à une attaque de congestion pulmonaire intense, la plaie n'était pas détergée et exhalait une odeur infecte ; tous les viscères, foie, rein, cœur étaient surchargés de graisse, condition qui rend graves toutes les opérations quel que soit le pansement mis en usage.

Tumeur poplitée. Une jeune femme portait dans le creux du jarret une tumeur volumineuse largement ulcérée et recouverte de débris sphacélés et d'une sanie fétide; elle était pâle, chétive, minée par la fièvre hectique, qui s'accompagnait assez souvent de frissons et de sueurs. Je voulus tenter l'extirpation comme ressource ultime. Dès le lendemain les frissons redoublèrent et la pyohémie se dessina nettement. La mort survint peu de jours après, et nous trouvâmes des abcès métastatiques dans les grands viscères.

L'analyse de ces faits montre que le pansement ouaté n'a pas empêché le développement des accidents mortels, mais on ne saurait l'accuser de les avoir provoqués ; il a été impuissant, mais non nuisible.

En dehors des cas mortels, j'ai observé aussi quelques

complications. Trois érysipèles, une lymphangite et deux hémorrhagies secondaires.

Les érysipèles ont présenté cette particularité singulière de se montrer hors des limites du pansement ouaté, à une distance plus ou moins considérable de la plaie.

Amputation du gros orteil. Pour un mal perforant, pansement ouaté remontant jusqu'à la partie moyenne de la jambe ; au bout de quelques jours, malaise subit, élévation brusque de la température à 40°, légère sensibilité des ganglions inguinaux. Nous diagnostiquons un érysipèle, bien que rien n'apparaisse à la jambe. Le troisième jour, on voit la rougeur paraître au-dessus du bord libre du bandage ; on enlève celui-ci, la plaie présente le meilleur aspect, les téguments du pied et de la moitié de la jambe, recouverts par le coton, sont de couleur *absolument normale*. L'accident n'eut pas de suite fâcheuse.

J'ai vu la même chose se produire après une ablation du sein et l'extirpation d'une grosse tumeur cartilagineuse de l'acromion ; l'invasion de l'érysipèle a été annoncée par les symptômes généraux ordinaires. La rougeur a paru sur les parties découvertes du côté opposé à la plaie, et lorsqu'on a défait le pansement, on n'a trouvé au voisinage de cette dernière aucune coloration anormale du tégument. La guérison a eu lieu dans les deux cas.

Lymphangite. Un homme de 40 ans entra dans mon service pour une plaie grave à la main, causée par une machine à engrenage. J'appliquai sur le champ le pansement ouaté. Le même jour, le blessé, qui était très-pusillanime et dans l'état moral le plus fâcheux, accusa des douleurs assez vives, en même temps le thermomètre monta rapidement. Nous enlevâmes le pansement et, à notre grande surprise, nous trouvâmes la plaie dans les conditions les plus favorables, ni gonflement, ni rougeur, ni suppuration. Toutefois, de l'extrémité de l'index blessé, partait une seule traînée lymphatique, tranchant par sa coloration d'un beau rose sur le tégument du dos de la main, qui avait conservé sa couleur naturelle.

Le malade, qui attribuait sa douleur et son malaise au pansement, nous supplia de le supprimer. Nous le remplaçâmes par les émollients, les bains locaux répétés matin et soir, les onctions mercurielles sur l'avant-bras, etc. Mais la plaie ne

tarda pas à prendre mauvais aspect ; le cinquième jour le tétanos
se déclara et amena la mort, malgré tous nos efforts, six jours
après son début. Je n'ai pas cru devoir porter cette terminaison au compte du pansement ouaté, qui n'est resté en place
que quarante-huit heures, et que je regrette au contraire
d'avoir prématurément enlevé.

Hémorrhagies. Il s'agissait, dans un cas, d'une plaie de
l'avant-bras avec section de l'artère radiale. Le bout supérieur
seul avait été lié en ville au moment de l'accident, l'écoulement
du sang survint le sixième jour, sans fièvre et sans malaise
précurseur et, du reste, en quantité minime ; le pansement enlevé j'allai chercher le bout inférieur et le liai. Le pansement
fut replacé, et l'incident n'eut pas d'autre suite.

Dans l'autre cas il s'agissait d'une amputation de la cuisse
chez un homme très-affaibli atteint d'ostéo-arthrite suppurée
du genou. Le troisième jour, en faisant un effort pour aller à la
selle, il sentit une douleur dans un moignon et une sensation
de chaleur. Nous vîmes un peu de sang noir à la partie postérieure et supérieure du pansement ; comme cela c'était passé
quelques heures avant, que les sensations avaient été passagères
et que l'état général paraissait bon, nous ne fîmes rien. Deux
jours après, à la suite d'un nouveau mouvement, le sang sortit,
et cette fois en plus grande abondance ; un élève de service enleva le pansement, sous lequel s'était accumulé une notable
quantité de sang coagulé. L'hémorrhagie, du reste, était arrêtée ; à la visite, je constatai à la partie postérieure du moignon,
dans la région du nerf sciatique, une fusée purulente et un décollement rempli de caillots noirs. J'enlevai ceux-ci avec précaution pour chercher le vaisseau, mais ne parvins pas à le
découvrir. Je me contentai donc de placer, dans le foyer, quelques petites boulettes d'ouate imbibée de perchlorure de fer,
après quoi, le pansement ouaté fut réappliqué en dépit de l'extrême faiblesse où la perte de sang avait jeté l'opéré. Nous
pûmes peu à peu relever les forces, et la cicatrisation reprit
son cours sans nouvel accident. Je ferai remarquer que ces
deux hémorrhagies furent de causes purement locales, et survinrent sans que la température se soit notablement élevée.
Il ne s'agissait donc point ici de ces hémorrhagies secondaires septicémiques dont on connaît l'extrême gravité.

Je n'ai observé ni pourriture d'hôpital, complication du reste fort rare des plaies dans nos hôpitaux de Paris, ni gangrène, car je ne puis donner ce nom à la séparation des parties primitivement mortifiées par la violence dans les écrasements des pieds et des mains. J'ai vu plusieurs fois, en enlevant le premier pansement, vers le douzième ou le quinzième jour, des orteils ou des doigts entiers et de larges lambeaux cutanés rester adhérents à l'ouate et complètement séparés de la plaie vivante ; mais jamais le pansement ne m'a paru favoriser le sphacèle. C'est le contraire qui a lieu, comme j'ai pu m'en assurer plus d'une fois, dans le traitement des contusions violentes sans plaie.

Douleurs prolongées. En général, la douleur cesse plus rapidement après l'application de l'ouate que par tout autre mode de pansement ; au bout de quelques heures, les blessés ne souffrent plus. Dans un cas seulement il en a été différemment ; il s'agissait d'une fracture compliquée de l'avant-bras, on fit sur le champ la résection des quatre fragments, et on remplit la plaie de coton. La journée et la nuit furent très-agitées par de vives souffrances, le lendemain matin j'enlevai le pansement, je retirai l'ouate qui remplissait outre mesure le foyer, et les douleurs cessèrent aussitôt pour ne plus revenir ; la cure se poursuivit sous le coton comme dans les cas ordinaires.

En général, je ne mets dans les plaies anfractueuses et sous les lambeaux, après l'extirpation des grosses tumeurs, qu'une petite quantité d'ouate. Je préfère, quand la chose est possible, assurer l'écoulement des liquides avec des drains qui s'associent très-utilement au pansement susdit et séjournent dans les plaies sans le moindre inconvénient.

En faisant l'éloge du pansement ouaté et en le préconisant avec ardeur, je ne veux pas méconnaître la valeur de certains moyens qui avant lui rendaient journellement des services. Je citerai entre autre l'irrigation continue, le bain permanent et le pansement par occlusion avec immobilisation rigoureuse des partie blessées.

L'irrigation continue réussit à merveille dans les plaies contuses de la main et de l'avant-bras, mais les malades sont assujettis à une position gênante et qu'il faut prolonger longtemps sous peine de voir les accidents inflammatoires se développer tardivement ; de plus, l'emploi de l'eau demande une surveillance continuelle ; il faut aussi, suivant les saisons et les individus, faire varier la température du liquide. Le pansement ouaté est d'un emploi plus facile et beaucoup moins minutieux, souvent il m'est arrivé de faire l'irrigation pendant cinq à six jours seulement et de la remplacer par l'application de la ouate, les malades peuvent alors se lever et marcher avec le bras en écharpe. Le bain permanent est encore plus gênant que l'irrigation. Le pansement ouaté le remplace avec avantage au poignet, à l'avant-bras et au coude.

Pour les plaies graves du pied, nous n'avons jusqu'à présent rien de bien satisfaisant, ni l'irrigation, ni le bain permanent, ni l'occlusion. J'ai obtenu avec le coton les succès les plus éclatants.

Depuis quelques années on avait employé, dans le traitement des fractures compliquées diaphysaires ou épiphysaires, un mode de traitement qui donnait d'assez bons résultats; il consistait à faire, avec la baudruche et le collodion, l'occlusion exacte de la plaie et à recouvrir le tout avec un appareil contentif très-soigneusement appliqué et qu'on laissait longtemps en place sans le renouveler. J'ai, pour ma part, consigné dans la thèse de M. Bertrand, l'un de mes élèves, une série remarquable de succès. Aujourd'hui je remplace l'occlusion collodionnée par une épaisse couche d'ouate posée immédiatement sur la blessure après la réduction, et par dessus j'applique l'appareil de Scultet ou tout autre et je n'y regarde plus au moins pendant deux ou trois semaines. Je réussis tout aussi bien et avec moins de peine (car l'occlusion collodionnée a quelques inconvénients) parce que le pansement ouaté réalise également l'occlusion et l'immobilisation.

J'ai eu l'occasion de comparer l'effet du pansement ouaté et des moyens ordinaires dans le cas suivant, tout à fait exceptionnel :

Un homme de trente-cinq ans, atteint de monomanie de suicide, entra dans mon service au printemps pour une large plaie du cou faite avec un rasoir ; pendant plusieurs jours il fut en danger très-sérieux, mais cependant entra en convalescence ; à peine avait-il la force de se lever qu'il monta au premier étage et se précipita par la fenêtre. Il en résulta une fracture des deux jambes au-dessus des malléoles ; à droite il y avait une plaie au-dessous de la malléole interne communiquant largement avec l'articulation, et, à la plante du pied, une autre plaie par laquelle je pus extraire un fragment d'os spongieux, venant probablement du calcanéum. Le déplacement était considérable à gauche ; il y avait aussi une déformation très-marquée, mais point de solution de continuité au tégument, en somme une fracture sous-cutanée.

Je vis le blessé à neuf heures du soir, il était couvert d'une sueur froide et dans un état qui contre-indiquait toute opération.

L'amputation de la jambe droite me paraissait inévitable, mais elle devait être ajournée. Pour gagner du temps et retarder l'inflammation locale de la plaie, j'appliquai, après avoir réduit la fracture, le pansement ouaté jusqu'au genou; à gauche où la lésion était moins grave, je me contentai de réduire et de placer le membre dans une gouttière où il fut soigneusement assujetti.

Le lendemain, le blessé étant en proie à un délire violent, l'action chirurgicale fut encore remise. Le surlendemain, le calme se rétablissant, j'examinai l'état des choses. A gauche, du côté de la fracture simple, il y avait une tuméfaction considérable avec teinte livide des téguments, refroidissement du pied, coloration bronzée remontant au-dessus du genou, en un mot, imminence de sphacèle de la jambe. J'enlevai le pansement ouaté de droite, et quel ne fut pas mon étonnement en constatant, de ce côté, l'absence de tout gonflement et de toute coloration morbide. On eût dit que les plaies venaient d'être faites, elles étaient fraîches, roses, sans trace d'inflammation ni de suppuration.

Si j'avais pu opérer dans ce moment, j'aurais été dans les conditions les plus favorables, le foyer traumatique étant tout à fait semblable à celui des blessures récentes. La mort survint naturellement parce que je ne pus me décider à amputer la cuisse à gauche et la jambe à droite, mais la terminaison fatale vint, sans contestation possible, de la lésion primitivement la plus bénigne.

Enfin le pansement ouaté réussit très-bien après l'extirpation des tumeurs, et, ici encore, l'emporte sur les autres modes de pansement, y compris la désinfection réitérée qui donne les meilleurs résultats, mais au prix de beaucoup de temps et de soins.

En résumé, si nous avions déjà de nombreux et efficaces moyens de traiter les plaies récentes, aucun d'eux n'était d'un emploi aussi général, aussi simple, aussi utile que le pansement ouaté.

Je ne veux pas dire qu'il doive dans tous les cas remplacer tous les autres, je lui connais même quelques inconvénients d'ordre secondaire que le temps ne me permet d'examiner ici, mais j'affirme qu'il constitue un progrès considérable et qu'il prendra le premier rang dans la thérapeutique des plaies lorsque ses indications seront bien précisées et que l'expérience l'aura dépouillé de quelques petites imperfections.

Je n'ignore pas l'objection capitale qui lui est faite; on dit : la plaie étant cachée, toute surveillance locale est impossible, ce qui expose à laisser inaperçues diverses complications sérieuses.

L'inconvénient est plus apparent que réel. Les complications ordinaires des plaies ne sont pas purement locales, elles s'accompagnent presque toujours d'un mouvement fébrile que le thermomètre révèle sûrement. Il suffit donc d'observer attentivement la marche de la température. Deux explorations par jour sont suffisantes pour indiquer très-clairement ce qui se passe sous le bandage. Si pendant les premiers jours la réaction est modérée et suit une certaine courbe; si plus tard il y a apyrexie, on peut affirmer que tout va bien. Si, au contraire, le thermomètre monte brusquement ou se maintient à un degré élevé, on doit redouter quelque anomalie dans le travail réparateur; alors on enlève le pansement pour faire une inspection directe.

La douleur forte ou persistante sert encore de guide. En cas d'hémorrhagie, on est également averti par le blessé et par l'inspection extérieure de l'appareil. Enfin, je ne saurais trop recommander, toutes les fois que la chose sera praticable, l'examen répété des ganglions recevant les lymphatiques de la région blessée, car ils se tuméfient ou deviennent douloureux à la moindre complication inflammatoire qui surgit dans la plaie. Au reste, il ne faut pas s'exagérer les avantages de cette surveillance locale et journalière tant vantée. S'il est vrai que les plaies prennent mauvais aspect quand éclate une complication, il faut reconnaître d'abord que le fait n'est pas constant et qu'ensuite l'élévation de température précède, dans l'immense majorité des cas, les modifications locales. C'est en vain qu'on regardera une blessure la veille du début de l'érysipèle, de la lymphangite, du phlegmon, de l'hémorrhagie secondaire. On n'y verra rien ou du moins pas grand'chose ; on sera beaucoup mieux renseigné par une enquête minutieuse des grandes fonctions et par l'exploration thermométrique.

Dans les cas où j'ai observé des complications, je me demande à quoi m'aurait servi l'inspection locale ; elle n'aurait certainement pas empêché les érysipèles, la lymphangite et les hémorrhagies de se produire.

En résumé, la surveillance est indispensable, mais elle doit s'exercer autrement et dans une direction plus utile. Au lieu de porter sur la plaie, elle doit comprendre l'économie toute entière. Pendant que le thermomètre est appliqué, on a largement le temps d'adresser au malade les huit ou dix questions fondamentales qui nous instruisent sur l'état actuel des grandes fonctions.

Messieurs, si vous voulez bien m'en croire sur parole, et admettre avec moi les grands avantages du pansement nouveau, nous allons chercher ensemble les causes de cette supériorité et aborder la question théorique. Quelques esprits, même parmi les plus distingués, se soucient peu de ce genre de recherches et se contentent modestement du fait. Je pense, au contraire, qu'une pratique, fût-elle excellente, gagne infiniment à recevoir une interprétation scientifique, en d'autres termes, à avoir une théorie. Voyons d'abord celle de l'inventeur.

M. Alphonse Guérin part d'un double principe : 1° il rappelle d'abord les bons effets de l'ouate dans les brûlures: cessation des douleurs, innocuité avérée, marche favorable de la cicatrisation ; 2° il est convaincu que l'infection purulente est due à des miasmes charriés par l'air et qui empoisonnent l'atmosphère des salles d'hôpital. Or, certains corps poreux ont la propriété de filtrer l'air et de l'épurer, en arrêtant au passage les miasmes ou les particules solides imprégnées d'une matière toxique.

La conclusion pratique de ces données est de couvrir la plaie d'ouate pour supprimer la douleur, comme dans les brûlures, et pour garantir cette plaie contre les miasmes venus du dehors. La logique veut qu'on mette de l'ouate, beaucoup d'ouate ; qu'on en couvre le membre bien au-delà des limites de la blessure, et qu'on la condense fortement pour la rendre tout à fait imperméable. De là ces pansements volumineux que, dès le premier moment, on serre énergiquement avec une bande roulée, et que les jours suivants on serre encore à mesure que le coton, en se tassant, risque de laisser entre le membre et lui quelque interstice, quelque fissure ouverte. M. Alphonse Guérin sait bien que l'air passe encore à travers cette monstrueuse cuirasse et arrive jusqu'à la plaie, mais il ne s'en effraie point, car il n'a pas peur de l'air pur, mais seulement des miasmes que l'atmosphère peut charrier

Dans une bonne thèse qui date des premiers temps de la méthode et que j'ai quelque peu surveillée, M. le docteur Lasalle a mis en relief deux autres conditions du bandage : la température constante et l'immobilisation de la région blessée au centre du massif de coton. M. Guérin tient compte de ces conditions, mais les relègue au second plan.

Telle est, si je ne me trompe, la théorie de notre éminent collègue. — Est-elle exacte ? est-elle démontrée ? explique-t-elle tout ? Voici ce que je vais examiner ; d'autant moins suspect, dans cet examen critique, que j'ai rendu plus grande justice à la découverte. Que l'air venu du dehors arrive pur et débarrassé de toute souillure jusqu'à la plaie, je l'admets volontier. Mais en est-il de même de celui qui confine immédiatement à la plaie et qui occupe les interstices du coton accumulé. C'est ce qu'il est impossible d'accepter.

Quelle que soit l'épaisseur des couches entassées, le bandage, au bout de quelques jours, exhale une odeur désagréable. Le pus qui baigne la plaie est d'une extrême fétidité, il renferme en quantité des vibrioniens et des bactéries — donc la putridité existe dans les profondeurs du pansement, et si les germes du dehors sont arrêtés au passage, ceux du dedans sont emprisonnés et forment à la blessure une atmosphère constante. Et qu'on ne dise pas que les matières putrides intérieures sont d'autre nature que les autres, car il résulte d'expériences inédites de M. Poncet que le pus du bandage, inoculé à des animaux, a toutes les propriétés des matières septiques.

J'ai fait une observation sur l'homme qui plaide dans le même sens. On sait que certaines personnes sont très-sensibles à l'action des matières putrides et sont très-rapidement incommodées par leur introduction dans les voies aériennes. Un élève de mon service, très-bien portant du reste, était dans ce cas ; il était chargé du pansement d'un malade atteint d'écrasement des orteils et qui était traité par l'ouate. Chaque fois que l'élève renouvelait le bandage, il était pris de malaise et de diarrhée presque subite, exactement comme lorsqu'il faisait la dissection ou l'autopsie d'un sujet avancé. A la vérité, le pus du blessé était d'une puanteur remarquable; quand au blessé lui-même, il n'avait jamais eu la moindre fièvre traumatique et portait avec lui, sans en être le moins du monde incommodé, son foyer de putréfaction.

Si le pansement ouaté n'empêche pas la production de matière putride, la théorie de M. Alphonse Guérin est ébranlée par sa base. Mais j'ajoute que son auteur est conduit forcément à un exclusivisme qui n'est pas sans danger. M. Guérin ne craint guère que les complications venus du dehors, c'est-à-dire du milieu dans lequel se trouve le blessé. C'est contre ce milieu qu'il prend toutes ses précautions ; n'en arrivera-t-il pas, en conséquence, à négliger le péril qui vient, soit de la nature de la blessure, soit de la constitution du blessé?

Le pansement ouaté, outre qu'il isole la blessure du milieu nosocomial, réalise d'autres conditions favorables, qui concourront sans doute à son efficacité. Je veux parler de la compression, de la température constante, de la rareté des manœuvres et de l'immobilisation des parties. — Examinons brièvement ces conditions.

Compression. Ce n'est pas d'aujourd'hui qu'on à préconisé la compression comme moyen antiphlogistique. On sait ce qui en a été dit par Velpeau et son école. Ce qui rend ce moyen infidèle, c'est la grande difficulté d'une application régulière et d'une action continue. Les bandes se relâchent, se déplacent, la compression devient inégale. Trop faible elle ne sert à rien, trop forte elle est douloureuse ; pour peu qu'elle soit irrégulière, elle amène l'engorgement veineux, l'œdème du moignon. — Il faut la renouveler souvent. Grâce, au contraire, à l'épaisseur des couches d'ouate, la compression, tout en étant forte, reste douce, élastique, continue, prolongée et parfaitement indolente.

Température constante. C'est un élément très-important. Les variations de température sont nuisibles aux blessures aussi bien qu'aux blessés.

Tout le monde a vu surgir des accidents à la suite d'un pansement qui avait forcé à découvrir l'opéré et même seulement la région opérée. On sait, quand on emploie l'irrigation continue, de quelle importance il est de maintenir l'eau à la même température. Même remarque pour le bain permanent. On se rappelle aussi les expériences de Jules Guyot sur l'incubation et les résultats qu'ont obtenus des praticiens soigneux à l'aide de ce moyen. Mais il a fallu y renoncer à cause de la complication des appareils et des précautions infinies qu'exige leur emploi.

Sous l'ouate rien de plus simple, pendant des semaines entières l'atmospère immédiate de la plaie reste au même degré et ainsi se trouvent supprimés les accidents imputables aux refroidissement répétés de la blessure.

Rareté des pansements. Depuis des siècles, les pansements rares ont eu des partisans convaincus et de nos jours en comptent plus d'un encore ; à côté d'inconvénients incontestables cette méthode offre des avantages qu'on ne saurait nier. Je n'ai pas ici à rappeler l'antique querelle, mais seulement à dire que le bandage ouaté est le type le plus accusé du pansement rare.

Immobilité. Ce n'est point ici que j'ai à vanter les avantages de l'immobilisation des parties malades et son action essentiellement antiphlogistique ; ce que l'illustre Bonnet a démontré vrai pour les inflammations articulaires l'est également pour les phlegmasies spontanées ou traumatiques.

L'immobilisation et la rareté des pansements marchent de pair et concourent au même but elles mettent surtout la plaie à l'abri de ces tout petits accidents, de ces blessures secondaires, quasiment microscopiques, de ces changements presque imperceptibles, qui surviennent dans les caillots obturateurs, dans les fragments osseux, dans les éléments contractiles, qui font partie du foyer traumatique, toutes modifications presqu'inévitables quand on soulève le membre, quand on détache les pièces de pansement un peu adhérentes, quand on provoque de la douleur, qui détermine à son tour quelques mouvements involontaires du patient.

Ces ébranlements, ces blessures secondaires, si insignifiants qu'ils paraissent, peuvent avoir les suites les plus funestes, provoquer par exemple le détachement d'un caillot artériel, d'où l'hémorrhagie, d'un caillot veineux, d'où l'embolie, ou bien encore ouvrir la porte à une inoculation septique qui fera naître l'érysipèle ou la lymphangite.

Qui de nous n'a pas vu quelque opéré ou blessé en très-bon état le matin et qui, le soir après son pansement, était brusquement pris d'accidents sérieux. En supposant même rares les éventualités susdites, le pansement ouaté les supprime ou du moins les diminue sensiblement.

Bien que les considérations qui précèdent nous rendent déjà compte de la bénignité du pansement nouveau, je crois pouvoir ajouter encore quelque chose, et je vous demande la permission de vous exposer quelques vues personnelles tirées de recherches incomplètes encore, mais suffisantes cependant pour que je les fasse, dès aujourd'hui, intervenir dans le débat.

Quelles que soient les dissidences qui existent entre les pathologistes sur l'origine des complications traumatiques, on accordera bien que les accidents des plaies partent le plus souvent des plaies elles-mêmes. Dès qu'une solution de continuité est produite, commence une série de phénomènes les uns réparateurs, les autres destructeurs, les uns favorables, les autres nuisibles, qui se succèdent, se remplacent, se tiennent en échec jusqu'au triomphe définitif d'une tendance sur l'autre. Aussi, quand un moyen réussit, on peut prévoir qu'il agit en favorisant, en aidant le travail réparateur, en empêchant, neutralisant ou ajournant les processus destructeurs.

Le phénomène protecteur par excellence et presque le premier en date est la formation d'une barrière entre le monde extérieur et le reste de l'organisme. Lymphatiques, vaisseaux, interstices du tissu lamineux tout se ferme, par contraction, par formation de caillots, par prolifération rapide des éléments celluleux du tissu conjonctif. Ainsi se constitue un rempart entre les parties vivantes et les molécules du foyer traumatique et du milieu ambiant.

Le phénomène nuisible contemporain est la gangrène moléculaire des éléments les plus superficiels de la plaie, d'où formation de matière septique, c'est-à-dire d'un poison des plus actifs. A cette même surface on trouve du sang, de la lymphe, des exsudats divers, des produits de sécrétion, bientôt du pus. Tous ces fluides, exposés à l'air, se putréfient rapidement et s'ajoutent aux produits de la gangrène moléculaire des solides.

En dehors du rempart se trouve donc une couche plus ou moins épaisse de matière putride et toutes les substances délétères que peut receler le milieu.

Tout cela n'a aucun inconvénient sérieux si le rempart isolant susdit est assez épais, assez imperméable. La matière septique, si elle n'est pas absorbée, baigne impunément la plaie. Le cas est commun pour les vieilles solutions de continuité solidement organisées ; aussi voit-on des individus qui portent des ulcères infects et qui n'en jouissent pas moins d'une bonne santé. Ces sujets sont toxifères, mais non empoisonnés comme la vipère, qui recèle, impunément pour elle, son terrible venin.

Les deux phénomènes si opposés que je viens de rappeler existent inévitablement dans toutes les plaies exposées, et s'il est un pansement qui puisse absolument empêcher le second, à coup sûr ce n'est pas le pansement ouaté, comment donc comprendre qu'avec les deux ou trois cent grammes de pus infect qu'on rencontre au fond de la capsule de coton, il y ait si peu d'accidents, si peu de fièvre traumatique, si peu de traces d'empoisonnement septique ?

Je crois en avoir trouvé la principale raison. Sans songer à la théorie du pansement ouaté, j'avais entrepris des recherches sur l'époque précise à laquelle les leucocytes se montrent à la surface des plaies exposées, je voulais démontrer combien est grande l'erreur de ceux qui confondent la fièvre traumatique avec la fièvre de suppuration, et qui attribuent la première à la formation du pus. Lorsque je cherchai dans les auteurs des notions précises sur la date d'apparition de ce pus, je trouvai les assertions les plus contradictoires et les plus vagues; je pris donc des observations avec l'aide d'un de mes élèves, M. Lebel, nous constatâmes que dans la grande majorité des cas, lorsque la plaie est tant soit peu étendue, on trouve déjà vers la douzième heure une grande quantité de leucocytes et que la suppuration est très-abondante à la fin du premier jour, à la condition qu'on ne s'en rapporte pas à l'œil nu et qu'on veuille bien employer le microscope. Sur ces entrefaites, j'eus l'occasion, dans un cas de blessures multiples de la main, d'enlever un pansement ouaté qui avait été placé sur l'un des doigts immédiatement après l'accident, et qui datait de vingt-quatre heures.

L'examen le plus minutieux ne me permit pas de retrouver sur la surface le moindre globule de pus, au contraire, on en trouvait en grand nombre sur la plaie d'un doigt voisin qui n'avait pas été enveloppé de coton. Je soupçonnai, dès lors que le pansement de M. Guérin retardait notablement la formation des leucocytes.

Je répétai l'expérience et pus me convaincre que la marche des plaies sous l'ouate différait notablement, au moins pendant les premiers temps, de celle qu'on observe dans les plaies exposées ordinaires soumises aux pansements classiques.

Vingt-quatre, trente-six, quarante heures et plus encore après la blessure, la plaie protégée immédiatement par le coton conserve l'aspect des premiers moments, peu ou point de gangrène moléculaire, couleur rosée, surface lisse, un peu luisante, un peu sèche, rappelant l'apparence des plaies laissées quelques heures sans pansement et telles que je les avais vues jadis chez Lisfranc, qui retardait à dessein l'application du premier appareil. Cependant hémostase parfaite et formation d'une couche uniforme, recouvrant déjà les sections des éléments anatomiques divers ; en un mot constitution déjà très-avancé du rempart protecteur.

Ces constatations me frappèrent beaucoup et me conduisirent à cette conclusion : que l'organisation protectrice de la surface blessée marche très-vite et très-bien sous l'enveloppe ouatée tandis que le sphacèle moléculaire et l'altération des exsudats sont notablement atténués et retardés. Sans doute à la longue, au bout de quelques jours, la matière septique se forme à la surface de la plaie, mais elle n'est plus nuisible, parce qu'elle n'est pas absorbée, parce que la barrière préservatrice est solidement constituée.

En résumé le pansement ouaté paraît devoir son efficacité aux conditions multiples suivantes :

1º Soustraction de la plaie à l'action incessante de l'air et aux dangers de l'absorption des principes délétères du milieu ;

2º Compression régulière, étendue, continue, modifiant l'afflux du sang et prévenant les congestions vers la plaie ;

3º Température constante et offrant les avantages de l'incubation ;

4º Suppression des petites blessures secondaires dans le foyer traumatique ;

5º Immobilisation rigoureuse de la région blessée ;

6º Enfin modification particulière à la surface de la plaie, qu'on peut traduire par ces quelques mots : Accélération des phénomènes protecteurs, retard des phénomènes destructeurs d'où l'absoption septique nulle ou minime et l'absence ou, pour le moins, le peu de gravité des phénomènes généraux.

Avec cette théorie, si je ne m'abuse, le *fait incontestable,* c'est-à-dire l'*excellence du pansement ouaté*, n'a plus rien de mystérieux, l'interprétation devient facile, simple et claire, car elle est toute entière déduite des lois immuables de la physiologie pathologique et pleinement confirmée par l'observation journalière au lit des malades.

II.

DE L'OCCLUSION INAMOVIBLE

COMME MÉTHODE GÉNÉRALE DE PANSEMENT DES PLAIES
DANS LA CHIRURGIE HOSPITALIÈRE ;

Par M. Ollier, chirurgien titulaire de l'Hôtel-Dieu de Lyon.

La communication de M. le professeur Verneuil me permettra d'abréger beaucoup celle que je devais avoir l'honneur de vous faire sur l'importante question du pansement des plaies. Je me félicite d'autant plus d'avoir cédé mon tour de parole à mon savant ami, qu'il a développé beaucoup mieux que je n'aurais pu le faire moi-même plusieurs des avantages que j'attribue comme lui au pansement ouaté. Si je viens après lui solliciter votre bienveillante attention, c'est pour vous exposer mes idées propres sur *l'occlusion inamovible* et pour vous faire connaître les résultats de mon expérience clinique sur cette méthode de pansement, dont j'ai, pour la première fois, exposé les principes devant la Société de médecine, au mois de février dernier.

L'occlusion inamovible, disais-je alors, repose sur deux principes essentiels et d'égale importance : 1° la protection de la plaie par un corps isolant qui la mette à l'abri des germes infectieux ; 2° l'immobilité complète, absolue, permanente de la région blessée dans un appareil fixe, enfermant toutes les parties dont les mouvements peuvent influer d'une manière quelconque sur les tissus divisés.

Je réalisai la première indication par le coton, dont M. Alphonse Guérin venait de démontrer les précieux avantages, et je m'attachai à remplir la seconde par un bandage silicaté, qui me parut préférable, pour la plupart des cas, aux autres appareils d'immobilisation.

Dès mes premières communications sur ce sujet, j'eus soin

de faire remarquer combien il serait prématuré, et combien
il pourrait être imprudent de s'engager dans des théories plus
ou moins séduisantes, pour expliquer les avantages du pansement ouaté. Tout en reconnaissant l'importance des faits
expérimentaux de Pasteur et de Tyndall, touchant la propriété
qu'a le coton d'empêcher certaines fermentations, en arrêtant
les germes organiques qui en sont les agents essentiels, je
disais que le pansement de M. Alphonse Guérin ne réalisait
pas les conditions de l'expérience, et que, pour réaliser approximativement ces conditions, il aurait fallu un milieu
atmosphérique tout différent du nôtre, les germes pouvant
pénétrer par mille voies sous le coton au moment où l'on
place l'appareil. En opérant même sur le sommet du Mont-
Blanc, disais-je à ce propos, on n'eût pas été sûr de se mettre
à l'abri des causes de la putréfaction, le malade et l'opérateur
emportant toujours des germes organiques dont il est impossible de les débarrasser.

Je ne pus admettre le point fondamental de la théorie de
M. Alphonse Guérin, c'est-à-dire la filtration de l'air. Cet
esprit ingénieux s'est imaginé que l'air arrivait sur les plaies
à travers son bandage, mais qu'y arrivant filtré par l'ouate,
il était incapable de produire une fermentation quelconque,
puisqu'il avait déposé sur son filtre les germes nécessaires à
cette fermentation. Quant à moi, je ne pouvais comprendre
cette filtration de l'air à travers des couches de coton,
épaisses de 8 à 10 centimètres, fortement serrées et recouvertes
de plusieurs tours de bande superposés. Rien ne me démontrait cette filtration ; tout, au contraire, tendait à faire admettre son impossibilité.

Je vis donc tout simplement dans l'épaisse couche de coton
un moyen de protection pour la plaie, un moyen de la mettre
à l'abri de l'air, de la fermer, et au lieu du mot *filtration de
l'air*, je me servis du mot *occlusion*, depuis longtemps admis
dans la science, et qui ne veut pas dire autre chose que fermeture de la plaie.

De plus, comme j'attachais à l'immobilité de la plaie au
moins autant d'importance qu'à l'occlusion, et que le bandage
de M. Alphonse Guérin ne réalisait que d'une manière très-in-
complète cette immobilité, je jugeai indispensable d'ajouter

aux couches d'ouate un appareil extérieur, solide, devant rester en place autant que le coton lui-même; et comme parmi ces appareils aucun n'est plus propre à remplir cette indication que les appareils solidifiables, dits inamovibles, dont on se sert journellement, j'ajoutai au mot occlusion le qualificatif *d'inamovible*, pour faire bien comprendre ma pensée et pour distinguer ma manière de faire de celle des autres chirurgiens qui ont eu recours jusqu'ici à l'occlusion.

L'occlusion inamovible n'est donc que la réunion et la combinaison méthodique de deux idées aussi vieilles que la chirurgie, et qu'on retrouve plus ou moins bien associées dans tontes les méthodes de pansement, et surtout dans les pansements rares dont Larrey a été, au commencement de ce siècle, le plus célèbre partisan.

§ 1.

Importance des pansements occlusifs et isolants dans la chirurgie hospitalière. — Association de l'occlusion à l'immobilité. — Valeur de la compression. — Importance d'une enveloppe silicatée pour obtenir une plus grande immobilité. — Attelles en fil de fer remplaçant avantageusement, pour certains cas, le bandage silicaté. — Moyen d'éviter la rétention de liquides contre la surface de la plaie.

C'est surtout au point de vue de la chirurgie hospitalière que je me suis occupé récemment de l'occlusion inamovible. J'ai cherché à prévenir ces complications nosocomiales qui font le désespoir des chirurgiens, et dont on ne triomphera qu'en changeant complètement notre système hospitalier. Opérant au milieu de l'air vicié de nos salles encombrées, j'ai cherché à neutraliser son influence en créant aux plaies un milieu artificiel. Et, sous ce rapport, je n'ai fait que continuer des recherches entreprises depuis plusieurs années, et que M. Vien nois a indiquées dans un article sur les pansements isolants, publié, l'an dernier, dans la *Gazette hebdomadaire* (1). Je me bornerai à rappeler les bains et les pansements huileux, qui réalisent

____

(1) *Gaz. hebd.*, 22 déc 1871 et 30 mars 1872.

théoriquement, mieux que les autres pansements isolants, les indications du traitement des plaies dans les milieux infectés.

Ces bains huileux avaient, en effet, pour but d'isoler la plaie de l'air ambiant en la mettant en contact avec une substance qui, non seulement n'était pas putrescible par elle-même, mais prévenait toute fermentation en empêchant l'accès de l'air, et de plus, pouvait décomposer les matières putrides par l'acide phénique qui lui était associé. L'huile avait des avantages spéciaux comme moyen isolant : grâce à sa transparence, elle permettait, jusqu'à un certain point, de surveiller la plaie sans déranger l'appareil, et de plus, grâce à sa légèreté, elle laissait précipiter au fond du récipient le sang, le pus et tous les produits de la plaie.

Malheureusement, si la théorie satisfait à toutes les indications, la pratique est pleine de difficultés, et il est impossible de réaliser, pour la plupart des plaies, un bain huileux permanent. Je n'ai pu imaginer des appareils assez commodes pour immerger certaines parties du corps. Si, après les amputations de jambe ou de bras, par exemple, une vessie pleine d'huile a pu remplir l'indication, il n'en a pas été de même pour les amputations de cuisse et pour une foule d'autres traumatismes.

Aussi fus-je séduit par la simplicité et la commodité des pansements ouatés dès que M. Alphonse Guérin fit connaître les beaux résultats qu'il avait obtenus pendant le second siége de Paris, et abandonnai-je l'immersion et l'irrigation huileuses pour l'occlusion par l'ouate.

Quelque irrationnelle que parût, au premier abord, une méthode qui laissait en contact avec la plaie les produits septiques et intoxicants qui se forment à sa surface, je n'hésitai pas à en faire l'essai. J'hésitai d'autant moins que j'étais depuis longtemps partisan des pansements rares pour les plaies récentes et régulières, telles que celles qui résultent d'une amputation. J'étais, en outre, *à priori* très-favorablement disposé en faveur du coton, que j'employais depuis plusieurs années pour obtenir la réunion immédiate à la suite des petites amputations des doigts ou des orteils. Chez les enfants surtout, j'avais obtenu ainsi des réunions immédiates et prévenu les accidents inflammatoires, en plaçant sous un bandage amidonné ou silicaté, bien garni d'ouate, les pieds et les mains dont j'avais retranché une phalange ou un doigt.

Je me mis donc à entourer les plaies d'ouate, comme le faisait M. Guérin, mais je vis bientôt que son bandage n'immobilisait pas suffisamment, et qu'en particulier, pour les résections, les fractures, les plaies intéressant les muscles et les tendons, l'immobilité n'était pas assez complète, quand on n'employait que du coton et des bandes souples par-dessus.

J'enveloppai alors les membres, entourés de couches épaisses de coton, dans une coque silicatée, comprenant non-seulement le segment du membre qui était le siége de la plaie, mais encore le segment ou les segments situés au-dessus, et même la partie correspondante du tronc.

Je réalisai de cette manière l'occlusion et l'immobilité, qui me paraissaient les deux indications les plus importantes à remplir pour le traitement des plaies dans un milieu infecté. J'avais, en outre, l'égalité de température, si utile pour l'accomplissement régulier des processus réparateurs ; et, grâce à l'épaisse couche d'ouate dont j'entourais les membres, l'appareil constitua, pour les parties malades, un coussin doux et élastique, propre à prévenir les pressions douloureuses.

Ainsi constitué, avec une coque silicatée, rigide et inamovible, mon appareil était cependant, sur un point, inférieur à celui de M. Alphonse Guérin. Il ne permettait pas de renouveler et d'augmenter au besoin la compression par l'addition de nouveaux tours de bande, tous les trois ou quatre jours, comme le pratique le chirurgien de Paris.

J'aurais été très-ébranlé par cette objection, et je me serais peut-être arrêté dans cette voie si j'avais attaché la même importance que M. Guérin à la compression du membre. Mais ici encore je ne puis complètement partager son opinion. Je ne cherche pas à faire de la compression proprement dite ; une contention exacte me suffit. En théorie, l'idée de comprimer doucement des tissus menacés d'inflammation peut paraître séduisante ; mais, en pratique, son application est pleine de dangers. Après certaines amputations, la moindre compression peut amener la mortification de la manchette ou des lambeaux cutanés, minces et mal nourris, comme on est obligé de les tailler quelquefois. De plus, la compression (qui doit être égale par-

tout, pour être régulière et satisfaire la théorie) portant et
sur la plaie et sur les parties periphériques, a l'inconvénient de
retenir contre la plaie des liquides septiques, qu'il vaut
mieux laisser absorber par le coton, et qu'il serait bon de
faire écouler loin des surfaces suppurantes. Il est vrai que,
dans un bandage bien fait, dans un bandage construit d'a-
près les règles qu'à indiquées M. Guérin, la mortification des
lambeaux est rare ; c'est que, grâce à l'épaisseur de la
couche de coton, cette compression est insensible, malgré la
force avec laquelle on serre les tours de bande. M. Guérin l'a
dit lui-même : quand la couche d'ouate est assez épaisse, on
ne peut pas trop comprimer, quelle que soit la force manuelle
qu'on déploie.

Mais si cette compression est tellement faible qu'on ne l'ob-
tienne pas même en voulant l'obtenir, on doit se demander si
elle est bien utile, et s'il ne suffit pas d'immobiliser le membre
exactement, de le contenir, en un mot. Je crois cette dernière
action suffisante, et je demande seulement au coton assez
d'élasticité pour empêcher les vides de se faire dans l'appareil et pour continuer jusqu'à la fin son action occlusive.

Le coton se tasse au bout de quelques jours, il est vrai, et
si l'on n'en met qu'une couche mince, un vide ne tarde pas à
s'établir entre la peau et l'appareil. Mais je ferai remarquer
que ce tassement de coton s'observe surtout dans les petits appareils qui maintiennent mal le membre ; il est dû aux mouvements du blessé, qui, s'ajoutant au poids du membre, ont
bientôt épuisé l'élasticité du coton. Mais si, par des appareils
plus étendus et plus contentifs, par des appareils remontant
jusqu'à la racine du membre, on prévient les mouvements de
la partie blessée, le coton se tassera beaucoup moins, et il
pourra conserver une élasticité suffisante, quel que soit le
temps que le bandage doive rester en place. En pratiquant
des fenêtres dans un bandage appliqué depuis quinze jours
et plus pour des amputations de cuisse ou de jambe, j'ai vu
le coton faire spontanément hernie par l'ouverture de la coque
silicatée, ce qui indiquait que, même après ce laps de temps,
il avait conservé une certaine élasticité.

Pour empêcher, du reste, que des vides ne se produisent
entre la peau et le coton, j'ai soin, comme l'a recommandé

M. Hervey, d'enduire la peau, jusqu'au segment supérieur du membre, d'une couche de gomme arabique, qui adhère au coton et l'empêche de s'éloigner de la peau.

Je viens de dire plus haut que la compression exercée autour de la région blessée a l'inconvénient de retenir, contre les surfaces de la plaie, les matières septiques qu'on doit chercher à faire écouler ou absorber par le coton. C'est là un point important sur lequel je dois donner quelques explications.

La couche de coton qui est en contact avec la plaie, s'imprègne de sang dans les premières heures qui suivent l'application du bandage. Ce sang se coagule, se sèche, et la couche de coton qui en est imprégnée forme alors une croûte dure, adhérente aux bords de la plaie, qui empêche l'écoulement des liquides et les retient en contact avec la plaie.

Cette rétention n'a pas, le plus souvent, les inconvénients qu'on pourrait soupçonner *à priori* ; mais s'il s'agit d'une plaie contuse, s'il se fait à sa surface de petits écoulements de sang, se mélangeant aux tissus mortifiés, on peut avoir des accidents d'étranglement et des phénomènes d'absorption que les souffrances du malade et l'emploi du thermomètre ne tarderont pas à révéler.

J'ai constaté plusieurs fois les inconvénients de cette croûte dure, formée par le coton imprégné de sang desséché au niveau de la plaie ; je les ai surtout constatés dans un cas, où, par crainte de l'hémorrhagie, j'avais imbibé de perchlorure de fer dilué les petits morceaux de coton destinés à combler la manchette après une amputation circulaire de la jambe. Aussi, depuis lors, ai-je soin de mettre directement sur la plaie, du coton additionné d'un corps gras, huile, axonge phéniquées, pour empêcher la formation de cette croûte sèche et favoriser l'écoulement du sang et du pus à travers les couches de coton.

Mon but est donc d'éviter la rétention des liquides contre la plaie, surtout dans les premiers temps. Pour les absorber ou les faire écouler, j'ai essayé de remplacer le coton par des substances pulvérulentes (charbon, talc, etc.), et de favoriser le drainage des liquides par des tubes de caoutchouc laissés à demeure entre les lèvres de la plaie. Ce dernier moyen est utile quelquefois. Quant aux pansements pulvérulents, je n'ai pas jusqu'ici obtenu de résultats satisfaisants. Les premières couches absorbent les liquides, mais forment bientôt, comme le coton et plus que le coton, des croûtes dures et imperméables.

C'est surtout dans les premiers jours de la plaie que je crains le séjour forcé des liquides contre les surfaces divisées, car c'est alors que ces liquides présentent les propriétés septiques les plus prononcées. Il se passe ici ce qu'on observe pour les plaies à ciel ouvert. Le liquide et les détritus qu'on recueille à la surface de plaies sont plus dangereux dans les premiers jours que lorsque la plaie est en pleine suppuration. Les injections de ces matières sur des animaux permettent d'apprécier le degré de leur septicité ; on pouvait déjà le déduire des expériences de M. Chauveau, qui ont démontré que les pus récemment formés sont plus phlogogènes que les plus anciens. Eh bien ! malgré l'ouate, malgré la privation d'air ou plutôt malgré l'absence de son renouvellement, les mêmes phénomènes s'observent sous le pansement ouaté.

Un de mes internes, M. Poncet, fait en ce moment des expériences comparatives sur les chats, et il a obtenu des effets septiques très-prononcés en injectant le pus pris sous des bandages au quatrième et au cinquième jour, tandis que le pus épais et crémeux des appareils plus anciens s'est montré beaucoup plus innocent. Le premier, injecté sous la peau, donne lieu à des phlegmons gangréneux toujours graves et quelquefois mortels, tandis que le second ne produit que des effets modérés. Nous poursuivons ces expériences, et je me borne ici à signaler les premiers résultats que nous avons obtenus.

Ces expériences sembleraient condamner en principe l'occlusion inamovible. — « Pourquoi, me dira-t-on, conserver en contact avec les plaies des produits aussi nuisibles ? » — Je répondrai à cela que, malgré leurs qualité septiques, ils n'infectent pas l'économie, la nature établissant au fur et à mesure de leur formation une barrière à l'absorption. A mesure que la couche la plus superficielle de la plaie se mortifie et s'élimine, il s'opère un travail plastique au-dessus, qui ferme l'ouverture des vaisseaux et établit une barrière non pas à toute absorption, mais à l'absorption des substances septiques. Nous voyons tous les jours un abcès rempli de pus putride influencer à peine le sujet qui le porte ; tandis que le même pus injecté sur un autre animal produit, comme l'ont démontré les belles expériences de M. Chauveau (1), les effets phlogogènes et pyrogènes les plus marqués. La raison de cette différence tient à l'existence chez les premiers de la membrane pyogénique ou de la couche de granulations qui s'oppose à l'absorption des microzymas infectants.C'est ce qui explique pourquoi,à mesure qu'on s'éloigne du début de la plaie, à mesure que la couche de granulations se forme, le séjour des matières septiques sur une plaie a moins d'inconvénients.

Du reste, ce qui prouve, dans le cas présent, c'est-à-dire dans le cas où la suppuration se fait sous le bandage, que l'absorption des matières putrides ne s'opère pas, c'est le thermomètre, seul indicateur précis de l'effet pyrogène des produits absorbés ; si le thermomètre s'élève, nous en concluons que l'absorption se fait ; s'il baisse ou reste stationnaire autour de 38°, nous en déduisons que l'absorption est nulle, insignifiante ou du moins sans dangers.

Il faut donc suivre exactement la température des malades traités par l'occlusion inamovible et se tenir prêt à changer le pansement ou à recourir à une autre méthode, au besoin, si le thermomètre donne le signal d'alarme. — Inutile de dire, du reste, que je ne me borne pas uniquement à consulter le thermomètre ; la douleur dans la partie opérée, l'habitus du malade, les sensations qu'il éprouve sont autant de sources d'indications qui devront être constamment interrogées pour décider s'il y a lieu d'enlever l'appareil ou de continuer le même mode de pansement.

Ma règle de conduite est la suivante :

Quand, après une amputation ou à la suite d'une fracture compliquée, j'ai recours à l'occlusion inamovible, je laisse l'appareil tant que le malade se trouve bien, tant qu'il n'accuse pas de douleur persistante dans la partie malade, tant qu'il

---

(1) Chauveau. *Physiologie des virus et des maladies virulentes.* (REVUE SCIENTIFIQUE, 1872.)

ne se *sent pas gêné*, et tant que le thermomètre et le pouls ne dénotent pas un travail inflammatoire ou un état fébrile hors de proportion avec la marche régulière de la plaie.

Quelquefois j'enlève l'appareil au sixième ou au septième jour, et même plus tôt, mais le plus souvent à une époque plus éloignée. Rien d'absolu à cet égard ; je me laisse guider par l'état du blessé, et quoique j'aie l'aissé, dans quelque cas, des bandages en place pendant trente et quarante jours, pour des fractures avec plaies ou des amputations partielles de la main, je ne trouverais peut-être pas une moyenne de huit jours, si je faisais entrer en ligne de compte toutes les fractures ou amputations que j'ai traitées ainsi. Dans les cas douteux, je l'enlève plus tôt, et, à cet égard, je dois vous faire remarquer que l'occlusion inamovible a de vrais avantages sur le pansement ouaté de M. Alph. Guérin.

M. Guérin ne peut pas visiter une plaie sans défaire complètement son bandage. Avec mon procédé, je puis, en conservant l'immobilité, transformer un appareil occlusif en appareil ouvert, une plaie fermée en une plaie exposée, facile à surveiller et à panser. Je n'ai, pour cela, qu'à pratiquer une large fenêtre dans la coque silicatée. Cette fenêtre établie, j'enlève le coton, j'examine la plaie, et, si je n'y trouve rien d'anormal, je la recouvre rapidement de coton neuf et je la referme immédiatement. Je puis ainsi, aussi souvent que cela est nécessaire, visiter la plaie sans l'ébranler, sans la refroidir, sans l'exposer longtemps à l'air ; je puis enfin lui faire tous les pansements nécessaires.

C'est ainsi, du reste, que j'agis depuis plusieurs années pour les résections ; après l'opération, j'enveloppe le membre de coton, et je mets par dessus un appareil silicaté. Dès que le bandage est sec, je pratique la fenêtre, *sans toucher au coton qui recouvre la plaie*, et je ne change le coton que lorsque la douleur m'accuse un écoulement difficile du pus, et lorsque l'imbibition des couches de coton rendent nécessaires le renouvellement du pansement et le nettoyage de la plaie. Je remets ensuite du coton imbibé d'huile phéniquée et je le renouvelle plus ou moins souvent, tous les jours, tous les deux ou trois jours, selon l'abondance de la suppuration.

Ainsi renouvelé partiellement, l'appareil peut rester quatre ou cinq semaines en place, et la plaie peut être tenue très-propre, sans que le travail réparateur soit dérangé par les mouvements du membre et les tiraillements des tissus divisés.

L'inamovibilité du pansement n'est donc pas absolue, elle est subordonnée à la marche régulière de la plaie. Le pansement reste inamovible tant qu'il ne se passe rien d'anormal du côté de la plaie. S'il y a quelque accident, on enlève le premier appareil et on en applique un second, qu'on laisse en place tant qu'il est bien toléré. Mon collègue M. Gayet, qui a a obtenu de beaux résultats par ce mode de pansement, et qui continue de l'employer dans son service à l'Hôtel-Dieu, m'a reproché le qualificatif d'inamovible ; il a dit que le mot *inamovible* pourrait faire croire que le bandage doit nécessairement rester en place jusqu'à la guérison de la plaie. Je crois qu'après les explications que je viens de donner, il ne peut plus y avoir matière à controverse sur ce point.

Il me paraît utile de donner ici quelques détails sur la manière dont je fais mes appareils. Ce que j'en ai dit à la Société de médecine, et ce que MM. Viennois (1) et Poncet (2) en ont dit plus tard soit dans la *Gazette hebdomadaire,* soit à la Société des sciences médicales, n'a peut-être pas été suffisant pour bien faire comprendre en quoi mon pansement diffère de celui de M. Alph. Guérin.

Supposons une plaie d'amputation de jambe ou de cuisse. La plaie détergée avec de l'eau tiède alcoolisée, et tous les vaisseaux béants, artériels, veineux, ayant été liés avec un soin minutieux (j'attends souvent 30, 40 minutes et je cherche à provoquer le relâchement de petits vaisseaux, en tenant la plaie au chaud et en l'essuyant doucement avec des éponges imbibées d'eau chaude, 40 degrés environ), j'applique dans le fond de la plaie de petits morceaux d'ouate imbibés d'huile phéniquée. Dans le cas où je veux tenter la réunion immédiate, je laisse toujours une ouverture béante au point déclive, dans laquelle j'interpose une mèche d'ouate imbibée d'huile. Le fond

____

(1) Viennois. *Loco citato.*

(2) Poncet. *De l'occlusion inamovible comme moyen préservatif des complications nosocomiales.* (LYON MÉDICAL, 1872.)

de la plaie ainsi rempli, partiellement ou complètement, selon les cas, j'applique une première couche d'ouate arrosée d'huile ou bien je graisse la peau du pourtour de la plaie avec de l'axonge phéniquée pour éviter les adhérences du coton imbibé de sang ; puis j'ajoute des couches épaisses d'ouate non collée, en les faisant remonter jusqu'au bassin, de manière à recouvrir la partie inférieure du tronc. Pour éviter ultérieurement l'entrée de l'air quand le coton se sera tassé, j'ai soin, comme je l'ai dit plus haut, d'enduire de gomme arabique la peau de la cuisse, afin que la couche de coton adhère à la peau et ne puisse se retirer dans aucun cas. Cela fait, je maintiens l'ouate par quelques tours de bande souple, comme le fait M. Guérin, et je serre d'autant plus que la quantité d'ouate est plus considérable. Je termine ensuite par l'appareil silicaté, que je construis avec des compresses et des bandes imbibées de silicate de potasse. Dans les cas où il importe d'avoir une fixité absolue, j'ajoute au bandage des attelles en fil de fer flexible, qui prennent la forme du membre et empêchent l'appareil de se déformer. On peut enlever ces attelles dès que la coque silicatée est suffisamment sèche.

Lorsqu'on prévoit une abondante suppuration, on peut verser sur la couche la plus extérieure d'ouate quelques gouttes d'une solution alcoolique d'acide phénique, très-concentrée, pour désinfecter préventivement le bandage. Comme cette solution est caustique, il faut en mettre très-peu, afin qu'elle ne coule pas à travers le coton et qu'elle n'aille pas cautériser la peau. J'ai recours à cette précaution en été et lorsque la présence de nombreux blessés autour de l'opéré constitue déjà une cause permanente d'infection de l'air.

Ainsi construit, le bandage ne doit plus être touché que lorsque les symptômes énoncés plus haut indiquent qu'il se passe quelque chose d'anormal du côté de la plaie ou bien lorsque l'odeur le rend pénible pour le malade et les voisins. Il n'est pas comme l'appareil de M. Guérin, resserré tous les trois ou quatre jours par de nouveaux tours de bandes, il est dur, inflexible, incompressible par cela même, à moins qu'on ne le fende en deux valves dans toute sa longueur. Mais, malgré cela, le bandage peut rester quinze ou vingt jours sans laisser un vide appréciable, quand on a soin de faire adhérer le coton à la peau par la gomme arabique, et surtout lorsque l'appareil, embrassant tout le membre, empêche les mouvements.

Il est des cas cependant où je crois utile de maintenir et de renouveler la compression, c'est dans les cas de fracture compliquée, lorsque le déplacement des os tend à se reproduire et à s'exagérer pour peu que la contention soit moins exacte. Dans ces cas, je ne silicate pas le bandage ; j'applique des attelles en fil de fer au-dessus des couches de coton, et, tous les trois ou quatre jours, je resserre le bandage sans le déplacer. Je continue de cette manière à avoir à la fois l'occlusion et l'immobilité, et je profite de la compression comme le fait M. Guérin.

Cet appareil pourrait être appliqué à un plus grand nombre de cas, à la plupart des plaies même, si l'expérience venait à démontrer que je n'attache pas assez d'importance à la compression. Mais ici je ne pourrais que répéter ce que j'ai déjà dit tout à l'heure : l'immobilité et la contention suffisent ; la compression, dès qu'elle est assez forte pour modifier les conditions de la circulation du membre, me paraît inutile et peut devenir périlleuse.

La continuité de l'enveloppe silicatée est un inconvénient surtout dans les saisons humides, lorsque la suppuration est abondante ; elle empêche l'évaporation des liquides absorbés par le coton. Ayant trouvé plusieurs fois des moisissures dans les couches de coton, j'ai pris le parti de faire sur la coque silicatée, sans toucher au coton, des ouvertures multiples de 3 à 4 centimètres de diamètre, qui permettent l'évaporation des liquides sans altérer la solidité du bandage, et conservent tous les avantages au point de vue de l'immobilité.

Ainsi construit, l'appareil doit rester en place le plus longtemps possible, afin de donner à la couche granuleuse le temps de se former. Une fois que cette couche granuleuse est établie sur tous les points, sous forme d'une membrane continue, la plaie se trouve fermée pour ainsi dire, et elle n'est plus exposée aux mêmes accidents. C'est vers le douzième ou le quinzième jour pour les grandes plaies qu'elle est en général formée. Il est donc important de ne pas enlever le bandage avant cette époque, si tout marche régulièrement ; s'il n'y a pas d'accidents, si la fièvre est tombée et s'il n'y a pas de douleurs. Mais il est bien entendu qu'on ne doit pas attendre cette époque si le bandage est mal toléré et si le thermomètre et les sensations du malade font supposer qu'il se passe quelque chose d'anormal. On peut n'enlever le bandage que partiellement et faire une fenêtre au niveau de la plaie, qui permette de la découvrir et de changer le coton souillé. On le remplace immédiatement par du coton neuf, en imbibant d'huile phéniquée la couche qui est en contact avec la plaie.

La question de l'absorption des produits de la plaie ne peut, à l'heure qu'il est, être tranchée qu'avec le thermomètre. Nous ne pouvons pas retrouver dans les produits d'excrétion ou de sécrétion les matières absorbées ; l'élévation de température seule nous indique que des produits pyrogènes ont pénétré dans la circulation ; quant aux liquides neutres ou indifférents, nous ne pouvons pas les suivre dans l'organisme. Nous savons que toute plaie absorbe les liquides ou les substances dissoutes mises en contact avec sa surface ; mais nous savons aussi que les sufaces granuleuses n'absorbent pas les particules figurées, lorsque les granulations sont intactes.

Les pansements, les lavages des plaies, l'ablation de la charpie ou des linges adhérents, les mouvements des tissus divisés déchirent les vaisseaux des granulations et ouvrent des portes à l'absorption des agents infectants. C'est pour cela que les pansements rares constituent une méthode excellente en elle-même.

J'ai cherché à me rendre compte de l'influence des pansements sur l'absorption des produits septiques, et j'ai vu dans beaucoup de cas que les pansements avec lavage de la plaie avaient pour effet d'élever la température de quatre à cinq dixièmes de degrés. Ce résultat, qui n'est pas constant, paraît au premier abord surprenant. On s'étonne du mauvais effet d'un pansement qui a pour but de débarasser la plaie des matières putrides, dont l'injection dans le tissu cellulaire d'un autre animal occasionnerait des phlegmons gangréneux ; mais si l'on réfléchit à la dilacération des bourgeons charnus qui peut être le résultat du pansement le mieux fait, on comprendra l'élévation de température qui suit l'enlèvement des substances putrides. Tant que la membrane granuleuse était intacte, ces substances infectantes pouvaient sans danger rester en contact avec elle.

J'ai constaté souvent une élévation de la température de près d'un degré quelques heures après le renouvellement d'un bandage dont l'odeur incommodait le malade. D'autres fois cependant ce renouvellement de bandage produisait un résultat inverse et soulageait de toutes manières le malade : il y avait un abaissement de la température aussi appréciable que l'avait été son élévation dans le cas précédent. Cette différence s'explique par l'état de la plaie et l'ancienneté du bandage. Quand l'appareil est resté trop longtemps en place, le pus s'écoule autour de la plaie, amène des excorations de la peau plus ou moins étendues ; des fermentations à produits irritants se sont alors développées sous le coton et ont fini par excorier les granulations elles-mêmes. La tolérance de la membrane granuleuse n'est pas, en effet, indéfinie, et, à la longue, elle se laisse pénétrer par des substances septiques qu'elle avait d'abord arrêtées. C'est dans ces circonstances que le renouvellement du pansement est suivi d'un abaissement de la température ; aussi admettons-nous en principe qu'il faut toujours renouveler un pansement quand la température, après avoir baissé pendant quelques jours, tend de nouveau à s'élever, quelle que soit l'époque de l'application du dernier appareil. Par contre, lorsque la température baisse ou reste stationnaire autour de trente-huit degrés ; il ne faut pas toucher l'appareil ; il vaut mieux le renforcer par de nouvelles couches d'ouate ou combattre la mauvaise odeur par l'emploi de divers désinfectants (acide phénique, chlorure de chaux, alcoolats aromatiques, etc.).

J'ai dit en commençant que l'occlusion ne réalisait pas exactement les conditions qui peuvent s'opposer au développement des germes organiques, et qu'il ne fallait pas espérer empêcher la fermentation des produits sécrétés par la plaie ou provenant de la mortification de ses parties superficielles. On trouve dans le pus des vibrions et autres microzymas. Mais la fermentation qui s'opère sous le bandage paraît différente de celle qui s'opère à l'air libre ; l'odeur du pus n'est pas la même, et bien que nous ne puissions pas préciser aujourd'hui le caractère de ces fermentations, il y a tout lieu de croire que des expériences comparatives nous mettront bientôt à même d'en déterminer les différences. Toujours est-il que la plaie n'étant plus en rapport avec un air vicié (et qu'on doit supposer être le véhicule de certains agents spécifiques : érysipèle , pourriture d'hôpital), se trouve par cela même dans un milieu plus favorable à l'évolution régulière des processus réparateurs. Ces germes infectieux ne trouvent pas sans doute des conditions favorables à leur multiplication : le pus devient acide, probablement par son mélange avec la sueur, et sa partie la plus fluide étant absorbée par le coton, la proportion de ses éléments se trouve changée dans la partie qui reste en contact avec la plaie. Mais l'examen de la théorie m'entraînerait trop loin, et, pour aujourd'hui encore, je ne veux pas aborder ce côté de la question. Mes explications ne pourraient être qu'incomplètes, et nous devons nous contenter des données empiriques que l'observation clinique nous fournit.

§ II

Des cas auxquels l'occlusion inamovible est applicable. — De son importance comme moyen préventif des complications nosocomiales: pyohémie, érysipèle, pourriture d'hôpital, etc. — Variabilité des indications selon le milieu où se trouve le blessé. — Utilité de l'occlusion inamovible dans la chirurgie d'armée.

Depuis dix-huit mois, j'expérimente l'occlusion inamovible dans mon service d'hôpital, et malgré ses imperfections, que je signalerai tout à l'heure, je suis de plus en plus satisfait des services qu'elle me rend pour certaines catégories de plaies.

Encouragé par les résultats qu'elle m'avait fournis dans des circonstances où j'échouais par les moyens ordinaires, je l'ai essayée dans des cas extrêmes où elle n'avait pas *à priori* des chances bien sérieuses de réussir; mais comme il s'agissait de ces cas qui sont tout à fait au-dessus des ressources de l'art, il n'y avait pas grand inconvénient à essayer un moyen qui avait toujours pour premier effet de soulager le malade. Je veux parler de ces traumatismes multiples, de ces mutilations affreuses, comme les produisent les locomotives ou les machines qui servent à l'industrie. En amputant dans ces cas-là, ou plutôt en régularisant des amputations aux trois quarts faites par des roues ou des engrenages, je n'ai eu d'autres résultats que de soulager les blessés ou d'adoucir leurs derniers moments. Ces cas extrêmes doivent être mis à part dans toute statistique, et les placer sur la même ligne que les opérations dont on a choisi le moment et préparé la réussite, serait contraire aux règles les plus élémentaires de la logique scientifique. M. Poncet a parfaitement formulé cette distinction dans la relation qu'il a publiée, il y a trois mois, des faits observés dans mon service ; je crois inutile d'y insister plus longtemps.

Si je compare les résultats que j'ai obtenus par l'occlusion inamovible avec ceux que m'ont fournis dans le même milieu et pour les mêmes catégories de plaies, les divers modes de pansement que j'ai expérimentés depuis douze ans, je crois devoir donner la préférence à l'occlusion inamovible pour la chirurgie hospitalière. Mes expériences comparatives ont porté sur les pansements simples, secs ou humides, sur l'irrigation continue, froide ou tiède, aqueuse ou désinfectante, sur les pansements fréquents et sur les pansements rares, sur les pansements simplement protecteurs et sur les pansements désinfectants, etc., etc. J'ai aussi essayé des pansements tellement simplifiés qu'ils se réduisaient à la simple couverture de la plaie par une compresse sèche ou humide. Eh bien ! sans pouvoir donner des statistiques comparables pour ces diverses séries d'expérimentations ; en prenant en bloc les résultats de mon expérience acquise, et en tenant compte des conditions exceptionnelles d'épidémicité, je crois que l'occlusion inamovible est préférable aux autres modes de pansement, non pas pour tous les cas, mais pour la plupart des plaies opératoires et accidentelles qui siégent sur les membres.

Quand je dis que l'occlusion inamovible est préférable aux autres modes de pansement, je ne veux pas dire qu'elle leur soit de tout point supérieure. Telle n'est pas ma pensée ; je veux dire seulement qu'en faisant la part de ses avantages et de ses inconvénients, elle est, en définitive, préférable. Pour certaines plaies des membres, par exemple, rien ne vaudrait, à mon sens, l'irrigation continue, si les malades étaient suffisamment prémunis contre le refroidissement ; s'ils étaient l'objet de ces soins spéciaux et minutieux qu'un entourage intelligent peut leur procurer dans la pratique civile, mais qu'il est impossible de réaliser dans une salle de 120 lits, dont la température change à chaque instant, et qui est traversée par des courants d'air qui refroidissent le blessé, et l'exposent au tétanos et à tous les accidents produits par le froid. C'est cette difficulté de surveillance et d'éxécution qui me fait préférer, dans ces cas, l'occlusion inamovible. Le malade n'a pas besoin de soins spéciaux ; il n'est pas exposé aux dangers du refroidissement local et général, et, de plus, il peut se lever et se promener, tandis que celui qu'on irrigue doit rester constamment au lit.

Prenons un autre exemple : Un blessé a des plaies superficielles ou peu profondes de la peau du bras ou de la jambe. S'il est dans un milieu sain, à la campagne, par exemple, je placerai un linge cérate ou glycériné, une simple compresse d'eau froide sur ces plaies, et il guérira très-bien ; il guérira même sans pansement, par cicatrisation sous-crustacée, si la plaie est superficielle. Mais que j'aie un blessé à l'Hôtel-Dieu, en pleine épidémie d'érysipèle, comme cela nous arrive souvent six mois sur douze ; eh bien! si je laisse la plaie exposée à l'air, si je la découvre deux fois par jour, je cours des chances sérieuses de voir survenir l'érysipèle. Si, au contraire, je ferme la plaie, si je la mets à l'abri de l'air et des mouvements par l'occlusion inamovible, elle se cicatrisera sans accidents, sous le coton, et conservera sa simplicité dans le milieu artificiel que je lui ai créé. L'an passé, à l'époque où je poursuivais mes recherches sur les greffes cutanées, j'ai fait ainsi plus de quarante plaies en pleine épidémie d'érysipèle, et je n'ai pas eu un seul accident, tandis que, dans les lits voisins, des écorchures de la face et du tronc étaient envahies par cette redoutable complication.

Mais, me dira-t-on, vaut-il la peine d'enfermer ainsi dans des appareils incommodes de petites plaies qui guérissent si bien toutes seules ? Je crois qu'il n'y a que ceux qui ignorent les inconvénients et les dangers du milieu nosocomial qui pourraient m'adresser cette objection ; mais, quand on a appris par expérience qu'une piqûre de sangsue, qu'une écorchure, qu'une scarification, qu'un simple bouton peuvent être le point de départ d'un érysipèle mortel, on juge la question différemment. On préfère les incommodités d'un bandage aux dangers d'une plaie exposée.

En ville, j'agis tout autrement qu'à l'hôpital ; mais cependant je me guide d'après les mêmes principes, et pour les écrasements de la main et des doigts, par exemple, je préfère souvent l'occlusion inamovible, qui permet au malade de sortir sans danger et d'aller à ses affaires.

Si nous envisageons maintenant les grandes plaies, les plaies graves, les plaies d'amputation, par exemple, nous aurons des motifs différents de nous conduire selon le milieu.

Dans un milieu salubre, là où rien ne fait soupçonner dans l'air des agents infectants, le pansement d'une plaie se réduit aux indications les plus simples. Mettre la plaie à l'abri du froid et de l'action irritante de l'air, immobiliser les parties divisées, sont les deux indications les plus importantes à remplir. Dans ces conditions, il est certaines catégories d'amputations qui guériront toujours, tandis que les mêmes opérations donneront lieu à une mortalité plus ou moins considérable dans les milieux infectés. Il suffit d'avoir pratiqué comparativement, sur une échelle suffisante, et en ville et à l'hôpital, pour se rendre compte de ces différences et en comprendre la raison. C'est pour cela que l'occlusion inamovible n'aura pas la même importance dans la pratique civile que dans la pratique hospitalière ; elle aura partout, cependant, l'avantage de mieux immobiliser que les autres appareils ; et, sous ce rapport, j'ai pu apprécier, dans la pratique civile, combien elle pouvait rendre de services dans les plaies douloureuses. Chez certains sujets, le pansement, pendant les premiers jours, est un véritable supplice, et une méthode qui supprime ces pansements devient un bienfait inappréciable.

C'est surtout comme moyen préventif de l'érysipèle, de la pyohémie et de la pourriture d'hôpital que j'ai étudié l'occlusion inamovible. M. Poncet a déjà fait connaître mes résultats sous ce rapport, et je renvoie à son mémoire ceux qui voudraient des détails plus circonstanciés. Je me bornerai à dire que je n'ai pas encore observé de pyohémie franche sous le bandage dans les divers traumatismes que j'ai traités, ou du moins que la physionomie de cette affection a été notablement modifiée par l'occlusion inamovible : le frisson a été supprimé, ou réduit à de légères horripilations. Je ne puis me flatter d'avoir toujours des séries aussi heureuses, car M. Guérin a eu un assez bon nombre d'accidents de ce genre, mais je crois que l'immobilité absolue de la plaie est un des meilleurs préservatifs des processus emboliques qui donnent sa physionomie à la véritable pyohémie. Les mouvements de la partie blessée, les déchirures des tissus, favorisées par les pansements fréquents, dérangent le travail d'occlusion des veines divisées, et favorisent le détachement des coagulums oblitérants. C'est ainsi, du moins, que je crois pouvoir expliquer la rareté de la pyohémie comparée à la fréquence de la septicémie aiguë, que j'ai trouvée tout aussi grande sous l'occlusion inamovible que sous les pansements simples.

Une autre complication que l'occlusion ne prévient pas plus que la septicémie aiguë, c'est la gangrène humide ou gangrène septicémique, qui accompagne les grands traumatismes. J'en ai eu un certain nombre de cas l'année dernière, et je me suis demandé si la méthode que j'employais ne favorisait pas cette complication ? Oui et non, répondrai-je à cette question ; oui, si le pansement est mal fait et si l'on retient contre la plaie, par une compression trop forte, les produits qui s'écoulent de sa surface, comme cela m'est arrivé dans un cas ; non, si le pansement est fait d'après les principes que j'ai indiqués plus haut. Toutes les plaies contuses, avec attrition profonde des tissus, comme celles qui sont produites par les machines ou les armes à feu, exposent à cette complication, surtout si le sujet est adulte ou vieux, s'il est alcoolique, ou s'il a une dyscrasie profonde, comme le diabète ou l'albuminurie.

Dans ces divers cas, lorsque l'amputation n'est pas contre-indiquée par l'état général du sujet, il faut amputer le plus tôt possible, et retrancher tous les tissus qui ont éprouvé les effets de la contusion. La tentative de conservation, par n'importe quel procédé, expose à la gangrène, et, si la plaie siége sur les extrémités, l'irrigation continue me paraît le meilleur moyen pour retarder ou prévenir cette complication. Il ne faut donc pas enfermer dans du coton des membres atteints de plaies contuses et menacés de gangrène. Il faut, je le répète, amputer au plus tôt, car l'amputation pratiquée deux ou trois jours après, même loin des limites de la contusion, ne prévient pas la gangrène quand déjà l'individu a été empoisonné par la décomposition du sang ou des liquides épanchés au voisinage de la plaie. On ne doit jamais, par conséquent, enfermer sous le coton des membres dont les tissus profonds, os et muscles, sont broyés ; on ne doit pas se laisser détourner de l'amputation par l'intégrité apparente de la peau, et, comme je le dis souvent, ce n'est que pour les extrêmités des doigts de la main ou du pied qu'on peut courir les chances de la mortification.

Ces réserves faites pour les plaies profondément contuses qui contre-indiquent l'occlusion, je crois que, dans un milieu infecté, l'enveloppement par le coton est préférable, pour les plaies d'amputation, aux autres méthodes de pansement habituellement usitées.

La complication nosocomiale pour laquelle l'occlusion inamovible m'a rendu le plus de services, c'est l'érysipèle qui, à l'Hôtel-Dieu de Lyon, entre pour la plus grande part dans la mortalité de nos opérés. J'ai eu, comme je l'ai déjà dit, à traverser, depuis quinze mois, plusieurs épidémies d'érysipèle, et je n'ai eu qu'un seul érysipèle sous le bandage, et encore l'appareil était-il imparfaitement appliqué. Je ne puis certainement pas donner l'occlusion comme un moyen de préservation toujours infaillible, mais l'expérience de ces quinze derniers mois me montre qu'elle a une véritable efficacité contre l'infection directe de la plaie, et je dois insister sur le fait, en présence surtout de l'incertitude des autres préservatifs. Ce qui doit, du reste, nous faire faire de prudentes réserves sur ce point, c'est que nous ignorons les limites de la contagiosité de l'érysipèle et les voies par lesquelles s'effectue la contagion (1). Nous savons que les plaies s'infectent directe-

(1) Depuis ma communication au Congrès, j'ai eu à lutter contre une des plus fortes épidémies d'érysipèle que j'aie observées à l'Hôtel-Dieu. J'ai perdu 6 malades sur un total de 22 cas. La maladie était si intense qu'elle a tout envahi et qu'elle s'est trois fois développée sous le bandage : une fois après une amputation de doigt ; une autre fois après une trépanation du tibia ; et dans un autre cas enfin, après l'ablation des deux phalanges du

ment par l'air ambiant ; or, c'est là le seul mode de contagion que l'occlusion puisse prévenir ; mais il est probable aussi que l'individu s'infecte par les voies aériennes en respirant un air chargé de principes infectieux. Contre ce mode de contagion, tout pansement reste impuissant, et le changement de milieu devient le seul moyen efficace.

L'invasion des plaies placées sous le bandage ne serait un argument décisif en faveur de l'infection par les voies respiratoires que si l'on avait pu mettre les plaies à l'abri de tout germe infectieux ; mais cette préservation absolue est une chose difficile à réaliser. Il faudrait opérer loin de tout foyer d'infection ; il faudrait se mettre à l'abri des germes dont le chirurgien et les aides peuvent s'être chargés en traversant les salles ; il faudrait désinfecter d'une manière absolue tout ce qui va servir au pansement ; or, ce sont là des conditions tellement difficiles à réaliser, qu'on pourra probablement longtemps discuter sur ce point sans s'entendre.

J'ai traversé, l'an dernier, une épidémie de pourriture d'hôpital qui m'a forcé à abandonner momentanément la salle Saint-Sacerdos, et à transporter mes malades dans une salle nouvelle. Eh bien ! durant cette épidémie, j'ai pu voir que l'occlusion inamovible était le meilleur préservatif contre l'invasion des plaies. Pendant que toutes les plaies découvertes étaient envahies, je trouvais sous le bandage des plaies bourgeonnantes et vermeilles, et je ne constatais la pourriture sur ces plaies qu'après les avoir exposées à l'air pour renouveler le pansement. L'immunité des plaies recouvertes me fit penser que l'occlusion était pour quelque chose dans cette préservation ; telle n'a pas été cependant l'opinion de tout le monde, car on a objecté à M. Poncet que la pourriture d'hôpital ayant régné presque exclusivement dans la salle Saint-Sacerdos, on devait la rapporter au mode de pansement spécialement usité dans cette salle. Je ne comprends pas bien, je l'avoue, ce raisonnement ; je me bornerai à répondre que se sont justement les plaies recouvertes qui ont été le plus épargnées,

pouce. Mais, quoique incomplète, l'action préservatrice de l'occlusion inamovible me paraît toujours réelle ; la plupart des plaies, que j'ai traitées par ce moyen, ayant été indemnes dans le cours de l'épidémie.

et j'insisterai d'autant moins sur cette objection qu'à la même époque une épidémie semblable régnait à la Charité et enlevait plusieurs malades dans un service où l'on n'avait pas fait un seul bandage ouaté. Cette observation, faite à la Commission des maladies régnantes, par M. Delore, chirurgien titulaire de la Charité, nous montre qu'il n'est pas besoin de bandage ouaté pour avoir de la pourriture d'hôpital, et qu'il faut chercher ailleurs la cause d'une pareille épidémie.

Si l'occlusion inamovible m'a rendu des services en tant que moyen préservatif de la pyhoémie, de l'érysipèle et de la pourriture d'hôpital, et probablement aussi du tétanos, il n'en est pas de même contre certaines formes de septicémie, et je crois utile de revenir encore sur ce point. J'ai eu plusieurs cas de septicémie et de gangrène humide; mais je crois que l'occlusion inamovible n'a été pour rien dans la production de ces accidents : d'abord, parce que j'ai habituellement vu des accidents semblables dans des cas analogues, quel que fût le mode de pansement employé, et puis ensuite parce que le bandage ayant été enlevé tout à fait au début des accidents, j'ai vu la septicémie continuer, s'accélérer même, malgré le changement de pansement et l'emploi des moyens désinfectants. Les tentatives irrationnelles de conservation, surtout après les plaies contuses exposent, on ne saurait trop le répéter, à ces accidents infectieux ; l'attrition des tissus et l'infiltration sanguine fournissent des principes septiques dont une amputation hâtive eût pu seule prévenir l'absorption. C'est donc après l'amputation seulement qu'il faudra recourir à l'occlusion inamovible et qu'on pourra compter sur son utilité. Dans les cas indécis où, pour un motif ou pour un autre, à cause du refus du malade, par exemple, on ne voudra par recourir à l'amputation, l'irrigation continue me paraît le moyen le plus généralement applicable.

Mais comme j'ai observé aussi des accidents septicémiques après les amputations, je dois me demander si l'on ne pourrait pas, dans ces cas-là, adresser des reproches à l'occlusion. Si l'on se rappelle ce que j'ai dit plus haut sur les propriétés septiques des produits de la plaie pendant les premiers jours, on devra considérer l'écoulement ou la neutralisation de ces liquides comme la première indication à remplir. C'est pour

favoriser cet écoulement et neutraliser les propriétés septiques du liquide, que je ne mets pas sur la plaie du coton
seulement, mais que j'applique sur elle des gâteaux d'ouate
imbibés d'huile phéniquée. L'écoulement des liquides s'opère
mieux alors ; il n'est pas gêné par la croûte que forme le coton imprégné de sang desséché, et la plaie se trouve dans les
conditions que la théorie nous indique être les meilleures. J'ai
suivi, du reste, à cet égard, une règle qui me paraît légitimée
par la prudence. Si la fièvre traumatique se prolonge, si le
malade souffre, je visite la plaie et j'abandonne l'occlusion.

Ce n'est pas seulement dans les cas de traumatisme que j'ai
eu recours à l'occlusion inamovible pour mettre la plaie dans
un milieu plus favorable à sa cicatrisation. Je m'en suis servi
et m'en sers tous les jours pour le traitement des suppurations
articulaires chroniques et des abcès par congestion. Je laisse
s'ouvrir, sous le bandage, ces abcès dont l'ouverture à l'air
libre et dans un milieu infecté est souvent suivie des plus
graves accidents. Les dangers de l'ouverture des abcès froids,
articulaires ou ossifluents proviennent de deux causes : de
l'air qui pénètre dans le foyer et de l'inflammation du foyer
par les mouvements. En immobilisant préalablement le membre, l'ouverture spontanée s'effectue sous le coton ; l'air ne
pénètre pas dans le foyer, et le liquide n'y subit pas de décomposition putride.

Quand l'abcès est sur le point de s'ouvrir, j'enferme le
membre sous le coton et je laisse le pus se faire jour de lui-
même ; dans d'autres cas, je hâte cette ouverture par l'application du chlorure de zinc, et l'eschare se détache sous le
bandage ; dans d'autres cas, enfin, je vide la poche avec l'as-
pirateur, je place un bandage et j'attends.

En agissant ainsi, non-seulement on diminue les chances
de l'infection putride, mais on réduit notablement la suppuration. On fenêtre le bandage pour renouveler, aussi souvent que
cela est nécessaire, le coton sali par le pus ; mais on maintient
l'immobilisation pendant plusieurs semaines et même plusieurs mois, dans les coxalgies, par exemple. Après l'ouverture de l'abcès, l'immobilisation de la région reste pendant
longtemps l'indication la plus importante à remplir pour

favoriser le travail de cicatrisation et prévenir de nouveaux décollements.

Si maintenant j'examine les différentes plaies pour lesquelles l'occlusion inamovible me paraît applicable, j'établirai les catégories suivantes :

Dans les plaies superficielles, après toutes les opérations intéressant la peau et les muscles superficiels, l'occlusion inamovible me paraît préférable (je parle toujours pour la chirurgie des grands hôpitaux, surtout en temps d'épidémie), aux autres modes de pansement.

Pour les plaies articulaires, pour les plaies des gaînes tendineuses, elle est tout particulièrement indiquée. Elle est ici, sans contredit, préférable à toutes les autres méthodes de pansement. Sous les bandages, ces plaies articulaires, si graves lorsqu'elles sont traitées par des pansements émollients, cératés ou autres, passent pour ainsi dire inaperçues.

Pour les fractures des membres avec plaie, lorsqu'il n'y a qu'une petite ouverture sans broiement des tissus profonds, l'occlusion inamovible m'a toujours réussi. J'ai traité de cette manière huit fractures compliquées de la jambe, du bras et de l'avant-bras, et ces fractures ont guéri sous le bandage comme des fractures simples.

Lorsque les désordres des tissus sont plus étendus, lorsqu'il y a des épanchements de sang, des déchirures profondes, deux cas sont à distinguer : ceux dans lesquels il est indiqué de pratiquer l'amputation immédiatement et ceux dans lesquels la conservation peut être mise en question. Dans le premier cas, il n'y a qu'à amputer, et celui qui se fierait à l'occlusion commettrait une grande erreur. Dans le second, je suis d'autant moins partisan de l'occlusion que l'indication de la conservation est moins réelle. J'ai déjà indiqué ma préférence pour l'irrigation ou les applications de glace ; mais dans les cas où la conservation a des chances sérieuses de succès, je tenterai l'occlusion en me tenant prêt à changer de système si les accidents se déclarent.

Après les résections je pratique l'occlusion, mais en fenêtrant la coque silicatée pour être prêt à tout événement. S'il s'agit non pas d'une résection primitive, mais d'une résection secondaire, ou bien d'une résection pratiquée pour une lésion chronique au milieu de tissus enflammés, le pansement doit être bientôt renouvelé à travers la fenêtre, à cause de l'abondance de la suppuration et de la putridité des produits sécrétés par la plaie.

Après les amputations, l'occlusion doit être faite avec soin, que l'on tente la réunion immédiate ou non. Après les grandes amputations, la réunion immédiate est toujours dangereuse dans les grands hôpitaux; je ne la cherche jamais complètement, et je me prémunis contre la stagnation des liquides en maintenant une partie de la plaie ouverte par l'interposition d'une mèche. On obtiendra, toutes choses égales d'ailleurs, de meilleurs résultats par l'occlusion inamovible que par les modes de pansement usuels. Un autre avantage sur lequel on ne saurait trop insister, c'est la diminution et quelquefois l'absence des douleurs, et la facilité de remuer, de transporter les opérés traités par l'occlusion inamovible. Cette dernière considération est de la plus haute importance pour la chirurgie d'armée. Tous ceux qui ont été à même de voir de près les difficultés du traitement et du transport des blessés, après une bataille meurtrière, comprendront les services que l'occlusion inamovible rendra dans l'avenir. Si l'on n'a pas de silicate à sa disposition, du coton et des attelles en fil de fer permettront de remplir rapidement les indications du pansement, et l'on pourra alors transporter, au besoin d'un bout de la France à l'autre, les malheureux blessés protégés par d'épaisses couches de coton contre le froid et les chocs douloureux.

D'après l'exposé que je viens de faire de l'occlusion inamovible, vous voyez que cette méthode de pansement, quoique n'étant pas à l'abri de tout reproche, rend les meilleurs services dans les cas les plus variés, et est incomparablement supérieure aux autres modes de pansement pour certaines catégories de traumatismes. Il suffirait, du reste, qu'elle ne fût pas inférieure aux méthodes usuelles de pansement, pour qu'elle leur fût préférable, à cause de sa commodité et de sa simplicité. Mais si vous admettez avec moi qu'elle peut prévenir plusieurs des grandes complications qui aggravent les plaies dans les milieux infectés, vous reconnaîtrez par cela même qu'elle a des avantages sur les autres méthodes pour la chirurgie hospitalière et pour la chirurgie d'armée. Ces avantages ne sont sans doute que relatifs, mais ils sont assez grands pour diriger vers son perfectionnement l'attention des chirurgiens qui ont à cœur les progrès de leur art. Certainement rien ne peut, en chirurgie, remplacer les conditions hygiéniques qui ont une influence si décisive sur le sort des opérations. Dans un milieu salubre, avec des blessés à constitution saine, la question des pansements perd de son importance; le plus simple est souvent le meilleur; mais dans un milieu où tout semble réuni pour provoquer des fermentations putrides, où le malade s'infecte non-seulement par l'air qu'il respire, mais par l'air qui arrive sur sa plaie, le chirurgien doit faire tous ses efforts pour éloigner ou neutraliser toutes ces causes d'infection. Nous sommes encore loin du but, mais je crois que l'occlusion inamovible est un des moyens qui nous aideront à l'atteindre.

III.

DU PANSEMENT OUATÉ;

Par M. GAYET, chirurgien en chef de l'Hôtel-Dieu de Lyon.

Dès le début, frappé de l'odeur infecte du pus qui a séjourné dans le bandage Guérin, j'avais mis en suspicion, sinon la valeur pratique de ce pansement, au moins la théorie qu'en donne l'inventeur. Aujourd'hui, la démonstration que ce pus est putride est amplement faite. Je crois donc que l'idée qu'il faut se faire actuellement des causes de l'efficacité de ce bandage doit conduire à quelques modifications dans son mode d'application. Les énormes couches superposées de coton deviennent inutiles, et il y a lieu à la fois d'appliquer des bandages moins considérables et de les renouveler plus souvent.

Il ne faut pas trop se fier au thermomètre; pour certaines complications, la gangrène des lambeaux, par exemple, il peut ne donner aucune indication ; une fois qu'il y a du pus fétide accumulé, il est sage de renouveler le bandage. Dès que la suppuration est bien établie, la tendance à la putridité est moindre, le bandage peut être maintenu plus longtemps.

L'immobilisation des parties dans leur intimité est une des principales causes de l'efficacité de ce pansement ; aussi, faut-il le faire remonter très-haut au-dessus de la blessure.

Sur trois amputations de cuisse, j'ai eu un succès complet : une malade en voie de guérison, une mort par infection purulente.

Deux amputations de jambe, une guérison, une mort par gangrène des lambeaux chez un alcoolique ; chez ces derniers, la compression exercée sur les lambeaux par le bandage ne peut-elle pas avoir ses dangers ?

Une fracture compliquée par éclat de meule ; je n'avais pas exploré les artères ; je réduisis et mis le bandage. Le surlendemain, gangrène complète du membre.

Fracture compliquée de l'humérus sur une femme de soixante-quinze ans : réduction ; elle se leva dès le premier jour, ne changea rien à ses habitudes et fut parfaitement guérie.

Je partage les opinions qui ont été émises sur l'excellence de ce bandage dans les plaies de la main et du pied.

Quant aux plaies du tronc, je crois ce pansement peu applicable ; par la gêne qu'il cause et la chaleur qu'il entretient, il est insupportable au malade.

Comme complication, j'ai eu une lymphangite, une hémorrhagie, une infection purulente. Pas d'érysipèle.

En résumé, ce pansement doit rester dans la pratique de la chirurgie et y faire une réelle révolution. Je regrette aujourd'hui de ne pas l'avoir connu lors de la dernière guerre, où, sur plus de vingt amputations de cuisse ou de jambe, je n'ai pas la certitude d'avoir sauvé un opéré. Actuellement, les mêmes circonstances se représentant, au lieu d'amputer, j'appliquerais un bandage ouato-silicaté et ferais transporter le malade.

IV.

DES RÉSECTIONS DANS LES PLAIES PAR ARMES DE GUERRE ET EN PARTICULIER DES RÉSECTIONS DU COUDE ET DE LA DIAPHYSE HUMÉRALE ;

Par M. le docteur L. OLLIER.

La communication de M. Ollier a pour objet essentiel les résections pratiquées au membre supérieur. Dans la dernière campagne, à cause des mauvaises conditions dans lesquelles se trouvaient les blessés, il s'est abstenu presque systématiquement de toute résection au membre inférieur (sauf une des deux malléoles, qui a réussi.) Il se déclare, en effet, peu partisan des résections du membre inférieur; pour le genou, il faut presque toujours amputer, et pour la hanche, s'en tenir à l'expectation. Quant à l'articulation tibio-tarsiene, elle se prête mieux à la résection, que les précédentes, mais souvent en core l'expectation est ce qui convient le mieux. L'indication de ces opérations varie du reste avec la facilité du transport des blessés et les soins consécutifs qu'on pourra leur accorder.

Pendant la dernière guerre (1870-71), dans les campagnes de la Loire et de l'Est, M. Ollier a pratiqué huit fois la résection sous-périostée du coude. Sur ces huit opérés, un seul a succombé avant la guérison de sa blessure; il est mort d'une hémorrhagie artérielle, 22 jours après l'opération, alors que l'aspect de la plaie et l'état général pouvaient faire regarder le succès comme assuré. Un des sept autres, qu'on avait dû abandonner le lendemain de l'opération, fut amputé trois jours après par un chirurgien qui ignorait probablement qu'une résection du coude avait été faite.

Restent six réséqués soignés d'une manière plus ou moins régulière, mais actuellement guéris ou en voie de guérison. C'est en s'appuyant sur ces observations que le chirurgien de la première ambulance lyonnaise a examiné la question des résections du coude dans les plaies par armes de guerre.

Trois points importants doivent, dit-il, de prime abord, appeler l'attention dans la résection du coude appliquée à la chirurgie d'armée : les indications de cette opération, son manuel opératoire, le traitement consécutif. Ces points élucidés, il faut rechercher quels sont les résultats de la résection, soit immédiats, c'est-à-dire au point de vue de la vie des malades soit définitifs, c'est-à-dire au point de vue de l'utilité du membre conservé.

Toute plaie par arme à feu de l'articulation du coude, fait remarquer M. Ollier, est grave, non-seulement au point de vue des fonctions de l'articulation, mais au point de vue de la vie du blessé, et en présence d'un coude traversé et fracturé comminutivement par un projectile, on ne doit pas rester sans prendre une détermination. Mais quelle ligne de conduite suivra-t-on ? l'expectation méthodique, la résection, l'amputation du bras ?

Il est des cas où l'amputation est nécessaire et où il ne peut y avoir de doute. D'une façon générale, lorsqu'il existe de vastes pertes de substance ou des lésions des troncs vasculaires et nerveux qui ne permettent pas de conserver assez de tissus sains pour entretenir la vitalité de l'avant-bras et de la main, on ne peut qu'amputer.

Lorsque les désordres du côté des parties molles sont peu considérables, les lésions osseuses ne nécessitent presque jamais par elles-mêmes l'amputation. C'est dans des cas de ce genre que l'anesthésie rend les plus grands services au point de vue du diagnostic et de l'intervention thérapeutique, en permettant d'aller à la recherche des lésions osseuses : fissures, éraillements périostiques, etc.

Quelque broyé que soit l'os, quelques multiples que soient les esquilles, si la lésion est limitée, on devra réséquer. M. Ollier a généralement pratiqué la résection au-dessus des fissures auxquelles correspondent souvent des épanchements intra-médullaires, résultat du décollement de la moelle produit par la commotion de l'os. Dans les parties spongieuses et chez les jeunes sujets, ces fissures n'ont pas la même importance.

Toutes les fois, ajoute-t-il, qu'on ne sera pas obligé de retrancher plus du cinquième ou du quart de l'humérus, on devra, faire la résection ; il la conseille également dans certain cas où il faut enlever une plus grande longueur, en faisant, toutefois, les plus sages réserves. Relativement aux os de l'avant-bras, comme il n'est pas nécessaire de les sectionner au même niveau, on peut retrancher de très-grandes longueurs de l'un ou de l'autre sans compromettre le fonctionnement utile du membre.

Quand un projectile a traversé l'articulation du coude ou brisé comminutivement les extrémités osseuses qui la constituent, l'indication est très-claire, M. Ollier s'empresse alors non point de faire une simple extraction d'esquilles, mais une véritable opération sous-périostée suivant les règles qu'il a indiquées. Il se met ainsi dans les meilleures conditions pour conjurer les accidents redoutables qui accompagnent toute fracture comminutive et toute arthrite purulente.

L'articulation est-elle ouverte largement ou bien n'existe-t-il qu'une petite ouverture avec fracas osseux, la résection est indiquée. Toute fracture avec plaie articulaire, s'accompagne, en effet, d'arthrite purulente, qui est, dans la majorité des cas, suivie de mort dans les grands hôpitaux.

La résection pratiquée immédiatement et par la méthode sous-périostée paraît, au contraire, beaucoup moins dangereuse et n'expose pas au même degré le blessé aux complications de l'arthrite purulente. De plus, la résection sous-périostée a l'avantage de laisser au malade un membre mobile, pouvant rendre plus de services qu'un membre ankylosé ; elle mérite donc d'une manière générale qu'on se décide immédiatement en sa faveur. Mais à quel moment doit-on pratiquer cette opération ? Faut-il faire des résections primitives ou des résections secondaires ?

Plusieurs raisons engagent M. Ollier à opérer le plus tôt possible, avant l'apparition de la suppuration et des accidents inflammatoires. En pratiquant la résection dans les trois ou quatre premiers jours qui suivent la blessure, il supprime ces tissus broyés destinés à se transformer en produits septiques, il prévient la tuméfaction énorme, les fusées purulentes, les douleurs intolérables qui surviennent quand on abandonne à elle-même une plaie articulaire accompagnée de fracture.

Quant à la résection secondaire, que l'on est parfois obligé de pratiquer parce que l'on n'est pas arrivé à temps ou bien lorsque des accidents survenus dans un membre qu'on voulait conserver empêchent de persister dans les tentatives de conservation, elle ne saurait être une opération d'élection.

A propos de la résection secondaire, M. Ollier établit une distinction importante : suivant que l'on opère pendant la période des accidents inflammatoires ou après la cessation complète de ces accidents. Il croit qu'on doit opérer le plus rarement possible pendant les accidents inflammatoires ; mais quoique une opération faite sur une partie enflammée soit par elle-même plus grave que sur une partie saine, si la situation du blessé empire de jour en jour, si l'on redoute la pyohémie, il faut pratiquer la résection. Pendant la campagne, M. Ollier n'a jamais opéré après un premier frisson d'infection purulente ; il repousse, toutefois, l'intervention après le début de la pyohémie, car, dans quatre cas se rapportant à diverses articulations où il est intervenu après un premier frisson, dans son service de l'Hôtel-Dieu, la pyohémie a continué, et ses opérés sont morts.

Pratiquée après la disparition des phénomènes inflammatoires, la résection du coude rentre dans la catégorie des cas chroniques (arthrites suppurées), et à cette période, elle est sans doute moins grave ; mais que de dangers n'a pas couru le blessé pour en arriver là ?

Une fois l'intervention chirurgicale admise, la résection décidée, il n'est point indifférent d'employer tel ou tel procédé opératoire que l'on décore ensuite du nom de résection sous-périostée, parce que l'on a, avec plus ou moins de soin, séparé des os enlevés leur membrane périostique. Le procédé que M. Ollier recommande est celui qu'il emploie depuis plusieurs années et qui lui a donné les résultats que chacun connaît.

Exécuté méthodiquement, il ne sacrifie aucune attache musculaire et rend impossible la lésion d'aucun nerf ou vaisseau important. On peut, dans les plaies par armes à feu, utiliser l'orifice d'entrée ou de sortie du projectile, au profit de l'une ou l'autre des trois lignes qui constituent l'incision extérieure, mais dans ces modifications du procédé, il ne faut pas perdre de vue certaines insertions musculaires qu'on doit absolument respecter, telle que l'insertion du triceps dont le détachement est un des points fondamentaux du procédé de M. Ollier. A l'objection qui lui avait été faite, avant de l'avoir vu opérer, que, dans les plaies par armes de guerre, il est impossible de conserver la gaîne périostique, ce chirurgien montre que c'est là une grave erreur. Une articulation, quelque fracturée quelle soit par un projectile, peut être enlevée par une opération sous-périostée presque aussi régulière que si elle était pratiquée sur des os intacts. La gaîne périostéo-capsulaire, malgré des déchirures inévitables, est conservée dans sa continuité. Ce fait s'explique par la différence de consistance du périoste et de l'os, ce dernier, fragile, se brise, le périoste, souple et résistant, plie et ne rompt pas; pourtant chez les sujets âgés le périoste, adhérent à l'os, est plus facilement déchiré ou projeté avec les fragments.

Lorsque le périoste est incisé dans toute la longueur de l'incision extérieure, on saisit chaque esquille avec un davier et on ne l'enlève qu'après l'avoir dépouillée de son périoste au moyen du détache-tendon. Des difficultés peuvent survenir, mais il est facile de les surmonter avec des précautions et un peu de patience.

Si la fracture est irrégulière, si l'extrémité supérieure de l'humérus est coupée obliquement, en biseau, par exemple, sans être dépouillée de son périoste et sans présenter de fissure et de décollement de la moelle, il faut la laisser telle que, en réséquant seulement avec une petite cisaille les pointes aiguës qui pourraient blesser les chairs. Le racourcissement du membre est ainsi prévenu d'autant, et la matière osseuse nouvelle se trouve chez les jeunes sujets plus abondante dans les points où une lamelle osseuse persiste.

Après avoir indiqué son *modus faciendi*, M. Ollier discute la question des résections totales et des résections partielles. Il divise ces dernières en deux catégories, suivant que l'on retranche seulement une partie de la surface d'une des extrémités osseuses qui constituent par leur rencontre une articulation, ou bien que l'on retranche la totalité d'une de ses extrémités osseuses. Si la résection partielle d'une seule extrémité est une mauvaise opération, la résection totale de cette extrémité, qu'il appelle *résection semi-articulaire*, est une opération qui doit être recommandée. Sur ses huit résections du coude pendant la campagne, M. Ollier a pratiqué quatre résections semi-articulaires, portant, trois sur l'extrémité inférieure de l'humérus seulement et une sur les deux os de l'avant-bras; elles lui ont donné quatre succès. S'il n'a point trouvé à ces résections une gravité plus grande, il leur a reconnu un inconvénient d'un autre genre. Le radius et le cubitus se soudent hâtivement entre eux, et si l'on ne prévient pas cette soudure par une mobilisation méthodique de cette articulation, les mouvements de pronation et de supination d'après le type normal sont supprimés.

L'appareil instrumental pour une résection du coude est des plus simples, il comprend les instruments usuels de toute opération sanglante, des scies à chaînes et autres, des daviers à dents multiples et spécialement des rugines ou détache-tendons de formes diverses.

Une fois l'opération terminée, l'indication la plus pressante est d'immobiliser le membre dans un appareil. M. Ollier ne fait pas de points de suture ; il met dans la plaie une mèche cératée ou huilée qui pénètre jusque dans la cavité qui représente l'articulation ; il recouvre le tout d'un linge fenêtré et applique l'appareil de contention.

Le meilleur appareil est un bandage silicaté fait avec des couches épaisses d'ouate et s'étendant depuis les doigts jusqu'au moignon de l'épaule, de manière à immobiliser complètement l'articulation du coude. Lorsque les bandes silicatées se sont solidifiées et que le bandage est sec, on pratique au niveau de la plaie une large fenêtre qui permet de faire tous les pansements nécessaires. M. Ollier préfère le bandage silicaté au bandage plâtré, parce qu'il est plus léger, plus tôt confectionné et surtout parce qu'une fois sec il se coupe très-facilement et très-nettement avec un sécateur ; il l'emploie habituellement à l'Hôtel-Dieu. Dans la Loire et dans l'Est, ne pouvant surveiller les blessés, il a eu recours à des gouttières matelassées, garnies de toile cirée ; le bandage inamovible est, en effet, à la fois, ce qu'il y a de meilleur et ce qu'il y a de pire, selon qu'on le surveille de près ou qu'on ne le surveille pas. La fréquence du pansement est subordonnée à l'abondance du pus, à

l'état du malade, et, tant que le blessé ne souffre pas, il ne faut
point changer le pansement, dans lequel on emploiera ensuite
soit l'huile phéniquée, soit l'alcool ou le permanganate de potasse, en même temps qu'on fera des injections dans le fond
de la plaie.

Habituellement, on est obligé de renouveler le bandage au
bout de dix, douze on quinze jours ; dès que la période inflammatoire est passée, et la plaie recouverte d'une membrane
granuleuse, il faut se mettre en mesure d'imprimer quelques
mouvements au membre. Pour les résections traumatiques,
quatre semaines en moyenne après l'opération, on peut commencer une mobilisation méthodique. Il importe surtout de
penser aux mouvements de pronation et de supination, car le
radius et le cubitus ont une grande tendance à se souder. On
doit combiner les mouvements actifs et les mouvement passifs ;
la douleur sera la limite de ces mouvements. On trouvera, en
outre, plus tard, dans l'électricité un précieux secours pour
empêcher l'atrophie musculaire.

Immédiatement après l'opération, M. Ollier place le coude
dans une gouttière ou dans un bandage silicaté, l'avant-bras
faisant avec le bras un angle de 110° environ ; il a soin en
même temps de laisser un certain écartement entre les surfaces de section de l'humérus et des os de l'avant-bras. Relativement au degré d'écartement de ces surfaces osseuses,
M. Ollier pose la règle générale suivante : On rapprochera
d'autant plus les surfaces de section que l'on comptera moins
sur une régénération osseuse. Le rapprochement immédiat ou
progressif n'est utile que pour les grandes pertes de substance ;
dans la majorité des cas, il s'opère tout seul par la rétraction
de la gaîne périostéo-capsulaire. Dès que le coude acquiert un
peu de solidité, on peut se passer de gouttière ou d'appareil,
une simple écharpe suffit. Le membre prend avec l'exercice
tous les jours de la force, ses mouvements deviennent plus
étendus et permettent, dans la suite, au blessé un travail
manuel.

La résection sous-périostée du coude, telle que la pratique
M. Ollier, paraît, en outre, avoir une gravité beaucoup moindre que l'amputation du bras. Sur ses sept opérés, six, en
effet, sont guéris, un seul est mort, et encore a-t-il succombé

à une hémorrhagie presque foudroyante, provenant de l'artère humérale, qui était complètement divisée par la balle.

Faite suivant les règles de la méthode sous-périostée, la résection du coude dans les cas traumatiques est au moins aussi bien indiquée que pour les lésions articulaires anciennes (arthrite suppurée). La régénération n'est pas aussi belle après les résections primitives qu'après les résections secondaires. Ces dernières seront probablement aussi favorables que celles qui se font après les arthrites chroniques suppurées, et qui ont fourni de si beaux exemples de régénération.

Chez les jeunes sujets, on obtient par la conservation de la gaîne périostéo-capsulaire une articulation nouvelle de même type que l'articulation enlevée, délimitée par des productions osseuses de nouvelle formation, analogues, quant à la forme, aux portions osseuses enlevées. Chez les adultes, l'articulation peut se reconstituer tout aussi bien, avec cette différence, toutefois, qu'il n'existe pas ou très-peu de production osseuse nouvelle. Les ligaments, qui n'ont pas cessé de se continuer avec la gaîne périostique, s'insèrent toujours sur les extrémités osseuses et les maintiennent en rapport. Grâce aux mouvements imprimés aux os contigus, il se forme une véritable cavité articulaire et, à la longue, une membrane séreuse se constitue.

M. Ollier fait passer sous les yeux des membres du Congrès les photographies des divers malades auxquels il a pratiqué une résection sous-périostée du coude. Chaque opéré a été photographié dans deux positions différentes : l'avant-bras fléchi sur le bras et l'avant-bras dans l'extension. Ces photographies en disent plus qu'une description détaillée, elles permettent de juger, au premier coup d'œil de la forme de la nouvelle articulation et des mouvements étendus qu'elle possède.

M. Ollier termine sa communication sur la résection sous-périostée en rappelant, en quelques mots, les résultats de ses expérimentations comparatives sur les animaux, qui démontrent clairement la supériorité de sa méthode. En pratiquant deux résections, l'une par la méthode nouvelle, l'autre par la méthode ancienne, on se rend compte de leurs différences. Il aborde ensuite la question de la résection de la diaphyse humérale dans les plaies par armes à feu. Autant il se montre, en règle générale, partisan de la résection dans les fractures articulaires, autant, dans les fractures diaphysaires, l'expectation lui paraît être la règle.

Dans maintes circonstances, il fit, après avoir enlevé les esquilles et les corps étrangers, une expectation méthodique, quel que fût le fracas osseux, quand les parties molles étaient à peu près intactes. Trois fois il pratiqua une véritable résection et enleva 7 et 10 centimètres de la diaphyse humérale, il eut trois succès.

Si la plaie de l'os paraît simple, sans esquilles trop mobiles ni trop nombreuses, on ne doit pas même se livrer à une exploration qui peut être dangereuse, il faut savoir immobiliser et attendre. Il cite à ce propos un blessé qu'il a soigné avec M. Laroyenne. Il s'agissait d'un soldat meklembourgeois, dont l'humérus avait été fracturé par une balle; la plaie se réunit par première intention, et la fracture fut aussi simple qu'une fracture sous-cutanée ordinaire.

Si les esquilles sont considérables, on ne peut savoir où elles s'étendent qu'après anesthésie et exploration; on endort, on débride, on enlève les esquilles mobiles; s'il n'y a pas de fissures, cela suffit et on immobilise; lorsqu'on suppose des fissures, on fait saillir successivement les fragments et on les explore. S'il existe alors avec les fissures un décollement ou une dilacération de la moelle, on cherche à en atteindre les limites et on affranchit l'os à ce niveau. C'est, en somme, moins de la fissure qu'il faut tenir compte, surtout chez les jeunes sujets, que de l'état et du décollement de la moelle. Une balle peut cependant traverser un os de part en part, le perforer (os courts, portions juxta-épiphysaires des os longs formées de tissu spongieux), sans faire d'éclats appréciables.

Quant au manuel opératoire, M. Ollier rappelle les procédés qu'il a décrits, il y a quelques années, pour la résection de la diaphyse humérale (1); il insiste sur les précautions à prendre pour ne point blesser le nerf circonflexe et le nerf radial. On ne saurait, ajoute-il, apporter trop de soins à ménager les muscles et à laisser la gaîne périostique. Qu'on enlève une esquille

____

(1) *Traité expérimental et clinique de la régénération des os.*

complètement détachée ou qu'on retranche une certaine longueur de la diaphyse, il faut n'enlever que la substance osseuse et conserver la gaîne formée par le périoste. Lorsque les esquilles sont complètement adhérentes au périoste, M. Ollier recommande de ne pas les enlever, elles maintiennent, en effet, la plus grande longueur possible du membre et peuvent, d'après ses expériences, devenir des centres d'ossification.

L'opération terminée, on doit rapprocher les extrémités réséquées, et cela d'autant plus que l'on compte moins sur la régénération. Chez les enfants et les jeunes sujets, on peut avoir, en cas d'intégrité de la gaîne périostique, une régénération d'un cylindre osseux donnant au membre une solidité suffisante, mais lorsque le sujet est âgé, qu'il dépasse 30 ans, et qu'il est soumis à une résection primitive, on doit rapprocher les surfaces de section et, dans tous les cas, il ne faut pas laisser plus de 3 ou 4 centimètres entre les bouts osseux, même lorsqu'on a enlevé une grande partie de la diaphyse, souvent moins. Le raccourcissement de l'humérus n'a que de faibles inconvénients, tandis qu'une pseudarthrose priverait le membre de la plupart de ses fonctions.

Comme pansement, M. Ollier accorde la préférence à l'appareil inamovible, fait avec le silicate de potasse. Ce bandage immobilise complètement, et il permet le transport facile des blessés.

Parmi les observations de résection de la diaphyse humérale que ce chirurgien pratiqua pendant la guerre, une des plus remarquables est celle de Pauly, mobile de Saône-et-Loire, qui reçut, le 28 novembre 1870, à l'attaque de Beaune-la-Rollande, une balle dans la région de l'épaule gauche. L'humérus avait été fracassé au niveau du col chirurgical. M. Ollier vit le malade le lendemain de la bataille et se contenta d'immobiliser le membre dans une gouttière. Six jours après l'accident, en présence des souffrances du malade et du gonflement du moignon de l'épaule, il le chloroformisa pour faire un examen plus approfondi de la blessure ; la balle avait fracturé comminutivement l'humérus au niveau du col chirurgical ; le fragment supérieur n'était plus représenté que par la tête humérale restée en place ; toutefois, l'articulation de l'épaule ne paraissait pas atteinte ; il dut enlever 7 centimètres du bout inférieur de l'humérus et seulement égaliser avec des cisailles le bout supérieur. Les deux fragments furent un peu rapprochés, de façon à n'être distants que de 4 à 5 centimètres, et le membre fut placé dans une gouttière, puis dans un appareil inamovible jusqu'à parfaite consolidation. Elle eut lieu en moins de trois mois, et, sur 7 centimètres d'os enlevé, il n'y eut que 25 milimètres de raccourcissement. Ajoutons qu'une petite aiguille adhérente de 15 millimètres environ avait été laissée à la partie supérieure de la plaie pour soutenir la gaîne périostique et servir de centre d'ossification.

La guérison avait été obtenue avec rétablissement de la continuité de l'os et retour complet des mouvements de l'épaule.

La photographie de ce malade permet d'apprécier la longueur relative des deux bras et le degré d'écartement possible du bras opéré. Le moignon de l'épaule est reconstitué et le relief deltoïdien très-nettement dessiné. Ce qu'il y a de particulier dans cette observation, c'est que, malgré la proximité de la fracture, l'articulation n'a pas été atteinte. L'arthrite purulente pouvait être la conséquence soit du prolongement de fissures, soit de la suppuration de la gaîne du biceps, il n'en a rien été cependant, et, comme nous l'avons dit, les mouvements sont complètement rétablis.

<hr>

V.

INDICATIONS FOURNIES PAR LES PLAIES PAR ARMES A FEU ;

Par M. LAROYENNE, chirurgien en chef de la Charité.

<hr>

Je puis élaguer de ces plaies celles qui sont produites par des éclats d'obus et qui ont la plus grande similitude avec les accidents de chemin de fer et les plaies causées par les corps contondants vulgaires ; la spécialité des plaies d'armes à feu tient à celles produites par les balles ou les éclats d'obus très-petits.

Les fractures diaphysaires ont cette particularité qu'avec une plaie des parties molles petite, il y a un désordre osseux considérable.

Dans ces cas, que faut-il faire? conserver, réséquer ou amputer ? M. Ollier a dit que la source capitale des indications est dans l'état des parties molles. L'indication de la résection me paraît posée par la limitation de la fracture, si esquilleuse qu'on la suppose ; mais si on a des fissures ou éclats dans l'étendue de 15 à 20 centimètres, il faut conserver ou amputer. Je n'ai pas aussi peur des fissures que M. Ollier, et même avec une fracture comminutive étendue, si les parties sont saines, on peut conserver.

Au membre inférieur, il faut pencher vers l'amputation plus que vers la résection, si celle-ci doit être étendue. On fait, du reste, des demi-résections ; on enlève les esquilles mobiles ; le résultat ultérieur est peut-être moins brillant à cause de la persistance plus grande de fistules, mais le raccourcissement est moindre et la fonction bonne.

Pour la cuisse, résection rarement indiquée, conservation le plus souvent ou amputation.

Quant aux lésions articulaires, si une articulation est ouverte sans os fracturé, on doit tenter la conservation. M. Ollier n'a pas été ici assez juste envers la gouttière, si facile et rapide à appliquer. J'ai vu trois genoux traversés d'une balle guérir par synovite plastique. A plus forte raison la conservation est de règle pour les articulations moindres.

Si la synoviale est ouverte et l'os à nu, encore conservation, mais surveillance exacte et au besoin drainage.

Une fracture articulaire commande en général l'amputation ou la résection, suivant l'état des parties molles.

Au membre inférieur, pour la tibio-tarsienne, résection préférable ; pour le genou, amputation ; pour la hanche, la résection me paraît bonne, elle est facile ; le pus s'écoule librement.

Quant aux plaies des parties molles, je ne veux donner que deux indications : la première, c'est la nécessité du drainage pour la guérison définitive de ces plaies à cicatrisation lente, à fistules persistantes; le drain n'est pas seulement un tube d'écoulement du pus ou des corps étrangers, c'est aussi un tube d'irrigation.

En second lieu, je ne saurais trop insister sur le danger qu'il y a à vouloir chercher et retirer quand même un projectile perdu dans l'épaisseur des chairs, de la cuisse, par exemple ; on a là un foyer putride, et si l'on fait des incisions, des contre-ouvertures, des recherches longues, on voit les malades aller de mal en pis ; il vaut mieux ici attendre quelques jours.

Quant à l'opportunité du moment, il faut opérer le plus tôt possible ; peut-on le faire dans la période dite de stupeur? Je le crois. J'ai vu le soir d'une bataille les blessés, affaissés et inertes, dormir d'un profond sommeil ; cet état est de la fatigue plus que de la stupeur. Doit-on opérer dans la période fébrile ? Oui, encore. Je ne suis pas de l'avis de M. Gayet lorsqu'il dit: J'aurais mis un bandage ouato-silicaté et j'aurais évacué mes malades. J'aurais compris qu'il eût dit : Après avoir pratiqué l'amputation et appliqué le bandage ouato-silicaté, j'aurais évacué mes malades, car plus on attendra, plus ils seront en état grave. Les seules amputations légitimement retardées sont celles où on a tenté de conserver le membre et où on a échoué.

* * *

VI.

DE LA REPRODUCTION DES EXTRÉMITÉS ARTICULAIRES DES OS LONGS APRÈS LES AMPUTATIONS.

*Importance au point de vue de la physiologie générale;
Applications à la thérapeutique chirurgicale
et à la médecine opératoire;*

Par le docteur Léon TRIPIER (de Lyon).

* * *

Tout le monde admet aujourd'hui le fait *de la régénération du tissu osseux*, il suffit de se placer dans des conditions lo-

cales et générales convenables. Ce premier résultat obtenu,
on s'est occupé *de la reproduction de la forme* de telle ou
telle partie du squelette.

Dans son livre (*Traité expérimental et clinique de la régénération des os*, t. I, Paris, 1867), M. Ollier passe successivement en revue les os longs, courts et plats. En ce qui concerne les extrémités et dans le cas *de résection sous-capsulo-
périostée*, il montre comment la capsule et les ligaments de
l'articulation primitive servent de guide et de moule aux productions osseuses de nouvelle formation. « Si, dit-il, une
seule des surfaces articulaires a été enlevée, la masse osseuse
nouvelle correspond à la surface articulaire restante, et sa
forme est par cela même déterminée. — Si les deux surfaces
ont été enlevées, la forme définitive de la masse reproduite
est déterminée d'abord par le mode de production de la masse
osseuse, puis par les pressions réciproques..... C'est au niveau
des portions juxta-épiphysaires des diaphyses que les propriétés ostéogéniques sont le plus prononcées, et il se produit
là une masse osseuse renflée, plus large que le centre de la
diaphyse, pouvant servir d'extrémité articulaire, dans le cas
où la reproduction épiphysaire n'a pas lieu. » (Page 297 et
suivantes.)

Il était curieux de savoir ce qui se passerait après les amputations; c'est sur ce point nouveau qu'ont porté nos
recherches.

En admettant qu'on pût réussir, on voit immédiatement
tous les avantages du résultat en ce qui concerne la thérapeutique chirurgicale et la médecine opératoire. Considérons,
par exemple, la désarticulation du genou :

Les deux grands reproches adressés à cette opération sont :
1° la saillie énorme de l'os; 2° la présence d'une synoviale si
étendue qu'elle suppure presque dans tous les cas. — On
pourrait y ajouter les difficultés de recouvrir convenablement
cette saillie osseuse. Or, en enlevant cette saillie osseuse,
on faisait disparaître, par cela même, la première et la troisième difficultés. En ce qui concerne la seconde, il fallait
chercher l'oblitération de la synoviale ou sa suppression,

J'ai essayé l'extirpation comme Billroth et Lucke; mais
les fusées purulentes n'ont pas tardé à apparaître, et, à mon

avis, ce moyen, déjà conseillé par Hoin, doit être définitivement abandonné. J'ai fait la cautérisation de la partie antérieure, suivant une ligne transversale, à l'aide de la pâte de
Vienne et du canquoin. Il y a eu oblitération sans doute ;
mais le lambeau postérieur, avec sa tendance à se porter en
arrière, a donné lieu à une suppuration prolongée. C'est un
procédé difficile à appliquer. Au surplus, vu la lenteur avec
laquelle agissent les caustiques, il ne serait tout au plus
applicable qu'aux cas pathologiques.

J'ai pratiqué, en dernier lieu, la suture, et c'est de cette
façon que j'ai obtenu les plus beaux résultats. On peut faire
soit la suture à points passés, soit la suture entrecoupée,
mais toujours avec des fils métalliques capillaires. Je préfère
cette dernière, bien que quelques-uns des fils restent parfois
dans la plaie. Elle m'a permis d'obtenir l'oblitération du cul-
de-sac supérieur à sa partie antérieure, sans traces appréciables d'inflammation, et, par suite, de conserver les mouvements de la rotule, ce qui est excessivement important au
point de vue de l'action du droit antérieur. Le seul avantage
de la suture à points passés, c'est de permettre de retirer
sûrement d'un seul coup toutes les sutures, mais elle est plus
difficile à appliquer.

Ceci posé, pour supprimer momentanément les condyles,
je les ai dénudés avec soin de leur périoste, puis j'ai suturé
le tendon rotulien avec la partie postérieure de la capsule.
De cette façon, il m'a été possible d'avoir un moule complet
représenté en haut par l'extrémité de la diaphyse ; à la périphérie par la gaîne périostique, renflée à sa partie inférieure ;
enfin, en bas, par l'extrémité de cette même gaîne, libre et
développée sur les parties latérales (condition favorable pour
l'écoulement du pus), rétrécie au contraire et comme étranglée
au milieu, dans le point où le tendon rotulien est suturé avec
la partie postérieure de la capsule.

Voici, du reste, comment j'ai procédé dans trois cas : désarticulation à lambeaux antérieur et postérieur, — ce dernier plus court, — puis, à l'aide de mon couteau-rugine,
décollement du périoste à partir des limites du cartilage
d'encroûtement jusqu'au-dessus des surfaces articulaires.
Section de l'os à ce niveau — puis, suture exacte à l'aide de

15 ou 20 points de suture (fils de fer recuit capillaires) des deux lèvres de la synoviale (prolongement sous le triceps).

Enfin, suture du tendon du triceps à la partie supérieure de la gaîne périostique, et suture incomplète des lambeaux antérieur et postérieur. Il existait donc deux cavités, l'une supérieure fermée, celle du cul-de-sac synovial du triceps ; l'autre inférieure ouverte, c'est la véritable plaie d'amputation. (La gaîne périostique est libre sur les parties latérales.)

La pièce que je mets sous les yeux des membres du Congrès est tellement belle au point de vue de la reproduction, que les personnes non prévenues ne trouvaient pas sur le vivant de différence d'un côté à l'autre, en ce qui concerne la forme et le volume des condyles. Sur la coupe, on peut voir que le prolongement de la synoviale sous le triceps ne montre pas la moindre trace d'inflammation, de sorte que la rotule est parfaitement mobile. On remarque en outre que toutes les insertions musculaires ont conservé leurs rapports, ce qui est très-important au point de vue des mouvements ultérieurs. Quant à la masse osseuse nouvelle, elle est constituée par du tissu chondro-ostéoïde. Ce n'est pas du tissu osseux parfait; pour cela il aurait fallu attendre plus longtemps ; l'amputation date seulement de trois mois.

Lorsque la masse reproduite n'est pas encore arrivée à son degré complet d'évolution, il faut savoir qu'elle peut parfois se résorber complètement, s'il survient des accidents locaux et généraux.

Sur un vieux chien, j'avais pratiqué la même opération, et le résultat immédiat (j'entends au bout de deux mois et demi) était presque aussi beau ; mais à cette époque il survint des accidents généraux (l'animal avait une affection de la peau qui donna lieu à des abcès sous-cutanés multiples), et pendant une absence que je fus obligé de faire, il mourut. A mon retour, je trouvai sur le membre, qu'on avait eu soin de me conserver, une absence presque complète de reproduction. Voici cette pièce : on voit encore deux petits noyaux latéraux, mais il ne sont pas à comparer avec les condyles de la pièce précédente. Sur la coupe, on peut encore voir que le cul-de-sac de la synoviale est parfaitement libre d'adhérences et que la rotule est mobile.

J'ai pratiqué, d'après les mêmes règles, la désarticulation du coude, du poignet et du cou-de-pied. Malheureusement, mes animaux sont encore en expérience. Cependant, tout me fait espérer d'aussi beaux résultats que pour le genou. Si cette attente n'est pas trompée, je crois qu'on pourra appliquer cette méthode à l'homme, dans le but de conserver tous les avantages des désarticulations sans en avoir les inconvénients.

VII.

BALLE DE CHASSEPOT SIMULANT DES EFFETS D'UNE BALLE EXPLOSIBLE.

M. Bédoin, médecin de hussards, lit une observation intéressante qui démontre qu'une simple balle de chassepot peut causer des délabrements semblables à ceux que l'on a attribués aux balles explosibles. Un soldat s'étant suicidé en se tirant à bout portant un coup de chassepot ordinaire, l'autopsie montra que le projectile, après avoir pénétré par la région épigastrique, avait traversé le diaphragme, le cœur, le poumon, et avait rencontré enfin la colonne vertébrale, en produisant dans tout son passage des lésions très-étendues. Là, brusquement arrêtée par une résistance solide, la balle avait dévié de sa direction, et s'était enfin avancée jusque sous la peau de la région du muscle trapèze, où on la retrouva. C'était une balle ordinaire, mais sa base présentait des boursouflures dont l'aspect et la forme indiquaient que le métal était entré en fusion à un moment donné, probablement lorsque, brusquement arrêtée par la colonne vertébrale, la vitesse s'était transformée en chaleur en vertu du principe de la transmutation des forces.

L'auteur rappelle les théories et les communications présentées à l'Académie des sciences à propos des balles explosibles, et il pense que les faits que l'on a considérés comme des exemples de blessures par balles explosibles, étaient analogues à celui qui précède.

IVᵉ QUESTION.

De la peste bovine ou typhus contagieux du gros bétail.

————————

I.

DE LA PESTE BOVINE OU TYPHUS CONTAGIEUX DU GROS BÉTAIL ;

Par M. F. Peuch, chef de service de clinique à l'Ecole vétérinaire de Lyon.

Au nombre des maladies qui peuvent décimer le bétail d'un pays, d'une contrée et même de tout un Etat, il faut placer en première ligne la peste bovine. Depuis bien longtemps déjà, ce fléau a été l'objet de nombreuses recherches de la part des savants, et par les pertes, quelquefois immenses, qu'il a déterminées, il a provoqué la promulgation de mesures de police sanitaire, de nature à enrayer sa marche et à s'opposer à sa propagation. C'est qu'en effet, s'il est une maladie pouvant se transmettre aisément, d'un animal malade à un animal sain, c'est surtout la peste bovine ; aussi les pertes produites par cette désastreuse maladie sont-elles très-élevées. Par exemple, et pour ne parler que des épizooties les plus récentes, la peste bovine, introduite en Angleterre en 1865, a fait périr 500,000 têtes de bétail, estimées cent millions de francs. En Hollande, un an plus tard, 78,110 bêtes à cornes succombèrent à la peste ; 36,919 durent être abattues. Enfin, l'épizootie qui a régné sur le bétail de notre pays, pendant l'année dernière et durant la première moitié de l'année actuelle, a nécessité l'abattage de près de 57,000 animaux, d'une valeur approximative de 15 millions de francs. Ces chiffres portent en eux leur enseignement; ils témoignent de l'extrême gravité de cette maladie, et nous font sentir toute l'importance de son étude; ils nous indiquent que la peste bovine est un de ces fléaux dont on ne saurait trop rechercher les causes et le mode de propagation.

Or, s'il est une donnée étiologique bien acquise aujourd'hui à la science, c'est à coup sûr l'origine exotique de la peste bovine : il est démontré, en effet, que cette maladie ne se développe pas spontanément sur le bétail de notre pays. Déjà, du reste, des grands médecins du dernier siècle, Lancisi, Ramazzini, Camper, Layard, Vicq d'Azyr étaient persuadés de la nature exotique de la peste bovine et de sa marche constante de l'est à l'ouest. Néanmoins, au commencement de ce siècle, une autre doctrine fut formulée : celle que M. Bouley a appelée la doctrine de l'*indigénat* de la peste ; elle eut pour partisans Lessona, Hurtrel d'Arboval, Vatel, Huzard fils, Rodet, Delafond. D'après ces auteurs, la peste bovine pourrait se développer spontanément dans tous les pays et sur toutes les races de bêtes à cornes, sous l'influence de mauvaises conditions hygiéniques, notamment un travail épuisant, des aliments de mauvaise nature, l'entassement des animaux, etc., etc. Cette doctrine erronée a eu, comme le fait remarquer M. Bouley, les conséquences les plus déplorables, principalement pendant la dernière épizootie qui a ravagé l'Angleterre, en 1865. On sait aujourd'hui, et les faits surabondent pour le prouver, que la peste bovine est toujours introduite, dans notre pays, par des animaux malades; dans aucun cas elle ne prend naissance spontanément : toujours elle résulte de la contagion.

Si nous jetons un coup d'œil sur les circonstances dans lesquelles la peste bovine a fait ses plus grands ravages en Europe, nous constatons que c'est au moment des grandes guerres, à l'époque des grandes invasions, que cette maladie a gagné du terrain Ainsi, par exemple, pendant le ıxᵉ siècle (809) la peste bovine s'est déclarée à la suite des mouvements de troupes qui ont eu lieu lors de la guerre de Charlemagne contre Gotfred, roi de Danemark. L'invasion des hordes de Mongols amena également à sa suite cette terrible affection qui a décimé, pendant le xiiie siècle, le bétail de la Hongrie, de l'Allemagne, de l'Italie et de la France. Lors de la guerre de 1710-1716, la peste bovine s'est de nouveau répandue sur toute l'Allemagne, l'Italie, etc. Les deux guerres de Silésie, vers 1740, celle de sept ans (1757), celles de la République et de l'Empire (1793-1815), de même que celle de la Russie contre la Turquie (1827-1828), et celle de la Révolution polonaise, en 1831, ont été partout accompagnées de ce fléau. Enfin la désastreuse guerre de 1870-1871 a introduit en France la peste bovine. C'est dans cette dernière épizootie que nous allons prendre quelques exemples pour démontrer les propriétés contagieuses de la peste bovine. Voici ce que nous écrivait M. Zundel, alors vétérinaire à Mulhouse, en novembre 1870 : « C'est vers le milieu du mois d'août 1870 qu'on signala les premiers cas de peste bovine dans un troupeau de bœufs parqués à Kaiserlauten et destinés à l'approvisionnement de l'armée du prince royal. Mais déjà, vers le 15 août, huit jours après la bataille de Frœschviller-Wœrth, la maladie se déclarait en Alsace et Lorraine, notamment à Haguenau, Vissembourg et Sarreguemines. La peste avait été introduite par du bétail des steppes de la Russie méridionnale, et plus particulièrement par un troupeau composé de 103 bœufs, achetés, par l'administration militaire, en Russie même ; ils étaient venus par la Baltique à Stralsund et Stettin.

Ce troupeau ne fut pas le seul qui apporta la contagion, car, à la même époque, un autre troupeau, de passage à Dresde, laissa des malades qui infestèrent le marché de cette ville. La maladie, n'étant pas combattue, s'étendit partout, si ce n'est pourtant dans les contrées qui surent, dès le début, fermer leurs frontières à toute importation de bétail, comme la Suisse et le Luxembourg. Mais l'Alsace, et plus particulièrement toute la partie située au nord de Strasbourg, furent infestées. Dans les cantons de l'arrondissement de Saverne, la peste exerça de grands ravages. Dans le canton de Bouxviller, la maladie se montra vers les premiers jours de septembre 1870, c'est-à-dire environ huit jours après qu'on eut dépecé, dans le chef-lieu, trente ou quarante bœufs venant du troupeau de Haguenau, dont la viande fut vendue à très-vil

prix, un jour de marché, et ainsi répandue dans tout le canton.
Dans la Lorraine, c'est le département de la Moselle qui paraît
avoir le plus souffert, et particulièrement l'arrondissement de
Sarreguemines, où les armées allemandes séjournèrent longtemps, à l'époque où leurs bandes de bestiaux étaient fortement infestées. La maladie fut également intense dans le département de la Meurthe, et, au mois de septembre 1870, on
dut abattre, en moins de huit jours, six cents animaux d'un
parc d'approvisionnement de Nancy ; la maladie se communiqua facilement au bétail des environs, parce que la surveillance, relativement à l'enlèvement des peaux et à l'en-
fouissement des cadavres, était très-mal faite. Nancy,
d'ailleurs, était un lieu de passage pour les troupeaux d'approvisionnement, et l'on y a vu passer des animaux de toutes les
parties de l'Allemagne ; ce bétail, traversant des pays infectés,
était malade, et souvent on ramassait des cadavres abandonnés
sur la route.

Dans le département des Vosges, la peste fut introduite à
Charmes par un spéculateur qui avait acheté à bas prix un
troupeau suspect provenant de la Meurthe. La maladie s'étant
déclarée, tout le troupeau fut abattu ; mais comme ici, encore,
la surveillance laissa à désirer, il y eut quelques cas de contagion dans les communes des environs. A la suite de l'armée
allemande, qui entra dans les Vosges, au commencement
d'octobre, et après la bataille de Nompatelize, le typhus se
montra dans les cantons de Rambervillers, Raon-l'Etape
et Saint-Dié. Puis la peste bovine, de même que l'invasion
étrangère, se répandit, comme une tache d'huile, dans les
départements de l'est, du centre, du nord, de l'ouest. Notre
intention n'est pas de la suivre partout, nous voulons seulement, pour bien démontrer son pouvoir contagieux, choisir
quelques exemples pris dans certains départements où la
peste a été arrêtée dans son développement par des mesures
de police sanitaire, promulguées d'après les conseils d'observateurs éminents.

Commençons par un département voisin du nôtre, le département de l'Ain, où la peste bovine a été si bien combattue et
arrêtée, dans sa marche envahissante, par M. Chauveau.
C'est, dit M. Chauveau, la retraite de l'armée de l'Est, qui a

valu au département de l'Ain d'être envahi par le typhus. Parmi les corps échappés au refoulement sur le territoire suisse, se trouvait la division de cavalerie du quinzième corps, avec son troupeau d'approvisionnement. C'est ce troupeau qui introduisit d'emblée la peste bovine au beau milieu du département de l'Ain, au mois de février 1871. Quelques jours après, M. Saint-Cyr fut envoyé par l'administration de l'agriculture dans le département du Finistère, pour y combattre la peste bovine.

Du rapport adressé par M. Saint-Cyr à M. le ministre de l'agriculture et du commerce, il résulte que la peste bovine fut introduite à Landernau, après la bataille du Mans, par le troupeau d'approvisionnement de l'armée de la Loire, qui, après la reprise d'Orléans par les Prussiens, vers les premiers jours de décembre 1870, fut logé dans des écuries qu'avaient occupées précédemment les bœufs prussiens, où il contracta la maladie.

La peste bovine s'est montrée dans le département du Rhône, où j'ai pu l'observer. Elle s'est déclarée, vers le 15 mars 1871, dans la commune de Saint-Marcel-sur-Tarare, où elle a été introduite par deux génisses achetées à Pontcharra, et qui, selon toute probabilité, provenaient du département de l'Ain.

On peut se demander maintenant comment s'effectue la contagion de la peste bovine ; quels sont les agents de transmission ?

Disons de suite que cette maladie possède une puissance contagifère extrême, un degré de contagiosité qui la rend redoutable et désastreuse entre toutes. Tout est inoculable dans cette terrible peste, peut-on dire. Les matières excrémentitielles, la bave, le mucus, les larmes, la sérosité, le sang, tout enfin renferme des germes virulents.

Des voix plus autorisées que la mienne pourront vous dire quel est le mode de propagation le plus ordinaire et les diverses voies d'introduction du virus de la peste, la fréquence de la contamination par les voies digestives ; le transport des germes virulents par les matières qui s'attachent aux pieds des hommes ou des animaux, etc., etc. Quant à moi, mon rôle est plus simple, je me bornerai à esquisser à grands traits, devant vous, le tableau symptomatique de la peste bovine, et des lésions qu'elle détermine.

SYMPTÔMES ET LÉSIONS DE LA PESTE BOVINE CHEZ LES GRANDS RUMINANTS.

Symptomatologie. — Les signes du typhus contagieux sont très-nombreux et présentent la plus grande variabilité suivant les cas. Il y a lieu de distinguer deux formes principales dans la peste bovine : 1° une forme bénigne ; 2° une forme grave.

(A) *Forme bénigne.* — Elle ne se montre guère que sur les bêtes bovines des steppes de la Russie méridionale. Elle se traduit par « quelques légères manifestations fébriles de courte durée, un peu de fatigue, un peu de faiblesse ; un simple ramollissement des matières excrémentitielles. Dans d'autres cas, on observe un exanthème cutané, compliqué ou non de troubles gastriques, un léger larmoiement, un peu d'anorexie (1). »

(B) *Forme grave.* — 1° *Augmentation de température.* — Ce signe, d'une très-grande importance, a été constaté, pour la première fois, par un médecin français, Guyot (2). Plus tard, en 1774, à l'école de Dorpat, on étudia ce moyen de diagnostic ; puis, Gamgée, en 1865, lors de l'épizootie qui régna en Angleterre, fit d'intéressantes recherches sur l'élévation de la température considérée comme une des premières manifestations de la peste. MM. Bouley et Chauveau contrôlèrent ces recherches et les reconnurent exactes. Dans la peste bovine, la température rectale est augmentée d'*un* à *deux* degrés centigrades ; les oscillations journalières varient de 0°,1 à 1°. Cette élévation de température apparaît « ordinairement deux jours avant les premières altérations des muqueuses ; et tandis qu'en général elle va en augmentant du matin au soir, elle diminue du soir au matin (3). »

---

(1) Wehenkel. — *Mémoire sur la peste bovine,* couronné par la Société de médecine de Bruxelles.

(2) *Recherches historiques et physiques sur les maladies contagieuses.* Paulet, vol. II, p. 129.

(3) Wehenkel. *Loco citato.*

2° *Sécrétion laiteuse.* — Elle est notablement diminuée.
Ce fait, facile à prévoir, a été signalé, tout d'abord en 1774,
par Doazan, premier syndic du collége des médecins de Bordeaux. Bruckmüller, de Vienne, a fait remarquer tout récemment que « cette diminution de sécrétion précède ordinairement de vingt-quatre à trente-six heures l'apparition des
autres troubles morbides, l'augmentation de la température du
corps exceptée. »

Le lait des vaches atteintes de la peste est moins blanc que
le lait des bêtes saines; il a une saveur salée, légèrement
amère; mis sur le feu, il ne lève pas comme le lait normal,
mais il se décompose en grumeaux (Doazan). Eckel, de Vienne,
a noté que le lait était, dans le cas de peste, plus aqueux que
dans les conditions normales. Le docteur Marcet a constaté
une diminution de la densité du lait (1). Ces caractères témoignent de modifications survenues dans la structure anatomique des mamelles,

3° *Appareil nerveux.* — Les troubles survenus dans les
fonctions du système nerveux s'accusent par « des frissons
assez intenses, des tremblements, des contractures musculaires passagères, variables d'étendue, d'intensité et de siége
(le cou, la face, les membres, etc); les animaux deviennent
inquiets, secouent assez fortement la tête, changent continuellement de place, bâillent fréquemment; assez souvent la
sensibilité est exagérée, et, dans des cas très-rares, le début
de l'affection est marqué par une surexcitation insolite, qui
se traduit par des mouvements désordonnés. Assez souvent,
on observe dès le début, outre les tremblements et les contractures, une grande nonchalance, beaucoup de lassitude,
un assoupissement, une torpeur considérables. Les animaux
maigrissent très-rapidement, ce qui témoigne de perturbations profondes dans les actes nutritifs.

4° *Appareil circulatoire.* — Vers le douxième ou le troisième jour de la maladie, le pouls s'élève à 80, et même, dans
les cas graves, jusqu'à 100 par minute; la *tension* de l'artère
est souvent normale au début, bientôt elle diminue; l'artère
devient molle, facilement dépressible. « Les *battements* du

(1) *Third report of the commissioners, etc*, 1866, p. 64.

cœur, à peu près normaux au commencement de la maladie, perdent de leur énergie et souvent deviennent imperceptibles.» « Le sang fournit un caillot moins ferme, moins rétracté et une quantité moindre de sérosité libre; la coagulation se fait plus lentement, et, comme l'a observé M. Thiernesse, il se colore moins vite à l'air que le sang normal (1). » La température extérieure du corps présente des modifications intéressantes : ainsi les cornes, les oreilles, les extrémités des membres sont « tantôt très-froides, tantôt chaudes, brûlantes. » « Le mufle est faiblement humecté, rarement sec. »

5° *Appareil respiratoire.* — Le nombre des mouvements respiratoires, dans la peste bovine, varie depuis 20 jusqu'à 80 par minute; d'autres fois, comme on l'a vu en Angleterre, le nombre des mouvements respiratoires descend au-dessous du chiffre normal. La respiration est plaintive et l'expiration entrecoupée. « Toux fréquente, sèche, apparemment douloureuse, qui, plus tard, devient grasse et souvent râlante. L'exploration physique de la poitrine ne fournit que des données normales, ou bien les caractères de l'emphysème pulmonaire et d'une légère bronchite. »

6° *Appareil digestif.* — Inappétence. Rumination irrégulière, lente, puis nulle. Soif augmentée. Déglutition normale. Au début, on observe une constipation légère, puis, vers le troisième ou le quatrième jour, la diarrhée survient. « Les matières fécales deviennent bientôt semi-liquides et finalement elles sont constituées par un liquide trouble, grisâtre, muqueux ou floconneux; rarement elles sont mélangées de sang, et parfois elles exhalent une odeur fétide et repoussante. Les animaux ressentent parfois des *douleurs abdominales,* qu'ils dénotent en cherchant à se frapper le ventre et en se regardant le flanc; du *ténesme* accompagne, dans certains cas, le rejet des matières fécales (2). » A une période avancée de la maladie, les excréments, complètement liquides, s'écoulent par l'anus, continuellement béant. Gerlach a constaté que les excréments ont toujours une réaction neutre ou légèrement alcaline, mais jamais acide.

(1) Wehenkel. *Loco citato.*
(2) Wehenkel. *Loco citato.*

7º *Appareil urinaire.* — Le docteur Marcet a noté une augmentation de la quantité d'urée, une diminution des principes minéraux et, par conséquent, du poids spécifique de l'urine. « D'après les quelques observations de ce savant, l'augmentation de l'urée suit de près l'augmentation de la température, et s'accroît avec elle, mais elle n'atteint son maximum qu'un jour plus tard que celle-ci. »

8º *Appareil tégumentaire.* — (A) *Muqueuses.* — Chez les génisses, la muqueuse vulvo-vaginale présente une coloration d'un rouge brique ou d'un rouge acajou; chez la vache, cette teinte brunâtre manque assez souvent, quoi qu'on en ait dit; elle s'observe plus spécialement sur « les bêtes qui se trouvent dans un état de gestation avancée, ou qui ont mis bas depuis peu de temps. » Ecoulement muqueux ou mucosopurulent par la vulve. « La muqueuse buccale est plus ou moins brûlante; elle prend, d'une manière uniforme ou par places seulement et sur une étendue variable, une teinte rouge plus foncée, souvent livide ou légèrement cyanosée (surtout aux gencives). Ordinairement, le derme de la muqueuse bucco-pharyngienne et son épithélium se tuméfient en certains points, et l'adhérence entre ces deux couches de la muqueuse devient moindre. Bientôt on voit apparaître, d'abord aux lèvres et aux gencives, puis parfois au palais, ainsi que sur les bords et les faces latérales de la langue, de petites élevures blanc grisâtre ou jaunâtre, du volume d'une tête d'épingle environ, dues à la prolifération et à la dégénérescence graisseuse de l'épithélium en ces endroits. Le nombre et les dimensions de ces élevures augmentant, celles-ci parfois se rejoignent et se fusionnent; leurs connexions avec le derme deviennent de plus en plus lâches, et bientôt (souvent après vingt-quatre heures) le moindre frottement suffit pour enlever l'épithélium ainsi modifié, sous forme d'une masse molle, grisâtre, ressemblant assez à du son. Cette masse est éliminée par suite de la marche du processus même ou elle est enlevée par des frottements. Par l'élimination ou l'enlèvement de l'épithélium, le derme est mis à nu; des excoriations se trouvent ainsi formées, et la coloration rouge du derme dénudé tranche nettement sur celle plus livide du voisinage (1). »

(1) Wehenkel. *Loco citato.*

Ecoulement par la commissure des lèvres d'une bave abondante, visqueuse. La muqueuse nasale, injectée au début, offre ensuite des lésions analogues à celles de la buccale. Jetage muqueux, mucoso-purulent, jaunâtre, sanguinolent, fétide. Conjonctive injectée surtout vers le bord libre de la troisième paupière. Larmoiement; dépilation produite par l'écoulement continuel des larmes.

(B) *Tégument cutané.* — La peau offre diverses altérations qu'on peut résumer ainsi : 1° prolifération et desquamation abondante de l'épiderme, accompagnées de chute des poils; 2° production de petites papules ou nodosités, laissant suinter un liquide jaunâtre, visqueux, qui, en se desséchant, forme, avec les poils, des croûtes d'épaisseur variable; 3° éruption de petites vésicules sur le mufle; 4° production de petites pustules du volume d'un grain de millet à celui d'une lentille, souvent confluentes, et donnant, par leur rupture et la dessication de leur contenu, naissance à des croûtes jaunâtres ou brunâtres, à texture peu serrée, épaisses et peu adhérentes au derme. » Ces manifestations cutanées peuvent se montrer dans toutes les parties du corps, toutefois elles apparaissent principalement dans les régions où la peau est fine, comme les mamelles, de préférence la base des trayons, le scrotum, le pourtour des naseaux, de la bouche et de la vulve, le périnée, la face interne des cuisses. Brauell, Sanderson, Bristowe ont bien étudié ces diverses formes de l'exanthème de la peste bovine. Le tissu cellulaire, sous-cutané ou profond, devient parfois le siége d'un emphysème plus ou moins étendu, notamment dans la région des reins, du dos, des côtes, des épaules et quelquefois même de l'encolure.

9° *Etat de gestation.* — Chose remarquable, « la peste bovine ne paraît exercer aucune influence directe sur l'état de gestation, car, tantôt, comme l'a observé le marquis de Courtivron, à Is-sur-Tille, en 1747, l'avortement survient chez toutes les vaches pleines attaquées de la peste, tandis que dans d'autres cas très-nombreux, tels que, par exemple, lors de l'épizootie de Moravie (1853-1854), décrite par van Kock, aucun avortement ne s'est présenté chez les vaches atteintes du typhus (1). »

(1) Wehenkel — *Loco citato.*

CONSTANCE ET INTENSITÉ DES SYMPTÔMES.

1° Phénomènes nerveux. — Ce sont les plus constants, mais ils sont très-variables quant à leur intensité.

2° Secrétion laiteuse. — Sa suppression indique l'invasion de la maladie ; c'est encore un signe constant.

3° Réaction fébrile. — Franche en apparence, au début, du moins ; elle prend ensuite le caractère asthénique.

4° Muqueuses. — Leurs altérations constituent un des meilleurs signes de la peste bovine. Mais elles varient beaucoup suivant les épizooties. Ainsi « les lésions de la muqueuse buccale, qui, lors des dernières invasions du typhus contagieux en Allemagne, en Hollande, en Angleterre, en Belgique, en France, de même que lors de l'invasion de 1771, ont été une des manifestations les plus prononcées, les plus saillantes, sont signalées parmi les symptômes les moins fréquents, lors de l'épizootie de 1774. Parfois, il n'existe pas d'écoulement de bave (1). Le larmoiement n'est pas constant non plus.

5° Peau et tissu cellulaire sous-cutané. — L'exanthème, sous ses diverses formes, l'emphysème peuvent manquer durant le cours de certaines épizooties ou se montrer fréquemment dans d'autres années.

6° Appareil digestif. — La faim peut être conservée pendant les premiers jours de la maladie, et ne diminuer qu'à la période d'état. La diarrhée varie en intensité suivant les sujets, sa durée varie avec les épizooties.

Marche et terminaisons. — « L'irrégularité, dans l'apparition et l'évolution des différents symptômes du typhus contagieux, contraste singulièrement avec la régularité que présentent, dans leurs manifestations, la plupart des maladies éruptives, contagieuses. Vingt-quatre à trente-six heures après l'augmentation de la température, surviennent des troubles nerveux, une réaction fébrile, puis « une toux sèche, assez souvent de la dyspnée, ainsi que de l'anorexie, se déclarent en général très-rapidement. » Les lésions des muqueuses progressent

(1) V. p. ex. Muller, *Vierteljahresschrift et Gerlach.*

rapidement, et il suffit de deux à trois jours pour qu'on trouve sur ces téguments toutes les altérations dont nous avons parlé précédemment. En quatre ou cinq jours, les diverses manifestations du typhus atteignent leur maximum de développement; « parfois la marche de l'affection est beaucoup plus rapide et les différentes altérations peuvent, en moins de vingt-quatre à quarante-huit heures, acquérir leur plus grande intensité, et même déterminer la mort. »

Terminaisons. — (A) *Guérison*. — « Sous l'influence de certaines conditions de race, de climat et autres causes qui ne nous sont pas bien connues, cette maladie peut revêtir un caractère moins grave que celui qu'elle présente ordinairement chez nous ; elle peut guérir quelquefois. Les rechutes sont fréquentes. En outre « l'emphysème pulmonaire, les troubles digestifs, tels que diarrhée, indigestion légère peuvent parfois persister pendant longtemps. »

(B) *Mort*. — C'est la terminaison habituelle dans nos contrées. — Ainsi, tandis que sous notre climat, et surtout sur notre bétail, les pertes s'élèvent à 90 % et même plus ; sur les bœufs des steppes cette proportion n'atteint que 50 à 60 % et quelquefois moins. « La mort survient parfois d'une manière brusque, en un ou deux jours. » — Les animaux succombent du quatrième au septième jour, rarement plus tard. La température décroît promptement, la sécrétion laiteuse se tarit ; à l'excitation nerveuse succède le coma, l'asthénie. — La prostration est telle que les animaux peuvent à peine se tenir debout. « ils ne se lèvent que difficilement ; des grincements de dents se font entendre : — « Le pouls est devenu petit, filiforme, et même imperceptible ; les battements du cœur ne s'entendent plus ou à peine ; la respiration est difficile et accélérée ; l'amaigrissement marche à pas de géant. » — Les altérations des muqueuses s'aggravent et s'étendent ; le larmoiement devient de plus en plus intense ; les yeux paraissent enfoncés dans les orbites par suite de la résorption d'une partie du coussinet graisseux du fond de l'œil. — La bave devient de plus en plus abondante. — Une diarrhée torrentielle se déclare ; elle exhale une odeur fétide ; — il en est de même du mucus buccal. — Aussi quand on ouvre la bouche des malades, il s'en dégage une odeur extrêmement désagréable. « La mort, parfois précédée de convulsions, survient ordinairement au milieu d'un profond coma (1). »

B. ANATOMIE PATHOLOGIQUE.

(a) Cas peu graves. — Si l'animal a été abattu au début de la peste, alors que la santé paraissait à peine altérée, on retrouve pourtant déjà à l'autopsie, surtout sur les muqueuses, certaines lésions telles que de la congestion, des ecchymoses, et même, comme je l'ai observé à Saint-Marcel-sur-Tarare (Rhône), de petites ulcérations superficielles. Ces lésions ont surtout pour siége les crêtes des plis de la caillette, mais on les rencontre aussi dans l'intestin grêle et souvent dans le vagin.

(b) Cas plus graves. — 1° *Examen extérieur*. Ballonnement rapide. La muqueuse rectale, renversée et tuméfiée, est d'un rouge foncé ; la queue et les membres postérieurs sont salis par des matières fécales. « Le mufle est parfois crevassé; les naseaux sont couverts de croûtes plus ou moins sèches ou d'une matière muco-purulente jaune verdâtre ou blanchâtre, parfois sanguinolente. » La peau présente diverses éruptions suivant les épizooties ; quelquefois ces lésions font complètement défaut. Les vaisseaux sous-cutanés sont remplis d'un sang noirâtre.

2° *Tube digestif*. — Le péritoine peut être injecté par places. C'est en ouvrant le tube digestif qu'on observe les lésions les plus remarquables.

Bouche et pharynx. — La rougeur qui existe sur la muqueuse buccale est due à l'injection des vaisseaux. Les élevures dont nous avons parlé lors de l'étude symptomatique sont composées comme le démontre l'examen microscopique « d'une masse moléculaire graisseuse, de cellules épithéliales et de noyaux granulés qui s'écrasent sous une faible pression, en laissant une petite gouttelette graisseuse ; on y trouve encore des masses riches en granulations, des cellules volumineuses à plusieurs noyaux et des cellules plus petites qui ne renferment que un à trois noyaux. »

(1) Wehenkel. — *Loco citato.*

« Ces différentes lésions sont dues à un processus à la fois progressif et regressif (1), » c'est-à-dire une prolifération plus active que normalement suivie d'une dégénérescence graisseuse des cellules et noyaux. Le derme, mis à nu, est irrégulièrement injecté, même ecchymosé par places. On a quelquefois parlé, notamment en Angleterre, de l'existence de petites vésicules ou pustules dans la bouche. Ceci n'est pas constant. Brauell a signalé la présence « de petits trous arrondis, pénétrant jusque dans les couches épithéliales les plus profondes, parfois jusque sur le derme de la muqueuse même; le fond de ces culs-de-sacs était ordinairement recouvert par une masse jaunâtre qu'une légère compression faisait facilement sortir. Cette masse est composé de quelques cellules granulées et de détritus moléculaires graisseux. »

Œsophage. — La muqueuse œsophagienne est rarement atteinte. Quand il en est autrement, son épithélium se détache plus facilement que dans les conditions normales.

Rumen. — *Réseau.* — *Feuillet.*— La muqueuse de ces diverticulums gastriques est assez souvent le siége d'une injection générale légère. Toutefois il n'est pas rare « de rencontrer sur la muqueuse du rumen des eschares arrondies, ovales ou irrégulières, disposées isolément ou réunies par groupes, et présentant une coloration brunâtre ou verdâtre (2). »

Dans ces trois réservoirs gastriques, l'épithélium se détache plus facilement qu'à l'état normal. Dans le feuillet surtout, on remarque parfois que des lamelles d'épithélium restent adhérentes aux gâteaux de substances alimentaires. Cet épithélium est envahi par la dégénérescence granulo-graisseuse.

Caillette et intestin. — Ces viscères contiennent une petite quantité de liquide visqueux, jaunâtre ou brunâtre, parfois sanguinolent; d'après Gerlach, ce liquide aurait une réaction alcaline. La face interne de la caillette et de l'intestin est recouverte d'un enduit visqueux, jaunâtre formé par des cellules épithéliales en voie de dégénérescence graisseuse, par des cellules purulentes et des noyaux libres renfermant un contenu granulo-graisseux. « Lorsque sur des animaux abat-

(1) Wehenkel. — *Loco citato.*
(2) Wehenkel. — *Loco citato.*

tus, au début de la peste bovine, on enlève avec précaution, à l'aide d'un arrosoir, le contenu de la caillette en même temps que les mucosités qui en revêtent les parois, on voit que la surface de la muqueuse présente une teinte variant du rouge brique au rouge brun, suivant l'époque à laquelle les animaux ont été abattus (1). Cette coloration résulte d'extravasations sanguines sous-muqueuses, quelquefois même le sang s'est écoulé en nature à la surface de la caillette ; il se mélange alors au contenu de la caillette.

Quand la maladie a fait des progrès, « la muqueuse de la caillette et de l'intestin présentent une coloration noirâtre bien accusée, surtout dans le duodénum. On remarque, en outre, vers le cinquième jour de la maladie, une pigmentation qui donne à la muqueuse de l'estomac et de l'intestin un aspect tigré. Cette pigmentation, surtout prononcée au voisinage du pylore, est moins intense dans le reste de l'intestin grêle ; nulle ou presque nulle dans le cœcum et le colon, elle reparaît avec assez d'intensité dans le rectum. Gerlach pense que c'est au pourtour des orifices des glandes de Brunner que se dépose ce pigment, mais Brauell croit que c'est dans le tissu des villosités. D'après Gerlach, ce pigment ne serait autre chose que du sulfure de fer, dont le soufre proviendrait des matières contenues dans le tube digestif, et le fer de l'hématine du sang extravasé. Gerlach admet que dans le typhus l'hématine n'est que lâchement unie aux globules rouges du sang.

« Roloff indique cette manière de voir et, tenant compte de la replétion de la vésicule biliaire et des canaux hépatiques, il pense que les acides de la bile, en arrivant dans l'intestin, après l'enlèvement de l'épithélium, peuvent agir sur le sang épanché, décomposer l'hémato-globuline ou l'hématine, dont le fer, mis en liberté, se combinerait avec l'hydrogène sulfuré contenu dans l'intestin. Quoi qu'il en soit, cette pigmentation n'appartient pas exclusivement au typhus, elle peut se montrer, quoique rarement, dans certaines formes de dyssenterie. La muqueuse de la caillette est souvent criblée de petites ulcérations intéressant tout ou partie de l'épithélium suivant la durée de la maladie. Ces ulcérations résultent d'un processus

____

(1) Wehenkel. — *Loco citato.*

régressif consistant dans une dégénérescence granulo-graisseuse des éléments épithéliaux et même du tissu conjonctif constituant le chorion de la muqueuse. L'épithélium de la caillette et de l'intestin est toujours moins adhérent au dernier que dans l'état sain. Quand les animaux ont succombé à la peste, il se détache par places, et l'on aperçoit des excoriations qui varient en nombre comme en étendue. La muqueuse, dépouillée de son épithélium, est recouverte çà et là par cette matière jaunâtre, visqueuse, dont nous avons indiqué précédemment la composition microscopique. Ailleurs cette matière peut prendre « une cohérence plus forte et se transformer en plaques plus ou moins adhérentes à la muqueuse, dont elles envahissent alors la substance à une profondeur de quelques millimètres. C'est principalement sur les faces et aux bords libres des replis qu'on rencontre ces plaques, considérées par certains auteurs comme plaques gangréneuses ou eschares (1). »

L'élimination ou la liquéfaction des plaques mortifiées donne lieu à des érosions qui tantôt sont à découvert, tantôt sont masquées par un enduit jaunâtre, graisseux. Albrecht a signalé dans ces érosions l'existence du pigment et de corpuscules sanguins décomposée. Les bords des érosions sont lisses ou déchiquetés, leur fond est également lisse ou couvert de granulations. Les glandes en tube de la caillette et de l'intestin contiennent en abondance des cellules rondes remplies d'éléments granulo-graisseux. Les plaques de Peyer perdent leur revêtement épithélial ; elles éprouvent une sorte d'hypertrophie par suite de l'hyperplasie des éléments cellulaires qui les composent ; toutefois la lésion de ces organes est plus complexe que celle résultant d'une simple hypertrophie. Ainsi on observe, d'après Wehenkel, une injection vasculaire plus ou moins forte, sous forme d'auréoles entourant les follicules et la plaque ; quelques-uns ou tous les follicules des glandes de Peyer font à la surface de la muqueuse des saillies grisâtres, jaunâtres ou brunâtres, du volume d'une lentille à celui d'un haricot. Ces saillies ne renferment rien autre chose que des éléments épithéliaux en régression graisseuse. Parfois les

____

(1) Wehenkel. *Loco citato.*

plaques de Peyer sont couvertes « d'un dépôt sous forme de membrane croupale. » Les altérations de ces organes glandulaires manquent dans certaines épizooties.

« Les altérations essentielles des follicules consistent évidemment en une prolifération exagérée des éléments cellulaires, accompagnée d'une prompte destruction granulo-graisseuse des cellules de nouvelle formation » L'analyse chimique démontre du reste que le contenu intestinal est formé en grande partie par de la graisse. (Begemann.)

Foie. — Il peut être normal ou présenter une coloration jaunâtre qui donne à son tissu un aspect semblable à celui qu'il prend par la cuisson. La vésicule du fiel est très-souvent distendue par une grande quantité de bile. Sa muqueuse, injectée, présente des dépôts qui, abstraction faite de la coloration ictérique, offrent les mêmes caractères que ceux de l'intestin.

Rate et pancréas. — Pas d'altérations bien évidentes.

3° *Appareil respiratoire.* — Muqueuse nasale infiltrée, présentant çà et là des pétéchies ; ailleurs « de petits dépôts caséeux, faciles à enlever et sous lesquels on trouve le derme de la muqueuse injecté et parsemé de petits extravasats. » La muqueuse du larynx, de la trachée et des bronches présente des altérations analogues, en outre, et, de même que pour le tube digestif, l'épithélium adhère moins fortement au chorion de la muqueuse ; il tend à éprouver une sorte de desquamation, d'où la formation d'érosions. Mais ces lésions sont bien moins marquées sur la muqueuse trachéale que sur la muqueuse digestive.

« Le *poumon* est fréquemment le siége d'un emphysème interlobulaire qui, s'il est considérable, peut comprimer un certain nombre de vésicules pulmonaires et les rendre difficilement accessibles à l'air. L'emphysème se présente principalement sur les bords du poumon et dans les lobes antérieurs ; parfois il ne se borne pas à cet organe, mais s'étend entre les fouillets du médiastin et, en suivant le trajet des gros troncs vasculaires, il peut arriver le long de la colonne vertébrale jusqu'à la région lombaire (1), » envahir même le tissu conjonctif lâche et abondant du bassin, comme je l'ai observé à Saint-Marcel sur un bœuf Salers.

(1) Wehenkel. *Loco citato.*

4° *Appareil circulatoire.* — Cœur flasque, de couleur foncée ou argileuse ; son tissu se déchire facilement. Caillots endocardiques aux points d'insertion des cordages tendineux des valvules. Le sang se coagule lentement, parfois même il reste liquide. Beale a cru voir dans le sang de petits bâtonnets auxquels il serait tenté de rattacher les symptômes du typhus, mais Gerlach pense que ces bâtonnets ne sont autre chose que des cristaux et non pas des êtres organisés, comme l'admet le savant anglais. L'analyse chimique du sang, faite par les Dʳˢ Marcet, Peretti, Oudermans, démontre une diminution de l'eau et des matières inorganiques, une augmentation de la fibrine et de l'albumine.

Les *ganglions lymphatiques*, à l'exception de ceux du mésentère et des bronches, n'offrent pas d'altération.

5° *Appareil génito-urinaire.* — Reins souvent congestionnés et moins fermes que dans l'état normal. « La vessie, rarement vide, contient généralement une notable quantité d'urine tantôt pâle, tantôt trouble et de couleur foncée, tenant parfois des flocons d'épithélium en suspension. » Les recherches de Marcet et de Sanderson ont démontré que cette urine contient plus d'urée que dans les conditions physiologiques. Dans l'urine recueillie sur le cadavre, Gamgée a toujours trouvé de l'albumine. « La muqueuse du bassinet, des uretères et de de la vessie est normale ou congestionnée, parfois parsemée d'ecchymoses et présentant des lésions analogues à celles de la caillette.

6° *Appareil nerveux.* — Beale n'y a trouvé aucune altération, tandis que Brauell et Gerlach ont constaté une transsudation sous-arachnoïdienne plus ou moins abondante d'un liquide jaunâtre et aqueux, l'existence d'œdème cérébral et un épanchement dans les ventricules.

Telles sont les considérations que je m'étais proposé d'exposer sur l'un des plus redoutables fléaux qui puisse frapper l'agriculture, et nous atteindre ainsi dans notre richesse et notre prospérité nationales.

II.

ENQUÊTE SUR LA CONTAGIOSITÉ DE LA PESTE BOVINE;

Par M. le docteur PIGEON.

J'ai l'honneur de soumettre à l'appréciation des membres du Congrès la pétition ci-jointe, relative à la peste bovine, que j'ai adressée à l'Assemblée nationale par l'intermédiaire du savant doyen de la Faculté de Montpellier.

J'appelle également votre attention sur les faits suivants, qui sont parvenus ultérieurement à ma connaissance:

« Dans le district de Kraninski, où la peste exerça de très-« grands ravages, on fit différents essais d'inoculation de « cette maladie à des animaux amenés de l'Institut rural de « Garigarecthka.

« Ces essais démontrèrent que les animaux auxquels on « inocula la peste, bien qu'ils eussent été placés dans une « étable où avait été renfermé un troupeau qui avait péri tout « entier de cette maladie, et qu'on les eût couverts de la peau « de bêtes mortes aussi de la peste, n'en restèrent pas moins « bien portants ; et même plusieurs vaches qui avaient servi « aux expériences vêlèrent heureusement. (*Rapport du direc-« teur de l'École vétérinaire de Saint-Pétersbourg.*)

« Ce même directeur a remarqué, en outre, que la peste « bovine qui a régné épidémiquement, en 1858, dans le gou-« vernement de Kalonga, n'y a pas été apportée des gouver-« nements environnants, et que fréquemment cette maladie se « développe à la suite de grandes fatigues, de privations et « des intempéries. »

« D'autre part M. Haupt, vétérinaire principal à Moscou, a « observé que la peste bovine se développe spontanément « (c'est-à-dire autrement que par contagion) aussi bien sur « les bestiaux de la partie d'Europe de la Russie que sur ceux « de la partie d'Asie, et il ajoute que là les causes de cette « maladie sont encore complètement inconnues. »

Bien que ces expériences et ces observations ne permettent aucun doute sur la non contagion de la peste des bêtes à cornes, je viens vous demander non pas de conclure avec moi que le massacre et l'enfouissage en grand de nos bestiaux est un sacrifice en pure perte et sans aucune raison d'être, mais simplement d'appuyer cette pétition, qui n'a d'autre objet que de substituer, pour la solution de ce grave problème, à des inductions conjecturales la puissante et rigoureuse méthode expérimentale à l'aide de laquelle Galilée, seul contre tous, est parvenu à établir que l'hypothèse généralement accréditée de la rotation du soleil autour de la terre n'était qu'une erreur grossière ; à l'aide de laquelle encore, pour citer un fait relatif à notre profession, Harvey a démontré, également seul contre tous, que la croyance en la circulation directe du sang des cavités droites du cœur dans les gauches n'était aussi que l'œuvre d'une fausse conjecture de Galien.

De la sorte, en réservant chacun notre manière de voir, nous prouverons que nous tendons tous au même but: le triomphe de la vérité, qui résultera nécessairement des expériences proposées.

Pétition du docteur Ch. Pigeon, médecin des usines de Fourchambault (Nièvre), au Corps législatif, à l'effet qu'il soit procédé à des expériences ayant pour but de constater : 1° Si le typhus des bêtes à cornes est contagieux ou non; 2° quelle en est la cause originelle, qu'elle soit contagieuse ou non ; 3° et s'il existe des moyens curatifs et préservatifs de cette maladie.

Monsieur le président,
Messieurs les membres du Corps législatif.

Une question bien posée est à moitié résolue.
Mille assertions n'équivalent pas à une expérimentation.

Le soussigné, docteur de la Faculté de Paris, médecin des usines de Fourchambault (Nièvre),

Considérant qu'il est du plus haut intérêt général que l'on sache d'une façon précise : 1° si le typhus des bêtes à cornes est contagieux ou simplement épidémique, c'est-à-dire si c'est en se communiquant d'une façon quelconque de ceux de ces animaux qui en sont atteints à ceux qui ne le sont pas, qu'il se développe et se propage, ou s'il a pour cause originelle une modification du milieu ambiant qui le provoque, indistinctement et indépendamment les uns des autres, chez tous les animaux de cette espèce compris dans les localités où cette modification existe (1); 2° quelle est la véritable cause originelle de cette maladie, qu'elle soit contagieuse ou épidémique ; 3° s'il existe des moyens de la guérir et de la prévenir,

A l'honneur de soumettre à votre approbation la proposition suivante :

ARTICLE Ier. — Il sera procécé : 1° à des expériences ayant pour but de constater si le typhus des bêtes à cornes est contagieux ou non. Elles consisteront à transporter des débris des bœufs morts de typhus ainsi que des bœufs malades de cette maladie dans des localités où elle ne règne pas, et à les mettre en communication avec des bœufs sains de ces mêmes localités, et seront exécutées par une Commission composée moitié de contagionnistes et l'autre moitié d'épidémicistes, les premiers étant chargés du choix des animaux affectés du typhus, et les autres du choix des lieux et des bœufs sains destinés à l'expérimentation ;

2° A des expériences ayant pour but de constater de la façon la plus minutieuse, tant chimiquement que physiquement, l'état du milieu ambiant de celles de nos localités où le typhus règne, ainsi que des diverses localités étrangères où cette maladie est sporadique. Elles seront confiées aux savants connus pour être les mieux versés dans la pratique de ces sortes de travaux ;

3° A des expériences ayant pour but de constater s'il existe des moyens de guérir et de prévenir le typhus. Elles seront faites par des praticiens tant du corps médical que de celui des

----

(1) Il est de principe, en médecine, que toute modification du milieu où l'homme a l'habitude de vivre provoque en lui une modification fonctionnelle ou organique.

vétérinaires connus pour avoir des opinions différentes sur la nature et les causes de cette maladie.

ART. 2. — Un crédit de la somme de 50,000 francs est ouvert à cet effet au ministère de l'agriculture et du commerce.

Objecterait-on, relativement au premier mode d'expérimentation, qu'il y aurait danger à transporter des animaux morts ou malades de typhus à travers et dans des pays où il ne règne pas, et qu'il existe près le ministère de l'agriculture et du commerce une Commission spécialement affectée à cette maladie, qui, après maintes observations, déclare de la façon la plus formelle qu'elle est essentiellement contagieuse, et que c'est par contagion qu'elle se propage et se développe partout où on la rencontre ?

A cela je répondrai d'abord qu'il est facile de tranquilliser les esprits même les plus timorés en opérant le transport des débris des bœufs morts de typhus dans des caisses parfaitement closes et scellées de plomb, si on y tenait, et celui des bœufs malades dans des wagons spéciaux, et en choisissant pour ces expériences des lieux isolés, voire même des lazarets.

Je répondrai ensuite que les faits invoqués par la Commission ministérielle, en faveur de l'hypothèse de la contagion du typhus de la race bovine, loin de prouver que cette maladie soit contagieuse, tendent au contraire à prouver, tous sans exception, qu'elle ne se communique d'aucune façon que ce soit, ainsi que je suis prêt à l'établir contradictoirement.

D'ailleurs, quelle confiance avoir dans l'assertion de cette Commission : « qu'il suffit d'un seul bœuf atteint de typhus dans une contrée pour le communiquer rapidement à tous les bœufs de cette contrée (1), » alors qu'il est notoire que, malgré des cas journaliers de cette maladie parmi les bestiaux des steppes de la Russie, ce prétendu quartier général de la contagion, la race bovine s'y maintient nombreuse et prospère? —ou dans cette autre assertion : «qu'il suffit d'un homme, d'un chien, d'un cheval, d'un mouton ou de tout autre animal provenant d'une localité où règne le typhus de la race bovine pour le répandre au loin dans les pays qu'il traverse, bien que

_____

(1) Voir l'instruction de la Commission ministérielle de la peste bovine sur les mesures à prendre contre cette maladie.

n'en étant pas atteint et n'étant pas même susceptible de l'être, » alors que nous voyons chaque jour s'effectuer par milliers ces sortes de communications entre les pays affectés de cette maladie et ceux circonvoisins, sans qu'il s'en produise même un seul cas dans ces derniers?—ou bien encore dans cette autre assertion : « que c'est au moyen d'agents émanant en quantité innombrable de chacune des parties du corps de tout animal mort ou malade de typhus, qu'il se propage par l'intermédiaire de l'air, » alors qu'il est avéré que jamais un seul de ces prétendus agents, gaz, selon les uns, vapeur, miasme, animalcule, ferment, germe, etc., etc., selon les autres, n'a été démontré sous quelque forme que ce soit ni par qui que ce soit, pas plus dans l'air que dans aucune partie du corps d'aucun animal mort ou malade de cette maladie, et alors, en outre, qu'une réponse récente du président de la Commission ministérielle à l'interpellation d'un savant membre de l'Institut (1), à l'occasion d'une conférence internationale sur cette maladie, nous autorise à penser que cette Commission ne s'est même jamais occupée de rechercher scientifiquement quelle pouvait en être la cause originelle?

Telles sont pourtant les données purement imaginaires qui servent de base à la croyance en la contagion du typhus des bêtes à cornes, et sur lesquelles la Commission ministérielle se fonde pour opérer l'abattage et l'enfouissage en masse de tous les bestiaux compris dans les localités où cette maladie vient à se développer, non-seulement de ceux qui en sont réellement atteints ou de ceux qui semblent l'être, mais encore de ceux qui manifestement ne le sont pas du tout. et bien qu'il soit expérimentalement acquis que la chair de ces animaux, sans en excepter les malades, est bonne à notre alimentation et mangeable sans aucun inconvénient (2).

Il importe donc de procéder à ces expériences, qui sont d'une exécution facile, peu coûteuse, qui n'ont jamais été faites que je sache, et qui sont l'unique en même temps qu'infaillible

(1) M. le professeur Bouillaud.

(2) M. Decroix, vétérinaire à Paris, a mangé, pendant vingt jours consécutifs, de la viande de bœufs morts de peste, sans en avoir éprouvé la moindre indisposition: il en a même mangé de la crue.

moyen d'arriver à savoir d'une façon certaine si le typhus de la race bovine se communique ou ne se communique pas, et par cela même si nous avons intérêt à maintenir les mesures de la Commission ministérielle, malgré les indemnités par millions qu'elles nous coûtent et malgré les privations de viande de boucherie qu'elles nous imposent et d'où résultent le rabougrissement de l'espèce humaine et des maladies sans fin ; ou bien si nous devons les proscrire comme n'étant qu'un aveugle sacrifice, sans aucune raison d'être et sans compensation d'aucune sorte. Aussi ne douté-je pas qu'elles seront adoptées à l'unanimité, réserve faite par chacun de sa manière de voir, contagionnistes et épidémicistes ne pouvant avoir qu'un but : la vérité !!!

Nous serions bien coupables, du reste, si, en présence de la grave situation de notre malheureux pays, due en grande partie, il faut bien l'avouer, à notre trop facile crédulité et à la prépondérance de notre imagination sur notre raison, nous n'adaptions pas à chacun de nos services publics, jusqu'en leurs moindres détails, un contrôle sérieux, compétent, indépendant, et cela non dans un mesquin esprit de défiance, mais par devoir et en vertu de cet adage, d'une vérité incontestable, *Errare humanum est.*

J'éprouve le besoin, en terminant, de ne pas vous laisser ignorer, Messieurs, que si je prends la liberté de présenter ces diverses expériences à votre approbation, c'est que je me considère comme fondé à inférer logiquement de trente années d'études spéciales sur la manière d'être, la nature et les causes des maladies dites contagieuses, ainsi que de nombreuses expériences et observations particulières à ma pratique, et de l'analogie qui existe entre les maladies des hommes et celles des animaux, et en en particulier de la manière d'être de la maladie ici en question, qu'elles auront pour résultats de démontrer: 1° que le typhus des bêtes à cornes n'est ni contagieux ni infectieux; en un mot, qu'il ne se communique d'aucune manière que ce soit ; 2° qu'il existe des moyens de le guérir, surtout lorsqu'il est traité dès son début ; 3° qu'il existe également des moyens d'en préserver les bestiaux ou du moins de les mettre dans des conditions vitales telles que s'ils en sont atteints ce ne sera, règle générale, que légèrement ;

4° enfin que le milieu ambiant de chacune des localités où le typhus se produit est affecté concomitamment d'une modification
insolite qui n'est autre que la cause prédisposante ou originelle de cette maladie, c'est-à-dire, que la cause provocatrice
de la modification constitutive de sa période prodromique ou
originelle.

M. Saint-Cyr, professeur à l'Ecole vétérinaire de Lyon,
dans un plaidoyer animé et intéressant, réfute les idées de
M. Pigeon. Les preuves abondent dans ce discours en faveur
de la contagion, aujourd'hui admise par tous les médecins-
vétérinaires. Le fait suivant, encore peu connu, peut se passer
de commentaires : Pendant la dernière guerre, la délégation du
ministère de l'agriculture de Tours fit acheter, pour l'approvisionnement de l'armée de la Loire, 5,000 bœufs en parfaite
santé ; le corps d'armée du général Chanzy était, en outre,
pourvu d'un autre convoi de bestiaux, qui, après la reprise d'Orléans par nos troupes, furent installés dans une étable précédemment occupée par des bœufs prussiens atteints de typhus ;
dans notre retraite d'Orléans, les deux troupeaux font toujours
partie du même corps d'armée, et marchent parallèlement ;
mais comme on a soin de les isoler, le dernier contagionné par
son séjour dans l'étable infectée est décimé par la maladie,
tandis que le premier n'a pas une seule victime. Mais, à la déroute du Mans, les précautions prises précédemment ne peuvent être continuées, le troupeau, sain jusqu'alors, est envahi
à son tour et va porter le typhus à Landernau (Finistère), où
M. Saint-Cyr l'a observé.

Insistant sur les preuves expérimentales de contagion,
l'auteur fait observer que rien n'a manqué à leur authenticité
sous leurs formes les plus diverses et dans les conditions les
plus probantes. Quant à la guérison spontanée, elle peut s'o-
pérer dans une très-faible proportion : il l'a observée 6 fois
seulement sur 350 morts. Enfin, arrivant à la question si importante de l'utilisation de la viande des typhiques pour l'alimentation, M. Saint-Cyr croit qu'il y a là un très-grand danger, non pas tant peut-être au point de vue de l'alimenta-

tion qu'à celui de la dissémination des germes morbides. Le fait suivant, qu'il a observé dans l'épidémie de Landerneau, est des plus probants à cet égard : cinq bêtes atteintes de typhus ayant été abattues dans une ferme considérable, on accorda au propriétaire d'en vendre la viande ; un paysan en achète quelques kilogrammes et les emporte dans un sac sur son dos ; s'étant arrêté pour se reposer, il dépose son sac, pendant quelques instants, sur le bord d'une route, vis-à-vis d'une petite ferme renfermant six animaux parfaitement portants. Huit jours après, ces animaux, qui étaient venus brouter le long de la route, meurent du typhus.

Les conclusions et la pétition de M. Pigeon, mises aux voix, sont rejetées à l'unanimité, moins une voix.

Ve QUESTION.

Des causes de la dépopulation en France et des moyens d'y remédier.

I.

DE LA MORTALITÉ EXCESSIVE DU PREMIER AGE EN FRANCE

CONSIDÉRÉE COMME CAUSE
DE DÉPOPULATION ET DES MOYENS D'Y REMÉDIER;

Par le docteur Alex. MAYER,

Fondateur et secrétaire général de la Société protectrice de l'Enfance (1).

Facta, non verba.

Je voudrais inaugurer dans cet opuscule une nouvelle manière d'écrire : exposer en peu de pages le plus grand nombre d'idées possible, c'est-à-dire élaguer tout hors d'œuvre et tout ornement de style qui n'ajouterait rien aux arguments que j'aurai à faire valoir.

C'est en effet, à mon sens, une des plaies de notre époque, que de trop parler et de faire de trop gros livres, qu'on n'a pas le temps de lire.

Orateurs et écrivains sacrifient à cette manie de briller les plus graves intérêts de la France, et l'on a vu, dans ces derniers temps, des hommes d'Etat, sur une formule éloquente ou pittoresque, propre à flatter leur vanité, engager

(1) L'auteur de ce travail en revendique expressément la responsabilté pour lui seul. Il n'entend engager en rien la Société protectrice de l'Enfance, dans les opinions qu'il exprime et les remèdes qu'il propose, attendu que ce sont ses conceptions personnelles, auxquelles la Société est demeurée, jusqu'à présent, tout à fait étrangère.

la diplomatie dans des difficultés inextricables, et qu'il a fallu, en fin de compte, trancher par les plus déplorables reculades.

D'autre part, nos assemblées délibérantes se signalent par une intempérance de paroles qui nuit singulièrement à l'expédition des affaires les plus urgentes. C'est à ce point que, si l'on n'y prend garde, des sessions, même permanentes, ne suffiront bientôt plus à la discussion approfondie des budgets, alors que tant de problèmes, qui touchent à la vitalité même de notre patrie, sollicitent les méditations des penseurs et des gouvernants.

Au demeurant, je sais que des statisticiens et des économistes, mieux préparés que moi par leurs études spéciales, traiteront le sujet dont je m'occupe dans tous les détails qu'il comporte, et que je ne pourrais y apporter qu'un contingent de lumières puisées à leurs propres sources ; raison décisive pour m'abstenir d'un travail superflu, et me borner à ce que je crois être véritablement de mon domaine.

Ce travail sera donc assez concis pour justifier l'épigraphe que j'ai choisie, et, néanmoins, j'ose l'espérer, assez intéressant pour mériter l'attention du Congrès.

Des causes de la dépopulation de la France, et des moyens d'y remédier.

Il n'est pas exact de dire que la France se dépeuple ; ce qui est vrai, c'est que la population ne s'accroît pas dans des proportions normales, comme chez les nations qui nous avoisinent, et selon la progression qu'elle suivait avant l'année 1851.

C'est là un fait que la stastistique a mis en évidence.

A quoi faut-il attribuer cet état de choses, qui met en péril l'avenir de notre pays ? A des causes nombreuses, et que je laisse à de plus compétents le soin de rechercher, pour n'en retenir qu'une seule dont j'ai fait l'objet de mes études de prédilection, à savoir : la mortalité excessive du premier âge.

De la mortalité excessive du premier âge.

La question de l'industrie nourricière a été, dans ces derniers temps, traitée sous toutes ses faces, et l'opinion publique est suffisamment édifiée sur les périls auxquels sont exposés les nourrissons, pour qu'il soit inutile de retracer ici le lamentable tableau, que je ressasse depuis de longues années, du martyrologe auquel sont condamnés les pauvres petits êtres élevés loin de leurs familles. De la divulgation de ces misères, qui dégradent notre civilisation, sont nées les *Sociétés protectrices de l'enfance*, dont il me siérait mal de faire l'éloge, mais qui ont réalisé, je puis le dire, assez de bien pour que, là où elles existent, leur influence heureuse se soit déjà manifestée par une décroissance notable de la mortalité sur le premier âge.

Cette mortalité, sur laquelle les différentes statistiques sont loin de s'accorder, est énorme dans la première année de la vie. Mais j'ai la conviction que pour l'apprécier exactement les éléments font défaut, et que tout ce qui a été publié à cet égard est entaché d'erreurs.

Un service spécial, institué au ministère de l'intérieur et dont il sera question plus loin, pourra seul, selon moi, fournir dans l'avenir des données exactes sur cette question d'une extrême importance.

Des moyens de ramener à ses limites normales la mortalité du premier âge en France.

Je ne viens pas ranimer la discussion sur les causes de la mortalité excessive qui sévit en France sur les enfants du premier âge. Les témoignages les plus autorisés ont établi surabondamment qu'il fallait l'attribuer, pour une grande part, à l'allaitement mercenaire et aux abus de l'industrie des nourrices. Grâce aux révélations navrantes qui se sont produites sur ce sujet, depuis 1864, où le premier j'ai ouvert la campagne *actuelle* contre une des hontes de notre époque, grâce surtout à l'émotion entretenue de tous côtés pour maintenir à l'ordre du jour une question qui touche à de si graves intérêts, on peut espérer que, cette fois, le problème, nettement posé, ne restera pas sans solution. Mais pour cela, il faut de toute nécessité entrer résolûment dans la voie des réformes, et ne pas s'en tenir à quelques modifications insignifiantes de l'état de choses actuel. C'est ici le cas de dire : *Qui veut la fin, veut les moyens* ; et, s'il est indispensable de porter une certaine atteinte à la liberté individuelle ou au prétendu droit de la famille, il faut s'y résigner, en considération du but à atteindre.

Pour donner une idée de ce qu'on peut attendre des familles, je vais citer un fait presque incroyable, mais qu'il m'est permis d'affirmer, parce que je suis en mesure d'en fournir la preuve.

Pendant plus de trois ans, *la Société protectrice de l'enfance*, encore peu connue du public, avait dû attendre d'un bureau de nourrices la liste mensuelle de tous les enfants placés par ses soins, afin de les faire surveiller par ses médecins-inspecteurs.

Chaque fois qu'un bulletin de renseignements arrivait, une circulaire *affranchie* était adressée à la famille pour l'inviter à venir en prendre connaissance. Quand les nouvelles étaient particulièrement mauvaises et qu'elles commandaient des mesures d'urgence, la lettre en faisait mention pour qu'il n'y eût aucune perte de temps. Elle ajoutait, par surcroît de précaution, *que pas un centime n'était à débourser*. Eh bien ! veut-on savoir combien de ces parents répondaient à l'appel ? tout au plus dix sur cent !!! Mais il y en a qui y mettent encore moins de façons et refusent net la surveillance de la Société, en recommandant aux nourrices de ne point se soumettre aux visites du médecin-inspecteur.

Et voilà le droit des familles qu'on voudrait respecter ! Je prétends, moi, que c'est un droit de vie et de mort, vestige d'un autre âge, et qu'il faut se hâter de restreindre par une bonne loi qui fasse pendant à la loi Grammont.

Voici un projet de loi et de règlement que j'ai soumis à la Commission administrative instituée autrefois au ministère de l'intérieur, que j'ai développé devant le Conseil général de la Seine, et adressé enfin à l'Assemblée nationale :

PROJET DE LOI.

Article 1ᵉʳ. — Les parents qui mettent leurs enfants en nourrice, hors de leur domicile, délèguent, par ce seul fait, le droit de les surveiller aux agents de l'administration et des

Sociétés protectrices de l'enfance, régulièrement autorisées.

ARTICLE 2. — Les nourrices, gardeuses, etc., sont tenues de présenter les enfants dont elles sont chargées à toute réquisition des susdits agents, porteurs d'une commission visée par le maire de la commune où réside la nourrice.

ARTICLE 3. — Les nourrices, gardeuses, etc., reconnues coupables de mauvais traitements, sévices ou manque de soins, par suite desquels le nourrisson confié à leur garde aura contracté une maladie grave ou une infirmité incurable, seront punies d'un emprisonnement de trois mois à un an et d'une amende de 50 à 200 francs. Si la mort s'en est suivie, l'emprisonnement sera d'un an à cinq ans et l'amende de 400 à 500 francs.

ARTICLE 4. — La nourrice qui aura pris l'engagement d'allaiter un enfant au sein, et qui l'aura nourri artificiellement, sera punie d'un emprisonnement de un à trois mois et d'une amende de 25 à 100 francs. La même peine sera applicable en cas de sevrage non autorisé par les parents du nourrisson.

ARTICLE 5. — Le père de l'enfant, ou sa mère si le père est inconnu, qui aura négligé pendant trois mois consécutifs de payer les gages de la nourrice et, dans cette condition, aura changé de domicile sans faire connaître à celle-ci sa nouvelle résidence, sera considéré comme coupable de *délaissement dans un lieu non solitaire*, et puni d'un emprisonnement de six mois à deux ans et d'une amende de 25 à 200 francs, conformément à l'article 353 du Code pénal.

ARTICLE 6. — Les parents convaincus de complicité avec la nourrice, dans les cas prévus par l'article 3, seront punis des mêmes peines que cette dernière.

ARTICLE 7. — Un règlement d'administration publique déterminera les conditions de placement des nourrissons, les obligations des directeurs de bureaux de louage, celles des nourrices et des parents, et généralement toutes les garanties que réclament la sécurité et le bien-être des enfants placés loin de leurs familles.

Dispositions principales du règlement.

ARTICLE 1ᵉʳ. — Toute femme qui voudra se charger d'un nourrisson étranger devra se pourvoir d'un *carnet* délivré par le maire de la commune et conforme au modèle ci-annexé.

Ce carnet, soumis à un droit de timbre de 1 franc payable par la nourrice (1), devra être représenté à toute réquisition d'un agent de l'administration ou d'une Société protectrice de l'enfance dûment autorisée.

Les maires ne délivreront de carnets qu'aux nourrices accouchées depuis sept mois révolus.

ARTICLE 2. — Dans aucun cas une nourrice ne pourra se charger, à la fois, de plus d'un nourrisson.

ARTICLE 3. — Les nourrices devront se faire délivrer, en même temps que le nourrisson, son acte de naissance ou un bulletin provisoire d'inscription à l'état civil.

Il leur est expressément défendu de transmettre le nourrisson qui leur a été confié à une autre nourrice, sans l'autorisation par écrit des parents, et sans en avoir, au préalable, fait la déclaration au maire de la commune.

Elles devront chercher les nourrissons elles-mêmes, mais elles pourront les renvoyer aux parents par un intermédiaire si les enfants sont sevrés.

ARTICLE 4. — Les conseils d'hygiène départementaux désigneront à l'administration les localités de leur ressort où les fièvres intermittentes sont endémiques.

L'administration, par la voie usuelle, enjoindra aux maires de s'abstenir de délivrer des carnets de nourrices aux femmes de ces localités, à moins que ce ne soit pour se placer *sur lieux*. Dans ce cas, la couverture du carnet, qui sera d'une couleur spéciale, portera la mention : *Carnet spécial pour nourrices sur lieux.*

ARTICLE 5. — Les femmes qui font profession d'élever des enfants au biberon, à la timbale ou au petit pot ne pourront jamais en avoir plus de trois à la fois, au-dessous de deux ans, en y comprenant les leurs. Elles devront justifier de la

(1) J'ai pensé que la nourrice aura plus de soin de son carnet quand elle l'aura payé, si peu que ce soit.

possession d'une vache, pour la production du lait nécessaire à leurs nourrissons.

ARTICLE 6. — A chaque bureau de placement de nourrices sera attaché un médecin agréé par l'administration, qui aura pour mission de certifier l'état de santé des nourrices et de visiter les nourrissons, afin de constater qu'ils ne sont atteints d'aucune maladie contagieuse.

ARTICLE 7. — Les directeurs de ces bureaux sont responsables des gages convenus avec les nourrices, sauf leur recours contre les parents.

ARTICLE 8. — Il sera ouvert, dans toutes les mairies, un registre spécial, où seront inscrits les enfants étrangers élevés dans la commune. Il y sera fait mention du mode d'élevage prescrit par les familles (sein ou biberon), de la date du retrait du nourrisson et de l'état de sa santé à cette époque. En cas de décès, il indiquera la maladie qui l'a occasionné.

Cette inscription aura lieu à la diligence de la nourrice, dans les trois jours qui suivront l'arrivée du nourrisson.

La déclaration de la remise aux parents, ou celle du décès de l'enfant, sera faite à la mairie dans les vingt-quatre heures.

L'inhumation devra être autorisée par le maire, après constatation médicale du décès. Notification du décès sera faite par le maire à la direction des enfants en nourrice, établie au ministère de l'intérieur, comme il sera dit ci-après.

A la fin de chaque année, les maires adresseront à la même direction une statistique raisonnée de la mortalité des enfants étrangers placés dans leurs communes.

ARTICLE 9. — Il est créé au ministère de l'intérieur, une *Direction des enfants en nourrice*, où seront centralisés tous les renseignements se rattachant à ce service.

ARTICLE 10. — Des médecins-inspecteurs seront institués dans tous les cantons où s'exerce l'industrie nourricière.

Ils auront pour mission :

1° De visiter les enfants placés dans leur circonscription au moment de leur arrivée chez la nourrice, pour s'assurer qu'ils sont exempts de toute maladie contagieuse ;

2° De les vacciner dans le cours du premier trimestre, s'ils ne le sont déjà ;

3° De leur donner des soins en cas de maladie, et de leur procurer les médicaments nécessaires ;

4° De s'assurer, par une visite mensuelle, qu'ils reçoivent des soins suffisants de leur nourrice, et que celle-ci remplit fidèlement les engagements qu'elle a contractés vis-à-vis la famille ;

5° D'adresser tous les mois, au ministère de l'intérieur, un rapport collectif sur leur inspection, d'après un modèle uniforme, dont il leur sera remis des exemplaires imprimés.

Ces rapports, transmis aux bureaux qui auront fait le placement des nourrices, seront, par les soins de ceux-ci, communiqués aux parents sans déplacement.

ARTICLE 11. — Les médecins-inspecteurs signaleront à *la Direction des enfants en nourrice* les nourrices qui leur paraîtront devoir être temporairement ou définitivement privées de leur carnet pour causes graves. Ils proposeront pour des récompenses celles qui se seront fait remarquer par leur dévoûment exceptionnel au nourrisson qui leur est confié.

ARTICLE 12. — *Des comités de patronage*, composés de cinq ou sept membres, choisis parmi les habitants notables des deux sexes, seront institués dans toutes les communes qui reçoivent habituellement des nourrissons étrangers,

Les membres de ces comités, présidés autant que possible par le maire, et dont les médecins-inspecteurs feront partie de droit, auront pour fonctions de faire des visites fréquentes aux nourrices, de les entourer de bons conseils, et d'employer leur influence sur elles au bien-être des nourrissons.

Tous les trois mois, les comités, par l'intermédiaire de leur président, adresseront au ministre de l'intérieur — Direction des enfants en nourrice — un rapport sur le mérite des nourrices de leur ressort, au point de vue de l'accomplissement de leur devoir.

Je vais maintenant apporter mon tribut au grand travail qui se prépare, en développant ce que m'a appris une expérience déjà longue, acquise au service de la Société protectrice de l'enfance, que j'ai fondée et qui m'a fourni un vaste champ d'études sur la plupart des questions afférentes à l'éducation du premier âge.

J'entre immédiatement en matière :

Lorsqu'un enfant vient au monde, il est placé dans l'une des conditions suivantes :

Il est nourri par sa mère ou par une femme étrangère, chez ses parents, qui peuvent, à tout instant du jour, exercer sur lui leur surveillance ;

Ou il est envoyé en nourrice au dehors ;

Ou il est abandonné aux soins de l'assistance publique ;

De ces trois catégories j'élimine la dernière, parce que, placée sous la tutelle d'une administration puissante, par les ressources dont elle dispose, elle ne devrait avoir besoin d'aucun concours étranger, et que, pour mon compte, je me garderais bien d'offrir le faible appoint de mes lumières au fonctionnaire éminent qui dirige l'assistance publique

Ce que je vais dire ne se rapportera donc qu'aux deux premières catégories :

1° Des enfants nourris au domicile de leurs parents ;

2° De ceux confiés à des nourrices salariées et élevés chez ces dernières.

Et d'abord, il est certain, — sans qu'il soit besoin d'invoquer pour cela les données de la statistique — il est certain que la mortalité est moindre sur les enfants allaités par leur mère que sur les autres. Il serait, par conséquent, désirable que l'allaitement maternel devint la règle générale, toutes les fois que des raisons de santé n'y font point obstacle, au lieu de devenir de plus en plus l'exception

Mais, ici, je crains bien que la persuasion et le progrès des mœurs, sur lesquels j'ai compté longtemps, ne méritent pas grande confiance. En tout cas ce serait un procédé lent et bien précaire, dans une circonstance comme celle-ci, où chaque jour perdu entraîne le sacrifice d'un certain nombre de vies humaines.

La contrainte pour la mère d'allaiter son enfant, quand sa santé le lui permet, me semble donc aujourd'hui le seul moyen de vaincre la rébellion de ces femmes plus attachées aux plaisirs frivoles du monde qu'aux devoirs sacrés que leur trace la nature.

Ce qui ne veut pas dire, au surplus, qu'il faille rester inactif en attendant que mon vœu se réalise.

Un ensemble d'institutions, dont j'ai conçu le plan, et que je propose de grouper sous la dénomination de *Ligue de l'allaitement maternel,* aurait pour effet immédiat de ramener la mode vers une coutume aussi salutaire à la mère qu'à son rejeton. Mais je ne crois pas que les pouvoirs publics doivent être invoqués pour cela, et je me réserve de soumettre mes idées sur cette matière à la *Société protectrice de l'enfance,* bien mieux placée pour les mettre à exécution, si elle les approuve. Ce n'est donc pas le cas de les énumérer ici.

Je mentionnerai seulement l'utilité des crèches et des salles d'asile établies et entretenues dans des conditions hygiéniques irréprochables, avec des ouvroirs à proximité, pour les mères-nourrices et, au besoin, l'allocation de secours à ces dernières en cas de chômage.

Déjà notre Société protectrice est entrée dans ces vues, en décernant, l'année dernière, pour la première fois, des prix aux mères-nourrices particulièrement méritantes et en votant, tout récemment, un fonds de subsides mensuels en faveur des mères nécessiteuses, pour leur permettre d'allaiter elles-mêmes leurs enfants.

Une souscription affectée spécialement à ce service est, en outre, ouverte dans nos bureaux, et il est permis d'espérer qu'elle nous fournira des ressources importantes quand elle sera mieux connue.

Enfin une *Œuvre* dite *des layettes* a été organisée par les soins de nos dames patronnesses qui promet, de son côté, de concourir efficacement au but que nous poursuivons.

Cependant, quel que soit le succès réservé à ces tentatives, il y aura toujours des éventualités où la nourrice mercenaire sera indispensable, d'où il suit qu'il faut des bureaux de placement, où le public puisse s'adresser avec la certitude de trouver en temps utile la satisfaction de ses besoins, avec toute garantie contre la fraude. Or, on sait que les établissements qui existent aujourd'hui sont loin de remplir les conditions désirables, malgré la réglementation à laquelle ils sont soumis. Je ne parle pas, bien entendu, du bureau municipal, placé sous la direction de l'assistance publique ; j'ai fait déjà mes réserves à cet égard.

Les reproches qu'on adresse aux *petits bureaux* — ainsi

qu'on les appelle, — c'est de n'être pas installés convenablement, au point de vue de l'hygiène, et de pratiquer, sur une large échelle, la tromperie vis-à-vis des familles, et souvent aussi des nourrices. Je ne rééditerai pas en détail tout ce qui a été publié à ce sujet, mais comme, malgré toute sa vigilance, l'autorité n'est point parvenue jusqu'ici à extirper les abus qui entachent une industrie de première nécessité, il est légitime d'en conclure que la tâche n'est pas facile. Je croirais volontiers qu'elle est impossible. C'est pourquoi il est nécessaire de réorganiser ce service et de lui donner le caractère d'une institution philanthropique, éloignée de toute idée de lucre ou de profit individuel.

La *Société protectrice de l'enfance* avait entrepris jadis cette création sous le nom d'*Agence générale des nourrices*, mais il fallait un capital de 100,000 francs, qu'elle avait demandé à des actionnaires; 25,000 francs seulement furent souscrits, et elle dut momentanément abandonner son projet. Il s'agirait de le reprendre, et, sans toucher à la propriété des petits bureaux, on arriverait promptement à leur suppression, en leur suscitant une concurrence qu'ils ne pourraient soutenir.

Voyons maintenant comment cette agence serait établie et quels avantages elle offrirait.

Des médecins-inspecteurs, nommés dans les principales localités où l'on envoie les enfants de Paris, seraient chargés de choisir les nourrices et de leur délivrer un livret portant, sous la garantie de leur signature, tous les renseignements dits *médicaux*, et, sous la garantie de la signature des maires, les renseignements *administratifs*. La sincérité de ces attestations ne pourrait être suspectée, et les certificats de complaisance, qu'on accorde aujourd'hui avec la plus coupable légèreté, deviendraient une bien rare exception, à cause de la connivence qu'ils exigeraient entre le médecin et le magistrat municipal. Ce livret, dont le modèle est annexé ici, aurait, en outre, cet avantage de témoigner du degré de confiance que mérite la nourrice, par la mention de ses états de services antérieurs.

Munie de ce livret, la nourrice vient à Paris, pour se placer *sur lieux*, comme pour y chercher un nourrisson et l'emporter chez elle. Le *meneur* serait ainsi supprimé avec tous les in-

convénients qui se rattachent actuellement à ce funeste intermédiaire.

Pour obtenir un livret, la nourrice devra prouver que son
enfant est âgé d'au moins sept mois, et qu'il peut être sevré
sans danger pour sa vie.

Si elle veut s'engager à Paris, *sur lieux*, elle laissera son
enfant chez elle ; si au contraire elle va chercher un nourrisson, elle emportera son enfant et le ramènera elle-même.

De retour à son domicile, elle sera tenue de faire la déclaration de l'enfant qui lui a été confié au maire de sa commune
qui l'inscrira sur un registre *ad hoc*. Il lui sera enjoint, en
outre, de faire constater par le maire le retrait par la famille
ou le décès, qui devra être vérifié par le médecin-inspecteur,
avant l'inhumation.

Le nourrisson sera visité au moins une fois par mois, par
le médecin-inspecteur, qui enverra de même mensuellement à
l'Agence un bulletin de renseignements, selon un question-
naire uniforme, dont suit le modèle :

Les parents seront invités à prendre connaissance de ces
bulletins au bureau de l'Agence, où ils leur seront communiqués sans aucun frais.

Avis sera donné par l'Agence au médecin et au maire, de
chaque enfant placé dans leur circonscription.

Avec ce système, *les faiseuses d'anges* seraient bien empê-
chées, et *l'ogresse* de Montauban aurait été vite arrêtée dans
sa carrière criminelle. Un enfant ne pourrait plus disparaître
sans laisser de traces, et les nourrices, autrefois livrées à
elles-mêmes, seraient constamment surveillées et ramenées à
leurs devoirs si elles s'en écartaient.

Dans l'état présent des choses, les familles peu aisées peuvent trouver une nourrice et laisser à sa charge l'enfant dont
elles veulent se débarrasser. Il suffit qu'elles aient le moyen de
payer d'avance les gages du premier mois et les honoraires du
bureau. Il résulte de cette facilité que, très-souvent, de pauvres villageoises qui comptaient se procurer quelques ressources pour alléger leur misère en prenant un nourrisson
sont trompées dans leur calcul, et attendent en vain, pendant
un temps parfois très-long, que les parents veuillent bien remplir leurs engagements. Puis, perdant patience, et voyant leur

gêne s'accroître, elles sollicitent comme une grâce qu'on vienne reprendre l'enfant, faisant abandon de ce qui leur est dû. Quelquefois elles sont obligées de le rapporter elles-mêmes et à leurs frais. Je puis affirmer que ces faits ne sont pas rares, et s'il m'était possible de dire ici tout ce que je sais sur ce sujet, on s'étonnerait que de pareilles injustices pussent se commettre dans un pays comme le nôtre.

Il y a donc là une cause de mortalité anormale pour les petits êtres ainsi abandonnés ; car on ne saurait exiger une bien grande tendresse de la part d'une nourrice qui ne reçoit aucune rémunération de ses peines ; et qui, pour élever un enfant étranger, est obligée de priver les siens du nécessaire. Je ne parle pas des cas où la mère ne peut être retrouvée — ce qui arrive très-fréquemment quand c'est une fille — et où la nourrice est forcée de porter elle-même son nourrisson dans un hospice d'enfants assistés, lorsque déjà elle avait eu le temps de s'attacher à lui. Au dommage matériel s'ajoutent alors les déchirements d'une séparation pénible, devant laquelle il en est beaucoup qui reculent.

Je voudrais, pour couper court à de pareils abus, que les parents fussent tenus de fournir des garanties effectives du payement régulier des gages consentis vis-à-vis des nourrices, et que celles-ci eussent pour cautions les bureaux ou les agences de placement.

Je ne m'occupe pas de la réglementation qu'il faudrait établir pour cela, j'en laisse le soin à de plus compétents ; mais dût-on restreindre, en ce point, la liberté des transactions, je crois qu'il ne faudrait pas hésiter à le faire, en présence d'une situation intolérable. Il est trop clair qu'une femme de la campagne, d'une intelligence habituellement bornée, est incapable de sauvegarder par elle-même ses droits, et de se renseigner, dans une ville comme Paris, sur la solvabilité des gens avec lesquels elle va s'engager. Il faut un tuteur à son inexpérience, et c'est l'administration qui doit lui en tenir lieu.

Et qu'on veuille bien le remarquer : quand je suppose la nourrice mise en présence de la famille de son nourrisson, je raisonne comme si déjà le meneur était aboli, mais il n'en est pas ainsi actuellement, où le plus souvent les enfants arrivent aux

mains des nourrices par l'entremise de ce trafiquant, chargé
de les répartir dans sa contrée, au mieux de ses propres intérêts. Donc les parents n'ont même pas la ressource de prendre des informations, et ils sont obligés de s'en rapporter au
hasard sur les éventualités, bonnes ou mauvaises, qui attendent leurs enfants. Une telle situation est tout simplement
immorale, et il est temps d'y pourvoir.

Il est vrai que beaucoup de personnes ne trouveraient plus
le moyen de mettre leurs enfants en nourrice, si de sérieuses
précautions étaient prises pour empêcher la tromperie; mais
qui oserait s'en plaindre ? N'est-il pas juste que la mère rem-
plisse ses devoirs naturels vis-à-vis de ses enfants quand elle
n'est pas assez riche pour les déléguer à une étrangère, à prix
d'argent, comme un service volontairement consenti ? Il en
résulterait d'ailleurs que l'allaitement maternel serait pratiqué sur une plus grande échelle, ce que l'on doit rechercher
avant tout. Par conséquent, cette mesure satisferait en même
temps la justice et augmenterait les chances de vie pour les
nourrissons.

Mais il ne suffit pas que les gages soient acquittés régulièrement ; le salut de l'enfant exige davantage ; il importe que
la nourrice trouve son intérêt à le rendre à sa famille bien
portant, au moment du sevrage, autrement il est permis de
craindre pour ses jours. Il serait donc désirable qu'une frac-
tion quelconque du salaire convenu fût retenue chaque
mois et accumulée, pour être remise seulement à la fin du
nourrissage, sur la déclaration du médecin-inspecteur, inscrite sur le livret de la nourrice, et constatant que l'état de
l'enfant est satisfaisant.

On voit d'ici le surcroît de soins que cette seule mesure vaudrait au nourrisson.

Ce système, combiné avec les récompenses réservées aux
actes de dévoûment, par la *Société protectrice de l'enfance*,
et qui représentent des sommes relativement importantes,
doit forcément exercer une influence considérable sur la moralisation de l'industrie nourricière, ce qui revient à dire sur
la diminution de la mortalité de la première enfance.

Quelques mots maintenant sur la mise à exécution de ce

plan, que je n'ai fait qu'ébaucher, me réservant de le développer en temps opportun.

Et d'abord, à qui peut être utilement confié ce service? Est-ce à l'Etat, est-ce à la ville de Paris, ou bien à l'assistance publique ?

Ni l'Etat ni la ville ne me paraissent propres à cette tâche ; et à l'appui de mon sentiment, je puis citer ce passage d'une lettre que m'a fait l'honneur de m'adresser, en 1867, M. de La Valette, alors ministre de l'intérieur :

« Dans une matière aussi délicate, une grande réserve
« s'impose à l'administration. A côté d'intérêts dignes assu-
« rément, de toute sollicitude, il y a le droit des familles, droit
« auquel on ne pourrait porter atteinte sans détruire, du mê-
« me coup, leur responsabilité.

« L'intervention directe de l'autorité administrative ren-
« contrerait donc de sérieux obstacles; mais il n'en serait
« pas de même des associations particulières, et c'est ici sur-
« tout que s'exerceraient utilement leur action et leur in-
« fluence. »

M. le minisire faisait allusion à la *Société protectrice de l'enfance*, à laquelle il venait d'accorder une subvention de 1,000 fr. à titre d'encouragement.

L'assistance publique, si elle devait ajouter à son service des enfants assistés la surveillance des nourrissons en général, serait tout aussi impuissante. J'en atteste l'insuccès de ses efforts pour attirer la clientèle des familles à son bureau de nourrices, qui s'est toujours vu préférer les petits bureaux, malgré les avantages de toute sorte qu'offrait à la confiance publique l'établissement municipal.

Le secret de cette anomalie est tout entier dans ce fait — dans ce préjugé si l'on veut — qu'il répugne à la population aisée de rien demander, *même en payant*, à une institution de bienfaisance qui semble réservée exclusivement à la classe indigente. C'est là un sentiment humain avec lequel il faut compter.

Restent donc les Sociétés philanthropiques, dues à l'initiative privée, qui seules n'ont à subir la pression d'aucune exigence quand elles dispensent gratuitement pour tous leurs bons offices, et, en tête de ces œuvres diverses se présente, à cause de sa spécialité même, *la Société protectrice de l'enfance*.

Cette Société, qui est arrivée à sa huitième année d'existence, a organisé jusqu'à ce jour cent-cinquante-trois comités de patronage et possède un service d'inspection médicale qui fonctionne, très-régulièrement, dans trente-cinq départements où la capitale exporte ses nouveau-nés. Le personnel de ce service se compose de quatre cent vingt-six médecins-inspecteurs, qui remplissent leurs fonctions gratuitement, par pur amour de l'humanité, et de cinquante-six inspecteurs délégués, dans les localités privées de médecins.

Jusqu'ici, à part des éloges décernés publiquement à leur zèle, ces honorables auxiliaires n'ont reçu que des médailles d'honneur, offertes aux plus méritants d'entre eux, et s'en sont montrés satisfaits ; mais il est une limite à tous les sacrifices, et il serait temps de rémunérer effectivement des fonctions si pénibles et si utiles à la fois. Avec cette organisation toute faite et l'adjonction de l'agence des nourrices, telle que je l'ai indiquée, les réformes nécessaires recevraient leur application immédiate et complète. Il ne s'agirait que de mettre à la disposition de la Société les ressources qui lui font défaut et dont je pourrais fixer approximativement le chiffre, bien minime si l'on considère le mal auquel il faut absolument remédier, et le plus vite possible.

Et, ce que ferait *la Société protectrice de l'enfance* pour les nourrissons de Paris, les Sociétés du même genre qui existent déjà dans les départements, le feraient de leur côté, et bientôt ces institutions se multipliant partout où il en serait besoin, on verrait se produire une diminution rapide dans la mortalité de ces pauvres petits êtres, qui succombent martyrs de la plus coupable imprévoyance.

On nous a reproché bien souvent, comme conséquence inévitable de nos efforts pour la moralisation de l'industrie nourricière, la sécurité que nous allions inspirer aux familles sur le sort de leurs enfants placés loin d'elles, et l'on nous a dit, avec un semblant de raison qu'il y aurait injustice à méconnaître, que nous allions autoriser un plus grand nombre de mères qui ne cherchent qu'un prétexte plausible pour décliner

leurs devoirs, à abandonner leur progéniture à des soins mer-
cenaires.

C'est, en effet, là un écueil auquel nous avons mûrement
réfléchi, sans trouver aucun moyen de l'éviter. Mais si le bien
que nous réalisons est incontestable, au moins momentanément, et eu égard à l'état de choses actuel, consolons-nous en
songeant que toute médaille a son revers, et cherchons le
mieux comme une conquête de l'avenir.

L'idéal que nous rêvons, — il faut, je le sais par expérience,
un certain courage pour le confesser — c'est l'allaitement
maternel obligatoire. Eh bien ! je le déclare, dussé-je être
taxé d'utopiste, cette thèse, je suis disposé à la soutenir, dès
à présent, de toutes mes forces, et à ne négliger rien pour la
faire triompher des sarcasmes et des mauvais vouloirs qui l'ont
accueillie, lorsque j'ai cru être le premier à la porter devant
l'opinion publique.

Voici en quels termes je m'adressais à l'Assemblée nationale, à la date du 8 juin 1871 :

    « A Monsieur le président et à Messsieurs les membres de
        l'Assemblée nationale.

        « Messieurs,

« Après les douloureux événements qui viennent de boule-
verser notre pays, il n'est douteux pour personne qu'une des
principales causes de tant de désastres, arrivant coup sur
coup, ne soit la dépravation des mœurs, résultant de l'abandon
de tous les devoirs et de la soif immodérée des jouissances
matérielles.

« Dans toutes les classes de la société française, le sentiment
de la famille s'est relâché. L'enfant, dès sa naissance, est
exilé du foyer domestique et confié à une nourrice mercenaire,
où il pâtit, s'il ne succombe faute de soins.

« Je ne veux pas rechercher toutes les conséquences funestes
de cet état de choses, qui entrave le développement normal de
la population et brise les liens du ménage, ce premier foyer
de l'association humaine ; il suffira à mon but d'appeler sur
cette question la sollicitude du pouvoir législatif.

» La France est de toutes les contrées d'Europe celle où les mères désertent en plus grand nombre la mission que la nature leur assigne. A mon sens, c'est là l'origine de notre amoindrissement.

« La loi peut-elle intervenir en cette matière sans blesser la liberté individuelle ?

« Mais quelle est la loi qui résisterait à cette objection, au moins puérile ?

« D'ailleurs, à côté de la liberté des parents, déjà enchaînée par divers articles du Code, il y a l'intérêt de l'enfant, qui ne peut se défendre lui-même et, par dessus tout, le salut de la Société, qui commande tous les sacrifices : *Salus populi suprema lex.*

« Je voudrais donc qu'une loi obligeât la mère à donner son lait à l'enfant qu'elle a mis au monde, toutes les fois que des raisons de santé n'y mettraient point obstacle.

« Que si cette mesure paraissait trop radicale, ne pourrait-on pas, du moins, sous la sanction d'une pénalité sévère, défendre à la mère de confier sa progéniture à des mains étrangères, loin de son domicile ?

« Ou bien enfin si aucune de ces dispositions ne pouvait être admise, n'y aurait-il pas lieu d'interdire l'industrie nourricière, qui consiste, pour les femmes de la campagne, à se charger, à prix d'argent, d'élever les enfants des villes au détriment des leurs ?

« Les abus que je signale plus haut et les pernicieux effets qu'ils produisent sur la morale publique seraient également atteints par l'une ou l'autre des trois propositions que j'ai l'honneur de soumettre à l'Assemblée nationale.

« A la faveur de cette réforme, on verrait la famille se reconstituer, la mère soustraite aux excitations malsaines de la vie extérieure, le mari retenu au logis par les joies de la paternité, et le petit être, objet de soins incessants, dans un milieu propice au développement de toutes ses facultés, donner à la patrie un citoyen utile : *Mens sana in corpore sano.*

« Dans l'espoir que ma pétition sera accueillie favorablement, je vous prie, etc. »

On voit avec quelle timidité je m'exprimais, alors que je croyais être un téméraire, engagé dans une voie non encore ouverte, et de longtemps en avance sur son époque ; mais depuis, j'ai fait une découverte qui, loin de m'être désagréable, m'enhardit à persévérer dans mes convictions, soutenu que je me sens par un confrère du plus haut mérite à qui appartient la propriété de l'idée relativement à l'obligation de l'allaitement maternel.

M. le Dr Chassinat, d'Hyères, avait envoyé, il y a plusieurs années, une pétition au Sénat pour demander qu'une loi, appuyée d'une sanction pénale, consacrât cette obligation, et sa pétition fut l'objet d'un rapport et d'une discussion pleine d'intérêt, dont le pétitionnaire rappelle les incidents dans un livre qu'il a publié en 1868, sous ce titre : *De l'allaitement maternel étudié aux points de vue de la mère, de l'enfant et de la société.*

Disons, en passant, que ce travail a été composé pour un concours ouvert par la Société protectrice de l'enfance, et qu'il a été jugé digne d'une mention honorable.

L'argumentation de l'auteur, pour réfuter les objections qu'on lui a opposées, peut se résumer ainsi :

D'aucuns prétendent qu'il n'est pas possible de faire intervenir la loi en pareille matière ; mais ce qu'il y a de plus piquant, c'est que cette loi existe, si on veut l'interpréter sainement. C'est l'article 203 du Code Napoléon, au chapitre *des obligations qui naissent du mariage*, et qui est ainsi conçu :

« Les époux contractent ensemble, par le fait seul du mariage, l'obligation de nourrir, entretenir et élever leurs enfants. »

Or, que doit-on entendre par *nourrir* un enfant nouveau-né, si ce n'est lui donner l'aliment qui convient à son âge, et aux facultés digestives de son estomac, c'est-à-dire dans l'espèce, le lait maternel, approprié aux conditions physiologiques du jeune être auquel la nature le destine?

Que si la mère est incapable de nourrir, l'article 208 du Code Napoléon peut être invoqué pour lui créer une dispense légale, s'il en était besoin, car on y trouve cette disposition : « Qu'ils doivent être proportionnés — les aliments — aux « *ressources* et à la fortune de celui ou de celle qui les doit. »

D'où il suit, ajoute M. Chassinat, qu'en ce qui concerne un enfant naissant et les aliments qui lui sont dus, les ressources de sa mère ne peuvent être que des ressources physiologiques

se rapportant à l'aliment lui-même, c'est-à-dire au lait de
ses mamelles, aux organes qui le secrètent et aux conditions
diverses qui peuvent influencer cette sécrétion. Conséquemment,
les seules raisons qui pourraient empêcher une mère de nourrir de son propre lait son enfant nouveau-né seraient, indépendamment des cas de force majeure, celles qui dépendraient
soit de sa propre santé, que l'allaitement pourrait compromettre ou qui serait altérée par quelque maladie pouvant être
communiquée à l'enfant, soit de l'absence, ou de l'insuffisance,
ou de la mauvaise qualité de son lait. Ces empêchements
physiologiques pourraient être facilement constatés d'une
manière précise par un médecin, et au moyen d'un certificat
en bonne et due forme, en vertu duquel la mère pourrait être
dispensée du devoir sacré que lui imposent la nature, la morale et la loi écrite.

Mais, s'écrieront en chœur les fanatiques de la liberté individuelle, quel cas faites-vous donc du respect dû à la liberté
de la mère? J'ai déjà répondu à cette objection banale dans
ma pétition à l'Assemblée nationale.

On s'est de même élevé contre le droit, qualifié *d'excessif*,
que s'arrogeait la société de soumettre une femme nouvellement accouchée, à une *expertise médicale,* pour décider si
elle est capable ou non d'allaiter son enfant. Mais cette expertise est de pure fantaisie; l'avis du médecin ordinaire ou de
l'accoucheur pourrait, dans l'immense majorité des cas, se
formuler avant l'accouchement et sans qu'il fût besoin d'aucune investigation préjudiciable à la femme enceinte.

Enfin, une dernière objection s'est produite, et celle-là ne
manque pas d'une certaine valeur, bien qu'à mon sens elle ne
doive pas constituer un obstacle à la mesure dont nous nous
faisons le défenseur.

Pour obliger une mère à nourrir quand elle est dans la
misère et qu'elle manque de tout, il faut nécessairement lui
accorder des secours qui lui rendent possible l'obligation que
vous lui imposez; mais déjà aujourd'hui l'assistance publique
dépense des sommes considérables — onze milions par an —
pour donner aux enfants pauvres des nourrices qui les laissent
mourir. Ne vaudrait-il pas mieux chercher les ressources nécessaires pour les besoins de l'allaitement maternel et sauver

peut-être annuellement cent mille créatures humaines qui périssent faute de soins?

De telles dépenses inscrites au budget, au lieu de ruiner le pays, l'enrichiraient plutôt et augmenteraient sa puissance.

Mais j'ai supposé, avec M. Chassinat, que la loi actuelle pourrait être invoquée en faveur de l'allaitement maternel obligatoire, et cette opinion peut n'être pas acceptée par tout le monde; c'est pourquoi je voudrais qu'une loi spéciale fût édictée, et voici celle que je propose :

Projet de loi sur l'allaitement maternel obligatoire.

ARTICLE 1er. — L'allaitement maternel est obligatoire, à moins d'empêchement provenant de l'état de santé de la mère ou de l'enfant et dûment constaté par un docteur en médecine ou un officier de santé.

ARTICLE 2. — Aucune nourrice ne pourra allaiter un enfant étranger, soit chez elle, soit au domicile des parents, si son propre enfant est vivant et âgé de moins de sept mois; en outre un certificat de médecin devra attester qu'il peut être sevré sans danger.

ARTICLE 3. — Pour se charger de l'allaitement d'un enfant étranger, la nourrice qui se trouvera dans les conditions de l'article précédent devra exiger la production du certificat constatant que la mère est dispensée de nourrir.

ARTICLE 4. — Les poursuites pour infraction à la présente loi ne seront exercées qu'en cas de décès du nourrisson et après une enquête préalable établissant que la mort a été le résultat de l'allaitement mercenaire.

ARTICLE 5. — Les mères nécessiteuses recevront une indemnité mensuelle qui leur permettra de nourrir leur enfant pendant sept mois. Ce délai pourra être prolongé si la santé de l'enfant l'exige.

ARTICLE 6. — L'élevage au biberon, à la timbale, etc., n'est permis qu'à la mère qui aura été reconnue incapable de nourrir.

ARTICLE 7. — Un règlement d'administration publique déterminera la forme dans laquelle sera rédigé le certificat d'exemption prévu par l'article 1ᵉʳ, et les formalités de l'enquête à laquelle donnera lieu le décès du nourrisson.

On remarquera que, dans mon projet, plusieurs dispositions prohibitives se combinent pour arriver à un même résultat :

1º L'obligation imposée à la mère d'allaiter son enfant, à moins d'empêchement constaté (art. 1).

2º La défense à la nourrice de se charger d'un enfant étranger, sans exiger la production du certificat qui dispense la mère de nourrir (art. 3).

3º Enfin la stipulation de l'âge de sept mois, avant lequel l'enfant de la nourrice ne pourra être sevré, ni même spolié d'une partie du lait de sa mère, si celle-ci était tentée de le nourrir conjointement avec un enfant étranger (art. 2).

On observera encore que la mère qui contreviendra à la loi, n'en subira les rigueurs qu'en cas de mort de son enfant, et si l'enquête établit que c'est à l'allaitement mercenaire que le décès doit être imputé. De cette façon, j'obvie aux inconvénients tant redoutés de la violation du domicile conjugal, si ce n'est lorsqu'il s'agit d'un cas de mort, ce qui légitime bien quelque constatation judiciaire. Du même coup, j'entoure le nouveau-né d'une protection réelle, puisqu'à son existence se rattache l'impunité acquise à la mère qui enfreint la loi.

Je ne me dissimule pas, d'ailleurs, que l'introduction dans nos codes du principe de l'allaitement maternel obligatoire ne se fera pas avant que la question n'ait été débattue sous toutes ses faces ; avant que la répulsion, instinctive plutôt que raisonnée, inhérente à toute idée de contrainte, n'ait eu le temps de s'apaiser et que l'esprit public ne soit éclairé, sur les droits d'une créature chétive qui n'a pas demandé à naître et dont la conservation est d'un si grand prix pour la société.

Mais il convient de préparer le terrain et de travailler à la solution du problème, sans mesurer les difficultés qu'on peut rencontrer sur son chemin ; car celui-là seul a le don de persuader les autres qui témoigne d'une foi ardente dans la cause qu'il défend.

Si donc je me constitue l'apôtre convaincu d'une réforme en désaccord avec nos mœurs acuelles, et si je m'expose de gaîté de cœur au dénigrement et aux critiques acerbes de certains esprits peu clairvoyants, c'est que j'ai les yeux fixés sur l'avenir, et que je sais par expérience que souvent l'utopie de la veille est la vérité du lendemain.

En résumé, je crois pouvoir tirer de ce qui précède les conclusions suivantes :

1° Une mortalité excessive et indue, que les statisticiens évaluent à cent mille âmes annuellement, sévit en France sur les enfants de 0 à 1 an, et contribue pour une large part à paralyser le mouvement ascensionnel de la population ;

2° La cause éloignée de ce fait déplorable réside dans les vices qu'entraînent avec elles les civilisations avancées : notamment le relâchement de l'esprit de famille. La cause prochaine en est l'industrie nourricière, avec ses fraudes, ses méfaits et l'exagération de l'esprit mercantile qui la caractérise. L'ignorance, la misère et la cupidité des nourrices, l'intervention néfaste des intermédiaires appelés *meneurs*, et trafiquants de la pire espèce, tels sont les agents qui conspirent contre les pauvres petits êtres, exilés, dès leur naissance, du foyer paternel.

3° Le remède à ce mal menaçant pour la prospérité de notre pays consisterait à édicter une loi qui obligeât les mères à nourrir leurs enfants , à moins d'empêchements constatés, de même que les enfants sont tenus, dans certains cas, de fournir des aliments à leurs ascendants;

4° A défaut de cette mesure radicale, dont l'adoption pourra se faire longtemps attendre, et pour obvier aux dangers de l'allaitement mercenaire, que des circonstances de force majeure empêcheront toujours de disparaître complètement, voici les moyens qui me paraissent devoir être mis en œuvre et présenter toutes chances de succès :

a. La fondation d'une *Ligue de l'allaitement maternel*, pour ramener les mères à la coutume d'autrefois, par l'influence du corps médical et des ministres de la religion, par des publications et des conférences; enfin et surtout, par des souscriptions destinées à secourir les mères nécessiteuses dans l'accomplissement du plus sacré des devoirs.

b. La propagation des Sociétés protectrices de l'enfance sur toute l'étendue du territoire français.

c. Une loi organique réglementant l'industrie nourricière.

d. La création d'une *Direction des enfants en nourrice* au ministère de l'intérieur.

e. L'établissement auprès de chaque Société protectrice de l'enfance, d'une *Agence de nourrices* opérant comme institution philanthropique et dégagée de toute idée de lucre, pour amener graduellement la suppression des *petits bureaux*.

II.

DE LA MORTALITÉ DES NOUVEAU-NÉS COMME CAUSE DE DÉPOPULATION ;

Par M. le docteur Brochard,
Inspecteur des crèches et des bureaux de nourrices de Lyon.

Un professeur éminent de l'Ecole de médecine de Lyon, le Dʳ Teissier, disait dernièrement, en présidant la Société de médecine de cette ville : » Nous ne devons pas nous préoccu- « per seulement des maladies individuelles ; nous devons « porter nos regards plus loin et plus haut, et nous préoc- « cuper des intérêts de la famille et de la société entière... « Vis-à-vis des individus, notre mission est une œuvre de « propagation.... Il faut nous attacher de plus en plus à l'é- « tude des questions d'hygiène sociale et encourager de tous « nos efforts les travailleurs à suivre cette voie féconde. »

Ces conseils sont dignes d'être médités, dignes surtout d'être suivis au lendemain de nos désastres.

On dira peut-être que le moment est mal choisi pour exposer nos plaies morales et sociales. Il vaudrait mieux, dira-t-on, les cacher et soigneusement les dissimuler. Ce langage, qui a souvent été tenu, nous a toujours perdus. Lorsqu'un médecin veut guérir une plaie, il l'examine et en sonde la profondeur. Lorsqu'un navire a sombré sur un écueil, on place un phare sur cet écueil, et l'on évite un second naufrage. La vérité doit toujours être connue. Les intérêts de la science, les intérêts de l'humanité veulent qu'on ne la trahisse jamais.

De toutes les causes qui ont amené la perte de la France, il faut mettre en première ligne la question du nombre. Partout, on le sait, la vaillance, la bravoure, l'intelligence françaises se sont brisées contre un fait brutal, le nombre. Ce résultat était facile à prévoir.

Les personnes qui s'occupent d'économie sociale et de cette partie de la statistique que l'on appelle le *mouvement de la population* savent depuis longtemps que l'accroissement de la population en Prusse est quatre fois plus considérable qu'en France. Il résulte de là que cette nation a une force vive quatre fois plus considérable que la nôtre et qu'elle peut, à un moment donné, mettre sur pied quatre fois plus de combattants que nous.

Il est donc d'une haute importance de connaître les causes qui arrêtent l'accroissement de notre population. La statistique seule peut nous les faire connaître.

La population française a, depuis le commencement du siècle, augmenté d'un peu plus de dix millions. On a considéré à tort cet accroissement comme un indice de force et de prospérité. Pour que l'accroissement en masse d'une population ait une telle signification, il faut, comme l'a dit le Dr Jules Guérin, examiner cet accroissement sous le rapport de la marche qu'il a suivie, sous le rapport de la marche qu'il aurait dû suivre; il faut, en outre, le comparer à ce qu'il est chez les autres nations. Sans cela, on s'expose à voir une augmentation là où il y a une diminution. C'est ce qui est arrivé.

D'après les recensements officiels, l'accroissement *moyen annuel* de la population en France a été pendant la période 1801-1841 de 198,336, soit 66 pour 100. De 1841 à 1866, cet accroissement moyen annuel n'a plus été que de 126,643, soit 36 pour 100. Et cependant, pendant cette période, trois départements ont été annexés à la France.

Si nous considérons le mouvement de la population au seul point de vue de l'excédant des naissances sur les décès, ce mouvement de décroissance sera encore plus sensible.

De 1800 à 1841, l'accroissement *moyen annuel* de la population dû à cet excédant a été de 178,653, soit 57 pour 100.

De 1846 à 1861, cet accroissement n'a été que de 108,252, soit 29 pour 100.

Le chiffre absolu de la population étant plus élevé pendant la période 1846-1861 que pendant la période 1800-1841, l'accroissement de la population aurait dû être plus considérable pendant la seconde période que pendant la première. Il est, au contraire, plus faible. L'accroissement de la population suit donc une marche décroissante.

Si la population ne diminue pas en France, elle demeure du moins dans un état stationnaire très-inquiétant. Le chiffre absolu des naissances ne suit pas dans son élévation le progrès ascendant de la population ; il diminue si on le compare au chiffre des habitants. Aussi, le Dʳ Decaisne a-t-il récemment démontré à l'Académie des sciences que, sous le rapport de l'accroissement de la population, la France se trouve aujourd'hui au dessous de toutes les nations.

L'excédant des naissances sur les décès constitue seul, on ne saurait trop le répéter, l'accroissement d'une population. Si, dans les recensements qui se font en France, on prenait pour base cet excédant, au lieu de prendre, comme on le fait, pour base unique le chiffre absolu de la population, on saurait depuis longtemps que le prétendu accroissement de nos grandes villes est dû à l'émigration, et qu'il correspond à une diminution de la population dans les départements.

C'est ainsi qu'à Bordeaux le recensement de 1866 a constaté dans la population de cette ville une augmentation de 31,491 habitants. Or, pendant la période quinquennale 1861-1865, l'excédant des naissances sur les décès a été de 221, chiffre tout à fait nul, puisqu'en regard de ces 221 naissances il faut mettre les décès des nouveau-nés qui sont allés mourir en nourrice, et qui ne figurent pas sur les registres mortuaires de cette ville.

Le chiffre de ces décès, inconnu à Bordeaux comme il l'est partout, est très-considérable. Ce prétendu excédant des naissances sur les décès est donc un excédant des décès sur les naissances.

Il en est ainsi à Lyon. Voici quel a été, pendant la période 1865-1870, le nombre des naissances et des décès pour la ville de Lyon :

Années	1865	1866	1867	1868	1869	1870
Naissances légitimes..	6.580	6.435	6.471	6.177	6.221	6.069
Naissances illégitimes.	2.247	2.187	2.088	1.907	2.299	2.477
Totaux	8.727	8.622	8.559	8.084	8.520	8.540
Décès	8.465	8.231	8.281	9.393	8.833	11.719

Ce relevé des registres de l'état civil de l'agglomération lyonnaise démontre que, de 1865 à 1870, le nombre des naissances a diminué, que le nombre des décès a augmenté. Cette diminution dans le nombre des naissances est d'autant plus grave que, d'après les renseignements officiels, le chiffre de la population lyonnaise est plus considérable en 1870 qu'il n'était en 1865, et que le chiffre des naissances, par conséquent, eût dû être plus considérable.

Pendant la période 1865-1870, l'excédant des naissances sur les décès, à Lyon, a été de 236. Mais à Lyon, comme ailleurs, si on compte toutes les naissances, on ne compte pas tous les décès. On oublie, chaque année, les décès des enfants qui meurent en nourrice. D'après le docteur Rodet, le nombre de ces décès est de 900. Le nombre des enfants trouvés qui meurent loin de Lyon est de 600. C'est donc un total de 1,500 décès que l'on omet chaque année sur les registres de l'état civil. Si l'on ajoute, comme on devrait toujours le faire, ces décès à ceux qui ont été régulièrement inscrits, on trouve que pendant les six dernières années l'excédant des décès sur les naissances, à Lyon, a été de 12,764. Ainsi se trouve confirmé pour la ville de Lyon ce fait général pour toute la France : la diminution du nombre des naissances.

Il en est de même à Marseille, qui est peut-être la ville de France où il meurt le plus de nouveau-nés.

En 1860, il y a eu dans cette ville 8,958 naissances. Le nombre des décès au-dessous d'un an a été de 1,441.

En 1871, il n'y a eu que 8,775 naissances ; le nombre des décès au-dessous d'un an a été de 2,332.

Ainsi, tandis que le nombre des naissances diminue à Marseille, comme il diminue partout en France, la mortalité du premier âge augmente dans cette ville dans une proportion considérable. Et encore, pour que le chiffre de cette mortalité fût exact, il faudrait, au nombre de 2,332, ajouter le chiffre des décès des nourrissons et des enfants trouvés qui sont allés mourir en nourrice, chiffre qui est oublié à Marseille comme il l'est partout. On arriverait alors à un chiffre effrayant : on verrait que le tiers des nouveau-nés de Marseille, peut-être davantage, meurent dans leur première année. Je pourrais dire la même chose du Havre, de Besançon, etc....

On lit cependant dans les statistiques officielles que la population de Lyon, de Marseille, de Bordeaux, augmente dans des proportions considérables. Prise d'une manière absolue, la population de ces villes diminue, au contraire, dans une proportion très-grande.

On voit à quelles erreurs de statistique donne lieu, dans toutes les grandes villes, la non inscription sur les registres mortuaires de ces villes des décès des nourrissons.

Notre population s'accroissant de moins en moins chaque année, et s'accroissant beaucoup moins que celle des autres nations, la force relative de la France diminue chaque jour. Que la statistique révèle le mal inconnu qui dévore nos nouveau-nés, et nous verrons la population rapidement augmenter. Suivons donc le conseil du docteur Teissier, et abordons le problème social de la dépopulation de la France, que le médecin seul est apte à résoudre.

Les causes de la dépopulation de la France sont au nombre de deux : la diminution des naissances, la mortalité excessive des nouveau-nés.

Depuis quinze ans, la fécondité des mariages, en France, a diminué de neuf pour cent. Cette moindre fécondité des mariages, qui est un signe du temps, n'est pas la seule cause de la diminution des naissances. Notre système militaire qui, depuis longues années, retarde considérablement les mariages, les armées permanentes, l'usage et surtout l'abus du tabac, l'abus de l'alcool, la syphilis, les mariages consanguins, qui deviennent de plus en plus fréquents, le luxe, la débauche, la suppression du tour, etc., sont autant de causes qui diminuent les naissances.

Notre savant confrère le docteur Rodet devant traiter cette question, je ne m'en occuperai pas. Je chercherai seulement à faire comprendre ici le rôle que joue, dans la dépopulation de la France, la mortalité des nouveau-nés, que l'on a, jusqu'à ce jour, considérée comme une question secondaire; que l'on doit mettre, selon moi, au premier rang des questions sociales.

Au mois de janvier 1842, le docteur Boys de Loury, frappé de l'excessive mortalité du premier âge en France, publia, dans les *Annales d'hygiène publique*, un travail remarquable dans lequel il signala les inconvénients des bureaux particuliers de nourrices (dits petits bureaux), soumis alors, comme aujourd'hui, à une surveillance tout à fait illusoire. Ce savant confrère appelait l'attention sur le sort des nourrissons, dont la plupart ne revenaient jamais dans leurs familles. Stigmatisant tout à la fois l'indifférence des mères et l'incurie de l'administration, le docteur Boys de Loury s'écriait indigné : *Le départ chez la nourrice est la conscription du premier âge.*

En 1846, le docteur Donné signala de nouveau les dangers de l'industrie nourricière et les abus commis par les petits bureaux : « Ce commerce, disait notre confrère, se fait au « moyen de meneurs qui parcourent les campagnes et ra-« massent tout ce qu'ils trouvent de malheureuses femmes « que la misère porte à trafiquer de leur lait... On conduit « ces femmes à Paris dans des établissements qui ne semblent « pas faits pour recevoir des créatures humaines; elles sont « entassées dans de misérables chambres infectes, sans air, « *où il n'y a même pas de berceaux pour les enfants...* C'est « à ces nourrices qu'une grande partie de la population pa-« risienne confie ses enfants ; aussi, la mortalité continue-« t-elle d'une manière disproportionnée dans la première « enfance. »

L'administration ne tint aucun compte des plaintes de nos confrères, et, pendant vingt ans, elle contempla d'un œil impassible cette hécatombe de nouveau-nés, dont elle commence à s'émouvoir aujourd'hui. Aucune amélioration cependant n'a encore été apportée par elle dans le régime des petits bureaux.

En 1864, quelques personnes citèrent de nouveau, dans les journaux politiques des faits regrettables dus à l'industrie nourricière. Mais ces articles, qui n'avaient rien de médical, rien de scientifique, et qui ne donnaient aucun chiffre précis sur la mortalité des nourrissons, passèrent inaperçus comme la littérature éphémère à laquelle ils appartenaient.

En 1866, le docteur Monot, de Montsauche, adressa à l'Académie de médecine un mémoire, dans lequel il démontra que l'industrie des nourrices sur lieu était, pour le département de la Nièvre, une cause active et puissante de dépopulation. « Le canton de Montsauche, disait notre savant con- « frère, a, par ce seul fait, perdu en dix ans cinq cent trente- « trois habitants. »

A la même époque, j'adressai à l'Institut le livre : *De la mortalité des nourrissons en France*, qui remporta le prix de statistique et qui apprit à l'administration que, chaque année, « *cent mille nourrissons mouraient de faim, de misère,* « *faute de soins et de surveillance.* »

Le docteur Monot avait étudié la mortalité des enfants des femmes qui se placent comme nourrices à Paris. J'avais pris pour objet de mes études la mortalité des enfants que l'on envoie en nourrice de Paris dans les départements. Nos travaux se complétaient mutuellement, et, sans nous connaître, sans nous être consultés, nous avions fait à nous deux une histoire complète de l'industrie nourricière en France. Par un singulier hasard, nous avions l'un et l'autre saisi de cette importante question les deux premiers corps savants de la France : l'Institut et l'Académie de médecine.

Grâce aux chiffres que le docteur Monot et moi avions donnés, les victimes de l'allaitement mercenaire étaient comptées, et l'on connaissait l'étendue de cette plaie sociale que l'on a depuis appelée l'industrie des nourrices.

« Cette question d'hygiène publique, dit M. Boudet, éclata « comme une révélation soudaine et terrible; elle provoqua « une explosion de pitié et d'indignation, et bientôt conquit « une place parmi les plus vives préoccupations de l'opinion « publique et les conseils du gouvernement. »

Je ne reviendrai pas sur les discussions qui se produisirent dans nos Sociétés savantes et dans nos assemblées politiques.

De ces discussions, de l'enquête ministérielle qui eut lieu, il est resté parfaitement établi que la mortalité des nourrissons en France est de 51 0/0, tandis que la mortalité des enfants élevés par leurs mères ne dépasse pas 19 0/0. Il a été établi en outre, par des faits et par des chiffres irrécusables, que, chaque année, il meurt cent mille nourrissons.

Si l'allaitement mercenaire est fatal aux enfants légitimes, il est bien plus fatal encore aux enfants illégitimes, qui n'ont de sauvegarde contre les dangers qui les entourent que la protection d'une mère indigne ou des mesures administratives presque toujours illusoires.

« La question de la mortalité des enfants, a dit M. Husson, « est non-seulement une question d'humanité, elle est encore « une question d'Etat... Les chiffres qui représentent la mor- « talité des enfants trouvés sont désolants : 68 — 78 — 87 « — 90 0/0. Et cependant, ajoute le savant directeur de « l'assistance publique, le mal n'est qu'entrevu ; on n'en « connaît ni l'étendue ni la profondeur. »

Ainsi, chose incroyable, on ne connaît pas en France le chiffre des décès des enfants trouvés !

Que l'on ajoute ce chiffre inconnu aux *cent mille* décès des nourrissons légitimes, et l'on aura une idée de la mortalité du premier âge due à l'allaitement mercenaire. Depuis 1820 seulement, cinq millions de nourrissons et un nombre incalculable d'enfants trouvés sont morts de la sorte. La mortalité des nouveau-nés est donc une des causes des plus puissantes de la dépopulation de la France.

Recherchons quelles sont les causes de cette mortalité ; nous rechercherons ensuite quels sont les moyens d'y remédier.

Les causes principales de la grande mortalité des nouveau-nés sont : l'indifférence des mères, l'indifférence ou plutôt l'incurie de l'administration.

De l'indifférence des mères découle, dans toutes les classes de la société, la désuétude de l'allaitement maternel. De là l'allaitement mercenaire et tous ses abus ; de là cette mortalité des nourrissons qui effraie la morale et la religion.

Dans le département de le Creuse, où toutes les mères nourrissent leurs enfants et où l'industrie des nourrices est inconnue, la mortalité des enfants au-dessous d'un an est de 9 à 10 0/0.

Dans l'arrondissement de Nogent-le-Rotrou, où toutes les femmes se livrent à l'allaitement mercenaire, la mortalité des enfants au-dessous d'un an est de 51 0/0.

Deux communes du département de la Gironde, situées l'une à côté de l'autre, se trouvent dans des conditions hygiéniques identiques. L'une ne reçoit pas de nourrissons, toutes les mères y nourrissent leurs enfants; l'autre reçoit un grand nombre de nourrissons de Bordeaux, l'allaitement mercenaire y est florissant. Dans la première, la mortalité des enfants au-dessous d'un an est de 13 0/0; dans la seconde, cette mortalité est de 87 0/0.

En Ecosse, où toutes les mères nourrissent elles-mêmes, la mortalité des enfants au-dessous d'un an est de 11 0/0.

Dans le canton de Montsauche, d'après le docteur Monot, la mortalité des enfants des femmes qui se placent comme nourrices sur lieu est de 33 0/0. Pendant le siége de Paris, ces femmes n'ayant pu exercer leur industrie, la mortalité de leurs nouveau-nés est tombée à 17 0/0.

De l'indifférence des mères et de la désuétude de l'allaitement maternel découle l'allaitement au biberon, qui fait périr, chaque année, un si grand nombre d'enfants. « En 1865, dit « le docteur Denis Cumont, le Calvados a vu naître 9,611 en-« fants. Ceux qui ont été élevés au sein ont donné une mor-« talité de 11 0/0. Ceux qui ont été élevés au biberon ont « donné une mortalité de 31 0/0.

C'est l'indifférence des mères qui a fait naître l'industrie nourricière et ses honteux abus. C'est elle qui a créé ces bureaux où l'on spécule sur la mort des nouveau-nés, où l'on trouve des nourrices chez lesquelles les enfants succombent toujours.... par hasard ou par ordre.

L'indifférence des mères a créé ces agglomérations d'enfants que l'on appelle dans certaines villes des *garderies*, dans lesquelles toutes les lois de l'hygiène publique et privée sont audacieusement violées. C'est l'indifférence des mères qui fait que tant de berceaux sont vides dans les crèches de nos grandes cités. C'est l'indifférence des mères qui fait que la variole moissonne, chaque année, tant d'enfants non vaccinés. C'est l'indifférence maternelle qui fait mourir tous ces nouveau-nés que leurs mères abandonnent dans les campagnes pour aller à Paris se placer comme nourrices. Dans un seul canton de la Nièvre, d'après le docteur Monot, cette mortalité a été de 64 0/0. Dans un autre département, d'après le docteur Willemin, elle a été de 87 0/0. N'est-ce pas enfin à l'indifférence maternelle qu'est due cette ignorance de l'hygiène infantile que l'on trouve chez la plupart des jeunes mères, chez les femmes du monde, comme chez les femmes du peuple, et dont un si grand nombre d'enfants sont journellement victimes ?

Si l'indifférence des mères joue un rôle aussi important dans la mortalité des nouveau-nés, que dire de l'indifférence de l'administration, qui joue, dans cette circonstance un rôle bien plus grave encore ! L'administration n'accorde à l'enfant qui vient de naître aucune protection. L'enfant cependant, à cause de sa faiblesse, a plus de droits que l'homme fait à la protection de la société. En invoquant ici, pour le nouveauné, la sollicitude administrative, je ne porte aucune atteinte à la liberté individuelle. L'enfant, il est vrai, appartient à sa famille, mais il appartient aussi à la société, qui en fait à vingt ans son soutien, son défenseur. Il est donc du devoir de cette société de protéger un être dont elle revendiquera plus tard la force et l'intelligence. Si une mère indigne ou coupable ne veille pas sur son enfant, l'Etat doit veiller sur lui. Si une nourrice donne de mauvais soins à un nourrisson, l'Etat doit la punir. La société doit protéger la vie des nouveaunés comme elle protége la vie des petits oiseaux, comme elle protége la vie des animaux.

Les causes de la mortalité du premier âge dues à l'indifférence ou à l'incurie de l'administration sont nombreuses.

La première, la plus grave de toutes, est la non surveillance des enfants mis en nourrice et la surveillance imparfaite et tout à fait illusoire qui s'exerce en France sur les enfants trouvés. La plupart des nourrissons ne sont inscrits nulle part. Perdus, abandonnés dans les campagnes, ils ne laissent de trace de leur courte existence en ce monde que leur inscription sur les registres mortuaires des communes rurales où le hasard les a placés et où la statistique officielle ne va même pas compter leurs décès.

La non constatation des décès dans les campagnes est une grande cause de mortalité pour le premier âge. Si les décès des nourrissons étaient toujours constatés, les nourrices ne se joueraient plus, comme elles le font, de la police correctionnelle ou de la Cour d'assises, et un grand nombre d'enfants qui meurent aujourd'hui de faim et de misère seraient conservés à la vie. Que de fois, en effet, le décès d'un nourrisson cache un crime ! Que d'infanticides, de suppressions d'enfants qui ne sont jamais connus !

Cette constatation des décès, si utile au point de vue de la morale publique, serait tout aussi utile au point de vue de la science. Elle permettrait de créer une statistique mortuaire exacte, qui n'existe encore nulle part en France.

C'est l'indifférence de l'administration qui autorise les abus que commettent dans les campagnes les meneurs de petits bureaux, qui apprécient d'autant plus une nourrice qu'elle perd plus de nourrissons, parce que chaque nouvel enfant est pour le meneur et pour le bureau l'objet d'un gain plus ou moins illicite. C'est l'indifférence de l'administration qui permet à des nourrices d'aller à Paris prendre deux, trois nourrissons, qu'elles placent ensuite au rabais chez des femmes qui n'ont rien à leur donner et chez lesquelles ils ne tardent pas à succomber. C'est l'indifférence de l'administration qui permet aux maires des communes rurales de donner aux nourrices des *certificats faux* qui trompent les parents sur l'âge de leur lait, et qui entraînent, chaque année, la mort d'un grand nombre d'enfants. C'est l'indifférence de l'administration qui tolère tous ces bureaux interlopes dans lesquels les infanticides se commettent ostensiblement, sans crainte aucune du Code pénal. Les nourrissons placés là ne font que paraître et disparaître. Ces nourrices, toujours bien payées, ne sont jamais poursuivies.

C'est l'indifférence de l'administration qui permet à des hommes étrangers à la science médicale d'exercer les fonctions d'inspecteur des enfants trouvés. Si ces inspecteurs étaient des médecins, comme cela devrait toujours être, ils sauraient que le régime auquel on soumet les enfants trouvés est un régime meurtrier indigne de notre civilisation. Ils sauraient que ces enfants ne doivent pas être vaccinés avant leur départ de l'hospice, parce que, fatigués par le voyage, en proie à la fièvre vaccinale, ils n'ont souvent pas la force, en arrivant chez leurs nourrices, de prendre le sein ou le biberon, et meurent ainsi de faim dès les premiers jours de leur existence.

Si ces inspecteurs étaient médecins, ils sauraient que l'usage où l'on est de payer les nourrices d'avance et de permettre à ces femmes de remplacer les nourrissons qui meurent est une prime à l'infanticide. Ils sauraient que les secours insuffisants alloués aujourd'hui aux filles-mères ne sont pour ces filles qu'un moyen commode de se débarrasser de leurs nouveau-nés parce que les meneurs et les nourrices trouvent dans la mort de ces enfants un gain immédiat.

Si les inspecteurs des enfants trouvés étaient partout des médecins, ils sauraient que la vie d'un nouveau-né est quelque chose qui doit être respecté, quelque chose qui doit toujours être compté.

C'est ainsi qu'à la Charité de Lyon, sur 1,000 enfants qui naissent, il en meurt chaque année plus de 100 de faim et d'inanition avant que l'administration ait pu les placer. Ces enfants ne figurent sur aucune statistique. Si l'administration les oublie, le médecin doit les compter, et la mortalité des enfants trouvés du Rhône, qui varie de 43 à 53 p. 0/0, s'élève alors à 65 p. 0/0. La même erreur se commet dans tous les départements.

Dans une étude que fit, il y a quelques années, la *Société médico-chirurgicale* de Bordeaux, sur la mortalité des enfants des fille-mères secourues par l'inspection départementale de la Gironde, il se révéla des faits incroyables. La mortalité qui frappe ces enfants est horrible. Ici, elle est de 6 sur 6, là de 8 sur 9 ; ailleurs de 12 sur 12 ; plus loin de 23 sur 24.

Ces chiffres sont empruntés à des lettres écrites par des maires des communes rurales ou par des curés des paroisses de la Gironde. *Toutes ces lettres ont été entre mes mains.*

« Depuis 1862, dit une de ces lettres, on a porté au cime-« tière une cinquantaine de ces enfants, c'est-à-dire presque « tous.

« Depuis deux ans, dit une autre lettre, on a enterré une quinzaine de ces malheureuses victimes, c'est-à-dire presque « toutes celles qui nous ont été envoyées.

« Le nombre des enfants placés dans cette commune, dit un « maire, depuis le 1er janvier 1862 jusqu'au 17 décembre « 1866, est de 96. Sur ce nombre, il en est mort 74. En 1862 « seulement, il en mourut 25 sur 27.

« Ces décès, dit une autre lettre, ne laissent pas un grand
« deuil dans le cœur des nourrices ; elles en retirent d'autant
« plus de profit que les pauvres enfants ont souvent l'instinct
« de mourir dans la huitaine qui suit le paiement du trimes-
« tre. Une de ces malheureuses disait, il y a quelques jours :
« — La femme X... a eu joliment de chance, il lui en est mort
« cinq à six de rang le mois dernier, et comme elle ne les a
« gardés que sept à huit jours, tout a été bénéfice pour elle.

« — En v'la des champis qui n'en ont pas pour longtemps,
« disait également une meneuse, en entassant cinq ou six de
« ces pauvres petits êtres dans un grand panier pour les em-
« porter au lieu de leur triste destination. »

Au moment même où la commission de la Société médico-
chirurgicale de Bordeaux, dont j'avais l'honneur de faire
partie, recueillait ces tristes documents, M. l'inspecteur. dé-
partemental de la Gironde disait au Conseil général : « que le
« service des enfants trouvés donnait les résultats les plus
« satisfaisants et que la mortalité des enfants trouvés était de
« 33 p. 0/0. Et le Conseil général votait des remercîments
« à M. l'inspecteur. »

Voilà comment se fait en France la statistique officielle des
enfants trouvés.

Il y a, dans cette mortalité tacitement autorisée et sciem-
ment dissimulée par l'administration, un crime de lèse-huma-
nité. Les enfants trouvés, en effet, quelque illégitime que soit
leur origine, ont autant de droits à la vie que les enfants légitimes, et pour les punir d'une faute qu'ils n'ont pas com-
mise, on ne doit pas, par la manière dont on les traite, les
condamner tous à une peine identique, la peine de mort.

C'est encore une indifférence regrettable qui permet à l'administration de ne pas voir les abus sans nombre qui ont succédé à la suppression du tour et qui en sont la conséquence
inévitable. Les avortements, les mort-nés, les infanticides
surtout augmentent partout dans des proportions incroyables
et sont autant de causes de dépopulation auxquelles on ne
prête pas une attention suffisante. De tous les infanticides, le
plus dangereux pour la société est l'infanticide par inanition,
que j'appellerai l'infanticide légal et administratif, parce que
le Code pénal ne le punit pas et parce que l'administration

le tolère. Cet infanticide est très-fréquent. Les filles-mères le commettent avec une adresse et une impunité remarquables. Il est une des principales causes de la grande mortalité [du premier âge. Il disparaîtrait ou serait toujours puni si l'administration exerçait une surveillance sévère sur les nourrissons et sur les enfants trouvés.

La plupart des infanticides qui se commettent si facilement aujourd'hui dans les villes et dans les campagnes ne seraient pas commis si le tour était librement ouvert. Quelle que soit, en effet, la position sociale d'une fille ou d'une femme qui a fait une faute, il y a et il y aura toujours des cas dans lesquels l'enfant fruit de cette faute doit disparaître pour sauver son honneur; or, pour faire disparaître cet enfant, la fille ou la femme coupable n'a que deux voies ouvertes devant elle : le mystère ou le crime. Le mystère aujourd'hui lui est interdit, elle choisit le crime. Il me paraît donc impossible, au point de vue de la conservation de la vie des enfants, de ne pas demander le rétablissement du tour.

Le rétablissement du tour empêchera l'infanticide, mais il n'empêchera pas la fille-mère de se réhabiliter aux yeux de la société en conservant son enfant, en le nourrissant elle-même et en prouvant à tous que si elle a été une fille coupable, elle sait être une bonne mère. Le tour rétabli, les cours d'assises pourront au moins être sévères et toujours punir les infanticides, car la fille qui aura tué son enfant sera sans excuse aucune. On n'aura plus alors le spectacle de ces acquittements scandaleux qui blessent la morale et encouragent le crime, et l'on ne verra plus des présidents de jury déclarer, la main sur la conscience, qu'une fille qui a étranglé son enfant ou qui l'a coupé en morceaux n'est pas coupable ou qu'elle a droit aux circonstances atténuantes.

Le moyen le plus sûr de faire renaître en France le sentiment de la maternité est d'apprendre aux mères que, toutes les fois qu'elles le peuvent, elles doivent nourrir elles-mêmes leurs enfants. Il faut leur apprendre que rien pour le nouveau-né ne peut remplacer le lait maternel. Ici, le corps médical a une grande et belle mission à remplir. Mais il ne suffit pas de dire aux femmes de nourrir leurs nouveau-nés, il faut leur apprendre à les nourrir d'une manière intelligente, il faut détruire les erreurs, les préjugés qui règnent dans toutes les classes de la société sur l'hygiène du premier âge et contre lesquels se heurte chaque jour le praticien qui se livre à la médecine infantile, par des publications mises à la portée de toutes les intelligences, il faut apprendre aux femmes du monde comme aux femmes du peuple quels sont les devoirs de la maternité et comment il faut les remplir.

La Société protectrice de l'enfance de Lyon vient d'entrer dans cette voie. Elle va publier un *Almanach des jeunes mères et des nourrices,* destiné à répandre dans toutes les familles des notions qu'un trop grand nombre de jeunes femmes ignorent aujourd'hui. Tous les articles de cet almanach concernent l'hygiène du premier âge et sont tous signés par des praticiens qui ont déjà payé un large tribut à la science. Permettez-nous d'espérer que la protection du corps médical ne fera pas défaut à ce petit livre.

Un grand nombre de jeunes femmes ne peuvent pas nourrir. Il faut, dans ce cas, recourir à l'allaitement mercenaire, et ici l'administration est en cause, car c'est elle qui est chargée de surveiller toutes les sources de l'alimentation publique.

On connaît les abus, les dangers de l'industrie des nourrices. Il faut y rémédier. Espérons qu'une loi protectrice de la vie des nouveau-nés sera bientôt présentée à cet égard.

Les principales modifications à apporter dans l'état actuel des choses serait de créer dans toutes les grandes villes des bureaux de nourrices, qui n'existent encore qu'à Paris et à Lyon. On supprimerait alors les meneurs, les meneuses, les courtières qui servent aujourd'hui d'intermédiaires entre les familles et les nourrices et qui transforment en un honteux trafic ce commerce si important pour les nouveau-nés. Tous ces bureaux seraient organisés comme le sont la direction municipale de Paris et les bureaux de Lyon, et seraient comme eux sévèrement soumis au même règlement. Les petits bureaux de Paris, qui font tant de mal, disparaîtraient à l'instant même. Le certificat, délivré par les maires des communes rurales, que les nourrices apportent aujourd'hui dans les bureaux et qui constate l'âge de leur dernier enfant ou l'âge de leur lait étant souvent *faux,* des mesures très-sévères seraient prises à cet égard. D'accord avec M. le préfet du Rhône, ces mesures vont, sur ma demande, être immédiatement prises dans les bureaux de nourrices de Lyon. Par ce moyen, les parents ne seront plus trompés, et un grand nombre d'enfants seront conservés à la vie.

Il faudrait, en outre, que toute femme qui prend un nourrisson à un titre quelconque fût obligée de se faire inscrire, elle et son nourrisson, à la mairie de la commune qu'elle habite, et que les décès des nourrissons fussent partout et toujours constatés.

Il faudrait également que tous les bureaux de nourrices puissent avoir un service médical organisé comme celui de la direction municipale de Paris, de manière à ce que tout nourrisson arrivant dans une commune se trouvât immédiatement sous la surveillance d'un médecin.

Si ces mesures, aussi simples que faciles à exécuter, étaient prises, la mortalité des nourrissons diminuerait considérablement, et nous verrions s'arrêter la dépopulation de la France.

En attendant ces utiles réformes, les Sociétés protectrices de l'enfance font ce que devrait faire l'administration et surveillent avec un zèle qu'on ne saurait trop louer les nourrissons épars dans les campagnes. Il est du devoir des administrateurs. afin de sauvegarder la vie des nouveau-nés, d'imposer désormais à toutes les nourrices la surveillance de ces Sociétés.

Dans toutes les discussions qui ont eu lieu, on s'est occupé des nourrissons, on ne s'est pas occupé des enfants trouvés et cependant les faits que j'ai cités prouvent combien est grande la mortalité de ces malheureux enfants. Ici, les Sociétés protectrices de l'enfance ne peuvent rien, l'administration seule peut faire quelque chose. Il est donc de notre devoir de signaler à l'administration les vices d'un système qui entraîne, chaque année, la mort d'un nombre considérable d'enfants et qui est pour la France une cause puissante de dépopulation.

Les enfants trouvés comme les nourrissons doivent, dès les premiers jours de leur existence, être soumis à une surveillance médicale sévère et incessante. Je vous demande donc, en terminant, de vouloir bien émettre le vœu suivant : « En « présence de la mortalité effrayante qui frappe les nouveau-« nés en France, le Congrès médical de Lyon émet le vœu que

« le service des enfants trouvés soit radicalement modifié ;
« il demande que l'inspection des enfants trouvés soit désor-
« mais confiée à des médecins. »

La réalisation de ce vœu sera un bienfait pour l'humanité et un honneur pour le corps médical.

III.

DU VÉRITABLE SENS DE LA DOCTRINE DE MALTHUS ;

Par M. le docteur DRYSDALE (de Londres).

Il n'y a aucune question, ce me semble, plus importante pour l'humanité que celle posée par le Congrès de Lyon, à propos de la population de la France.

La fécondité des mariages est variable. La statistique a constaté que c'est en France que le nombre moyen des naissances est moindre. Calculé pour des périodes récentes, il a été trouvé de 3,20 dans la période 1846-50 ; de 3,70 en Angleterre ; de 4,10 en Prusse ; de 4,42 en Autriche ; de 4,12 en Belgique, de 4,40 en Hollande, et de 4,45 en Piémont. D'un autre côté, le rapport des naissances à la population, calculé pour vingt États, est, en Europe ; de 1 sur 29,09 habitants ; mais en France, où il est le plus faible, il n'est que de 1 sur 36,7 habitants (moyenne de 1843 à 1849), tandis qu'en Russie, où il est le plus fort, il est de 1 sur 22,4 habitants. Dans certains pays, la fécondité des mariages va en diminuant. En France, on trouvait, de 1806 à 1810, 1 naissance sur 30 habitants ; de 1826 à 1845, 1 naissance sur 33 habitants, et de 1846 à 1850, 1 naissance sur 57 habitants.

Jusqu'au commencement de ce siècle, jusqu'au célèbre Malthus, ce nom détesté par une foule d'ignorants qui n'ont pas lu ses ouvrages, les hommes d'État, les philosophes, partaient des aphorismes suivants : « La population est toujours un bien. — Là où est la population, là est la force. — C'est

au nombre de leurs sujets que la grandeur des rois se mesure. »
Le nom de Malthus (selon moi, le plus important homme
de science qui ait existé) est partout des plus impopulaires.
L'opinion générale, ignorant la nature et la portée de ses travaux, la justice et le libéralisme de son esprit, le considère
comme le coryphée d'une doctrine aristocratique opposée à
l'intérêt des masses, aux joies de la famille, à l'accroissement
de la population, parce que Malthus a prouvé dans son magnifique ouvrage sur la population, que, dans un pays depuis
longtemps civilisé, comme sont les Etats européens, la misère
et la mortalité excessive sont le résultat obligatoire de ces
familles nombreuses, si fréquemment observées parmi les
pauvres.

Selon les principes de Malthus et de son élève distingué,
M. Stuart Mill, ainsi que de plusieurs autres écrivains de mérite en France, (par exemple, M. Joseph Garnier), la France
donne un exemple de prudence et de moralité à toute l'Europe, par la détermination de son peuple de proportionner le
nombre de bouches au capital disponible à cette époque. L'auteur désire s'inscrire comme un ardent admirateur de la pratique française, car il croit, avec M. Stuart Mill, qu'il est impossible d'espérer du progrès dans la morale jusqu'à ce que la
production d'une famille nombreuse soit regardée comme on
regarde l'ivresse en Europe.

Le taux d'accroissement des Français est le plus bas de
l'Europe. Dans les dix années de 1817 à 1827, l'augmentation
annuelle de cette nation ne fut que de 63/100 sur 100, tandis
que celle des Anglais était de 16/10, et celle des Américains de 3
On a calculé, sur les tables de recensement en France, que,
pendant les cinquante dernières années, l'accroissement annuel n'a été que de 1 sur 200; et même cette légère augmentation est due à la diminution dans le chiffre des décès, car celui
des naissances est presque resté stationnaire. Cependant, les
produits de la France ne se sont, à aucune époque de son histoire, accrus avec plus de rapidité que dans ces cinquante années, et, par suite, il y a une amélioration remarquable dans
la condition des classes ouvrières en France.

Les salaires sont en général réglés par la concurrence, et
dépendent, en conséquence, de l'offre et de la demande du tra-

vail, en d'autres termes, de la proportion entre les ouvriers et le capital. Aucune autre cause ne peut les affecter. S'ils haussent, c'est uniquement parce qu'il y a plus de capital, ou moins d'ouvriers, s'ils baissent, c'est simplement parce qu'il y a moins de capital ou plus d'ouvriers. Les différents plans, (dont plusieurs sont presque toujours à l'ordre du jour) qui se proposent d'améliorer quelque peu la condition des classes laborieuses — comme l'abrogation de la loi des céréales en Angleterre, etc.,—touchent fort peu le bien-être des ouvriers. Tout soulagement léger et temporaire que de pareils moyens apportent aux maux dont ils souffrent est bien vite effacé par l'accroissement de la population, que ce soulagement produit généralement ; et l'état des choses devient aussi mauvais qu'auparavant. On ne peut espérer un avantage durable qu'à la suite de quelque amélioration forte et soudaine, (comme la Révolution française de 1793), qui élève leur bien-être d'une façon assez marquée pour les induire à mettre des bornes à leur faculté de procréer, de peur de perdre les bénéfices acquis. Le meilleur exemple de ce genre a été donné par la France après la Révolution.

La population rurale de quelques comtés du sud de l'Angleterre a été naguère l'objet d'une sympathie générale, à cause de son extrême pauvreté. Dans ces districts, les gens ont autant d'enfants que s'ils vivaient en Amérique. « Sur le continent (dit M. Joseph Garnier), on croit Malthus le représentant des sentiments les plus étroits de l'oligarchie anglaise, le théoricien de l'anglicanisme, la personnification des économistes de la soi-disant *école anglaise*. La doctrine qui a éclairé le principe de population rencontre, chez les habitants de la *perfide Albion*, précisément les mêmes obstacles dans l'intérêt des uns et le préjugé des autres. La France dernièrement a eu un temps d'arrêt dans l'accroissement de la population. Beaucoup verront dans ce fait un signe de décadence. Cela n'est pas mon avis. Si l'on trouvait que la prévoyance indiquée par la diminution des naissances a été, en quelques localités, pour une forte partie dans ce résultat (et M. Block nous assure que dans plusieurs parties de la France les ouvriers des villes ainsi que les « rusés » paysans, limitent habituellement le nombre de leurs enfants à deux), ce serait, selon moi, une preuve de la possibilité et de l'efficacité de la limitation préventive conseillée aux classes les plus misérables et aux groupes au sein desquels la densité de la population produit la baisse des salaires et la misère. »

Colbert, Pitt, Napoléon Ier, etc., ont voulu accorder des primes aux producteurs de nombreuses familles, et le Parlement sarde n'abrogeait seulement qu'en 1852 une loi rédigée dans cet esprit. Les lois de tous les pays de l'Europe ont pris naissance sous l'empire de cette idée. Ce fut l'opinion de l'antiquité, et ce devait encore être celle de la Révolution française. Malthus et Mill et les économistes ont montré à quelles conditions l'accroissement de la population est un bien, et quels maux en résultent inévitablement si l'époque n'est pas arrivée.

C'est pour être resté étranger aux recherches et aux études sur la population qui sont venues éclairer et rectifier la morale des casuistes, que les docteurs modernes de l'Eglise catholique (romaine) répandent encore, surtout au confessional, des conseils opposés au bon sens des familles et à l'intérêt de la population, en France, en Belgique et dans l'Irlande. Le Père Delveyne, par exemple, dans un ouvrage intitulé : *Mœchialogie, traité des péchés contre les sixième et neuvième commandements du Décalogue*, dit être médecin, professeur et religieux de la Trappe. C'est un recueil de doctrines et de conseils, en français et en latin, dirigés contre la prévoyance conjugale, que le confesseur doit présenter à ses pénitents comme le plus damnable des péchés mortels. Un médecin français, nouvellement, a fait *un tapage* contre la prévoyance conjugale française, et prétend que c'est le fond de beaucoup de maladies de la matrice, etc. Je crois, cependant, quant à moi, que ses arguments sont un peu fondés sur la théologie, et que les prétendues « observations », contenues dans l'ouvrage sur les « fraudes », sont écrites plus pour le monde que pour les médecins.

« Des époux », écrit M. Dunoyer à M. Joseph Garnier, ne sont pas pardonnables qui, avant d'appeler un enfant à la vie, ne prennent pas la peine d'examiner s'ils vont l'appeler à une vie heureuse ou misérable. Il est incroyable que l'action d'appeler des hommes à la vie, celle sans contredit des actions humaines qui tire le plus à conséquence, soit précisément celle qu'on a le moins senti le besoin de régler ou qu'on a réglée le plus mal. On y a mis, il est vrai, la façon de l'acte civil et du sacrement ; mais, le mariage une fois contracté, on a voulu que ses suites fussent laissées, pour ainsi dire, « à la volonté de Dieu ». La seule règle prescrite a été qu'il fallait ou s'abstenir de tout rapprochement, ou ne rien omettre de ce qui pourrait rendre l'union féconde. Tant que les époux peuvent croire qu'ils ne font pas une œuvre vaine, la morale des casuistes ne trouve rien à leur reprocher. Qu'ils se manquent à eux-mêmes, qu'ils abusent l'un de l'autre, qu'ils se dispensent surtout de de songer au tiers absent et peut-être infortuné qu'ils vont appeler à la vie, sans s'inquiéter du sort qui l'attend ; peu importe : l'essentiel n'est pas qu'ils s'abstiennent d'un acte triplement nuisible ; l'essentiel est qu'ils évitent de faire un acte vain. Telle est la morale des casuistes... Est-ce donc obéir aux préceptes de l'Ecriture que de multiplier le nombre des malheureux ? Est-ce accroître l'espèce que de procréer des myriades d'êtres destinés à une prochaine et inévitable destruction ? Les fièvres, le rachitisme et les diarrhées sont le résultat des familles nombreuses. L'auteur désire humblement suggérer à ses confrères du *Congrès de Lyon*, qu'il n'est pas nécessaire de donner plus longtemps des conseils théologiques ou antiscientifiques à aucun peuple de l'Europe sur la question de population. On a parlé sur la question de la guerre dernière, et on a dit que les Allemands, étant prolifiques, ont pu vaincre les Français à cause de leur prudence. S'il faut qu'il y ait toujours de la misère dans le monde pour nous faire bien combattre, les gens qui parlent ainsi ont raison ; mais il est évident que la science vise toujours à la paix et au bonheur de tout le monde.

La misère, comme les autres maladies sociales, existe parce que les hommes se laissent aller *sans prudence* à leurs appétits ; et la société n'est possible justement que parce que l'homme est autre chose qu'une brute. La civilisation, sous quelque aspect qu'on la considère, est une lutte contre les instincts animaux, et les plus forts peuvent être domptés par son empire. Elle a changé, par un effort de l'art, une grande portion de l'humanité, à tel point qu'elle n'a guère laissé qu'un

souvenir et quelques vestiges des inclinations les plus naturelles de l'homme. La religion, la morale, la politique, ont
prodigué à l'envi les excitations au mariage et à la multiplication de l'espèce humaine *dans le mariage*. On ne peut pas
plus prévenir et guérir les maladies sociales que les maladies
du corps sans en parler clairement. « Tandis qu'un homme
qui s'enivre est méprisé et rebuté de tous ceux qui font profession d'honnêteté, l'un des principaux arguments adressés,
en Angleterre, à la bienfaisance, est que celui qui l'implore a
une famille nombreuse qu'il ne peut nourrir. »

Il faut donc éviter soigneusement, selon l'auteur, d'encourager, dans aucun pays de l'Europe, les pauvres à augmenter
le nombre des naissance. Ce genre de conseil est funeste à
tout le monde, excepté aux grands propriétaires. Donnez
plutôt le conseil de Sismondi aux Français, aux Anglais et à
tous les peuples de l'Europe :

« Lorsque les préjugés dangereux ne sont pas accrédités,
lorsqu'une morale contraire à nos vrais devoirs envers les
autres, et surtout envers les créatures qui nous doivent la
vie, n'est pas enseignée au nom de l'autorité la plus sacrée,
aucun homme sage n'a plus d'enfants qu'il n'en peut convenablement nourrir. Il compte, à bon droit, que ses enfants devront se contenter du sort dans lequel il a vécu, aussi doit-il
désirer que la génération naissante représente exactement
celle qui s'en va; qu'un fils et une fille, arrivés à l'âge nubile,
remplacent son père et sa mère ; que les enfants de ses enfants
le remplacent à son tour avec sa femme ; que sa fille trouve
dans une autre maison précisément le sort qu'il donnera à la
fille d'une autre maison dans la sienne, et que le revenu qui
suffisait aux pères suffise aux enfants. »

Voilà justement la morale des paysans dans plusieurs localités de la France. Espérons que la science, assemblée au
Congrès de Lyon, ne votera pas contre ce bon-sens, et ne
prendra pas le parti des théologiens et des hommes des siècles
passés.

IV.

DES CAUSES DE LA DÉPOPULATION EN FRANCE ET DES MOYENS D'Y REMÉDIER;

Par M. le docteur RODET.

> La France actuelle, comparée à celle de
> 1821-1830 a, pour un même nombre d'habi-
> tants, un déficit annuel de plus de cent
> mille naissances. (Léon Lefort. *Gazette
> hebdomadaire*, page 517.)

Lorsqu'on étudie le mouvement de la population de la France, en le comparant avec celui des grands peuples qui l'entourent, on est frappé d'un fait extrêmement remarquable, c'est que ce mouvement ascensionnel s'accomplit chez ces peuples d'une manière beaucoup plus rapide que chez nous.

A quoi tient une différence si considérable et si extraordinaire ? C'est ce qu'il importe d'examiner, et c'est ce que j'étudierai dans un premier chapitre, qui aura pour titre : *Des causes de la dépopulation de la France.*

Ces causes, une fois constatées et reconnues, il faudra s'occuper des moyens qui paraissent les plus propres à les détruire ou à les combattre, ce qui fera le sujet d'un deuxième chapitre.

Enfin, plusieurs doctrines se trouvant en présence, relativement aux conséquences favorables ou défavorables de l'accroissement rapide des populations, je discuterai ces doctrines dans un troisième et dernier chapitre, et je rechercherai s'il est à désirer ou à craindre que cet accroissement prenne chez nous un nouvel et plus rapide essor.

CHAPITRE 1ᵉʳ. — *Des causes de la dépopulation de la France.*

Avant d'aborder l'étude de ces causes, il importe de préciser le sens que nous attachons à l'expression de *dépopulation de la France*, et d'établir que cette dépopulation, qui est un fait réel, indéniable, n'est pas absolue, mais seulement relative.

En 1821, la France n'avait que 30,461, 875 habitants. — Elle en avait 33,540,910 en 1836. — 36,717,264 en 1861 et près de 38,000,000 en 1866. — Sa population, loin de décroître, augmente donc régulièrement et graduellement, et cette marche, constamment ascendante, ne serait nullement de nature à exciter nos alarmes, si nous ne la considérions que d'une manière absolue.

Mais notre sollicitude est mise fortement en éveil lorsque nous observons ce qui se passe autour de nous et lorsque nous voyons l'Angleterre, la Prusse et la Russie s'accroître avec une rapidité trois ou quatre fois plus grande, et nous faire perdre ainsi, de jour en jour, la part d'influence que personne ne nous contestait autrefois.

Notre population s'est accrue de 10,000,000 depuis le commencement de ce siècle, mais celle de l'Angleterre s'est élevée, dans le même espace de temps, de 9,000,000, qu'elle comptait alors, à plus de 26,000,000, qu'elle possède aujourd'hui (1). Celle de la Prusse a suivi la même progression, et la Russie, qui ne comptait que 36 à 40,000,000 d'habitants du temps de Napoléon Ier, en possède aujourd'hui plus de 80,000,000 (2).

Mais, ce n'est pas tout : cette disproportion que nous constatons dans l'accroissement de notre population comparé à celui des autres peuples, ne fait que s'aggraver de plus en plus, comme le démontrent impitoyablement les chiffres de toutes les statistiques.

Ainsi, pendant que l'Angleterre offre un accroissement annuel de 1,35 pour 100 de ses habitants, que la Prusse s'accroît chaque année de 1,30 pour 100, la France, qui n'augmentait déjà annuellement que de 0,69 pour 100, de 1821 à 1831, n'a plus augmenté que de 0,41 pour 100 de 1836 à 1841, et elle

(1) En 1861 sa population était de 23,270,922. Celle du royaume-uni était de 29,070,932 habitants.

(2) Voltaire dit dans, son *Histoire de Russie*, que cet empire possédait 24 millions d'habitants en 1759. Il en avait 25 millions en 1765 et 54 millions en 1834, d'après le *Dictionnaire géographique universel*.

ne s'accroît aujourd'hui que de 0,32 pour 100. Son ac-croisssement, déjà si lent, ne fait donc que se ralentir de plus en plus ; aussi, tandis qu'il n'aurait fallu que 132 ans pour opérer son doublement avec l'augmentation annuelle qu'elle présentait de 1801 à 1841, ce doublement exigerait 221 ans avec l'accroissement annuel obtenu de 1841 à 1866 (1).

Si l'accroissement de la France ne se relève pas, et, en supposant qu'il se maintienne à son dernier niveau, notre pays, dans cinquante ans, n'aura que 45 millions d'habitants, tout au plus, à opposer à 75 millions d'Allemands et à près de 150 millions de Russes !

Quelle perspective effrayante pour nous, et quel sujet digne au plus haut point de nos méditations !

Ainsi, le fait est établi de la manière la plus irrécusable : la population de la France croit beaucoup plus lentement que celle des grands peuples qui l'entourent ; et quoiqu'elle présente une augmentation absolue, sa force, sa puissance, son influence diminuent graduellement par suite de l'augmentation beaucoup plus rapide des nations rivales. Voilà précisément ce qui constitue pour nous *la dépopulation de la France*.

Les causes qui produisent cette diminution des forces de la France ne peuvent provenir que de deux sources, savoir : la mortalité excessive ou le trop petit nombre de naissances.

La mortalité qui frappe nos enfants est énorme. Près du cinquième est emporté par la mort avant la fin de la première année, et à 20 ans, près de la moitié a cessé d'exister.

J'ai établi dans un autre opuscule que la France a perdu depuis un siècle plus de 17 millions d'enfants n'ayant pas encore atteint la fin de leur première année ; que sur ces 17 millions d'enfants, près de la moitié auraient vécu si la mortalité avait été réduite pour eux à ses proportions inévitables, et que le quart, au moins, auraient atteint l'âge de 20 ans et seraient devenus des citoyens utiles, des producteurs, des procréateurs et des défenseurs de la patrie.

La mortalité est donc excessive chez nous et constitue une cause extrêmement puissante de dépopulation et d'affaiblissement pour notre pays. Ce côté de la question mérite donc

____

(1) Jules Guérin. Voir *Gazette hebdomadaire*, juin 1867.

d'être examiné avec le plus grand soin, car son étude peut conduire à des considérations pratiques de la plus haute importance. Mais je laisse ce soin à mes savants confrères, les docteurs Mayer et Brochard, qui ont accepté la tâche d'apporter devant vous les résultats de leurs longues études et de leur vaste expérience, et je me bornerai à quelques considérations sur l'autre côté, non moins important, de la question, à savoir, sur les naissances considérées comme cause de dépopulation de la France.

Je disais, en commençant, que l'accroissement de la population, en France, s'accomplissait lentement et qu'il se ralentissait de plus en plus, tandis que chez les trois grands peuples qui nous avoisinent, l'Angleterre, la Prusse et la Russie, cet acccroissement est rapide et se maintient toujours au même degré. Cette différence ne vient pas de la mortalité, car celle-ci est à peu près aussi considérable chez ces peuples que chez nous ; un peu plus faible en Angleterre, un peu plus forte en Prusse et probablement plus forte encore en Russie. Elle ne peut donc provenir que des naissances. Et, en effet, tandis que chez les peuples que je viens de nommer la natalité se maintient au même niveau qu'autrefois, elle ne fait que décroître progressivement chez nous. Etablissons d'abord cette proposition sur des chiffres offficiels :

1° De 1770 à 1790, on comptait en France une naissance annuelle pour 27 habitants, si toutefois on peut avoir une confiance entière dans les statistiques de cette époque.

2° De 1819 à 1823, on comptait une naissance pour 31 habitants et demi.

3° De 1829 à 1833, on en comptait 1 pour 33 habitants et 19/28.

4° De 1839 à 1843, une pour 35 3/5 et, de 1861 à 1864, 1 pour 37.

Ces chiffres font voir clairement que la proportion des naissances est toujours allée en diminuant chez nous, depuis un siècle, et que cette proportion est tombée de 1 pour 27 à 1 pour 37, c'est-à-dire que la natalité a diminué presque d'un tiers.

En Angleterre et dans le pays de Galles, on compte encore aujourd'hui 1 naissance annuelle pour 29 habitants 3/10.

En Prusse on en compte 1 pour 26 6/10,

En Russie 1 pour 20.

La France tient donc réellement le dernier rang, parmi ces grands peuples, relativement à la natalité.

Mais cette diminution graduelle des naissances en France, d'où provient-elle? A-t-elle pour cause une diminution du nombre des mariages, comme on pourrait le croire? Non, et en voici encore la preuve, fournie par la statistique:

De 1821 à 1830, il y a eu, en France, 1 mariage pour 127,3 habitants.

De 1831 à 1835, il y en a eu 1 pour		127,2
De 1836 à 1840	—	124,1
De 1841 à 1845	—	123,3
De 1846 à 1850	....	128,1
De 1851 à 1855	—	127,9
De 1856 à 1860	—	123,3
De 1861 à 1865	—	124,7 (1).

Ainsi la diminution des naissances ne peut pas être attribuée à une diminution proportionnelle du nombre des mariages. Il faut donc que ceux-ci deviennent de moins en moins féconds, et c'est encore ce qu'établissent d'une manière irrécusable les chiffres officiels puisés dans le livre de M. Legoyt:

De 1781 à 1784 chaque mariage produisait en moyenne, annuellement, 4,19 enfants

De 1800 à 1810 chaque mariage produisait		4,02
De 1810 à 1820	—	3,76
De 1820 à 1830	—	3,65
De 1830 à 1835	—	3,47
De 1835 à 1840	—	3,25
De 1840 à 1845	—	3,21
De 1845 à 1850	—	3,17
De 1850 à 1855	—	3,22
De 1855 à 1860	—	3,16

Ces chiffres montrent que si les mariages français ne sont pas moins nombreux qu'autrefois, ils tendent de plus en plus à devenir stériles, puisque leur fécondité s'est abaissée en quatre-

____

(1) Léon Lefort. *Gazette hebdomadaire*, 1867, page 515.

vingts ans dans la proportion de 4,19 à 3,16. Il suit de là que la France, qui produit annuellement, en chiffres ronds, un million d'enfants, en procréerait treize ou quatorze cent mille, si elle avait conservé la fécondité qu'elle avait à la fin de l'autre siècle, et onze cent cinquante à douze cent mille, si elle avait au moins conservé celle qu'elle possédait de 1820 à 1830. Il suit de là encore qu'elle aurait pu produire, pendant les cinquante dernières années, douze ou quinze millions de nouveaunés de plus, dont les trois cinquièmes, au moins, auraient atteint l'âge adulte et auraient porté sa population à quarante-cinq ou quarante-six millions, au lieu de trente-huit, et en auraient fait, sans aucune contestation possible, la nation la plus considérable de l'Europe, après la Russie.

Mais si nos mariages sont devenus de plus en plus inféconds, à quoi cela tient-il ? Est-il possible de découvrir les causes qui ont amené ce résultat ? Ces causes sont nombreuses et me paraissent pouvoir se diviser en trois catégories, savoir : celles qui viennent des individus, celles qui tiennent aux usages ou aux mœurs et celles qui ont leur source dans les institutions nationales.

§ 1. *Causes individuelles.* — L'une des causes les plus évidentes de l'abaissement de la fécondité des mariages, c'est la volonté individuelle.

A la fin de l'autre siècle et au commencement de celui-ci, Malthus, préoccupé de l'accroissement rapide de la population de l'Angleterre, et croyant apercevoir, comme conséquence de cet accroissement indéfini, la misère la plus profonde et le vice avec toutes ses horreurs, jeta un cri d'alarme qui retentit dans les deux mondes. Malthus s'adressait surtout aux classes pauvres et les exhortait à se préparer au mariage et à la paternité par le travail, par la vertu et par l'économie. Les classes pauvres ne l'ont pas entendu, et ce sont elles qui, proportionnellement, mettent au monde le plus grand nombre d'enfants. Le fait que j'avance ici est connu de tout le monde ; c'est un fait d'observation générale. Cependant il était intéressant de le soumettre au contrôle de la statistique, et c'est ce qu'a fait M. H. Passy. Il réunit les quatre arrondissements de Paris où réside la population la plus pauvre, et il trouva que chaque famille procréait là, en moyenne, 2,86 enfants.

Dans les quatre arrondissements de Paris qui contiennent le plus de familles opulentes, il trouva que chaque mariage ne produisait en moyenne que 1,97 enfants.

Dans le douzième, qui était le plus pauvre de tous, il y avait 3,24 enfants par ménage, et dans le deuxième, c'est-à-dire dans le plus riche, il n'y en avait que 1,87.

Cette différence si considérable est-elle susceptible d'une explication satisfaisante ? Voici celle qui me paraît la plus naturelle :

L'ouvrier laborieux mais pauvre ne devient maître et indépendant que par le mariage. Célibataire, il travaille pour les autres et il vit chez les autres. Marié, il est chez lui et il travaille pour lui. Les enfants, qui arrivent ainsi de bonne heure, constituent bien une lourde charge, mais il y suffit par son travail si la maladie n'y met obstacle. Ces enfants, qu'il élève ainsi à grand'peine, le préoccupent peu du reste. Il n'a point de fortune à leur laisser, mais il leur apprendra à travailler. Il n'a pas eu lui-même d'autre héritage, et ses enfants s'en contenteront comme lui. Le calcul est juste et réussit souvent à merveille ; mais si la maladie vient visiter sa demeure, si de graves infirmités viennent l'accabler, ou si la mort vient l'emporter, jeune encore, alors la misère la plus affreuse pénètre dans son logis , la famille n'a plus de pain pour vivre, plus de vêtements pour se couvrir, plus de combustible pour lutter contre le froid, et tombe à la charge de l'assistance publique ou privée.

C'est en présence de tableaux si navrants que l'on comprend bien les conseils de Malthus. Mais Malthus, en recommandant d'ajourner le mariage, voulait que l'on s'en rendît digne par une conduite régulière, morale, vertueuse, et que l'on se préparât à devenir époux et père en réalisant de sages économies.

Malheureusement ceux qui ajournent le mariage ne s'y préparent le plus souvent que par la débauche, l'intempérance, le vice et le libertinage, et quand ils se décident *à faire une fin*, comme ils disent, ils n'apportent souvent à leur jeune épouse qu'une vie pleine de souillures et qu'une santé ruinée pour toujours.

Les conseils que Malthus adressait si justement aux pauvres, ce sont les riches qui les ont entendus ; mais ils les ont compris et suivis à leur manière. Malthus voulait diminuer le nombre des naissances chez le pauvre pour le préserver, lui et sa lignée, de la misère et du vice. Les riches ont d'autres motifs pour limiter la leur. Habitués à vivre dans l'abondance et, souvent, dans l'oisiveté, ils veulent que leurs enfants puissent mener la même existence ; qu'ils aient tout à souhait, sans rien demander au travail ni du corps ni de l'esprit. Ils redoutent le partage du riche héritage qu'ils doivent laisser : d'un château historique, d'un antique manoir, de terres jadis seigneuriales, etc. Il ne leur faut donc qu'un enfant ou deux, tout au plus. Pour arriver à ce but, quels moyens vont-ils mettre en pratique ? vont-ils suivre les conseil de Malthus et observer la contrainte morale, *moral restraint*, c'est-à-dire la continence, *comme le seul remède efficace et que la raison approuve* ? Admettons-le par esprit de charité, et s'il en est qui aient recours à ces autres moyens que Malthus *réprouve comme artificiels et hors des lois de la nature*, jetons un voile impénétrable sur des actes que le même auteur flétrit au nom de la morale et de la vertu (1).

---

(1) Les idées de Malthus, sur ce sujet, ont été complètement dénaturées. « Vous vous êtes mépris sur les moyens que Malthus conseille de mettre en usage pour limiter la procréation », m'a-t-on dit après ma lecture ; « ces moyens n'ont rien de commun avec la continence. » « Il y a une différence », dit l'auteur du compte-rendu de la cinquième séance du Congrès, publié par le *Lyon médical*, « entre une fécondité à outrance et une juste modération, fondée sur l'abstention *et non sur les moyens honteux auxquels Malthus a malheureusement attaché son nom*. »

Pour dissiper cette erreur et pour venger l'auteur anglais des attaques injustes dont il a été et dont il est encore si généralement l'objet, je ne puis mieux faire que de citer les quelques passages suivants, que j'ai transcrits littéralement de son *Traité sur le principe de population* (traduit par Prévost de Genève, édition de 1848) :

Liv. IV, chap, Ier. « Les obstacles qui s'opposent à l'excès de population sont la contrainte morale, le vice et le malheur. »

« ..... L'amour vertueux et ennobli par l'amitié semble offrir ce juste mélange de plaisirs purs et sensibles qui convient à tous les besoins du cœur. Il tend à éveiller toutes les passions sympathiques, et donne par là-même à toute la vie plus d'intérêt et plus de charme. »

. . . .

« Cette passion, considérée sous tous ses rapports, en y comprenant la

Les rentiers n'ayant pas de grand nom ni de grand domaine à laisser à leur postérité, limitent aussi volontairement leur progéniture. Vivant de leurs rentes, inhabiles à toute espèce de travail ou d'industrie, ils ne peuvent grossir que lentement

tendresse paternelle et filiale, est, sans contredit, un des principaux éléments de bonheur. »

« ..... C'est à diriger et à régler le principe de population que nous devons nous appliquer, et non à l'affaiblir ou à l'altérer. Et si la contrainte morale est le seul moyen légitime d'éviter les maux qu'il entraîne à sa suite, nous ne serons pas moins tenus à la pratique de cette vertu que nous ne le sommes à celle de toutes les autres, dont l'utilité générale nous prescrit l'observation. »

Chap. II, toujours du liv. IV) : « Les moralistes païens ont toujours envisagé la vertu comme l'unique moyen d'obtenir le bonheur dont l'homme peut jouir ici-bas..... La religion chrétienne place notre félicité présente et future dans l'exercice des vertus qui peuvent préparer à de plus sublimes jouissances, et exige en conséquence avec plus de rigueur que nous soumettions nos passions à l'empire de la raison, ce qui est la première maxime de la prudence. »

. . . .

« L'intervalle entre l'âge de puberté et l'époque du mariage serait passé dans l'observation exacte des lois de la chasteté, car ces lois ne peuvent être violées sans que la société en éprouve de fâcheuses conséquences. La prostitution, qui nuit à la population, tend évidemment à affaiblir les plus nobles affections du cœur et à dégrader le caractère. Tout autre commerce illicite ne tend pas moins que le mariage à accroître la population (si l'on n'a recours à des moyens que la morale réprouve), et offre une beaucoup plus grande probabilité de voir les enfants naissants tomber à la charge de la société dont ils doivent être membres.

« Ces considérations prouvent que la chasteté n'est pas, comme quelques personnes le supposent, une vertu forcée produite par un établissement de société purement artificiel, mais qu'elle a son fondement réel et solide dans la nature et dans la raison ; en effet, cette vertu est le seul moyen légitime d'éviter les vices et le malheur que le principe de population traîne à sa suite. »

. . . .

« Peut-être m'objectera-t-on la difficulté de pratiquer cette vertu de la contrainte morale. A ceux qui ne reconnaissent pas l'autorité de la religion chrétienne, je n'ai qu'un motif à offrir. Cette vertu, après une exacte recherche, paraît nécessaire pour éviter des maux qui, sans elle, sont une suite inévitable des lois de la nature.

« ..... Le sentier de la vertu, le seul qui conduise au bonheur, a toujours été représenté par les moralistes païens comme difficile à gravir.

« Je dirai au chrétien que les Saintes-Écritures nous enseignent clairement et d'une manière positive, que c'est notre devoir de contenir nos pasleur fortune. Comme ils ne comprennent pas d'autre existence heureuse que celle qu'ils mènent eux-mêmes, et comme ils croiraient leurs enfants condamnés à une vie triste et malheureuse s'ils étaient obligés de travailler, il ne leur faut à tout prix qu'un nombre très-limité d'enfants, qui vivront comme eux de leurs rentes et jouiront, à leur point de vue, du suprême bonheur.

Ce que je viens de dire du rentier est vrai aussi d'un grand nombre de bourgeois appartenant à toutes les professions, lesquels limitent volontairement le nombre de leurs enfants, afin de pouvoir les doter richement ou dans la crainte de se condamner eux-mêmes à un travail incessant jusqu'à la fin de leurs jours.

C'est vrai, enfin, de certains propriétaires ruraux, qui redoutent le partage du domaine qu'ils ont reçu de leur père ou qu'ils ont créé eux-mêmes, et dans lequel il se sont, en quelque sorte, inféodés.

§ 2. — *Causes tenant aux usages ou aux mœurs.* — Parmi ces causes, je signalerai en première ligne le développement extraordinaire des habitudes de luxe, qui se sont emparé de toutes les classes de la société. Les goûts modestes et les mœurs simples d'autrefois permettaient de vivre honorablement et d'entretenir un ménage à peu de frais. Alors, on pouvait se marier, et les enfants ne constituaient pas une charge

sions dans les bornes de la raison. Or, c'est une infraction formelle de ce précepte que de satisfaire nos penchants lorsque la raison nous fait connaître qu'il n'en résultera que des malheurs. Le chrétien ne peut considérer la difficulté de la contrainte morale comme une cause légitime qui le dispense de ce devoir..... »

Ces citations suffisent surabondamment, si je ne me trompe, pour faire connaître cette partie de la doctrine de Malthus, et pour démontrer combien ses idées sur la morale ont été étrangement défigurées. D'où a donc pu venir l'opprobre attaché au nom d'un écrivain qui a commis de graves erreurs d'économie politique, mais qui professait une morale si pure ? La cause vient peut-être de ses traducteurs, qui ont eu le tort de traduire les mots *moral restraint* par *contrainte morale*, expression mal définie et susceptible de diverses interprétations. Pour qui lira attentivement les passages que j'ai cités, il deviendra manifeste que l'expression *moral restraint* signifie pour l'auteur anglais *abstention*, c'est-à-dire *continence*.

aussi lourde. Mais, à ces mœurs simples et à ces goûts modestes de nos aïeux et de nos pères, ont succédé des appétits insatiables de toilette et d'ostentation qui doivent faire naître les plus sérieuses et les plus tristes réflexions. Des ménages qui ne possèdent que le strict nécessaire, d'autres même où règne la gêne et presque la misère se croient tenus d'étaler un luxe de parure et de représentation qui brille un jour d'un faux éclat pour s'éteindre le lendemain, en épuisant des ressources qui auraient été si utiles pour satisfaire les besoins les plus essentiels.

Voyez sur nos places publiques et sur nos promenades les toilettes resplendissantes qui parent la plupart des enfants. Croyez-vous que ces enfants appartiennent tous à des familles opulentes ? Beaucoup, au contraire, ont des parents qui se privent peut-être du nécessaire, pour qu'il ne soit pas dit que leurs enfants portent un ruban de moins ou une plume de moins que ceux de leurs riches voisins. O vanité des vanités !

Ces coutumes extravagantes entraînent à des dépenses qu'un grand nombre de ménages ne pourraient supporter. Ces ménages n'ont donc que l'alternative de renoncer au luxe et à l'apparat ou de limiter à de très-faibles proportions le nombre de leurs enfants. Entre ces deux alternatives, le parti du ménage est bientôt pris, et tout se termine habituellement sans que le luxe ait perdu le plus mince de ses droits.

Voilà ce que produit le luxe effréné de notre époque sur ceux qui sont déjà en ménage. Mais son influence délétère ne se borne pas là. Les célibataires, effrayés des dépenses qu'entraîne de nos jours l'entretien d'un ménage, reculent d'effroi, hésitent longtemps et ne se décident à prendre une compagne que lorsqu'ils sont parvenus à ramasser une fortune suffisante ou à se créer une position lucrative, mais alors les années se sont accumulées, et ils ne peuvent espérer qu'une progéniture peu nombreuse, si leur union ne demeure pas tout à fait stérile.

Parlerai-je maintenant des effets de la débauche sur un grand nombre de célibataires ? de la diminution ou de l'extinction de la puissance virile qui en est assez souvent la conséquence ? Des maladies immondes que le vice traîne après lui et qui, lorsqu'elles ne s'opposent pas à la propagation de l'espèce, impriment souvent à la progéniture un stigmate quelquefois mortel et toujours extrêmement redoutable.

Parlerai-je surtout des effets funestes de l'abus de l'alcool, qui rend l'homme impuissant en détruisant sourdement ce qu'il y a de plus noble et de plus sublime chez lui, savoir : son intelligence, en désorganisant le cerveau et sa faculté de se reproduire, en s'attaquant au cervelet et à la moelle épinière ?

Le cabaret, qu'un député de l'extrême gauche a appelé *le salon du pauvre*, a toujours été trop fréquenté, mais il l'est bien davantage de nos jours. A côté du cabaret sont venus s'installer d'autres établissements non moins pernicieux qu'on désigne sous le nom de *comptoirs* et que j'ai entendu désigner par des gens du peuple du nom énergiquement pittoresque *d'abattoirs*. Là, comme au cabaret, se consument les fruits et les économies du travail, se ruinent les plus belles santés et s'abrutissent les plus vigoureuses intelligences. Un journal donnait, il y a quelques mois, une statisque de laquelle il résultait qu'en France il se dépense annuellement dans ces établissements plus de dix-huit cent millions de francs et qu'il s'y perd un temps capable de produire une somme égale, s'il était employé au travail. C'est-à-dire que les cabarets et les comptoirs, outre les maux physiques et moraux qu'ils occasionnent, causent chaque année à la France une perte matérielle de plus de trois milliards et demi. Et à quel chiffre arriverions-nous, si nous ajoutions à cela les pertes occasionnées par les cercles et par les cafés !

Parlerai-je enfin de l'abus du tabac, qui exerce également une action funeste sur les centres nerveux, et qu'on a considéré comme capable de produire aussi l'impuissance ?

Toutes ces causes pourraient donner lieu à des considérations intéressantes, mais je me borne à les signaler pour ne pas m'exposer à donner à cet opuscule une trop grande étendue.

§ III. — *Des institutions sociales comme causes de diminution des naissances*. — En France, les mariages jouissent de la plus entière liberté, sauf les exigences du recrutement de l'armée. A part cette exception, la loi n'y met obstacle qu'en exigeant un âge minimum, qui est de dix-huit ans pour l'homme et de quinze ans pour la femme. Ceci nous paraît naturel et pourtant il n'en est pas de même dans tous les pays. Ainsi, en Norvége, d'après un de nos meilleurs économistes, M. Baudrillart, les contractants doivent prouver qu'ils ont un domicile et des moyens d'existence. En Wurtemberg, il faut prouver qu'on est en état d'élever une famille. Dans les grandes villes, il faut justifier d'un revenu de huit cents à mille florins ; quatre ou cinq cents florins sont exigés dans les petites villes et deux cents dans les villages. Il en est à peu près de même en Bavière, à Dresde, à Francfort, etc.

Mais si loi française, dans ses dispositions générales, permet à tout homme âgé de dix-huit ans, de contracter mariage, elle contient une clause expresse, qui devient un obstacle énorme pour un très-grand nombre de sujets. Cette clause est celle de la conscription.

Jusqu'à cette année, notre loi militaire a retenu sous les drapeaux et condamné au célibat jusqu'à l'âge de vingt-sept ans, au moins, la plus grande partie de la population et l'élite sous le rapport de la constitution et de la force physique. Or, c'est là, comme j'espère le démontrer, la cause la plus grave, la plus puissante et la plus incontestable de la diminution graduelle de la fécondité des mariages, et par conséquent, le principal obstacle qui empêche la France d'égaler les autres peuples dans l'augmentation progressive de la population.

Si cette proposition est vraie, la diminution des naissances doit être proportionnelle à l'augmentation des contingents de nos armées, et c'est, en effet, ce qui résulte des statisques officielles.

Sous le règne de Louis XVI, où la France n'avait qu'une armée peu nombreuse, les mariages produisaient en moyenne 4 enfants et 19 centièmes, comme nous l'avons vu plus haut.

Sous la Restauration, où le recrutement prélevait chaque année un contingent de quarante mille hommes, les mariages ne produisent plus, en moyenne, que de 3 enfants 36 centièmes.

Dans les premières années du règne de Louis-Philippe, le contingent est élevé à soixante mille hommes, et la moyenne des enfants par mariage s'abaisse à 3,47 centièmes.

Plus tard, sous le même règne, le contingent est porté à

quatre-vingt mille hommes et la moyenne des enfants que produisent les mariages n'est plus que de 3,25 centièmes.

Enfin, sous le deuxième empire, le contingent atteint le chiffre énorme de cent mille hommes, et celui des naissances par mariage, s'abaisse au chiffre modeste de 3,16 centièmes.

Il est donc bien établi qu'il y a rapport inverse entre la fécondité des mariages et le chiffre des contingents du recrutement de l'armée, et si cette cause produit ce résultat désastreux, ce n'est probablement qu'en rendant les mariages plus tardifs.

D'après M. Léon Lefort (1), l'âge moyen du mariage, en France, dans la période comprise entre les années 1853 et 1860, a oscillé entre trente ans et un mois et trente ans et six mois pour les hommes; entre vingt-six ans et vingt-six ans et deux mois pour les femmes.

En Angleterre, pendant la même période, l'âge moyen du mariage a été de vingt-cinq ans pour les hommes et de vingt-quatre ans pour les femmes.

Les mariages s'accomplissent donc, en moyenne, cinq ou six ans plus tard pour les hommes et deux ou trois ans plus tard pour les femmes, en France qu'en Angleterre, et c'est là, sans aucun doute, le secret de l'infériorité de notre pays sous le rapport de la fécondité. En effet, c'est un cinquième ou un sixième de retranché à la période de reproduction, et si l'on songe que les années de vingt-cinq à trente sont celles où l'homme possède sa puissance génératrice au suprême degré, on comprendra sans peine que ce retard dans le mariage amène un déficit énorme dans le chiffre total des naisssances annuelles.

En France, dit M. Léon Lefort, que j'ai déjà cité plusieurs fois, les célibataires de vingt-sept ans sont beaucoup plus nombreux qu'en Angleterre, tandis que ceux de trente-sept ans sont en proportions à peu près égales dans les deux pays. Comme preuve de cette double proposition, il cite la statistique suivante, qu'il emprunte aux recensements de 1851 et que je reproduis d'après lui :

1° A cette époque, sur mille habitants âgés de vingt-sept

(1) Voir *Gazette hebdomadaire*, année 1867, p. 513.

ans, il y avait : en France 418 individus mariés ou veufs et 582 célibataires. En Angleterre, 559 individus mariés ou veufs et 441 célibataires.

2° Sur mille habitants âgés de trente-sept-ans, il y avait : en France, 809 mariés ou veufs et 191 célibataires. En Angleterre, 819 mariés ou veufs et 181 célibataires.

Il n'y a donc à cet âge qu'une différence de dix par mille, et cette minime différence s'explique très-bien par le célibat religieux, qui est observé en France, et qui ne l'est pas de l'autre côté du détroit.

L'influence du recrutement de l'armée est ici aussi sensible que possible, et il est facile de la comprendre. Le soldat rentré dans la vie civile ne peut se marier qu'après s'être créé une existence nouvelle et assuré une position qui lui permette de nourrir et d'élever une famille. Ce n'est donc guère qu'à trente ans qu'il peut songer au mariage, et il en est beaucoup même qui ne le peuvent que plus tard.

CHAPITRE DEUXIÈME. — *Des moyens de remédier à la diminution graduelle des naissances en France.*

Je viens de passer rapidement en revue les causes principales qui font diminuer de plus en plus le nombre de nos naissances et qui ont empêché notre pays d'égaler la marche rapide des grands peuples qui nous entourent dans l'accroissement graduel de leur population. Ces causes peuvent-elles être combattues avec quelque chance de succès, et pouvons-nous légitimement espérer de pouvoir regagner, dans un avenir prochain, le terrain que nous avons perdu? Je ne sais ; mais comme de la solution de ce grave problème dépend peut-être le salut de la France, je n'hésite pas à l'entreprendre, malgré toutes les difficultés qui l'entourent et malgré ma faible espérance d'être entendu et d'atteindre le but.

1° Une cause fréquente d'infécondité, avons-nous vu plus haut, provient de la volonté individuelle. Nous avons bien peu de prise contre une cause semblable, mais, du moins, nous est-il permis de protester contre elle et de signaler les conséquences funestes qui en sont souvent le résultat.

Un riche qui n'a qu'un seul enfant est-il plus heureux que celui qui en possède un plus grand nombre ? Un fils unique peut être, sans doute, un modèle accompli de qualités et de vertus, mais la règle générale est que les enfants trop peu nombreux des riches sont souvent adonnés à la paresse, à l'osiveté et à l'inconduite et qu'ils donnent rarement beaucoup de satisfaction à leurs parents. « Depuis que mon fils est au monde, me disait en versant des larmes la pauvre mère d'un fils unique, il ne m'a jamais donné un seul instant de satisfaction. »

Les enfants nombreux sont élevés plus sévèrement. Ils sentent eux-mêmes que l'héritage, divisé un grand nombre de fois, ne suffira pas pour les faire vivre, et qu'ils doivent surtout compter sur le travail pour se créer une position sociale. Le travail, l'économie et la vie de famille, dont les parents sont obligés de donner l'exemple pour élever une nombreuse famille, sont pour ces enfants un gage de moralité et de prospérité, et c'est de là, sans doute, que vient la croyance populaire que *Dieu bénit les familles nombreuses*.

C'est au nom de la prudence et de la prévoyance que le riche, le rentier, le bourgeois et le propriétaire croient devoir limiter leur progéniture, mais que de fois les événements ne viennent-ils pas déjouer leurs calculs et démontrer cruellement qu'ils n'ont été conduits que par la plus aveugle imprévoyance ! La mort qui enlève à un père, à une mère l'objet de leur plus tendre amour, cause en leur âme une blessure qui, souvent, ne se cicatrise plus. S'il reste d'autres enfants, ceux-ci préviennent le désespoir, en laissant un but à l'existence et un aliment à la tendresse. Mais qui sondera jamais le gouffre ouvert sous les pas d'un père et d'une mère, privés tout à coup de leur unique enfant, alors que l'âge ne leur permet plus d'espérer de pouvoir combler le vide affreux qui vient de se faire dans leur existence, vouée désormais au malheur et au désespoir ? J'ai été plusieurs fois témoin de cet affligeant spectacle et, chaque fois, je me suis demandé avec effroi, et malgré moi, si le doigt de la Providence n'était pas là.

2° Avons-nous plus de prise contre le luxe que contre la volonté individuelle ? Hélas ! que nos ressources sont faibles contre un ennemi si puissant ! N'hésitons pas pourtant à le combattre et, pour cela, unissons nos efforts et surtout préchons d'exemple en recommandant énergiquement à nos familles, à nos femmes et à nos enfants, de revenir à des goûts plus simples et à des mises plus modestes. Jamais, d'ailleurs, l'occasion fut-elle plus favorable pour entreprendre une campagne contre le luxe ? La France, déchirée, mutilée, sanglante, doit se recueillir et rentrer en elle-même. Les parures brillantes contrasteraient douloureusement avec sa situation malheureuse. C'est le deuil, ce sont au moins les mises sévères qui lui conviennent le mieux. Que le patriotisme accomplisse donc ce miracle de faire disparaître ces modes grotesques qui depuis si longtemps font injure au bon goût et qui aujourd'hui, blesseraient les convenances et seraient contraire à la plus vulgaire décence.

C'était de la cour, c'était des classes les plus aristocratiques qu'étaient parties les habitudes du luxe le plus effréné, peut-être qu'on ait jamais observé, et ces habitudes s'étaient répandues de proche en proche dans toutes les autres classes avec une facilité et avec une rapidité désolantes. « Je suis pauvre, mais il faut que je tienne mon rang, » disait un homme que j'ai vu mourir dans la misère, pour expliquer certaines dépenses de toilette. La cour n'existe plus, et c'est aux classes aristocratiques à revenir à des mœurs plus simples et à des usages plus modestes. C'est donc à elles que j'adresse le plus chaleureux appel. Qu'elles repoussent ces toilettes éblouissantes qui ne sont pas une preuve de richesse, mais bien plutôt l'indice d'une vanité excessive, et les autres classes les suivront encore inévitablement dans cette voie nouvelle.

3° Le luxe, comme nous l'avons vu dans le chapitre précédent, amène l'ajournement du mariage, et cet ajournement entraîne souvent à la débauche. En attaquant la première de ces causes, on combat donc aussi indirectement la seconde. Mais, est-ce là tout ce que nous pouvons faire contre la débauche ? Non, cette cause pourrait être souvent prévenue par une bonne éducation de famille et par une instruction solide où les leçons de la morale la plus pure occuperaient une bonne part. Malheureusement, nous sommes aujourd'hui sur une pente contraire. L'éducation de la famille est, le plus souvent, fort relâchée. Nos mœurs sont d'une tolérance extrême pour la conduite des jeunes gens, auxquels on pardonne tout, pourvu qu'ils sachent sauvegarder leur santé et leur indépendance. On va jusqu'à croire que la chasteté est chose impossible à la jeunesse, et peu s'en faut qu'on n'en fasse un crime à ceux qui l'observent scrupuleusement par esprit de religion et de vertu! Et cependant, quelle manière noble et sublime de se préparer à mériter l'amour sans partage d'une femme dont on veut faire sa compagne pour sa vie entière! L'amour, un amour immense, tenu en réserve pour celle avec laquelle on veut partager son existence, quelle garantie incomparable de bonheur pour une union accomplie dans de pareilles conditions! Et combien sont misérables, en comparaison, ces plaisirs éphémères que l'on trouve dans la vie de dissipation où se passent habituellement les plus belles années de la jeunesse!

Pourquoi les pères et les mères de famille ne s'efforcent-ils pas de faire comprendre à leurs enfants ces vérités sublimes? Pourquoi! cela est triste à dire : c'est parce qu'ils ne les comprennent pas eux-mêmes et que l'éducation morale est toute à refaire dans notre société.

Mais, du moins, si la famille ne sait pas inculquer à ses enfants les principes de morale qui doivent les guider sûrement au milieu des écueils dont la vie abonde, ces principes leur seront-ils donnés dans les écoles qui sont chargées de les instruire? Cela devrait être, et c'est-ce que j'appellerais de tous mes vœux; mais au lieu d'entrer dans cette voie salutaire, ne voit-on pas, au contraire, nos administrations nouvelles, prendre à tâche de supprimer partout le seul enseignement qui pût atténuer au moins le mal que je signale?

4° L'abus des alcooliques comme cause d'abrutissement individuel et d'abâtardissement de l'espèce, mérite, à juste titre, l'attention des économistes et des gouvernements.

C'est avec une satisfaction très-vive que nous avons vu les salaires des ouvriers augmentés graduellement et portés aujourd'hui à des taux qui leur permettent de vivre de leur travail et d'élever honorablement leurs familles. Vivre en travaillant est une devise qui doit être considérée comme un principe sacré. Mais pourquoi ces ressources qui viennent du travail sont-elles si souvent déviées de leur emploi naturel? Pourquoi le cabaret et le comptoir en absorbent-ils la meilleure part? C'est par le fait d'une habitude funeste, qui se propage par l'exemple et qui devient une passion irrésistible.

Contre cette habitude et contre cette passion, les conseils et les raisonnements demeurent complètement impuissants. Que faire alors ? Il faudrait les préserver par une bonne éducation première, en instruisant tous les hommes et en les habituant de bonne heure à consacrer leurs moments de loisirs à des lectures capables de former leur esprit et leur cœur.

Malheureusement, il en est un bon nombre qui ne savent pas lire, et, quant aux autres, il ne tombe entre leurs mains que des écrits propres à fausser leur esprit, à corrompre leur cœur et à pervertir leurs sentiments. Ces écrits funestes dont ils font leur pâture les attirent par les flatteries les plus grossières, en leur parlant sans cesse de leurs droits et en ne leur disant jamais un mot de leurs devoirs. Quels moyens reste-t-il donc à opposer à cette cause de dégradation et de dépopulation ? **La loi et ses rigueurs** ; mais, surtout, la diminution considérable des cabarets et des comptoirs par une élévation énorme **des droits de patente**, l'augmentation des droits sur les liquides et la répression correctionnelle de l'ivrognerie.

5° Les mêmes difficultés se rencontreraient si l'on voulait s'efforcer de détruire une autre passion non moins irrésistible. Je veux parler de l'habitude et de l'abus du tabac. Les conseils et les raisonnements sont ici également impuissants, et quant à l'État, il ne saurait se montrer trop sévère sans s'exposer à faire naître un grand vide dans ses finances. Il faut donc nous résigner à vivre avec ce fléau bien longtemps encore, en recommandant toutefois aux fumeurs l'usage d'un appareil récemment inventé pour arrêter la nicotine au passage, l'empêcher de pénétrer dans l'économie et d'y exercer ses ravages.

6° Nous avons vu l'énorme influence que la loi militaire mise en pratique jusqu'à cette année inclusivement a exercée sur la diminution des naissances, en retardant d'une manière extrêmement sensible l'âge des mariages.

Si la loi nouvelle n'était pas encore votée, il y aurait eu un immense intérêt à discuter à fond ce grave problème, l'un des plus importants qui puissent être soumis aux méditations des savants, des philanthropes et des assemblées compétentes, car nous aurions pu espérer alors voir nos décisions et nos vœux pris en considération par l'Assemblée nationale. Cette loi étant aujourd'hui votée et promulguée, notre rôle doit se borner à rechercher quelle influence elle exercera sur les destinées du pays ; si elle remédie aux inconvénients si graves de l'ancienne loi et si elle ne devra pas être modifiée encore dans l'avenir.

En édictant une nouvelle loi militaire, le législateur devait se proposer un double but : 1° augmenter dans des proportions considérables la force de la France, sans trop surcharger son budget ; 2° favoriser, autant que possible, l'accroissement progressif de sa population. C'est là le double critérium qui nous permettra de l'apprécier à sa juste valeur.

Son influence sur l'augmentation de notre puissance ne peut être révoquée en doute. Je ne m'y arrête donc pas. Mais est-elle plus favorable que la loi ancienne à la natalité du pays, c'est ce que nous allons rechercher.

La France, nous l'avons vu plus haut, produit chaque année en chiffre rond, 1 million d'enfants, savoir : 500 mille filles et 500 mille garçons. De ces 500 mille garçons, 300 mille à peu près arrivent à 20 ou 21 ans, et sont soumis à la loi du recrutement ; mais 150 ou 160 mille seulement sont aptes au service militaire. De ces 150 à 160 mille hommes, l'ancienne loi en prenait 100 mille, qu'elle retenait pendant sept ans sous les drapeaux. La nouvelle, en prend 150 ou 160 mille, mais, au bout de six mois ou d'un an, elle en renvoie au moins un tiers, qui ont le droit de se marier sans autorisation. Quant aux autres, ils deviennent libres de se marier au bout de cinq ans, c'est-à-dire deux ans plutôt que sous l'ancienne loi. Le célibat militaire n'est donc pas imposé à un plus grand nombre d'hommes que sous la précédente loi, et la période d'infécondité chez ces hommes est réduite de sept ans à cinq ans, ce qui constitue une amélioration sensible.

Au point de vue qui nous occupe, il eût été bien désirable que l'on eût pu réduire encore cette période, comme le demandaient des hommes très-compétents, mais les exigences de l'instruction militaire et de la défense du pays n'ont pas paru à la majorité pouvoir se concilier avec une mesure si désirable sous tant de rapports.

Ainsi est conçue la loi nouvelle. Telle qu'elle est, elle me paraît devoir produire de bons résultats. Acceptons-là donc comme un progrès , mais faisons des vœux pour qu'on l'améliore encore, et pour qu'on puisse, un peu plus tard, abaisser la durée du service militaire à trois ans, comme sela se pratique en Allemagne avec un plein succès.

CHAPITRE TROISIÈME. — *Que devrait-on craindre ou espérer d'un accroissement plus rapide de notre population?*

J'aborde ici un sujet fort débattu et sur lequel les opinions les plus contradictoires ont été soutenues avec un rare talent.

« Le signe le moins disputé et le plus infaillible de l'état florissant d'un pays, dit J.-J. Rousseau, est une multiplication indéfinie de ses habitants, «

« Je ne sais, a écrit Voltaire, dans son *Dictionnaire philosophique*, s'il ne serait point à propos d'augmenter la taille et la capitation de quiconque ne serait pas marié à 25 ans. » (article *Fertilisation*).

Maret, auteur d'une excellente statistique du pays de Vaud, où il exercait le ministère de pasteur, termine son ouvrage par ces paroles, qu'il adresse à ses compatriotes : « Multipliez comme les étoiles du ciel, c'est là mon souhait. C'est là aussi ma devise. »

De grands politiques : Colbert, Pitt, Napoléon, considéraient l'accroissement de la population comme un signe de richesse et de puissance, et l'encourageaient en lui accordant des primes.

Cette opinion était généralement accréditée, lorsque parut l'ouvrage de Malthus, en 1798. Dans ce livre, Malthus rompt en visière avec les opinions reçues, et soutient que l'accroissement rapide de la population constitue un danger imminent, auquel il est urgent de pourvoir, car les subsistances ne peuvent augmenter avec la même vitesse. Il admet comme un principe incontestable que la population double en vingt-cinq ans, si rien n'y met obstacle, et suit une progression géométrique, tandis que les subsistances ne peuvent augmenter que selon une progression arithmétique. Il est bien évident que cette

double loi, si elle était rigoureusement vraie, conduirait bien
vite aux malheurs les plus affreux que l'esprit puisse concevoir,
c'est-à-dire, à la misère, à la famine, à l'anthropophagie.
Heureusement, cette loi de Malthus pèche par ses deux côtés.
D'abord, il n'est pas vrai que la population double tous les
vingt-cinq ans. Pour se rassurer sur l'avenir, Malthus n'aurait
eu qu'à jeter un regard en arrière, et à se demander si, antérieurement, le doublement s'était opéré selon cette loi. En effet,
si elle était vraie pour l'avenir, elle devait l'être aussi pour le
passé ; et, en dédoublant ainsi la population de l'Angleterre
tous les vingt-cinq ans, il serait arrivé à un résultat singulier, à savoir, que cette population qui, de son temps, était de
neuf millions, aurait été de deux unités, un homme et une
femme apparemment, en 1150.

Malthus, il est vrai, et je me hâte de le dire, reconnaît lui-
même que plusieurs causes s'opposent à la réalisation complète de cette loi ; mais ces causes ne peuvent que retarder la
catastrophe, qui n'en demeure pas moins inévitable si la raison
n'intervient pas pour y mettre un obstacle plus certain et plus
efficace.

Il n'est pas vrai, non plus, que les subsistances ne puissent
croître que dans une proportion déterminée et nécessairement
lente, comme le croyait Malthus. Son pays lui-même est venu
lui donner le démenti le plus éclatant : « La population de
l'Angleterre, dit Graham, trop nombreuse pour son sol
natal, au dire de Malthus, alors qu'elle ne comptait que neuf
millions d'habitants, repoussa ces doctrines, et un peuple de
vingt-huit millions d'habitants couvre aujourd'hui le sol
du Royaume-Uni. » (1) Et non-seulement, aurait pu ajouter le
même auteur, ces vingt-huit millions d'habitants vivent sur
le sol de l'Angleterre, mais ils y sont certainement plus riches
et plus heureux que du temps de Malthus.

La terre est d'une fertilité presque indéfinie, et l'on peut
dire, en thèse générale, qu'elle donne à l'homme selon qu'elle
en reçoit.

L'Océanie, suivant les premiers voyageurs qui l'avaient visitée, était une terre inféconde qui pouvait à peine nourrir

____

(1) Graham, *Census of great Britania*, 1861.

ses rares habitants; d'autres hommes sont venus qui l'ont cultivée avec plus de soin et plus d'intelligence, et elle a trouvé entre leurs mains la fertilité qu'on lui refusait autrefois. « Pour les Hurons et les Iroquois, dit M. Frédéric Passy, l'Amérique était une terre épuisée. Les Européens sont venus, et la terre a été vierge pour eux.

La doctrine de Malthus a compté et compte encore de nombreux partisans, dont quelques-uns même l'ont exagérée d'une étrange manière. Tel est l'économiste anglais John Stuart Mill qui demande la prohibition du mariage pour les pauvres et qui propose de leur accorder, comme compensation, un minimum de salaire et la reconnaissance du droit à l'assistance.

Parmi les partisans de ces doctrines, je ne citerai qu'un nom pris parmi nous, mais ce nom est celui d'un savant de premier ordre : c'est celui de M. le professeur Broca, qui s'exprimait ainsi, en juillet 1867, dans un discours prononcé à l'Académie de médecine de Paris: « Qu'arrive-t-il lorsque les hommes se multiplient sur un sol inextensible? On commence par se serrer, on défriche les bruyères, on fertilise les landes, on dessèche les marais. Jusque-là, c'est à merveille. Mais il arrive un moment où toute la place est occupée, et après ? Il reste la ressource de l'émigration. On s'expatriera donc. On ira, par delà des mers, exproprier ou détruire peu à peu des races plus faibles que les nôtres ; on remplira l'Amérique, l'Océanie, l'Afrique australe. Mais la planète où nous sommes n'est pas élastique. Que se passera-t-il alors, dans les générations futures, lorsqu'elles auront épuisé les ressources temporaires de l'émigration? On y verra s'aggraver cette lutte pour l'existence.... et quand on me dit qu'il s'écoulera cent quatre-vingt-dix-huit ans et plus avant que se redoutable problème se dresse devant nos enfants, je réponds : C'est bien! Je n'y serai pas. Je ne verrai pas la France impuissante à nourrir les Français. » (V. *Gazette hebdomadaire*, année 1867.)

Ce passage, que je viens de citer textuellement, était bien fait pour impressionner un auditoire. Heureusement, les craintes qui y sont exprimées n'ont absolument rien de fondé, comme j'espère pouvoir le démontrer.

En effet, d'après Schnitzler (1), la superficie de la terre est de 510 millions de kilomètres carrés, et celle des terres habitables de 129 millions.

Comme la population de la terre entière est, d'après le même auteur, de 739 millions d'habitants, il y a donc en moyenne 5,72 habitants par kilomètre carré de terre habitable.

La Belgique contient 160 habitants par kilomètre carré, et elle n'est certainement pas arrivée à son maximum de population. Néanmoins, si nous la prenons pour type, il faudra que la population de la terre devienne vingt-huit fois plus nombreuse pour l'égaler en densité et qu'elle arrive au chiffre prodigieux de 20 milliards 690 millions !

Nous sommes bien loin, ce me semble, des *cent quatre-vingt-dix-huit ans et plus* après lesquels, d'après M. Broca, doit se dresser devant nos enfants, le redoutable problème de la lutte pour l'existence.

Mais, sans parler de l'émigration, que M. Broca ne regarde que comme une ressource temporaire, le sol de la France est-il donc si encombré qu'il ne reste plus aucune place pour de nouveaux arrivants ? En France, on compte 68 habitants par kilomètre carré, tandis que l'Angleterre en a 132, la Saxe 148, et la Belgique 160. Son sol n'étant pas moins fertile que celui de ce ses contrées voisines, pourrait donc nourrir sans peine une population beaucoup plus nombreuse, car sa fertilité augmenterait en proportion du nombre de ses habitants, des bras et des machines qui la cultiveraient, de l'intelligence et de la science qui présideraient à cette culture, et de l'or qu'on lui confierait afin qu'elle le rendît avec usure.

Mais ce n'est pas tout, si la population de la France acquérait un jour une densité si grande que son territoire devînt incapable de la nourrir, il n'y aurait lieu ni de s'effrayer, ni de gémir. Cette population sera toujours, j'espère, ce qu'elle est aujourd'hui, c'est-à-dire intelligente, active, laborieuse. Avec ces qualités il lui serait facile de suppléer à l'insuffisance des produits de son sol, par le commerce et par mille industries qui enfantent les richesses avec lesquelles on obtient

____

(1) *Statistique générale de la France comparée aux autres grandes puissances de l'Europe (1846).*

sans peine les produits des contrées où règne l'abondance, produits que la vapeur transporte aujourd'hui si facilement et si rapidement d'un point sur un autre.

L'augmentation, même considérable, de la population de la France n'aurait donc rien qui dût nous effrayer ; je crois l'avoir surabondamment démontré. Mais cette augmentation est-elle désirable ? Serait-elle utile, nécessaire ?

Pour M. le professeur Broca, sous le rapport de la population, tout est pour le mieux, en France, dans le meilleur des mondes possibles. Admettant, d'après notre savant statisticien, M. le docteur Bertillon, que la France est de tous les pays celui qui contient le plus petit nombre d'êtres improductifs, c'est-à-dire d'enfants de 0 à 14 ans, et où la vie moyenne est la plus longue, il conclut qu'elle tient le premier rang parmi les nations, et que l'Angleterre et la Prusse n'occupent, sous ce rapport, que le quinzième et le seizième rangs. Malheureusement cette déduction n'est pas légitime, comme l'a victorieusement démontré M. Léon Lefort, car il attribue à une mortalité plus faible ce qui s'explique tout naturellement par le moins grand nombre de naissances. La mort, en effet, frappe les nouveau-nés avec une intensité incomparablement plus grande que les adultes, personne ne l'ignore. Il en résulte nécessairement que la vie moyenne, dans un pays, doit être abrégée ou allongée, selon le nombre plus ou mois grand d'enfants qu'il procrée. C'est donc sur des considérations absolument fausses qu'il s'appuie lorsqu'il dit : « Quant à l'état comparatif de la population de la France avec celle des autres contrées de l'Europe, il n'offre que des perspectives aussi flatteuses pour notre amour-propre national que rassurantes pour notre sécurité. » Et lorsqu'il s'écrie en terminant son discours : « Nous pouvons donc dormir en paix, la patrie n'est pas en danger. »

Ceci était proclamé solennellement en mars 1867 (1), et qui eût pu croire alors que les événements se chargeraient d'infliger le plus cruel démenti à cette prédiction rassurante !

Non, la France ne tient pas le premier rang parmi les nations, ni sous le rapport de la puissance de sa population, ni, surtout, sous celui de la sécurité que cette population, si elle

____

(1) Voir *Gazette hebd.*, année 1867, page 202.

continuait à rester stationnaire, devrait inspirer pour l'avenir. Mais si elle a succombé sous le nombre, si elle est momentanément affaiblie et humiliée, travaillons tous à sa régénération avec l'amour le plus ardent et le plus patriotique, et ne désespérons pas de la voir un jour plus belle, plus grande et plus forte que jamais !

Ce que veulent nos adversaires, partisans des doctrines de Malthus, c'est une France heureuse, riche et prospère. Nous le voulons aussi, mais notre conviction est que de telles doctrines, en entravant la multiplication des habitants, la conduiraient infailliblement à l'affaiblissement, à l'abjection, à la ruine.

Pour qu'un pays soit heureux, il faut qu'il soit libre. Pour qu'il soit libre, il faut qu'il soit indépendant. Pour qu'il reste indépendant il faut qu'il soit fort, et pour qu'il soit fort, il faut qu'il soit nombreux. 1870 et 1871, nous démontreraient cruellement la vérité de cette formule, si nous étions enclins à la méconnaître ou à l'oublier.

La richesse est un élément de bonheur, que nous ne dédaignons pas plus que nos adversaires ; mais elle ne suffit pas et elle peut devenir une cause permanente de danger et de malheur, si une force suffisante ne préside pas à sa garde.

Longtemps, jadis, les richesses de Rome servirent d'appât aux sauvages convoitises des peuplades du Nord. Prenons garde de devenir une Rome nouvelle, en attirant encore une fois sur nous les descendants de ces hordes barbares et en devenant la proie de leur ambition sans bornes et de leur insatiable cupidité !

C'est au nom du bonheur, de la grandeur et de la sécurité de la France que je demande la réalisation de toutes les mesures capables de maintenir sa population au niveau de celles qui ont assuré naguère le triomphe de ses rivales.

J'ai dit quels moyens il me paraîtrait utile de mettre en usage pour atteindre ce but. J'ai mis à nu, autant que je l'ai pu, nos défauts et nos vices, afin qu'il devînt plus facile de les détruire ou de les corriger. Est-ce à dire qu'à mes yeux la France ne soit, comme on l'a dit, et comme on le répète encore, qu'une Babylone moderne ? qu'elle soit affaiblie, désorganisée, perdue, par des vices et des souillures que ne connaissent pas

les autres peuples? Non! non! cent fois non! Si je voulais
énumérer aussi ses qualités et ses vertus, et la mettre en parallèle avec les nations ennemies qui profitent de ses défaites et
de ses immenses malheurs pour l'accabler et l'outrager, je le
dis avec la plus entière assurance, je trouverais facilement
sous ma main des documents authentiques capables de la justifier et de la venger de ces outrages et de ces calomnies!

V.

DE LA MORTALITÉ DANS L'ARMÉE EN GARNISON ET EN CAMPAGNE;

Par M. le docteur Fritsch dit Lang.

Cette question, toujours intéressante, emprunte aux récents
et immenses désastres de notre patrie une douloureuse et incontestable actualité; son étude s'imposait au Congrès, et sa
solution intéresse au plus haut point notre avenir, si compro-
mis, notre présent lui-même, si menacé par une race aussi
prolifique que vorace, aussi nombreuse qu'hostile. Mais il n'est
pas aussi facile de la résoudre qu'utile et opportun de la
poser; c'est tout au plus si, avec le concours actif et studieux
de tous, nous pourrons arriver à en réunir les éléments divers
et multiples, à la saisir dans son ensemble après en avoir considéré les détails. Je n'ai donc pas la prétention de l'embrasser
à moi tout seul, ni dans son analyse ni dans sa synthèse. Mon
but est plus modeste : je veux simplement vous en exposer
quelques côtés sur lesquels mon attention a été plus particulièrement attirée par ma position de médecin militaire.

En France, comme partout, la dépopulation peut tenir à
deux causes : à l'augmentation proportionnelle des décès, à
la diminution relative des naissances. La seconde de ces causes
échappe au pouvoir, à l'influence du médecin, et je n'ai pas à
faire plus qu'à la mentionner; elle regarde plus spéciale-

ment le législateur, le moraliste ; elle est, de sa nature, plus sociale que médicale. Je m'empresse donc de passer outre pour m'occuper seulement de l'augmentation relative des décès, c'est-à-dire de la mortalité, plus grande qu'elle ne devrait être, si les indications de l'hygiène étaient mieux suivies, si les ressources de la thérapeutique et de la prophylaxie étaient mieux employées, soit contre les maladies endémiques et sporadiques, soit contre les épidémies.

Mais, tout d'abord, avant de parler des causes de dépopulation qui rentrent dans le domaine médical, je dois faire remarquer que la population française avait déjà été presque complètement épuisée par les guerres de 1793 à 1815, et qu'il ne restait guère, à cette époque, pour repeupler notre belle France, que des vieillards, des valétudinaires et des infirmes, en fait d'hommes. Il est nécessaire de noter aussi que, pendant les vingt années qui ont précédé les journées de Reischoffen, de Spickeren et de Sedan, l'état de guerre a été imposé en permanence à cette population à peine refaite par la belle et vigoureuse génération de 1830. Or, on sait que la guerre est une cause terriblement puissante de dépopulation, non-seulement pendant sa durée, mais encore bien des années après, non-seulement par les hécatombes qui en forment la condition essentielle, mais par les affections endémiques et les maladies épidémiques qu'elle engendre, maladies qui ont une importance mortuaire beaucoup plus considérable, car elles n'atteignent pas toujours exclusivement les armées, loin de là. D'ailleurs, dans les armées en campagne elles-mêmes, la mortalité par les maladies est incomparablement plus grande que les pertes par causes traumatiques, ce qui prouve que le service médical est autant et plus important que bien d'autres, comme élément de force et de succès, dans une armée bien organisée. En effet, les pertes faites pendant les grandes guerres, de 1792 à 1815, se répartissent ainsi : armées de terre, 100 morts par le feu contre 529 par les maladies ; armées de mer, 100 décès par blessures contre 394 par maladies. A Vaterloo même, où la lutte fut si acharnée et si meurtrière de part et d'autre, les Anglais ne perdirent que 49 0/0. En Crimée, la France a envoyé 310,000 soldats ; l'effectif moyen réalisé n'y a été cependant que de 138,000 hommes. Il y est mort 67,100 hommes, dont 4,000 seulement par blessures, 20,000 par maladies internes non déterminées, 12,000 par le typhus, 16,000 par le choléra, 5,000 par la dyssenterie, 3,000 par la diarrhée, 2,000 par le scorbut, 5,000 par la congélation, et 100 par causes non déterminées. Pour avoir une idée de la dépopulation causée en France par cette seule guerre de Crimée, il faut ajouter à la perte de ces 67,100 hommes valides, sujets d'élite au point de vue physique, au point de vue de la reproduction particulièrement, puisqu'ils étaient à la fleur de l'âge, les pertes non moins importantes causées, dans la population civile elle-même, par le choléra, que nos soldats rapportèrent à leur rentrée. Ajoutons à cette guerre de Crimée celles d'Italie, du Mexique, de Chine, de Cochinchine, les expéditions de Rome, du Maroc, de Kabylie, de Mentana, les combats continuels en Afrique, et l'on sera surpris que ces causes d'épuisement en hommes et en richesses ne nous aient pas ruinés davantage de toute façon. Je passe sous silence les pertes de la dernière guerre, les conséquences de cette troisième et sauvage invasion des dignes descendants d'Attila, invasion préparée et provoquée comme de parti pris par le neveu de celui qui nous avait déjà valu 1813 et 1815.

Il faut bien reconnaître que le perfectionnement des moyens de destruction a changé sensiblement la proportion des morts par blessures et des pertes par maladies, dans cette dernière guerre: mais il n'en reste pas moins établi que les décès par causes non traumatiques sont, et de beaucoup, les plus nombreux. C'est que le soldat en campagne est soumis à des influences épidémiques venant du sol, de la saison, de la fatigue, de l'alimentation, du méphitisme, même à l'air libre, qui augmentent d'une manière regrettable ces chances de mortalité.

Du reste, même en temps de paix, la vie militaire est peu favorable à la longévité.

En Angleterre, tandis que de vingt à quarante ans les agriculteurs ont une mortalité de 6 sur 100, et les ouvriers des villes de 8 sur 100, au même âge les dragons ont 13 et les gardes à pied 20 morts par 100 pendant la même période.

En France, la mortalité des adultes, de vingt à trente ans,

est de 12 sur 1,000 pour les civils, et de 16 à 17 sur 1,000 pour les militaires. Pour les hommes de trente-cinq à quarante ans, la mortalité de la population civile française est de 10 sur 1,000; elle est de 19 sur 1,000 dans la population militaire. Il s'agit ici de la mortalité annuelle.

Un fait auquel on serait loin de s'attendre, c'est que, pour former une armée de 58,000 hommes, il faut un recrutement de 100,000. De quelque manière que l'on aborde le problème, le résultat est toujours le même. Pourquoi ce surcroît de tribut payé à la mort? On l'a attribué à la nostalgie, au vice d'alimentation et à bien d'autres causes. En Angleterre, cependant, le soldat s'use aussi plus vite que le citoyen, bien que le recrutement s'y fasse par des engagements volontaires et que ce soit un état définitif, malgré encore que les généraux anglais soignent et ménagent leurs hommes plus que les nôtres.

Les maladies les plus fréquentes dans l'armée, celles qui déciment le plus nos soldats, sont les maladies zymotiques et la tuberculisation.

Les maladies zymotiques sont deux fois plus fréquentes dans l'armée que dans la population civile; les affections tuberculeuses, représentées par le chiffre 4 dans la population civile, s'élèvent comparativement au chiffre 10 dans l'armée; enfin, les maladies aiguës sont elles-mêmes plus fréquentes d'un quart dans la population militaire que parmi les civils.

En France, le soldat meurt surtout à son entrée au service, parce que la transition de la vie de famille à la vie de caserne est trop brusque, parce que tout, dans le régime du jeune soldat, se trouve changé brusquement, sans aucune préparation préliminaire. On peut dire que, sous le régime de nos anciennes lois et coutumes, le conscrit ne devenait soldat qu'après avoir subi les épreuves subites et les chances périlleuses d'un acclimatement très-difficile, précisément à l'une des époques critiques de l'existence, à l'âge de vingt à vingt-deux ans.

Sur 100 hommes incorporés dans l'armée, il en meurt 7,5 dans la première année de service, 6,2 dans la deuxième année, 5,2 dans la troisième année, 4,3 dans la quatrième année, 3 dans la cinquième année, 2 dans la sixième année, 2 dans la septième année.

J'ai déjà dit que les maladies zymotiques sont deux fois plus fréquentes dans l'armée que dans la population civile, je dois ajouter que ces affections sont les plus meurtrières parmi les soldats en France.

En reprenant la question sous un autre aspect, on constate que la population civile compte, sur 1,000 décès : 185 ou 1/5 de maladies spécifiques, 130 ou 1/8 de maladies inflammatoires, 498 ou la moitié de maladies tuberculeuses.

Il n'en est pas de même dans l'armée, qui compte, sur 1,000 décès, 367 ou 1/3 environ de maladies spécifiques, 102 maladies inflammatoires ou 1/9, 279 ou 1/3 de maladies tuberculeuses.

La principale cause de la mortalité dans les armées françaises, c'est la vie en commun dans un air confiné, dans des espaces trop restreints et mal ventilés. Une autre cause de maladie et de mortalité qui mérite d'être signalée immédiatement après, au second plan, c'est l'insuffisance de la nourriture, depuis que les vivres sont devenus d'une cherté exorbitante, sans que la solde du soldat ait été augmentée d'un centime. Il fut un temps où le soldat français était de tous le mieux nourri. Certes, il n'en est plus de même aujourd'hui.

Dans les corps d'élite, la mortalité par tuberculisation est de 10 sur 1,000 hommes d'effectif. Dans le corps des infirmiers, la tuberculisation est rare, mais les maladies zymotiques sont plus fréquentes parmi ces hommes, toujours exposés à la contagion, qui leur fait perdre, chaque année, 24 hommes sur 1,000 d'effectif.

Dans les corps en marche, la mortalité cesse d'être aussi considérable qu'au camp ou en garnison. Il est des épidémies qu'on fait cesser en mettant les troupes en marche; celles de variole sont de ce nombre.

Au xviiie siècle, les épidémies de variole faisaient mourir, chaque année, 80 habitants sur 1,000; ainsi on comptait, par an, jusqu'à 2,320 décès dus à cette fièvre éruptive sur un million de population. Depuis 1717, la mortalité par la variole était, tous les ans, de 1,158 sur un million de population générale en France. Aujourd'hui, elle n'est plus que de 318, grâce au vaccin, qui, cependant, est beaucoup trop négligé.

La médecine a donc fait disparaître déjà en grande partie cette cause importante de dépopulation en France.

La rougeole est, par le fait, une cause plus active encore de dépopulation en France. Quand elle règne épidémiquement, elle donne le plus souvent 1 malade sur 14 habitants et 1 mort sur 237 personnes. Elle cause, en général, une mortalité de 1 sur 17 malades. Cependant, cette mortalité varie d'une épidémie à l'autre : dans celle de Rouen, qui éclata en 1838, et qui ne tarda pourtant pas à se limiter, une école de petites filles ayant été contaminée, 78 enfants sur 92 y furent frappées en même temps. Cependant il n'y eut que 4 décès dans l'épidémie de Dunkerque, qui fit 200 malades de rougeole.

En France, dans la population civile, sur 1,000 décès, un seul est dû à cette affection. La variole ne donne, sur le même nombre de décès en France, que le chiffre proportionnel de 0,8, en dehors de l'armée. Pour le soldat, le chiffre léthifère de la rougeole est de 27 au lieu de 1, toujours sur 1,000.

Dans les grands centres, la mortalité par la rougeole se répartit également entre toutes les années; il n'en est pas de même pour les petites villes : pendant une même période de huit ans, cette maladie a causé 68 décès à Lille, tandis qu'elle n'en causait aucun à Thionville, à Maubeuge et à Calais. Parmi les militaires, la rougeole frappe surtout les jeunes soldats.

A Paris, elle donne une proportion moyenne de 27 morts sur 1,000, en général; cependant, en prenant toujours le chiffre de 1,000 décès pour terme de comparaison, on voit que la rougeole n'y entre que pour le chiffre de 2,6 dans la garde de Paris, et pour le nombre 16 dans les infirmiers.

En France, la rougeole est surtout fréquente et funeste pendant la saison froide.

On sait que les organes pulmonaires sont le principal théâtre du mouvement congestif dans cette affection, et que la coqueluche y intervient souvent comme accident nerveux, produit par la même cause qui a donné naissance à la fièvre éruptive. On sait encore que la forme bronchite de la congestion pulmonaire se rencontre plutôt, avec des conséquences funestes, chez les rubéoleux, quand il y a eu encombrement.

Ces malades sont quelquefois enlevés par des épanchements purulents dans les plèvres, quand la saison très-froide vient renforcer, de ce côté, la prédisposition morbide déterminée déjà par la maladie. La méningite purulente est une complication plus rare de la rougeole ; elle est funeste le plus souvent.

La mortalité causée en France par la rougeole épidémique peut être de 1 sur 10 malades, de 1 sur 3 malades ou de 6 sur 120, comme à Metz. Elle est donc variable.

L'inoculation du sang de la rougeole donne une éruption bénigne. Speranza, qui a essayé ce moyen prophylactique en Italie, a provoqué ainsi 28 rougeoles bénignes sur 30. Mais on a fait remarquer que la rougeole inoculée ainsi ne garantit pas pour l'avenir quand elle est bénigne, et qu'elle est dangereuse dans le cas contraire aussi bien que si elle était spontanée.

Sur 1,000 décès, la scarlatine compte pour 7,7 à Paris, pour 24 à Metz, pour 5 à Lille, pour 3 à Perpignan, pour 22 à Bayonne, pour 0 à Valenciennes et à Calais, sur la population générale. Dans la population civile, elle porte surtout sur les enfants de trois à dix ans. Elle est donc moins précoce que la rougeole ; cependant elle a frappé spécialement les adultes, à Angers, en 1838.

Dans l'armée, la scarlatine cause moins de décès que la variole et la rougeole ; mais elle y est plus meurtrière que dans la population civile, et y frappe de préférence les nouveaux incorporés. Cette maladie est plus épidémique que la rougeole et la variole, puisque ses propriétés contagieuses sont moins marquées. Pour la rougeole et la variole, l'intensité de l'épidémie est en raison du poison et du nombre garanti déjà ; tandis que pour la scarlatine, la garantie n'est pas établie, et que la contagion ne l'est pas non plus aussi bien.

La diphtérite est encore une grande cause de la dépopulation en France par la mortalité qu'elle fait peser sur l'enfance. Elle est rare chez l'adulte. Pourtant, dans l'épidémie d'Avignon, trois bataillons, venant de pays différents, donnèrent un nombre égal de malades. Toutes les compagnies fournirent leur contingent de diphthérite. Quelques officiers en furent aussi atteints. Les compagnies hors-rang eurent moins de malades que les autres. M. Lespiot, qui l'a observée, a pu constater qu'elle était franchement contagieuse.

Les épidémies de choléra qui se sont développées à plusieurs reprises en France y ont aussi causé, à elles seules, un excès de mortalité considérable. En général, cette maladie épidémique a coïncidé en France avec la chaleur et décru en hiver comme l'endémique. Elle a frappé, mais d'une manière différente et variable, tous les âges, toutes les classes, débutant ordinairement par les quartiers pauvres et malsains. Les armées, comme toutes les réunions d'hommes, favorisent en général le développement du choléra. Dans les garnisons, les soldats sont tantôt plus, tantôt moins éprouvés par le choléra que les civils. Cette maladie épidémique, en 1832, avait fait mourir 25 hommes sur 1,000 dans l'armée française, et 22 sur 1,000 habitats civils en France. Pendant les années 1832 et 1833, 1854 et 1855, le choléra épidémique produisit chez nous un excédant de mortalité de 3, puis de 4 sur 1,000 dans la population libre, de 5 sur 1,000 pour les soldats. En général, le choléra, tel qu'on l'a observé en France, débute pendant la nuit, de minuit à trois heures du matin, comme les fièvres pernicieuses. Quand il sévit sur nos troupes, dans la mer Noire. 66 cas sur 100 débutèrent de minuit à quatre heures du matin, M. Laveran a fait la même remarque en Algérie ; le même fait m'avait frappé moi-même à Troyes et à Belfort, en 1854.

Le traitement de cette maladie épidémique a d'abord été empirique. Il a été suggéré par le spectacle de ses symptômes saillants ; du froid, de l'extinction presque complète de la chaleur animale dont elle s'accompagne. On prescrivait, pour y remédier, les excitants cutanés externes et la chaleur artificielle de l'étuve. Ce n'est que plus tard, dans des conditions de température extrême, qu'on a pu juger sainement la valeur de ces moyens. On a vu que plus la température extérieure s'élève, plus le choléra est grave. C'est par asphyxie que meurent les cholériques le plus souvent. On a constaté, d'autre part, que le cholérique se maintient d'autant plus longtemps que la température est plus basse. On créait donc une condition fâcheuse en recourant aux moyens dont nous venons de parler. En Afrique mieux qu'ailleurs, on a pu constater que lorsque la température est très-élevée le choléra devient fatalement et vite funeste.

En fait de remèdes pharmaceutiques contre cette maladie si grave, on a employé et les purgatifs, et les stimulants, et les narcotiques contre l'inquiétude et l'anxiété. Depuis 1848, on a pu apprécier, par des chiffres assez élevés, la valeur de ces diverses médications.

Ce sont les évacuants qui ont donné le moins de succès, la mortalité des cholériques s'est élevée sous leur influence à 71 décès $^0/_0$. Les stimulants n'ont pas non plus réussi ; ils ont donné 54 décès $^0/_0$. Les altérants ont donné des résultats un peu plus favorables. Le calomel, la chaux, l'acide sulfurique, entre autres, ont fait tomber le chiffre des décès à 36 %. Mais c'est l'opium qui a le mieux réussi, puisqu'il a fait descendre le chiffre de la mortalité, dans le choléra épidémique, à 20 % seulement. Dans le département de la Moselle, M. Laveran est aussi arrivé à une conclusion favorable aux opiacés.

On a essayé encore un troisième ordre de moyens contre la déperdition du principe séreux. Les injections de sang pur, faites en vue de cette indication par Dieffenback, à Berlin, ont échoué, et même ont paru nuisibles. Un médecin russe, Janitsen, a repris cette idée, en remplaçant toutefois le sang par l'eau chaude, pour tenir lieu du sérum perdu, pour exciter en même temps le cœur par sa chaleur. Ce moyen a réussi en Russie ; en France et en Angleterre, on ne l'a pas essayé. En Ecosse, on a tenté d'introduire des matières salines dans l'organisme ; mais nous avons vu que leur proportion n'est pas diminuée dans le choléra. En 1832, et surtout en 1848, on a injecté de l'eau salée chez les cholériques en Angleterre. L'absorption étant nulle dans cette affection, on n'arrive à rien par le tube digestif. M. Piorry a eu l'idée singulière de faire ces injections dans la vessie, qui n'absorbe rien ou à peu près, même dans l'état de santé.

Je me rappelle, pour mon compte, avoir vu un jeune praticien à Troyes, pendant l'épidémie de 1854, administrer, en désespoir de cause, à des cholériques, des solutions relativement très-fortes de nitrate d'argent, sans produire le moindre effet sensible, soit en bien soit en mal.

Briquet a imaginé d'introduire de la strychnine dans le sang des veines chez les cholériques. Il a été imité par Cornouillier, et en Angleterre par Christison, Bric, Benett, etc. Pour faire cette opération, on découvre la veine et on y injecte successivement jusqu'à 800 grammes de la solution à 37 centigrades, ce qui correspond à la température normale du corps. On a obtenu des améliorations assez remarquables par ces injections. Sous leur influence, la cornée reprend son éclat, la peau sa résistance, en même temps que la circulation et la sécrétion cutanée se rétablissent. Le pouls revient ainsi dans les grosses puis dans les petites artères. Cette amélioration dure une heure, une heure et demie, deux heures, deux heures et demie et trois heures même, dans les cas ordinaires. Chez 6 cholériques, elle s'est soutenue pendant vingt-quatre heures. Elle a été tout à fait favorable à six reprises différentes.

Il a été soutenu une thèse sur cette matière par M. Duchaussois. Cette médication devra donc être essayée, mais seulement dans les cas extrêmes, car elle peut donner lieu à la phlébite.

Dans ses premières apparitions, le choléra ne s'était montré transmissible ni par le contact direct ni par l'inoculation ; mais sa propagation par contagion a été clairement démontrée dans ses épidémies plus récentes par des faits positifs, dont il importe de tenir compte. Je suis donc partisan, contre cette terrible maladie, de l'intervention des mesures de police sanitaire qu'on emploie contre le typhus et la peste.

Je passe maintenant à des causes de mortalité dont l'action en France est continuelle, permanente : ce sont la dyssenterie, la fièvre typhoïde surtout, et les fièvres intermittentes et rémittentes, maladies endémo-épidémiques.

En France, la dyssenterie est la plus remarquable des maladies épidémiques saisonnières. Elle commence généralement à la fin de l'été, sévit pendant tout l'automne et cesse en hiver, suivant la juste remarque de Sydenham et de Stall. Les influences saisonnières ne suffisent pourtant pas à en embrasser toute l'étiologie. Les statistiques démontrent que la dyssenterie est beaucoup plus fréquente dans les campagnes que dans les villes. Elle est rare à Paris et fréquente à Versailles comme épidémie. Je dois ajouter, en outre, que les terrains sur lesquels elle se rencontre le plus en France sont les terrains anciens, non crayeux.

D'après le relevé des épidémies de dyssenterie qui ont sévi en France depuis 1771, les départements qu'elles ont principalement désolés et dépeuplés peuvent se classer ainsi, en suivant l'ordre d'une progression décroissante :

1° Vosges (terrains granitiques) ; 2° Doubs (lias) ; 3° Morbihan (dévonien) ; 4° Mayence (dévonien); 5° Jura (jurassique); 6° Finistère (dévonien) : 7° Moselle (oolithique) ; 8° Pas-de-Calais (dévonien) ; 9° Hérault (crayeux); 10° Bas-Rhin (dévonien) ; 11° Haute-Saône (jurassique) ; 12° Saône (jurassique).

D'un autre côté, les épidémies de dyssenterie sont plus nombreuses et plus graves là où règnent les conditions météorologiques les plus extrêmes.

Enfin, en se plaçant à un autre point de vue, on voit que dans les régions où règne la dyssenterie sévit presque toujours aussi la fièvre intermitente, cela semblerait dénoter l'existence d'une influence tellurique, développée seulement en été, au milieu de tous les éléments qui peuvent composer l'étiologie d'une de ces épidémies.

On voit souvent, en France comme ailleurs, la dyssenterie embrasser en même temps des régions assez étendues. Elle a désolé toute la Bretagne en 1779. En 1775, elle a décimé en même temps dix-sept départements de la France. La moyenne du nombre des victimes faites par chacune de ces épidémies a été de 1989 ; certains points, limités heureusement, furent dépeuplés de moitié ; sur d'autres, le dixième de la population entière y succomba. En effet, la mortalité des dyssenteries en temps d'épidémie est très-variable, quel que soit le traitement qu'on lui oppose ; elle peut atteindre le chiffre effrayant de 1 sur 2 ; elle n'est, en moyenne, que de 1 sur 4 malades ou sur 41 habitants.

La dyssenterie épidémique est plus commune dans l'armée française que dans la population civile. Cela tient au campement et à la nourriture des troupes. Desgenettes, qui, en 1792, a vu nos soldats décimés en Italie par cette cruelle maladie, la déclare plus funeste que la peste. En 1796. l'armée française lui paya un large tribut à Mayence. En 1792 déjà, elle fit des ravages considérables dans nos troupes qui entraient en Savoie. Elle régna aussi alors parmi les volontaires des Landes, et fut attribuée à la brusque transition entre la température diurne et la température nocturne. En 1812, elle nous fit éprouver de nouvelles pertes en Pologne. Plus récemment, on l'a vue, avec le choléra, réduire rapidement, dans des proportions effrayantes, l'effectif de notre corps expéditionnaire du Maroc; pendant l'automne de 1859, mon digne et vénéré chef, le médecin principal Marmy, qui a suivi le corps expéditionnaire de Kabylie, comme chirurgien en chef d'ambulance, fut témoin de pareille débâcle.

L'épidémie de Besançon, en 1772, celle de Phalsbourg, celle de Metz, décrite par Nichté ; celle de Sedan, décrite par Rambaud, en 1774, puis celle de Bretagne, en 1779, prouvent que les troupes ne sont guère plus à l'abri des atteintes de la dyssenterie dans les garnisons que dans les camps.

L'armée, comme la population civile, furent encore diminuées à Metz pendant le dernier blocus ; elle y régnait en même temps que la variole. L'encombrement, la fatigue excessive et la mauvaise nourriture contribuèrent à y faire naître ces deux affections, au développement desquelles la contagion vint bien vite apporter son contingent. Les mêmes affections se développèrent, sous l'influence des mêmes causes, sur les civils aussi bien que sur les militaires dans ma ville natale, à Belfort, pendant le premier blocus, en 1813, pendant le second blocus, en 1815, dont mon grand-père paternel a publié la relation à cette époque, et pendant le dernier siége connu de vous tous. La variole y revêtit le caractère hémorrhagique : c'était la vraie variole noire, et pourtant elle n'y produisit qu'une mortalité de 1 sur 3. La variole noire hémorrhagique, que je vis régner en 1869-70 à Sedan n'y fut pas plus meurtrière ; elle m'a frappé en ce sens qu'elle porta principalement sur les personne ayant dépassé l'âge de quarante ans. Mais revenons à la dyssenterie :

Un fait qui vaut la peine d'être noté, c'est que dans les garnisons, les épidémies de dyssenterie frappent par casernes et non par corps. Pierrot, qui observait à Épinal en 1779, avait déjà remarqué que les casernes les plus rapprochées des fossés étaient celles qui en fournissaient le plus de cas, comme de fièvres intermittentes. A Versailles, on a fait la même remarque pour les chambres exposées au nord-est, bien qu'elles ne soient pas les plus malsaines.

La dyssenterie épidémique frappe indistinctement tous les âges. Elle porte tantôt sur la population militaire exclusivement, tantôt sur la population civile, et sur la population militaire tout à la fois. Dans la population civile elle est due surtout à l'influence de la saison. Dans l'armée, elle dépend davantage de la fatigue, de l'insuffisance et de la mauvaise qualité de la nourriture. En garnison, c'est, en outre, à l'infection palustre ou à la putridité des eaux bues par les hommes qu'il faut l'attribuer. Ces eaux, celles des fossés, par exemple, sont décomposées souvent par des matières végétales. Peut-être ne faut-il pas chercher ailleurs la cause qui fait que certaines casernes, celle du fort Chambière, à Metz, entre autres, sont toujours celles atteintes, depuis le siècle dernier. J'en puis dire autant de beaucoup d'autres garnisons, telles que celle d'Epinal.

Pour ce qui est de la mauvaise qualité des vivres, elle a joué un rôle considérable dans l'étiologie de la dyssenterie en Pologne, en 1812.

Il existe un rapport qu'on ne saurait nier entre la cachexie palustre et la cachexie scorbutique, celle-ci étant souvent l'aboutissant de celle-là, de même la cachexie scorbutique et la cachexie dyssentérique se rattachent l'une à l'autre par un lien que fait ressortir la simple constatation des faits. Il y a 20 dyssentériques sur 100 malades, quand on mange de la viande salée cinq fois par semaine ; il y a deux dyssentériques seulement sur le même nombre de malades, quand on ne mange des salaisons que deux fois par semaine. Je suis payé tout particulièrement pour connaître cette connexion entre le scorbut et la dyssenterie, puisque j'eus le typhus d'abord, le purpura hémorrhagica ensuite et enfin la dyssenterie à la fin du siége, à Metz. Plusieurs de mes camarades de l'armée, ici présents, les docteurs Anziani et Jeanmaire, notamment, doivent se rappeler cette expérience faite sur moi-même.

Quant à la contagion, l'Ecole de Paris l'admet pour la dyssenterie. Mais une des plus grandes expériences médicales qui aient jamais été faites, la dispersion des troupes, en France, à leur retour de Crimée, prouve que cette contagion n'existe pas pour la dyssenterie franche, dénuée de tout élément typhique.

Les dyssenteries légères guérissent seules ; les cas graves ne guérissent point. C'est donc par la connaissance des causes que je viens d'exposer et par les mesures préventives, prophylatiques qui en découlent, que nous pourrons débarrasser notre chère patrie des ravages de ce fléau, comme nous avons déjà débarrassé l'armée et la marine des ravages qu'y exerçait anciennement le scorbut, chaque fois qu'on a bien voulu suivre les indications de la science, ce qui n'arrive pas souvent.

Je ne dirai que quelques mots du scorbut, qui a été l'objet d'études attentives depuis le xvi⁰ siècle : Pringle, Echtius , Olcanus, Ilus, Vierus , Engalenus , Brunner , Sennert, Lind, Boerrhave, Yver, Kramer, Murrey, Mead, Frederick, Hoff-Villis et beaucoup d'autres ont écrit sur cette matière. Les monographies de Lind et de Boerhave, commentées par le docteur Jules Perrier, médecin-inspecteur de l'armée, sont remarquables entre toutes, et dignes d'être lues encore aujourd'hui.

Endémique en Danemark, en Suède, en Norvége, en Finlande, cette affetion due à la mauvaise, nourriture principalement, au froid humide et à l'air méphitique accessoirement, s'observe le plus souvent en campagne et particulièrement dans les siéges. Elle sévit alors épidémiquement et trahit sa cause en atteignant presque toujours les assiégés, tandis qu'elle épargne les assiégeants. Elle a sévit à Metz, au dernier siége, où j'ai vu des hommes et presque tous les enfants en bas âge mourir de faim. Elle a épargné la garnison et la population de Belfort, où les vivres frais n'ont par manqué. A Paris, en 1847, la disette des pommes de terre avait fait réduire le régime alimentaire du soldat aux légumes secs et à la viande. La mortalité fut alors plus que doublée dans les troupes de la garnison, et l'enquête à laquelle il fut procédé fit reconnaître que le scorbut avait été le résultat de cette alimentation.

Une grande expérience a été faite en Crimée, au point de vue de l'étiologie du scorbut. Les Français eurent 30,000 malades et plus de 2,000 décès de scorbut. Les Anglais, mieux administrés et mieux pourvus, en furent exempts. Une enquête, même superficielle, fit reconnaître que cela tenait à une différence dans la nourriture des deux armées.

Je répète que le manque de végétaux frais est la seule cause réelle qu'on puisse invoquer pour la production du scorbut. M. Laveran n'a jamais hésité à le déclarer nettement, et je partage son avis. Le froid, la fatigue et les mauvaises conditions morales ne font qu'en aider le développement; M. Laveran ne conteste pas leur influence secondaire, ni moi non plus. Le savant épidémiologiste du Val-de-Grâce, a vu, en 1847, l'épidémie de scorbut y revêtir la forme de bronchites et de pneumonies lentes, avec hémorrhagies des muqueuses buccale et gingivale, et symptômes généraux typhoïdes : *c'était en hiver*. Ce même professeur avait assisté, en 1840, au contraire, auprès d'Alger, à l'évolution d'une épidémie de scorbut remarquable par sa gravité et compliquée dans chaque cas de dyssenterie. C'était dans un pays chaud, palustre *et en été*.

« Le traitement du scorbut découle des idées nettes acquises sur la cause de cette maladie. » Cette phrase est de Grisolle. Le scorbut a déjà perdu beaucoup de son importance, comme maladie épidémique et primitive, depuis le développement de la prospérité générale et les progrès de l'hygiène publique. Gilbert Blanc nous apprend que, sur 10,000 marins, le nombre des scorbutiques s'élevait, en 1780, à 2,400 et qu'il n'était plus, en 1800, que de 400. Dans un hôpital de Paris, où, jusqu'en 1780, on recevait annuellement 1,400 scorbutiques, ce chiffre était tombé à 1 en 1806-7-8.

Je passe à la fièvre typhoïde ; sur ce chapitre je serai bref.

En France, sur 1,000 décès, 35 sont dus à la fièvre typhoïde ; sur 1,000 habitants, 7 meurent de fièvre typhoïde. Carnot a prétendu que la fièvre typhoïde avait remplacé, comme mortalité, la variole ; de sorte que la vaccine ne produirait d'autre résultat que de faire vivre jusqu'à vingt ans des gens qui seraient morts plus jeunes. Stoll, qui avait relevé tous les décès à Vienne, de 1771 à 1775, avait trouvé 1 mort sur 14 malades, 1 fièvre maligne sur 7, 1 mort de fièvre maligne sur 2 décès. Or, les relevés statistiques donnent encore les mêmes résultats aujourd'hui. Donc, M. Carnot avait gratuitement calomnié le vaccin, pour le remercier de ses immenses et précieux services.

Dans notre pays, les épidémies de fièvres typhoïdes alternent avec celles de variole et de rougeole, mais elles sont plus fréquentes et plus longues ; elles durent trois ou quatre ans. Ces épidémies varient de gravité. La mortalité qu'elles provoquent oscille dans les petits centres, entre la proportion de 1/15 à 1/25 des habitants. Elles sont parfois plus meurtrières encore ; on a vu mourir ainsi jusqu'à 35 habitants sur 750. En moyenne, quand elle sévit épidémiquement sur une localité de 500 habitants environ, elle y fait 1 malade sur 6 et 1 mort sur 41. Quand elle sévit de même sur une population de 15,000 âmes environ, elle y fait 1 malade sur 19 et 1 décès sur 135. La mortalité, sur les malades, est donc la même dans l'un et dans l'autre cas.

Dans les grands centres, la fièvre typhoïde devient endémique. Elle y règne constamment, par une série de petites épidémies s'enchaînant les unes aux autres. L'arrivée récente à Paris ou dans un grand centre est une cause de fièvre typhoïde. Il en serait de même si l'on arrivait dans un village où sévirait cette maladie contagieuse.

Dans la population civile et dans les petites localités, les épidémies de fièvres typhoïdes durent trois mois ; à Metz et à Strasbourg, elles durent souvent deux ans ; à Paris, comme à Londres, cette maladie existe en permanence ; mais on y remarque souvent des recrudescences.

Ce fait que plusieurs personnes sont frappées en même temps dans une famille, et surtout les nombreux exemples du transport de l'épidémie par des personnes venant du foyer, tendent à prouver la possibilité de la contagion de cette maladie. Seulement, comme la fièvre typhoïde n'atteint qu'une seule fois la même personne, l'apparence de sa contagion ne peut guère ressortir. Sur 665 sujets atteints de fièvre typhoïde, on en a trouvé 198 ayant moins et 467 ayant plus de dix-huit ans. Cette affection, permanente dans l'est de la France, fréquente dans le nord, est relativement rare dans le midi et dans l'ouest. Du reste, la fièvre typhoïde est moins grave dans le midi. Elle s'y rapproche de la fièvre rémittente. On a souvent constaté l'influence de l'armée sur la population civile, et l'influence réciproque, pour la production de ces épidémies. Ce fait n'est pas sans importance, car il démontre la transmissibilité de cette affection, au moins par infection de l'atmosphère.

Sur 1,000 décès dans l'armée, on en a 75 à Genève et 150

en Angleterre qui sont causés par la fièvre typhoïde. Sur 10,000 morts au Val-de-Grâce, on compte 2,743 typhoïdes, ce qui fait plus du quart. A Metz, à Strasbourg, à Lunéville, à Perpignan, à Maubeuge et à Bayonne, on a une moyenne de 259 typhoïdes, sur 1,000 soldats décédés. Dans l'armée, comme dans la population civile, la gravité des épidémies typhoïdes est en rapport avec l'importance des garnisons. A Lunéville, où elle a causé 690 décès sur 1,000, en 1852, elle n'en a pas amené un seul en 1857. A Paris, au contraire, ces variations annuelles sont peu marquées.

La fièvre typhoïde, maladie causée principalement par l'encombrement, par la vie en commun dans un air confiné et renouvelé d'une façon insuffisante, la fièvre typhoïde, dis-je, est plus infectioso-contagieuse dans l'armée que dans la population civile ; aussi elle y règne par corps. Elle s'y développe successivement par régiments et par casernes. Cette remarque est d'une grande importance pour l'hygiéniste. Les casernes monumentales sont des fabriques de typhoïdes. Cette maladie en tout temps y fait beaucoup plus de ravages que dans les casernes plus petites et moins bien conditionnées d'ailleurs.

Les jeunes soldats nouvellement recrutés doivent être tout particulièrement garantis contre l'encombrement, car ce sont eux surtout qui sont atteints par la fièvre typhoïde, l'une des maladies les plus caractérisées sous ce rapport. Les recrues semblent prendre, en arrivant au corps, peut-être dans les effets qui leur sont transmis, le germe de la fièvre typhoïde ou de la méningite. Voici les chiffres de la mortalité générale par fièvre typhoïde, dans notre armée et suivant les âges : 20 ans, 17 ; 21 ans, 30 ; 22 ans, 130 ; 23 ans, 84 ; 24 ans, 65 ; 25 ans, 55 ; 26 ans, 58 ; 27 ans, 24 ; 28 ans, 5 ; 29 ans, 4 ; 30 ans, 4. L'indication générale de sa prophylaxie et de son traitement peut se résumer par ces mots : de l'espace, de l'air et encore de l'air.

J'aurais bien des choses à dire sur les fièvres palustres de tous les types, dont je me suis occupé spécialement depuis douze ans. C'est une importante question, que j'ai traitée souvent, longuement, à des points de vue divers ; mais je n'en pourrais parler ici, à propos de mortalité, sans me passionner, et j'aime mieux me taire, d'autant plus que votre patience doit être à bout. Je dirai pourtant que c'est une des causes capitales de la dépopulation en France et en Algérie ; qu'on la réduira des 9/10 au moins, quand on voudra bien la traiter méthodiquement, par le sel quinique contre le symptôme accès, par les sels arsenicaux contre l'empoisonnement. Car il s'agit ici, non d'une névrose, mais d'un empoisonnement général, de nature virulente et septique, comme l'empoisonnement par la viande putride ou par le venin de certains serpents. Il n'est pas besoin de dépasser la dose quotidienne de 3 milligrammes d'acide arsénieux ou d'arséniate de soude, dilués, pour arriver à un résultat complet, quand on s'aide de la quinine contre les accès. J'ai fait là-dessus des expériences sur une vaste échelle, et je me porte garant de ce que j'avance ici.

C'est tout ce que je voulais vous communiquer sur cette question, qui comporte des développements à perte de vue.

Comme Français, je dois vous dire en terminant que si les Prussiens procréent plus que nous, ils n'ont qu'à en tirer profit ; mais je ne leur reconnais aucun droit de s'en glorifier. A mon avis, d'eux à nous, ce genre de supériorité prouve plutôt leurs vices que leurs vertus. Ce n'est ni la tempérance, ni la chasteté, ni l'aménité de nos... voisins envieux et voraces qui les font se multiplier comme des brochets ; je n'en citerai comme preuve que la proportion énorme et scandaleuse de leurs naissances illégitimes comparativement aux nôtres, dans les campagnes comme dans les villes.

Néanmoins, il est urgent, pour nous, de penser enfin à ne pas laisser détruire, comme à plaisir, plus de la moitié de nos futurs défenseurs, en négligeant la question de l'allaitement et de l'éducation des nouveau-nés, question qui doit, jusqu'à nouvel ordre, primer toutes les autres.

VI.

SUR LES MOYENS MORAUX ET ADMINISTRATIFS D'ARRÊTER LA DÉPOPULATION ;

Par M. le docteur Canon (de Paris).

Après tout ce qui, dans ces dernières années, a été dit et publié partout, sur la question des enfants et de leur première éducation, il peut paraître superflu de chercher à développer plus explicitement aujourd'hui les causes qui concourent le plus activement à diminuer la natalité générale de notre pays ! Car il n'est aucun praticien, si jeune et si peu occupé qu'il soit, qui n'ait eu l'occasion de constater par lui-même toutes les circonstances que les familles, souvent les plus honorables, savent mettre en pratique pour satisfaire à leurs vues égoïstes, personnelles ; les moyens honteux et souvent coupables qu'elles osent mettre en œuvre pour s'opposer aux conséquences des légitimes satisfactions du mariage.

Combien pourrions-nous citer de jeunes ménages, des plus fortunés, chez lesquels nous avons entendu le mari, homme intelligent d'ailleurs, mais cupide, vaniteux, protester énergiquement contre la précocité de la famille, se vanter des procédés immoraux, répugnants, dont il s'est servi pour retarder la fécondité de son épouse, et qui, très-souvent, même en présence du refus formel de son médecin, n'a point hésité à recourir aux offices inconscients, aux manœuvres incestueuses d'une sage-femme, pour anéantir le fruit prématuré d'un premier amour.

Est-il absolument indispensable de rappeler à ces monstres humains les terribles chances qu'ils font courir à leur trop confiante épouse, les conséquences désastreuses auxquelles ils les exposent aussi témérairement ; enfin les préjudices qu'ils causent à la morale publique, aux sentiments innés de la femme, qui, par la réflexion, ne manque jamais de faire peser sur qui de droit les tristes déceptions dont elle deviendra tôt ou tard la victime.

C'est, vous le savez tous, Messieurs, dans l'onanisme conjugal que s'évanouissent toutes les illusions de la jeune femme, que se brisent les cœurs les mieux trempés, et que prennent naissance toutes les folles aspirations de ces âmes en peine, qui attendent indéfiniment et vainement les douces, les profondes et sublimes satisfactions que leur promettait la vie matrimoniale.

En faut-il donc davantage pour faire comprendre où vont conduire de semblables procédés, pour donner la source de ces affections multiples, complexes, qui viennent assiéger ces organisations déjà délicates, souvent à demi-constituées, condamnées avant l'âge à subir la triste expérience des exigences maritales. S'étonnera-t-on encore des conséquences physiques et morales auxquelles mènent infailliblement ces mariages financiers, véritables associations commerciales, où la dot de la fiancée tient lieu des qualités, des conditions hygiéniques et physiologiques qui seules devraient être le mobile de cette sélection conjugale,

Sous l'empire d'une telle existence, privée de ses plus légitimes aspirations, des satisfactions de toutes natures, la santé la plus vigoureuse ne saurait longtemps résister. Les fonctions organiques s'altèrent, se pervertissent, l'estomac bientôt se ralentit de son activité digestive, avec elles se détériore le sang et les sécrétions de toute nature qu'il est chargé de favoriser. Les organes, les appareils se faussent dans leur sensibilité primitive, les aberrations fonctionnelles se multiplient, s'aggravent, et, je vous le demande, quand, en fin de compte, ce mari altier, autoritaire, se croit en droit d'affronter les chances de la paternité, qu'il en réclame le privilége et la réalisation, quelles peuvent être les conditions de la femme, quelle salutaire participation peut-elle apporter dans une fonction qui lui est devenue antipathique, et pour laquelle ses organes sont si peu préparés? Quelle pourra être la constitution des sujets, des enfants à naître d'un pareille assemblage? Que deviendront les générations de ces générations, à supposer que l'on persiste quelque temps encore dans la pratique de ces errements sociaux?

Pour vous donner, d'ailleurs, un tableau plus sensible et plus fidèle de l'enchaînement naturel des choses à cet égard, il nous suffira de prendre le jeune homme au sortir du collége, de le suivre en quelque sorte jour par jour, de lui demander compte de l'emploi de son temps et des procédés à l'aide desquels il prétend compléter son éducation universitaire, tant soit peu entachée des mauvais exemples de ses maîtres, des aspirations adventives d'une émancipation intempestive, où s'éteignent les derniers vestiges de la discipline, de la subordination nécessaires à cet âge; encouragés d'ailleurs à méconnaître l'influence bienfaisante et moralisatrice du travail, par les séductions de tous genres que font briller à ses yeux les amis et connaissances, souvent le père de famille lui-même, qui, imprudemment, ouvre à son fils les portes du café, lui donne l'exemple des jouissances de tout genre; les moyens hasardeux de se procurer l'argent, qu'il serait incapable de conquérir par son travail.

C'est dans la fréquentation de ces lieux infects où se débitent toutes les excentricités de l'inconduite, du libertinage, où s'étalent toutes les productions littéraires les plus malsaines, que ces fils de famille viennent compléter leur éducacation classique avortée.

La prompte initiation aux influences toxiques, énervantes, dissolvantes du tabac et du café ne manque pas de les conduire insensiblement et presque fatalement à la consommation des alcooliques de toutes espèces ; de renverser les dernières barrières de la raison, derrière lesquelles s'abritaient encore quelques sentiments de pudeur de la première enfance.

C'est alors que vaincus, subjugués par les funestes effets de cette existence de désordres, de prodigalité, il leur devient impossible de recourir aux voies ordinaires, aux sources du travail pour continuer à sacrifier leur temps et leur santé.

Honteux de leur propre conduite, fascinés, entraînés par un passé improductif, il leur faut viser au moyen de sortir du dédale dans lequel ils se sont aussi témérairement engagés. C'est alors aussi qu'ils songent à faire ce qu'en leur langage ils appellent une fin, ce qui veut dire de faire un mariage dont la dot de la jeune femme puisse effacer les erreurs du passé, contribuer à former un établissement, fonder un cabinet ou payer une charge quelconque; ils se jurent à eux-mêmes, assez légèrement, il est vrai, qu'ils oublieront cette existence échevelée et que doit désormais commencer pour eux la véritable vie sociale, la vie de famille avec ses charmes et ses obligations !

Ce qui, à notre avis, est plus extraordinaire encore, c'est de rencontrer des familles opulentes, honorables, qui consentent à donner leur fille à de tels prétendants, se retranchant trop facilement derrière ce spécieux argument qu'il faut bien que jeunesse se passe. Et après tout, ajoutent-ils, il a jeté sa gourme, il est plus en position de comprendre la nécessité de rentrer dans la bonne et véritable voie sociale.

La fortune qu'ils leur donnent faciliteront leurs affaires commerciales, et l'amour, les affections se développeront par le contact. Ceux qui raisonnent ainsi nous paraissent bien confiants, imprudents même ; ne semblent-ils pas, en agissant ainsi, se faire les complices de l'immoralité et de la dépravation sociale dont nous nous plaignons ?

Pourquoi donc s'étonner alors que ceux auxquels il reste encore un peu de cette pudeur, dont les qualités du cœur ne sont point encore complètement refroidies, préfèrent terminer leur vie comme ils l'ont commencée, et demandent au célibat *enjolivé* les seuls agréments qu'il leur soit possible de goûter encore.

C'est qu'ils comprennent bien qu'ils ne sauraient travailler assez courageusement pour répondre, par leurs propres ressources, à l'existence de toute une famille. Aussi, dans ces conditions, faut-il que la femme apporte dans la communauté de quoi se suffire à elle-même, quand d'autres fois cette dot n'est point encore suffisante pour tous les deux. Mais, en définitive, un des ces hommes que nous étudions là, après avoir fait de la femme une aussi étrange accoutumance, s'en être amusé au point de ne la plus voir que par ses plus aimables défauts de coquetterie, son instabilité, sa légèreté de caractère, en un mot, de ne plus croire du tout à ses meilleurs instincts, à ses plus nobles qualités, pourra-t-il se décider jamais à envisager le *matrimonium* dans son véritable sens philosophique et physiologique, cette condition qui impose à l'épouse l'obligation d'élever elle-même ses enfants (*matrem monere*, apprendre à être mère).

Sublime et providentielle destinée, qui fait de la femme

l'être le plus tendre, le plus sympathique, le plus édifiant qu'on puisse rêver, l'*alma viva* de la création, la providence des familles et des nations !

En admettant qu'ils consentent à s'imposer toutes les vertus domestiques auxquelles ils se sont si peu familiarisés, qu'ils entrevoient dans cette nouvelle existence des félicités quelconques, comment hélas pourront-ils satisfaire aux nouvelles obligations physiologiques du matrimonium? La grande majorité de ces ci-devant jeunes et si fiers dandys, fatigués, usés, épuisés, traînant avec eux l'emblème d'une sénilité anticipée, ne pourront consacrer à la fonction génésique qui, nous l'avons dit, leur est devenue si peu sympathique, que les restes impurs d'une semence souvent contaminée et le plus ordinairement très-imparfaitement élaborée. Force leur est donc aussi de ne convoiter que la main de femme d'un âge assez disparate, dont les goûts, les aspirations contrastent plus encore. Par toutes ces raisons, on est facilement édifié sur les conséquences de ces unions et la préférence du plus grand nombre pour la vie célibataire, qui semble les soustraire aux chances d'une paternité quelquefois interrogative.

En toute occurrence, on est en droit de se demander quelles seront les compensations sociales d'un pareil état de choses, et combien la natalité proprement dite se trouvera profondément compromise !

Il serait oiseux de pousser plus loin les récriminations à faire contre la conduite de ceux qui sont appelés à concourir à la reproduction de l'espèce, sans examiner, d'autre part, si la femme elle-même est, par son éducation, toujours convenablement préparée à répondre aux obligations qui lui incombent dans le mariage ?

A Dieu ne plaise que nous soyons disposé à lui accorder d'emblée son *dignus et intrare*; car nous ne le savons que trop nous-même, et l'expérience de tous les jours démontre combien peu de jeunes femmes sont constitutionnellement préparées à l'accomplissement de ces devoirs conjugaux.

N'insistons pas sur les causes organiques proprement dites, qui ressortent plus particulièrement de l'hygiène générale, si profondément négligée, inconnue même dans l'éducation de la demoiselle nubile, et tout cela par une pure et spéculative pruderie, frisant l'hypocrisie, résultant des préjugés dont malheureusement nous avons tant de peine à nous débarrasser dans notre pays. Aussi est-ce par un étrange abus de cette ignorance qu'on condamne les jeunes femmes à entrer trop tôt dans les liens du ménage ; qu'on se révolte à l'idée de leur apprendre les lois hygiéniques, les obligations physiologiques auxquelles elles vont être condamnées à se soumettre, tandis qu'on leur présente le tableau de la maternité comme le champ-clos de toutes ses misères, de toutes ses maladies, si bien qu'aucunes d'elles se laissent trop facilement convaincre de leur infériorité organique, de l'absence de ces sentiments providentiels ; et que pour les plus futiles motifs elles s'exonèrent des charges de la maternité en faveur de femmes non mieux douées, ni mieux instruites, mais seulement plus insouciantes, indifférentes aux souffrances des enfants, n'envisageant d'ailleurs dans cette nouvelle condition qu'une amélioration de son bien-être personnel dans cette nouvelle industrie. Ce qui les autorise à en agir avec moins de prudence et de sollicitude, et à compromettre plus directement encore la viabilité des sujets qui leur sont confiés. Aussi n'a-t-on point hésité à leur appliquer la qualification de *faiseuses d'anges.*

Voilà par quelles circonstances on prétend ménager la santé des mères de famille, conserver leurs agréments, en augmentant la mortalité des enfants, en brisant les sentiments les plus purs, les instincts les plus légitimes ; on déprécie la femme, on la démoralise, et puis on se plaît ensuite à la rendre responsable de tout le mal qu'elle n'a pas fait, mais qu'on lui a fait faire !

Quant au contraire il serait si facile de les initier progressivement, et suivant leur âge et leur développement intellectuel, aux plus importantes questions de la *puériculture,* de leur présenter ces études de manière à les inspirer des plus sublimes élans, les leur faire envisager comme la véritable source de toutes les félicités féminines.

D'un autre côté, c'est bien évidemment aussi par la vulgarisation de ces connaissances toutes spéciales que l'on peut, que l'on doit espérer de répondre aux autres questions de votre programme, en ce qui concerne les bureaux de toutes sortes, y compris les crèches, les asiles destinés à la première enfance, sans en excepter même la Société protectrice de l'enfance, dont tous les efforts ne peuvent aboutir que par l'instruction donnée aux nourrices elles-mêmes, soit pour l'allaitement mercenaire, soit pour l'allaitement artificiel au biberon, dont on s'effraye beaucoup plus que de raison, à cause même de l'ignorance pratique à ce sujet ; car c'est nécessairement en s'appuyant sur ces données toutes scientifiques, corroborées d'une pratique consciente et persévérante, que l'on arrivera à poser les bases du règlement à mettre en vigueur dans ces institutions éminemment philanthropiques, qui, généralement, n'atteignent pas leur but, parce qu'elles sont, la majeure partie du temps, exclusivement abandonnées seules aux fantaisies de ceux ou de celles qui les dirigent, comptant toujours sur les prétendues connaissances, sur les qualités instinctives des femmes qui, hélas ! n'ont d'autre mérite de leur dévoûment que la position qu'elles occupent, du bon vouloir qu'elles peuvent essayer de mettre à réaliser une œuvre pour laquelle elles subissent fatalement les entraînements de toutes les erreurs attachées aux pratiques qu'elles suivent, et qui résultent des préjugés, des us et coutumes en honneur dans le pays ou la localité qu'elles habitent.

En nous arrêtant à ces plus essentielles démonstrations des causes de la dépopulation par la natalité et par la mortalité des nouveau-nés, n'avons-nous donc pas implicitement montré le chemin qu'il faudrait suivre pour remédier à de telles conséquences :

A savoir, de modifier, à l'heure présente, l'éducation de tous, depuis la naissance jusques et y compris celles des âges suivants ;

De vulgariser pour les mères, les nourrices, les vrais principes de la *puériculture* d'après les bases sur lesquelles nous avons essayé de la présenter dans notre traité publié, en 1866, chez Germer-Baillière. Pour le second âge, c'est-à-dire pour cette période qui comprend, à proprement parler, l'éducation classique universitaire, demander aux hommes de cette corporation les réformes, les améliorations que l'expérience et l'étude des récents malheurs que nous venons de subir doivent leur avoir inspirées ; de se pénétrer profondément eux-mêmes des impérieuses nécessités de tenir plus que jamais à la discipline, à l'observation des règles de la tempérance et de l'obéissance aux supérieurs et à la famille.

Ne point hésiter même à s'imposer au besoin les privations personnelles de toutes espèces pour servir et assurer la réalisation des réformes qu'il faut obtenir.

Pour arriver aussi rapidement que possible à un semblable résultat, nous ne nous dissimulons pas qu'il faudrait que la société actuelle, telle qu'elle est, telle qu'elle fonctionne, ait préalablement à faire de puissants efforts de raison et de sagesse, s'imposer énergiquement l'obligation de briser avec cette vie de dissipation, de jouissances égoïstes, portée au paroxysme du délire, comme chacun se plaît à le prouver en proclamant que, nous autres Français, nous sommes tous fous ! Mais en définitive, et quoi qu'il puisse en coûter à chacun de nous, nous devons comprendre le devoir que nous impose le malheur commun qui est venu nous frapper, et c'est avec un sentiment de généreuse et loyale fierté que nous devons montrer à l'univers entier, que la France, notre belle France n'est point prête à sombrer ; que ceux que l'on a si vertement admonestés sont encore capables des plus nobles vertus et dignes à tous égards de conserver le rang élevé qu'ils se sont acquis dans la civilisation moderne.

Sachons aussi comprendre que ce n'est point par la force brutale, par cette affreuse science des armes destructives que s'opèrent les améliorations sociales que nous poursuivons, laissons à son auteur toute la responsablilité de son brutal argument : que la force prime le droit ! Instruisons, moralisons, glorifions nos successeurs par notre nouvelle manière de faire, et c'est alors que nous compléterons les dernières questions de ce programme en diminuant, réduisant à leur plus simple expression les contingents militaires, en les maintenant sous les drapeaux juste le temps nécessaire pour les former à la vie de discipline, leur inspirer les vertus civiques et politiques qui peuvent, qui doivent resserer les liens de la fraternité, de l'égalité, sans les compromettre ; nous dicter à tous la solidarité protectrice du foyer domestique, sans diminuer les aspirations sentimentales de la famille.

Rendons plus promptement aux sources du travail et de la prospérité publique des agents intelligents, des ouvriers actifs, laborieux, que l'éducation mieux comprise et mieux dirigée aura préparés à la vie des affaires publiques.

Avant de terminer cet examen philosophique des exigences sociales, et dans le but d'augmenter autant que possible les éléments de la natalité générale, nous rappellerons le préjudice que nous cause le célibat volontaire, et, à côté de cela, nous formulerons le vœu de voir restreindre aussi le nombre de ces communautés religieuses des deux sexes, qui, elles aussi, sont un assez étrange diverticulum de la reproduction sociale ; nous ne verrions, d'ailleurs, pas pourquoi ces corporations, si on les juge nécessaires, indispensables à l'harmonie des sociétés, ne consentiraient pas, tout comme nous, à obéir aux devoirs et aux obligations de la vie physiologique, pour laquelle leurs membres ont été créés tout comme les nôtres !

En nous arrêtant ici, à ces dernières considérations, nous espérons avoir répondu, en partie au moins, à un grand nombre des questions qui nous étaient posées, et être venu apporter le fruit de notre expérience, les aspirations rénovatrices que nous supposons pouvoir concourir le plus heureusement à l'émancipation intellectuelle et morale que nous ambitionnons tous, en donnant enfin à la société toute entière l'exemple du dévoûment avec lequel les médecins savent toujours comprendre et réaliser le mandat scientifique et professionnel qu'ils ont accepté.

———

VII.

DE L'INFLUENCE DE L'ÉTAT SOCIAL SUR LA DÉPOPULATION

Par M. le docteur CRESTIN.

———

§ 1. — *Des causes de la dépopulation.*

La population de la France, stationnaire dans son *minimum*, sous l'influence des institutions dévorantes de la féodalité, du monachisme et de la prostitution, tendit sensiblement à s'accroître à la Renaissance et pendant les guerres de religion. Elle recommença à décroître d'une manière alarmante sous les despotismes de Louis XIV, où le manant mangeait l'herbe des champs et le vilain les détritus des palais et des châteaux, et de Louis XV, où les agioteurs et les bellâtres, les uns aidant les autres, suçaient la moelle du peuple, « et gâtaient la chair de ses filles. »

Elle prit un essor jusqu'alors inconnu à dater de 89, au milieu même des orages de la Révolution.

Cet accroissement, avec des ralentissements irréguliers dus à des causes ou politiques ou peut-être météorologiques, put se constater jusqu'au milieu de la première décade des années de règne du dernier monarque de France.

Cet arrêt du développement de la progression régulière de la population fut suivi bientôt d'une période de décroissance.

Cette période est aussi celle où la doctrine immorale : « La fin justifie les moyens » recruta le plus d'adhérents, où la mise en œuvre de cette maxime, étant partie de plus haut, fut imitée plus généralement, où la glorification des attentats heureux contre le droit et contre la loi rencontra le moins de contradicteurs.

En même temps elle fut aussi l'époque où nos voisins cessèrent de nous estimer, et se promirent de nous abandonner sans défense et sans secours au ressentiment de nos prolifiques envahisseurs.

Le baron Louis a dit : « Faites-moi de bonne politique, je vous ferai de bonnes finances. » Malthus, d'autre part, a démontré que la population croît en raison directe de l'accroissement de la production. Or la production étant elle-même subordonnée à la qualité du système financier, il résulte qu'en fin de compte, dès que la population décroît, c'est qu'une nation souffre d'une mauvaise politique.

En dehors de cette cause générale, il n'y a que des causes accidentelles et transitoires. De cette cause principale peuvent s'extraire toutes les autres, qui n'en sont que de simples corollaires.

La population croissant suivant une proportion déterminée, la production croît aussi proportionnellement, mais en raison géométrique de l'accroissement de la population. Un terme appelle l'autre.

Si cependant cette production s'opère de façon à détruire l'équilibre entre les produits donnés à la consommation nécessaire et les produits destinés à la consommation artificielle ou complémentaire; si, par exemple, dans un pays agricole, vous changez les proportions normales de la production normale;

Si les bras, destinés à féconder le sol, sont employés inconsidérément, au point de vue social, à travailler à de grandes entreprises, systématiquement éternisées « pour enrichir une certaine catégorie de citoyens. »

Vous n'aurez pas, en vérité, augmenté la vraie production, vous en aurez déplacé les bases, vous l'aurez diminuée en réalité. L'organisation du travail aura alors pour analogues ces organismes monstrueux que le développement des parties accessoires, se nourrissant au détriment des parties principales, amène rapidement au dépérissement et à la mort.

Du moment aussi que le système des impôts pressure sans proportion équitable les couches d'une population inégalement favorisée par les bénéfices de l'association, suivant une loi qui se vérifie aujourd'hui et qui a présidé aux sociétés humaines depuis leur origine, cette population, du même coup, accuse, par la cessation de son accroissement progressif, régulier, et bientôt par sa décroissance numérique, le vice de cette organisation économique.

Un seul exemple parmi les sociétés historiques suffit pour démontrer la fatalité de cette loi, que l'intervention de l'hygiène publique et particulière est impuissante à éluder.

Les Romains, aventuriers émigrés du Latium, aux habitudes grossières, sans culture intellectuelle, sans notions d'hygiène, tendent à la République, ils la fondent... Cette organisation politique leur permet d'étendre la superficie de leur patrie; les générations qu'ils enfantent sont fortes, et le nombre des citoyens progresse sur ce sol dans des proportions de plus en plus rapides.

Qu'observe-t-on dans les lois politiques et dans leur système fiscal? En résumé, ces lois et ce système sont faits pour cette population, dont le personnel gouvernemental est instable, et ne se recommande d'aucun droit... divin... Quand les empereurs, des dieux, seront venus réclamer la gloire de les diriger et de renverser la République, au contraire, les études hygiéniques, les jouissances du luxe, les splendeurs de l'architecture, auront transformé ce sol du Latium. La vie grossière des citoyens se sera modifiée et raffinée, et cependant la dépopulation deviendra effrayante, si effrayante que l'empire, ce leurre offert aux affamés de repos, d'ordre et de servilité, en arrivera à s'affaisser sur lui-même avec la patrie, faute de bras pour les soutenir. C'est que la politique et le système d'impôts auront alors été coordonnés non en vue de la nation, mais en vue de son gouvernement, à qui il faut des centurions prêts à toutes les violences, des pontifes repus, des censeurs dociles, des édiles prodigues, des préteurs disciplinés et dévoués, des patriciens satisfaits.

On conçoit, en effet, qu'une forme de gouvernement — quand les idées théocratiques d'une société ne sont que des idées acceptées, qui n'ont pas présidé exclusivement à la naissance de cette société, — quand un homme est arrivé à se faire, par la violence, le seul pivot gouvernemental de ce peuple, on conçoit que cet état d'une organisation sociale par la force ne puisse se maintenir que par la force.

Or, la force est essentiellement dispendieuse, elle est soustraite d'une part à son rôle véritable, qui est d'être utile à tout le monde, c'est une déperdition ; mais comme l'emploi de cette force n'est pas ici un devoir bien clair pour la conscience de tous et qu'il a un mobile bien plus évident : l'intérêt ; comme cette force a la mission de résister aux droits des citoyens, elle doit être énorme et coûter d'autant plus qu'elle est plus oppressive. De plus, dans une pareille forme de gouvernement, non-seulement il faut augmenter sans limites les moyens de coercition, mais affaiblir autant qu'on le peut les causes de revendication.

Il est donc logique que les rhéteurs, les pontifes, les poètes et les philosophes soudoyés combinent leur théodicée, leurs déclamations, leurs sophismes et leur lyrisme commandé pour étouffer, chez les citoyens, avec le sentiment de leurs droits, les lumières de l'intelligence et les lois de la morale publique et privée. Les causes de dépopulation sont toutes rassemblées dans un pareil état social.

Je reviens à la situation de la France, qui était aussi un empire, il y a si peu de temps encore, et je soutiens qu'aussi longtemps que, par un système d'impôts répartis suivant la justice, vous n'aurez pas rétabli la proportion entre les charges sociales et les profits sociaux, tant que, notamment par les contributions dites indirectes, vous aurez chargé la masse qui vit à grand'peine, au jour le jour, dé la tâche d'entretenir le corps politique d'une portion indispensable de son nécessaire, vous n'aurez rien fait pour arrêter la dépopulation de la France.

Ce sont ces impôts indirects qui rendent tellement insuffisants les salaires, que le bureau des statistiques de Londres a pu établir qu'il était impossible, dans les conditions actuelles du travail des manufactures et des usines, que l'ouvrier puisse se marier, et surtout élever des enfants.

M. Lombard nous l'a dit dans la séance de ce matin :

Que se passe-t-il dans un peuple que le fisc exténue? La prudence, s'il est prévoyant, impose bientôt aux citoyens que la gêne étreint ou talonne, et qui ne voient à l'horizon aucun expédient pour sortir du *précaire*, les calculs, les pratiques et les règles exposés par Maltus.

Chez d'autres, l'insuffisance de l'alimentation réduit et souvent détruit la possibilité de procréer; ou bien, si la faculté de la procréation l'emporte encore sur les effets organiques produits par les privations, les enfants, atteints dans leur genèse par l'épuisement des parents, ne résisteront pas aux causes de maladie et de mort qui sont si abondamment semées sous les pas de l'enfance.

Chez une troisième catégorie de citoyens, les vices d'une civilisation pleine d'injustice, de luxe sans frein et sans pudeur, ainsi que de misères sans espérance, auront été mis à profit comme moyens de subsistance. Ces moyens auront empoisonné la source même où la nouvelle génération doit puiser la vie. Cette génération, dans ce cas encore, n'atteindra pas à la maturité.

Trois premières causes de dépopulation en France. —
1ᵒ La nécessité de diminuer les charges de la famille pour

l'individu qui, en haut et en bas de l'échelle sociale, veut s'adonner au luxe dévorant de la corruption sociale;

2° La misère qu'apporte à la classe prolifique des campagnards et des prolétaires la lourdeur des impôts qui les frappent dans leurs ressources les plus nécessaires.

3° La propagation de la syphilis, émanant des classes oisives jusqu'aux classes laborieuses, résultat de la combinaison des deux premières causes.

La grande industrie. — Il faut joindre à celles-ci une quatrième cause : c'est le déplacement des jeunes gens transportés, pour les exigences de la grande industrie, du milieu des campagnes, où les forces génératrices donnent les meilleurs produits, dans ces centres malsains, énervants et corrompus : les grandes villes.

C'est, en effet, dans ces milieux délétères, au point de vue moral et physique, que la civilisation moderne accumule les jeunes gens au sortir de la chaumière de leurs parents ou des casernes de l'Etat.

Dans les villes, on le sait, l'air qu'on respire, l'insuffisance alimentaire trop souvent imposée aux estomacs les plus vigoureux par la cherté des subsistances, la dissipation des mœurs, éteignent, diminuent ou altèrent la faculté génératrice. Dans ces conditions encore, si des enfants naissent, ils deviennent une charge telle pour les procréateurs ou hélas! pour la procréatrice, que ceux-ci sont dans l'impossibilité de protéger et de soutenir la vie qu'ils viennent de transmettre.

Les armées permanentes. — L'institution des armées permanentes constitue une cinquième et très-grave cause de dépopulation en France.

L'armée, organisée comme nous la possédons, n'a pas peu contribué à enrayer le progrès du nombre des naissances et à altérer la qualité des produits de la génération.

L'armée, c'est une catégorie temporaire de citoyens choisis dans l'élite organique de la jeunesse, qui enlève chaque année un contingent de cent mille géniteurs au travail et à la saine procréation.

Cinq ou six cent mille robustes procréateurs sont éliminés de leur pays, où ils donneraient l'abondance, et transportés par le hasard d'une feuille de route ou d'une consigne régimentaire dans les villes, où ils apprennent la débauche et la paresse, et d'où ils transportent ailleurs l'infection syphilitique.

Loin dès lors de pouvoir contribuer à la rénovation organique et morale d'une nation devenue sénile, l'impétuosité et la richesse même de leur sang deviennent la cause directe de la dégénérescence de l'espèce, dont ils sont les instruments les plus redoutables.

La syphilis, en effet, les atteint dans une proportion qui ne va pas à moins de 60 pour 100.

On sait que les produits des procréateurs ainsi contaminés avortent souvent avant l'heure de l'éclosion, ou qu'ils ne peuvent traverser les étapes dangereuses que parcourt la première enfance, ou que si, par impossible, ils parviennent à la phase de maturité, c'est une maturité morbide, tourmentée, chétive, sans valeur au point de vue social.

Chaque année, l'armée rend à la vie civile ceux de ses membres dont le temps de service est expiré. Ces serviteurs de l'Etat retournent dans leurs campagnes ou vont s'agglomérer avec les populations flottantes de nos cités. Dans les campagnes, ils se marient, et alors de la robuste paysanne qui leur échoit, ils ont des enfants incapables d'arriver à bien par suite de la viciation du sang paternel, ou bien l'habitude de la débauche contractée dans les régiments les suit jusqu'au milieu de leurs concitoyens, dont ils souillent le ménage et empoisonnent le lit.

Le plus généralement, les soldats munis de leur congé ont perdu le goût du travail et surtout du rude travail des champs. Ils n'ont plus qu'une aptitude et qu'une ambition, celle des fonctions parasitaires, s'ils ont un peu d'instruction, ou des travaux automatiques des usines, si leur intelligence n'a jamais été cultivée.

Dans ces deux situations encore c'est une génération de citoyens perdue pour la saine et normale procréation. Nous avons parlé plus haut des effets que produisait à ce point de vue l'agglomération des travailleurs pour le compte des grandes industries.

Cette armée coûte chaque année plusieurs centaines de millions, que les contribuables payent sans profit et sans avantage au point de vue de la production. Ajoutez ces sommes à celles que les citoyens, entretenus ainsi sans rien produire, feraient entrer dans la richesse sociale s'ils produisaient, et comptez la perte sèche que fait le pays, et indirectement quel contre-coup porté à l'accroissement de sa population !

Dois-je parler, comme d'une sixième cause de dépopulation, d'une autre classe, dont le devoir professionnel est de ne pas se marier, et dont la profession ne consiste pas à produire mais à consommer ? C'est cinquante millions au moins de valeurs qu'ils produiraient s'ils n'avaient pas cette profession Il faut bien indiquer cette classe, au moins pour mémoire.

§ 2. — *Des moyens de remédier à la dépopulation.*

De l'exposition et des considérations qui précèdent découlent les conséquences suivantes, ou la détermination des moyens de remédier à la dépopulation :

Puisque la population est en raison directe de la production, un de ces moyens ne serait-il pas de favoriser et d'augmenter la production générale ?

Comment augmenter la production générale ?

Le problème est complexe, difficile à résoudre nettement. Mais sans entrer dans des détails d'application, ne se présente-t-il pas à l'esprit certaines indications principales dans l'ordre moral d'abord : Ramener le sentiment du devoir en développant le sentiment de la dignité.

La pratique de la liberté et la conscience de la responsabilité de l'individu comme citoyen d'un pays qui se gouverne lui-même. Voilà quelques données de ce problème.

En Amérique, en Suisse, même en Belgique, où les institutions se rapprochent des institutions républicaines, ces sentiments sont partout développés. Les hommes y sont laborieux, les femmes chastes, les familles nombreuses, les intérieurs pleins de gaîté et d'affection familiale.

Dès que ces sentiments auront pénétré dans la conscience du travailleur, les mœurs générales se transformeront, et avec les mœurs les habitudes serviles et crapuleuses.

Il faut :

Intéresser le citoyen au travail par une émulation que ne

peut donner l'organisation actuelle de la grande industrie.

Celle-ci, par le fait nécessaire, mais j'aime à le penser, transitoire, de la grande division du travail, détruit, toute initiative, tout amour-propre et toute spontanéité chez l'ouvrier, qui n'est plus qu'un rouage d'une machine, destiné à produire une pièce séparée d'un tout, dont il n'a pas à comprendre l'organisme complet, qu'il n'a peut-être jamais vu.

Elever par tous les moyens légaux l'intelligence et le caractère du travailleur, en le protégeant au besoin contre l'arbitraire souvent sans contrôle et sans contre-poids du chef d'usine ou du patron. Il reprendra, avec la dignité d'un homme libre, le goût de la famille et de l'intérieur. Cet intérieur sera d'ailleurs matériellement plus confortable et plus attrayant dès que le travail du père de famille sera payé au prorata de sa capacité et du temps qu'il donne.

Comme indications matérielles, prévenir les entassements de travailleurs sur un point, tamiser pour ainsi dire le travail sur toute l'étendue du sol.

De l'encombrement du personnel résultent l'abaissement des salaires, les tentations — la faim en produit de terribles — de prendre *per fas et nefas* la place d'un autre ouvrier qui se trouve avoir du travail.

Pour remplir le même but, dissémination du travail, favoriser les habitudes d'émigration, que les nations anglo-saxonnes pratiquent avec tant de bonheur, qui préviennent la misère, qui ouvrent un horizon aux désespérés et un *diverticulum* aux familles encombrées.

Nous avons à nos portes l'Afrique, un pays français, et cependant à peu près oublié des paysans et des ouvriers de France.

Là, cependant, les journées de travail sont cotées d'une manière relativement très-élevée, la vie y est joyeuse parce que le climat y est perpétuellement égayé par le soleil, la fécondité du sol merveilleuse. Cette indication, j'y reviendrai quand je parlerai des enfants assistés.

Les impôts constituent dans leur ensemble un système désastreux pour la prospérité publique. Il faut les répartir autrement. La proportionnalité dans l'impôt direct, voilà où doivent tendre les modifications pressantes qu'on doit apporter dans notre système financier.

Dès que la population qui vit exclusivement de son travail ne verra pas prélever les fruits les plus abondants de ce travail pour être dévorés par le fisc, elle ne craindra plus de donner des enfants à la patrie, parce qu'elle aura l'espoir de ne pas les vouer à la misère et à la faim.

Du reste, avec la République, les impôts, n'étant plus destinés à sustenter une dynastie, à armer ses prétoriens, à récompenser ses grands électeurs, à engraisser ses corrupteurs, tourneront inévitablement au bénéfice des producteurs, au lieu de servir à les opprimer et à les atrophier dans l'intérêt d'un seul homme.

L'instruction, en développant les facultés positives et latentes, ouvrira à chaque citoyen, dans sa profession même, des horizons nouveaux. Ce citoyen pourra chaque jour perfectionner les procédés, et utiliser ses aptitudes particulières, lesquelles tourneront sans cesse au profit de la production générale, en produisant pour lui l'aisance particulière.

L'armée, — je passe au-dessus, bien entendu, des nécessités présentes que nous devons encore au dernier règne, — il faudra qu'elle devienne une armée vraiment nationale, comme en Suisse, comme en Amérique. Protectrice de l'ordre, elle ne doit pas opprimer la liberté. Dès qu'elle n'aura que cette mission, ainsi que celle de servir seulement pour la défense du territoire, la force de centralisation nécessaire pour conduire une armée conquérante ne sera plus un article de foi pour l'orthodoxie politique. Les jeunes gens qui feront partie de cette armée pourront dès lors produire du travail et procréer des enfants vigoureux comme les pères. La longue oisiveté des camps n'en fera plus, quand ils seront exonérés du service militaire, des déclassés incapables du travail des champs et de la sereine austérité du père de famille.

Pour moi, comme on peut le voir par ce qui précède, la médecine proprement dite a peu de remèdes à indiquer contre la dépopulation au point de vue général. Elle doit cependant intervenir dans certains points de détail, pour atténuer en quelque sorte l'effet des causes qui passent au-dessus de sa tête.

Il y a longtemps, par exemple, qu'on s'est ému de la mortalité des enfants, et qu'on a cherché dans les différents modes d'allaitement les raisons de cette mortalité.

On a vivement agité la question, résolue affirmativement avec autant de dogmatisme que d'incompétence, par un philosophe du siècle dernier, de l'allaitement maternel.

Ce problème, à mon avis, est loin d'être susceptible d'une solution aussi simple et aussi inapplicable qu'elle est philosophique.

L'allaitement maternel dans les grandes villes deviendrait, je ne crains pas de l'affirmer, dans la grande majorité des ménages une cause de mort pour les nourrissons. Si l'on n'a pas pu en faire la preuve statistique, c'est précisément que cet allaitement est, dans les conditions de la vie des cités, une chimère, une impossibilité.

Mettre ses enfants en nourrice est donc une mesure raisonnable, morale et physiologique pour la plupart des femmes qui habitent la ville. Je ne disconviens pas que, pour certains ménages, cet éloignement de leurs nouveau-nés ne soit le résultat d'un odieux calcul. Qui n'a pas présente à la mémoire la notoriété sinistre d'un certain nombre de nourrices des environs de Paris, dont les nourissons mouraient tous en très-peu de temps ! Qui n'a pas été frappé de stupeur en constatant la vogue criminelle de ces empoisonneuses de village ? Je pense cependant que des femmes assez cupides pour sevrer souvent de trop bonne heure leurs propres enfants, afin de tirer parti du lait qu'elles leur doivent, ne peuvent pas *à priori* donner l'espoir d'un dévoûment bien entier à l'enfant étranger qu'on leur confie.

La négligence qu'elles apportent dans les soins qu'il faut donner aux nourrissons est un fait général reconnu et qu'on peut à loisir constater. Un de nos confrères, le docteur Ponnet, de Neuville, me citait souvent cette réminiscence de sa première enfance: Sa nourrice travaillait aux champs. Pour se débarrasser des cris de notre confrère, alors au maillot, elle avait l'habitude de creuser un grand trou dans la terre humide... Il y restait à grelotter et à crier pendant des heures.

La surveillance des enfants en nourrice est donc plus qu'un devoir des parents : elle est un devoir social. Cette surveillance devrait être régulière, prochaine, faite avec une certaine minutie. Un service officiel, régional et périodique devrait être organisé à cet effet. On conçoit sans peine que des parents, quelle que soit leur sollicitude, ne puissent suppléer à une protection officielle ainsi organisée. C'est, selon moi, une lacune à combler.

Du reste, tous les enfants qui sont envoyés au loin n'ont pas des parents pour les protéger contre la meurtrière négligence des nourrices.

De nombreuses naissances proviennent des unions illicites ou de ménages tourmentés par la misère. Ces nouveau-nés seraient voués à une mort certaine, si la société ne se chargeait de leur nourrissage et même de leur alimentation ultérieure.

A Lyon et dans le département du Rhône, ce *devoir* incombait autrefois aux hospices ; depuis un certain nombre d'années, la charge en est tombée sur le département.

Chaque département, en France, a aussi ses enfants à assister, et la tutelle, à moins de réclamations des ayants-droit, lui en reste dévolue jusqu'à leur majorité.

De ces pupilles, le département du Rhône compte, à l'heure qu'il est, une huitaine de mille ; sur ces 8,000 enfants, 2,000 ou 2,500 sont en nourrice dans les villages disséminés de six ou sept départements circonvoisins.

La mortalité parmi ces enfants s'élève jusqu'au chiffre de 40 pour 100.

La surveillance de tous ces enfants est confiée à un service d'inspection qui comprend une dizaine de fonctionnaires nommés par l'État.

Certes, pour eux, et sans avoir à se mêler des questions spéciales dont un médecin peut seul s'occuper, la tâche doit être passablement rude. La comptabilité, la recherche des nourrices, les soins à prendre de l'instruction et de l'apprentissage des pupilles du département, voilà des fonctions qui doivent absorber le temps d'un certain nombre d'employés.

Mais est-ce par inadvertance de celui qui le premier organisa ce service ? Au milieu de cet ensemble de fonctionnaires, je cherche vainement le nom d'un médecin.

Qui donc alors peut s'assurer de l'état de la nourrice dans

l'intérêt du nourrisson, et de l'état du nourrisson dans l'intérêt de la nourrice.

Qui donc peut s'assurer des conditions hygiéniques de l'habitation et du régime de la nourrice ?

Qui donc peut ordonner des mesures de préservation et de dissémination dans les cas d'épidémie?

Qui peut stimuler l'attention de qui de droit sur certaines causes endémiques de mortalité, et indiquer les moyens d'y soustraire les pupilles du département ?

Dans les cas de maladie, avec qui peut décemment correspondre le médecin qui traite le nourrisson et sa nourrice?

Non-seulement l'action dirigeante d'un médecin me semble indispensable, mais encore il faudrait, à mon avis, intéresser tous les citoyens honorables à surveiller, dans le rayon où ils peuvent le faire, l'œuvre si éminemment sociale de l'éducation des enfants.

Il y a des dames patronnesses qui portent avec fierté le titre de dame de telle ou telle œuvre, pourquoi ne développerait-on pas, par toute la France, en commençant par le département du Rhône, l'œuvre de la protection des enfants qui ne connaissent pas de mère ?

Que ce titre soit le plus honorifique possible, et bientôt le concours que les titulaires apporteront pour la bonne direction maternelle et morale des enfants deviendra d'une grande efficacité.

En terminant, et à l'occasion des enfants assistés, je me prends à insister sur les avantages que présente si vainement aux classes déshéritées l'Afrique française.

C'est là que le département, dont l'exemple serait sans doute suivi par la France, devrait envoyer les enfants dont il a la charge, quand l'état de leurs forces et la nature de leur tempérament en donneraient l'indication.

Cette indication serait, je n'en doute pas, saisie avec empressement par le médecin.

Toute cette génération nouvelle, qui trouve tant d'obstacles pour se développer en France, serait au premier chef apte à prendre des mœurs et des habitudes en rapport avec le climat et le genre de ses productions.

Cette terre féconde et favorisée en recevrait l'agriculture

et l'industrie et leur rendrait l'espace, la liberté et la richesse.

VIII.

MESURE ET AGENTS DE LA DÉPOPULATION EN FRANCE;

Par M. le docteur LOMBARD (de Genève).

Il importe de bien s'entendre sur le sens de la question
proposée à nos méditations. La dépopulation de la France est-
elle un fait démontré ? Jusqu'au dernier recensement nous aurions dit non ; mais maintenant nous sommes obligés de
convenir que la population française est en voie de décroissance. Dans quelles limites et quelles sont les causes de ce
fait démographique ? C'est ce qu'il importe d'établir en comparant la France avec les autres États européens.

1° Et d'abord, quant à la période du doublement, c'est-à-
dire l'époque où l'accroissement de la population arrive au
doublement. Or, à cet égard, la France occupe une place inférieure à celle de la plupart des États européens, comme on le
voit dans le tableau suivant (1) :

Durée de la période de doublement.

	ans.		ans.
France	165	Autriche	110
Espagne	165	Hollande	90
Hanovre	162	Belgique	77
Hesse	162	Angleterre	59
Italie	136	Prusse	48 (2)
Bavière	120	Saxe	39
Suisse	117		

(1) Tous ces tableaux sont extraits des statistiques officielles publiées
par les différents gouvernements.

(2) Avant les annexions.

Ainsi donc, tandis que la Saxe voit sa population doublée en 39 ans, l'Angleterre en 59 ans ; il faut 165 ans pour que le nombre des Français soit doublé.

Il y a donc à cet égard infériorité de la France comparée à d'autres pays.

2° Voyons si les autres conditions démographiques sont aussi défavorables, et commençons par la densité de la population comparée à l'étendue du territoire.

Nombre d'habitants par kilomètre carré.

En France	69	En Bavière	60
En Italie	84	Aux Etats romains	59
En Wurtemberg	87	En Autriche	50
A Bade	88	En Hanovre	48
En Hollande	100	En Prusse	45
En Angleterre et pays		En Danemark	43
de Galles	119	En Ecosse	36
En Saxe	126	En Espagne	31
En Belgique	154	En Grèce	25
En Suisse	65	En Suède	7

L'on voit comment la France occupe une position moyenne, en ce qui regarde la densité de la population. Les 69 habitants pour un kilomètre carré sont aussi éloignés des 7 de la Suède que des 154 de la Belgique. Mais il faut ajouter que la superficie occupée par les montagnes, les lacs, les sables et les forêts doit nécessairement modifier la densité de la population ; c'est à ces diverses causes qu'est due l'habitation clairsemée de la Suède, de l'Écosse, de l'Espagne et de la Suisse. Quant à la France, l'étendue de ses régions montueuses et de ses forêts est proportionnellement peu considérable, et il n'est pas de doute qu'avec son sol éminemment fertile, elle pourrait nourrir trois ou quatre fois 69 habitants par kilomètre carré et se rapprocher de sa voisine la Belgique, qui, malgré ses chaînes de montagnes, compte pourtant 154 habitants par kilomètre carré.

3° Le nombre des mariages est-il inférieur en France à ce que l'on observe en d'autres pays ? Nullement ! Car, ainsi

qu'on peut le voir dans le tableau ci-dessous, le nombre des
mariages n'est ni plus fort ni plus faible que celui d'autres
pays.

Nombre des mariages comparé à la population. (Un mariage
sur tant d'habitants.)

France, sur	123	Hollande, sur	122
Norvége, sur	133	Angleterre, sur	120
Belgique, sur	135	Autriche, sur	119
Suisse, sur	141	Prusse, sur	113
Écosse, sur	145	Saxe, sur	108
Bade, sur	166		

Comme on le voit, il y a moins de mariages en Belgique, en
Suisse, en Écosse et à Bade qu'en France ; il y en a par contre plus en Angleterre, en Autriche, en Prusse et en Saxe
qu'en France, et cependant parmi les pays où les mariages
sont plus rares qu'en France se trouve la Belgique, dont la
période de doublement est deux fois plus prompte.

4° La fécondité des mariages est le point faible de la France,
qui occupe le dernier rang à cet égard quand on la compare
aux autres États européens.

Nombre d'enfants par mariage.

Russie	4.72	Prusse	4.14
Espagne	4.52	Hollande	4.07
Écosse	4.50	Autriche	4.01
Irlande	4.48	Belgique	3.96
Italie	4.34	Angleterre	3.92
Hongrie	4.31	Saxe	3.86
Norvége	4.25	Danemark	3.77
Suède	4.23	Bavière	3.40
Wurtemberg	4.22	France	3.07

Ainsi donc, tandis que l'on compte en Russie, en Espagne,
en Écosse et en Irlande de 4.72 à 4.48 enfants par mariage,
la France n'en a que 3.07. D'où vient cette grande infériorité,

qui est la principale cause de la dépopulation que nous cherchons à étudier ?

Il y en a sans doute plusieurs que nous pouvons énumérer : l'époque tardive des mariages, le célibat de l'armée et aussi les mœurs matrimoniales, sur lesquelles je désire appeler l'attention d'une manière toute spéciale.

5° Les mariages sont-ils plus tardifs en France qu'ailleurs ? L'on peut en juger dans le tableau suivant :

L'on compte sur dix mille époux des deux sexes.

Époux	Angleterre.	Hollande.	Belgique.	États sardes.	Norvége.	France.	Suisse.
au-dessous de 20 ans	730	444	560	1.574	269	1.071	367
de 20 à 30 ans	7.119	5.758	5.350	6.126	6.461	5.959	5.681
de 30 à 40 ans	1.416	2.756	2.894	1.546	2.399	2.110	2.848
de 40 à 50 ans	486	743	899	495	365	544	795
au-dessus de 50 ans	249	299	297	259	306	316	309

L'on peut voir dans ce tableau que si les mariages précoces, c'est-à-dire au-dessous de vingt ans, sont plus fréquents en France que dans les autres États, en exceptant l'ancien royaume de Sardaigne, il n'en est plus de même pour l'âge de 20 à 30 ans, où la France occupe une position intermédiaire entre l'Angleterre, les États sardes et la Norvége, dont les mariages sont plus nombreux pendant cette période décennale, tandis que l'on en compte plus en France qu'en Hollande, en Belgique et en Suisse.

Quant aux mariages tardifs, c'est-à-dire après trente ans, ils sont moins nombreux en France qu'en Norvége, en Belgique, en Hollande et en Suisse, et plus nombreux qu'en Angleterre et dans les États sardes. En sorte qu'en définitive nous reconnaissons que les mariages ne sont pas plus tardifs en France qu'ailleurs, et que ce n'est point à cette cause qu'il faut attribuer la faible fécondité des familles françaises.

6° Le célibat dans l'armée doit aussi être examiné au point de vue qui nous occupe ; en effet, les jeunes gens qui constituent l'armée française sont, par le fait de leur présence sous les drapeaux, presque complètement empêchés de se marier, et par conséquent ils maintiennent dans le célibat un nombre égal de femmes. Quelle est l'étendue du mal que nous signalons? C'est ce que le docteur Ely, chef de bureau de statistique médicale au ministère de la guerre, a voulu résoudre par divers calculs publiés dans le journal la *Société statistique de Paris* (juillet 1871-72).

Il estime qu'il y a au moins vingt mille militaires mariés et que s'il n'y avait aucun obstacle au mariage des militaires, l'on compterait cent vingt mille couples de plus sur 7,727,304, soit environ 1/64mo du nombre total. Or ces cent vingt mille couples, à raison de 21 enfants pour 100 femmes mariées, donneraient 22,000 naissances de plus, soit 1/46mo du nombre total.

En sorte que le docteur Ely, tout en cherchant à atténuer les conséquences du célibat dans l'armée, est forcé de reconnaître que les obstacles opposés au mariage des militaires diminuent la natalité de la France et contribuent ainsi à son infériorité numérique.

Il est donc à désirer que les mariages des hommes qui sont sous les drapeaux ne soient plus entourés d'autant de difficultés. Je me rappelle que lorsque qu'un jeune capitaine voulut épouser une de mes pupilles, il fallut faire la preuve qu'elle possédait une fortune suffisante, et passer par des formalités si nombreuses qu'elles doivent empêcher bien des mariages. Celui dont je parle n'eut pas une bien longue durée, car ce brave officier fut tué à l'attaque de la tour de Malakoff.

7° Les naissances illégitimes sont-elles une cause de la dépopulation de la France? Nous ne le pensons pas, car le nombre des enfants naturels n'est pas plus considérable que dans la plupart des États européens, comme on peut le voir dans le tableau ci-dessous.

Naissances illégitimes.

Sur cent naissances, l'on en compte d'illégitimes :

En France (1861 à 1863)	7.54	En Portugal.......	15.48
En Belgique	7.65	En Bavière........	22.83
En Norvége	8.33	En Angleterre	6.49
En Suède	8.79	En Italie..........	5.10

En Écosse........... 9.01   En Hollande....... 4.06
En Autriche......... 10.00   En Russie......... 3.38
En Danemark........ 11.48   En Espagne 0.56

D'où l'on voit que, s'il est des États qui comptent un plus grand nombre d'enfants naturels, il en est beaucoup plus dont le coefficient de l'illégitimité est plus élevé qu'en France.

Ce n'est donc pas à cette cause qu'il faut attribuer la dépopulation de la France. Et cependant le grand nombre d'enfants naturels contribue à augmenter la mortalité du bas âge, car c'est un fait d'observation que les naissances légitimes fournissent un contingent moins considérable à la mort que les illégitimes.

Au reste, il importe de comparer ces chiffres avec ceux de la même époque pour d'autres pays, car l'on observe partout une augmentation graduelle du coefficient de l'illégitimité. C'est ainsi qu'en France l'on comptait de 1852 à 1855, 7.28 enfants naturels sur 100 naissances ; de 1856 à 1860, 7.51, et de 1861 à 1863, 7.53. En résumé, ce n'est pas sur la proportion des naissances illégitimes que porte l'infériorité de la France comparée aux autres pays européens.

8° Si nous réunissons les naissances légitimes et illégitimes et que nous les comparions avec la population, nous retrouverons l'une des causes principales de la dépopulation.

Nombre total des naissances sur cent habitants.

En France .... 2.63   En Russie.......... 4.33
En Grèce............. 2.88   En Saxe (royale).... 4.22
En Suisse........... 2.99   En Wurtemberg 4.02

D'où l'on voit que la natalité est plus faible en France que dans tous les autres pays européens.

9° La mortalité est-elle plus forte en France qu'ailleurs ? Voici la réponse à cette question :

Tableau de la mortalité absolue.

(L'on compte un décès sur tant d'habitants.)

En France, un décès sur.......		39.96	habitants.
En Suisse,	—	42.01	—
En Hanovre,	—	42.84	—
En Angleterre,	—	43.79	—
En Belgique,	—	44.27	—
En Danemark,	—	45.42	—
En Écosse,	—	45.72	—
En Suède,	—	46.31	—
En Grèce,	—	47.72	—
En Portugal,	—	48.08	—
En Norvége,	—	58.42	—
Pays-Bas,	—	39.10	—
En Espagne,	—	36.24	—
En Bavière,	—	35.64	—
En Saxe,	—	35.19	—
En Prusse,	—	34.64	—
En Wurtemberg,	—	31.99	—
En Autriche,	—	29.89	—
En Russie,	—	26.60	—

D'où il résulte que la France n'occupe pas un rang défavorable quant à la mortalité ; que celle-ci est plus forte dans les Pays-Bas, l'Espagne, la Bavière, la Saxe, la Prusse, le Wurtemberg, l'Autriche et la Russie, et que dans ce nombre sont plusieurs des pays, comme la Prusse, la Saxe et l'Autriche, dont la période de doublement est beauçoup plus courte que celle de la France. Ce n'est donc pas dans la mortalité absolue que l'on doit chercher l'infériorité de la France.

10° En est-il de même pour la mortalité relative, c'est à dire celle qu'on observe à différents âges ? C'est une question que les tableaux ci-dessous vont élucider :

Mortalité de 0 à 1 an.

Sur 100 enfants nés vivants l'on compte :

En France.......	15 décès.		En Autriche ...	26 décès.
En Suède........	15 —		En Saxe.......	26 —
En Belgique......	15 —		En Bavière.....	29 —
En Hollande.....	18 —		En Danemark .	13.6 —
En Prusse.......	18 —		En Hanovre...	13.4 —
États sardes (anciens).........	21 —		En Norvége...	10.8 —

Ainsi donc la mortalité des nouveau-nés n'est pas plus forte en France que dans la plupart des pays européens ; bien au contraire, l'on n'en compte que trois où il meurt moins de nouveau-nés qu'en France ; trois où il en meurt autant et six où il en meurt davantage. Le tableau suivant nous montre le même avantage sous une autre forme.

Composition de la population.

L'on compte sur 1,000 habitants :

En France....	209	décès dans la 1ʳᵉ année et	791	surviv.
Ecosse	201	—	799	—
Norvége...	199	—	801	—
Suède.....	223	—	777	—
Sleswig ...	227	—	773	—
Angleterre.	237	—	763	—
Espagne...	239	—	761	—
Saxe......	362	—	638	—
Bavière....	393	—	607	—
Russie	397	—	603	—

D'où l'on voit, qu'à deux exceptions près, l'Ecosse et la Norvége, l'on conserve plus de nouveau-nés en France que partout ailleurs.

Si nous passons des nouveau-nés (0 à 1 an), aux enfants plus âgés, c'est-à-dire à ceux qui meurent au-dessous de cinq ans, nous aurons le tableau suivant :

Mortalité de 0 à 5 ans.

Sur cent décès de tout âge l'on en compte :

En France.	7.92 de 0 à 5 ans	Belgique....	7.49 de 0 à 5 ans
Prusse....	8.24 —	Angleterre..	6.76 —
Hollande..	9.12 —	Danemark...	5.27 —
Autriche..	10.40 —	Suède......	5.14 —
Espagne ..	11.17 —	Norvége....	4.09 —
Italie.....	11.35 —		—

En sorte qu'en ce qui regarde la mortalité des enfants en bas âge, c'est-à-dire au-dessous de cinq ans, la France occupe une position intermédiaire, de telle manière que l'on compte autant d'États où il meurt moins d'enfants qu'en France qu'il y en a où la mortalité est plus forte.

Mais l'un des caractères les plus marqués de la population française comparée à celle des autres pays européens, c'est la proportion considérable d'adultes qui constitue la population active. L'on peut juger de ce fait par le tableau ci-dessous.

Composition de la population française

Sur 1,000 habitants de différents âges :

A 1 an révolu	209 sont décédés	791 sont survivants.
5 ans	301 —	699 —
20 ans	417 —	583 —
40 ans	557 —	443 —
60 ans	713 —	287 —
80 ans	945 —	55 —

Sur 1,000 enfants 271 ont succombé avant 15 ans et 729 ont survécu.

Comparons maintenant ces résultats avec ceux qui concernent les autres pays européens, en ce qui regarde la population active, c'est-à-dire les adultes compris entre 15 et 70 ans, nous aurons le tableau suivant :

Population active de 15 à 70 ans.

Sur 10,000 habitants l'on en compte :

En France.........	6,900	âgés de 15 à 70 ans
Suisse..........	6,760	—
Etats romains...	6,490	—
Suède	6,444	—
Belgique........	6,421	—
Danemark.......	6,415	—
Hollande........	6,387	—
Espagne........	6,295	—
Norvége	6,179	—
Angleterre	6,177	—
Irlande	5,951	—
États-Unis	5,752	—

Ainsi donc, la France occupe le premier rang, quant à la population active, c'est-à-dire celle qui est productive pour le bien-être de la société. Aucun des Etats avec lesquels nous l'avons comparée ne présente une composition aussi favorable quant à la proportion des adultes capables de contribuer par leur travail au bien de la communauté.

Conclusions sur les conditions économiques de la France en ce qui regarde la population :

1º L'accroissement de la population est excessivement lent, puisqu'il faut 165 ans pour la période de doublement ;

2º La densité de la population n'est ni plus forte ni plus faible que celle de la plupart des autres Etats. L'on compte en France 69 habitants par kilomètre carré ;

3º Les mariages ne sont ni plus nombreux ni plus rares en France. L'on en compte *un* sur 123 habitants ;

4º La fécondité des mariages est inférieure à celle de tous les autres pays. L'on ne compte que 3,07 enfants par mariage ;

5º Les mariages ne sont pas plus tardifs qu'ailleurs ;

6º Le célibat dans l'armée est l'une des causes de la dépopulation de la France ; mais il y a dans beaucoup d'autres pays des armées permanentes qui n'influent pas au même degré sur la dépopulation ;

7° Les naissances illégitimes ne sont ni plus fréquentes, ni plus rares qu'ailleurs ; elles augmentent graduellement en France comme partout ailleurs. Elles forment actuellement les 7.54 centièmes du nombre total des naissances ;

8° L'ensemble des naissances légitimes et illégitimes place la France au dernier degré de la natalité. L'on n'en compte que 2.63 sur 100 habitants ;

9° La mortalité n'est ni plus forte ni plus faible que dans d'autres pays. L'on compte *un* décès sur environ *quarante* (39.96 habitants).

10° La mortalité des nouveau-nés (0 à 1 an) n'est pas plus forte en France qu'ailleurs ;

11° La mortalité des enfants au-dessous de 5 ans n'est pas plus considérable en France ;

12° La population active (15 à 70 ans) est plus nombreuse en France que partout ailleurs.

En résumé, nous voyons que les conditions démographiques de la France sont loin d'être défavorables, à l'exception d'une seule : *la faible fécondité.*

Quel est le remède à ce mal, qui contribue plus que tout autre à la dépopulation de la France ? Il en est plusieurs sur lesquels je désire m'arrêter quelques instants. Le premier, sur lequel l'attention est déjà fortement attirée depuis plusieurs années : je veux parler de la conservation du plus grand nombre possible d'enfants. Et pour arriver à cet heureux résultat, il faut entourer les mères des conseils hygiéniques les plus complets. C'est pour cela que mon ami le docteur Farr, de Londres, a institué une enquête sur les soins donnés aux nouveau-nés dans les divers pays européens. Les résultats de cette enquête ont été publiés dans le *Journal de statistique* de Londres. L'on y trouve la proportion des décès au-dessous de cinq ans que nous avons donnée plus haut, ainsi que des conseils hygiéniques adaptées à l'éducation de la première enfance. J'ai désiré faire profiter mon pays des résultats de cette enquête, en publiant une série de questions relatives à ce sujet. Les voici telles que je les ai adressées aux lecteurs du *Journal de statistique suisse :*

1º Comment les enfants sont-ils reçus dans le monde ? Les femmes sont-elles aidées par des accoucheuses ou par des médecins ? Les sages-femmes ont-elles reçu une éducation régulière ? Leur nombre est-il suffisant ? Comment l'enfant est-il soigné dès sa naissance quant à la ligature du cordon ombilical, quant à la propreté, quant à l'habillement et quant à la température de la chambre ?

2º Les enfants sont-ils nourris par leurs mères ? Pendant combien de mois ? Emploie-t-on l'allaitement artificiel, et quelle est sa nature ?

3º Décrire la vie de l'enfant, âgé de six à douze mois, pendant les vingt-quatre heures. Les heures de sommeil, les vêtements, les soins de propreté avec de l'eau chaude ou froide ? Sa nourriture, son séjour au berceau, ses sorties en plein air ? Les remèdes qu'on lui donne, etc.

4º Y a-t-il quelque circonstance locale à signaler comme pouvant influer sur la santé ?

5º L'enfant est-il abandonné une grande partie de la journée ? Est-il souvent maltraité ? L'enfanticide est-il fréquent ?

6º *L'emmaillotage* est-il habituel ou inusité ?

7º Donne-t-on quelque médicament pour calmer l'enfant pendant l'absence de la mère ? Emploie-t-on les *nouets* composés de farine sucrée à cet usage ?

Telles sont les questions qui ont été posées dans notre pays afin d'attirer l'attention des médecins et des philanthropes sur les meilleurs soins à donner aux nouveau-nés.

Le but que je me suis proposé est exactement le même que celui des Sociétés protectrices de l'enfance, qui, si je ne me trompe, ont pris naissance dans votre ville, de la même manière que l'éloquent plaidoyer de J.-J. Rousseau en faveur de l'enfance est sorti de Genève. C'est notre illustre compatriote qui a conjuré les mères d'allaiter elles-mêmes leurs enfants et de ne pas sacrifier ce premier devoir aux vains plaisirs du monde. La parole a été entendue au siècle dernier, et il serait à désirer qu'un nouvel apôtre de l'allaitement maternel vînt encore remuer les consciences et faire vibrer la corde si sympathique de l'amour maternel.

Ainsi donc, les soins matériels à donner aux nouveau-nés, les Sociétés protectrices de l'enfance et l'allaitement maternel, telles sont les mesures hygiéniques qui peuvent conserver le plus grand nombre d'enfants; mais en les supposant adoptées dans toutes les familles, elles n'augmenteront pas le nombre et surtout la fécondité des mariages, et c'est le but qui doit être atteint si l'on veut combattre efficacement cette grande plaie de la France. Examinons quel remède l'on peut opposer à un aussi grand mal.

En premier lieu, faire disparaître les obstacles légaux au mariage. Certes, je ne viens pas conseiller la révolte des enfants à l'égard des parents. Mais entre la nécessité du consentement paternel ou maternel et les lois de certains pays, comme l'Écosse ou les États-Unis, où des mineurs peuvent se marier à l'insu des parents, il y a place pour des mesures intermédiaires, et ne pourrait-on pas, par exemple, faciliter les mariages en diminuant les formalités légales ? Ce que j'ai dit du mariage dans l'armée s'applique tout naturellement à toute autre classe de la population.

En Écosse, aux États-Unis et, dans une certaine mesure, en Angleterre, il suffit que deux jeunes époux, qu'ils soient majeurs ou mineurs, peu importe, viennent déclarer devant un ministre du culte qu'ils veulent se marier; si l'ecclésiastique y consent, il peut procéder à la cérémonie, et, celle ci une fois accomplie, le mariage est valide devant la loi. Je doute fort que cette facilité à contracter l'union matrimoniale entraîne de graves inconvénients, si j'en juge par les informations qui me sont parvenues des États-Unis ou d'Écosse. Pendant un séjour prolongé que j'ai fait dans ce dernier pays, j'avais été mis en garde contre les conséquences d'une parole imprudente. L'on m'avait averti que si je disais à une jeune fille : Je veux vous prendre pour ma femme et que celle-ci répondit affirmativement, et qu'il y eût, fût-ce derrière la porte, un témoin de cet engagement, le mariage était conclu. Aussi d'autres jeunes gens et moi qui nous trouvions en Écosse nous le sommes tenu pour dit, et n'avons point fait de promesse que nous n'eussions pas l'intention de tenir.

Cette législation écossaise, plus facile que celle d'Angleterre, explique les pélerinages des époux à Gretna-Green, le premier village de la frontière écossaise, où un maréchal-ferrant se te-

nait toujours prêt à servir de témoin aux époux qui voulaient
se passer du consentement des tuteurs et des parents.

Sans pousser les choses aussi loin qu'en Écosse n'y aurait-il
pas quelque formalité ou quelque empêchement légal qui,
étant supprimé, augmenterait ainsi le nombre des mariages et
par conséquent celui des enfants légitimes. Car s'il y a beaucoup d'unions illicites qui résultent d'une conduite vicieuse calculée, il en est aussi qui résultent des obstacles posés devant
une union légitime désirée par les deux parties.

Mais il ne suffit pas d'augmenter le nombre des mariages, il
faut encore que ceux-ci soient plus féconds qu'ils ne le sont actuellement en France. Quels moyens peut-on conseiller pour
arriver à ce résultat? Je n'en ai qu'un seul qui se présente à
mon esprit avec quelque chance de succès. Il consiste à modifier profondément les mœurs matrimoniales, à deux points de
vue aussi importants l'un que l'autre. Mais avant de les faire
connaître, qu'il me soit permis de dire que si j'aborde un sujet
excessivement délicat, ce n'est point avec le désir d'ajouter un
nouveau chapitre à la *Physiologie du mariage*, mais avec l'intention bien arrêtée de traiter sérieusement une question très-
sérieuse dont la solution importe essentiellement à l'avenir et
à la prospérité de la France.

La première question est celle de la cohabitation des époux.
Il est évident pour moi que lorsque des époux n'ont qu'une
chambre à coucher et surtout qu'un seul lit, les mariages sont
plus féconds que là où les époux occupent des chambres situées
aux deux extrémités de l'appartement. Tous les pays où la
cohabitation est la règle comptent un plus grand nombre d'enfants par mariage que là où les époux vivent habituellement
séparés.

En outre, il est parfaitement certain que les ménages pauvres ou peu aisés comptent un plus grand nombre d'enfants
que ceux où les époux sont favorisés de la fortune. Or, là où
« nécessité fait loi, » il n'y a forcément qu'un seul lit, et c'est
à cette circonstance qu'est due la grande fécondité des familles
pauvres ou peu aisées. Il est bien probable aussi que les
divergences que l'on observe à cet égard entre les différents
départements répondent au degré d'aisance ou de pauvreté, de
telle manière que la fécondité de ces derniers est une consé-

quence naturelle de la cohabitation forcée dans un ménage où l'exiguïté des ressources ou des logements ne permet pas le luxe d'un lit pour chaque époux.

En Ecosse, où j'ai voyagé, je fus très-étonné de ne trouver dans les hôtels que des lits à deux places, tant est habituelle la cohabitation des époux.

Mais, en dehors des résultats physiques sur lesquels j'appelle l'attention, il en est de moraux qui ne sont point sans importance. En premier lieu, lorsqu'il y a eu quelque querelle de ménage, la bonne harmonie ne tarde pas à reparaître dès que les époux sont obligés de se retrouver côte à côte chaque soir et chaque matin. C'est ce qu'avaient compris les législateurs de l'un de nos cantons suisses, lorsqu'ils obligeaient les époux qui demandaient leur divorce à passer auparavant vingt-quatre heures dans la même chambre, où on ne leur donnait qu'un verre, un couteau, une fourchette, une chaise et surtout qu'*un seul lit*. Or l'expérience a démontré que des querelles fort anciennes disparaissaient promptement devant cette cohabitation forcée.

La seconde question que je désire traiter est encore plus délicate ; c'est ce que l'on a désigné sous le nom de *malthusianisme pratique*, et qui consiste à rendre volontairement le mariage infécond. Il m'est impossible de soulever le voile qui cache ce côté honteux des mœurs matrimoniales. D'autres l'ont fait ou le feront. (1) Le mal existe, paraît-il, à un haut degré dans toutes les classes de la société, non-seulement chez les riches, qui ne veulent pas voir amoindrir leur patrimoine en le partageant entre un grand nombre d'enfants, mais aussi chez les petits propriétaires, qui sont animés de la même ambition à l'égard de leurs champs ou de leurs vignes que si ces domaines avaient une grande étendue. Quelle qu'en soit la cause, le fait est évident, surtout dans certaines provinces, comme la Normandie, où le nombre des enfants tend continuellement à s'abaisser.

---

(1) Depuis que ce discours a été composé, le R. P. Toulemont a publié un mémoire très-complet sur ce sujet, qu'il désigne avec beaucoup de justesse sous le nom de *Grand mal social*. (*Etudes religieuses, historiques et littéraires. 1875.*)

Mais si le mal est patent, il n'en est pas de même du remède à lui opposer. Comment combattre cette avarice qui craint de s'appauvrir en partageant son bien ? Comment diminuer cette crainte de voir ses champs divisés et subdivisés à l'infini ? Il n'y a que deux moyens qui se présentent à mon esprit : l'un moral et religieux, qui combat le mal dans sa racine et démontre la culpabilité du malthusianisme pratique ; l'autre matériel, c'est-à-dire l'allégement des charges qu'impose une famille nombreuse. Il existe des pays où les impôts diminuent avec le nombre des enfants, et ce dégrèvement doit contribuer à rassurer le père de famille, qui voit ses charges s'amoindrir au lieu de s'aggraver avec l'accroissement de sa progéniture. Ne pourrait-on pas aussi diminuer l'impôt le plus lourd, celui de la conscription, et libérer le jeune homme qui compte déjà un ou deux frères sous les drapeaux ? En outre, ne pourrait-on pas rétablir l'impôt qui pesait dans l'ancienne Rome sur les célibataires ? Et cet impôt serait très-productif, car le nombre des célibataires français l'emporte sur celui de toutes les autres nations (1).

Telles sont les réflexions qui m'ont été suggérées par le sujet proposé à nos méditations sur les causes de la dépopulation en France. Comme on vient de le voir, les conditions démographiques de la France sont à peu près les mêmes que celles de la plupart des États européens, si l'on en excepte la fécondité des mariages, qui est plus faible que partout ailleurs, et nous avons reconnu que cette infériorité dépendait elle-même de deux causes : l'une toute morale, qui peut se résumer dans une prévoyance exagérée, et l'autre toute physique, qui est l'absence de cohabitation habituelle pour les époux.

Puissent les réflexions qui précèdent avoir jeté quelque lumière sur un sujet douloureux et contribuer ainsi à augmenter la prospérité de la France. Mon vœu le plus cher est qu'elle voie augmenter le nombre de ses enfants et qu'elle devienne par cela même aussi puissante qu'elle est aimable, active, intelligente et hospitalière.

(1) Voyez le mémoire du P. Toulemont.

M. le professeur Bouchacourt pose et discute diverses questions concernant l'hygiène du premier âge. En clinicien consommé, il insiste sur les besoins de l'enfant, sur la manière de les interpréter, et enfin (ce qui sape de fond en comble la théorie de l'allaitement maternel obligatoire), il décrit les péripéties par lesquelles passe la jeune femme qui veut nourrir, qui très-souvent et malgré la bonne volonté dont elle fait preuve, est obligée de tâtonner en quelque sorte plusieurs jours avant de savoir si véritablement elle en est capable.

Si le médecin devait alors fournir un certificat, comment s'y prendrait-il ? Serait-ce à un ami et un consolateur, ou plutôt à un agent de police d'une nouvelle espèce, infiniment plus fort et plus tyrannique, qu'on aurait affaire en pareil cas ?

M. Trélat, faisant observer qu'à notre époque de mesures générales, obligatoires et radicales, il fallait au moins s'arrêter aux portes de l'alcove, M. Mayer retire son vœu.

A la suite de ces diverses communications, le Congrès émet le vœu suivant, qui est adopté à l'unanimité :

« En présence de la mortalité terrible qui frappe les enfants trouvés et les enfants placés en nourrice loin de leur famille, le Congrès émet le vœu qu'une loi sur cette matière soit portée d'urgence devant l'Assemblée nationale ; que, dans la nomination aux places d'inspecteurs des enfants assistés, il soit fait dorénavant une plus large part à l'élément médical. »

VIᵉ QUESTION.

Du traitement de la syphilis.

———— ~~~~~ ————

I.

DU POUVOIR DU MERCURE DANS LE TRAITEMENT DE LA SYPHILIS;

Par M. le docteur De Méric (de Londres).

J'ai l'honneur d'offrir au Congrès quelques remarques sur le traitement de la syphilis ; et je crois ne pouvoir mieux faire que de suivre, pas à pas, les commentaires du programme.

Premier commentaire : « Le pouvoir du mercure contre la syphilis est incontestable. » — Cette proposision est si carrément énoncée que l'auteur du commentaire n'a pas le moindre doute. Et il a raison. On peut même ajouter que ce pouvoir est incontesté même par les adversaires du mercure. Je l'appuie de toutes mes forces, car depuis vingt-cinq ans que j'administre ce remède, j'ai acquis la profonde conviction qu'il y a une corrélation curative évidente entre le mercure et la syphilis. Les effets sont frappants chez les jeunes enfants, les femmes de tout âge, enceintes ou non, chez les hommes jeunes ou vieux et de tempéraments très-divers, et contre la plupart des accidents. Ces faits sont si patents qu'il est inutile d'insister. S'il y a des idiosyncrasies qui se refusent au mercure, celui-ci reste toujours puissant contre la maladie, quoique mal supporté par l'individu.

Second commentaire : « Mais on a avancé qu'il n'est pas opportun de le donner indistinctement chez tous les syphilitiques. » — Ici nous sommes en présence d'une large question. Des syphilitiques, qui faut-il exclure? Examinons les exclusions possibles en ce qui touche l'individu. Ni l'âge ni le sexe, ceci est l'expérience de tous les jours. Le tempérament? On a beaucoup parlé du tempérament nerveux, lymphatique, etc., ce n'est point un obstacle, d'après mon expérience. La diathèse? Il y en a une qui m'effrayait jadis, c'est la diathèse scrofuleuse ; mais cette pusillanimité s'est dissipée. J'ai administré le mercure à différents intervalles, à des sujets profondément lymphatiques ou scrofuleux, pendant six ou sept ans ; et j'ai remarqué que ces malades supportaient bien le remède, pourvu qu'on fît usage, en dehors du mercure, de moyens appropriés. Il est bien entendu, toutefois, que, dans tous les cas, je suppose que le médecin se sert de son arme hydrargyrique avec toute la mesure et toute la prudence désirables. L'état de santé peut être un obstacle : un affaisement ou un abattement de forces complet seraient une contre-indication ; également une grande irritation des gencives ou de la muqueuse buccale ; une diarrhée rebelle, etc., etc. Mais on peut parfois remédier à ces accidents, et alors on commence le traitement mercuriel. Il faut aussi exclure les syphilitiques dont les habitudes tendraient à miner la santé.

Y a-t-il des causes d'abstention dans les accidents présentés par le malade ? Oui. — Nous traiterons plus loin des accidents où l'iode prend très-avantageusement la place du mercure. Il y a aussi des accidents tellement graves que l'on peut craindre de faire usage de moyens débilitants. Mais ici la timidité exagérée est un mal. J'ai soumis au traitement hydrargyrique des malades couverts de rupia ou de profondes ulcérations, avec les meilleurs résultats. On attaque le venin avec l'antidote, et l'on soutient l'organisme par des toniques, par un régime reconstituant.

Est-ce que le climat serait un obstacle ? Nullement, car le mercure s'administre dans les deux mondes et à des latitudes extrêmes, avec beaucoup d'avantage. Y a-t-il dans nos climats des saisons de l'année où il faille s'abstenir ? Nous savons tous qu'il n'en est rien. Faut-il séquestrer le malade ? Ici je cite avec confiance la consultation de l'hôpital, où les malades, dans toutes les saisons, viennent prendre des conseils et des médicaments. C'est par milliers que je compte les cas de ce genre, et jamais, en l'absence de toute surveillance, je n'ai eu à déplorer de suites fàcheuses.

Troisième commentaire : « Faut-il donner le mercure à toutes les périodes de la syphilis ? » — Ici je ferai remarquer qu'il faut s'entendre sur les périodes qu'il est convenable d'admettre. En pratique, on peut en admettre quatre : 1º l'accident primitif avec la pléiade inguinale ; 2º les manifestations non ulcéreuses à la peau et aux muqueuses y compris l'iritis ; 3º gommes et ulcères avec complications osseuses ; 4º affections viscérales et des centres nerveux.

Sauf les contre-indications, je crois que le mercure est utile dans toutes ces périodes. Il est vrai, que de nos jours, l'iode a, jusqu'à un certain point, remplacé le mercure dans la troisième et parfois dans la quatrième période ; les bons effets de cet alcaloïde, surtout à fortes doses, sont bien connus. Mais avant la découverte de Courtois, on traitait la syphilis avec quelque succès ; et c'était surtout le mercure qu'on employait, quoique avec un peu trop d'enthousiasme. L'efficacité de ce métal est tellement appréciée que, dans les périodes que je viens de signaler, M. Ricord conseille de donner le mercure conjointement à l'iode, pratique que j'ai souvent suivie avec d'excellents résultats. Je m'abstiens d'insister sur l'opportunité de donner le mercure en présence de l'accident primitif, car le programme nous convie plus bas à traiter cette question. Mais quant à la période dite secondaire, c'est-à-dire l'évolution de la maladie à la peau et aux muqueuses, j'ai recours au mercure largement, et pendant le plus de temps possible.

Mais, me dira-t-on, les éruptions se passent et les plaques muqueuses de la vulve, de la langue et de la cavité buccale disparaissent sans mercure. D'accord, cela arrive quelquefois ; mais c'est toujours très-long, et vous vous privez, de gaîté de cœur, d'un remède qui agit promptement, et qui ne peut faire aucun mal à votre malade. Vous êtes coupables, parce que vous négligez la chance de déraciner le mal. On ne réussit pas toujours à le déraciner, j'en conviens ; mais il est de votre devoir d'essayer, et d'engager le malade à faire aussi longtemps que possible usage du remède, dont vous suivrez soigneusement les effets.

Ne vous laissez pas entraîner par cette manie de notre époque, de courir après la négation de toute chose.

Qu'est-ce que c'est que ce fantôme dont on effraye les populations en leur criant que le mercure s'accumule dans l'économie, ronge les os, et fait plus de dégâts que la maladie. Ces clameurs ne sont point fondées. On a cru trouver du mercure métallique dans le cerveau, mais ceci est loin d'être avéré, et pourvu qu'on administre le mercure avec mesure, tout se passe bien.

Je fonde cette opinion sur une longue pratique, et je pourrais citer quelques cas décisifs, choisis parmi un nombre assez considérable. Dans ce nombre j'ai rarement eu à déplorer d'accidents fâcheux. Je me garderai bien de chercher à amoindrir la valeur de l'iode ; mais j'insiste sur la nécessité de recourir, pendant la troisième et quatrième périodes, à la combinaison de l'iodure de potassium et du sublimé. Je me trouve très-bien de cette combinaison, qui m'inspire plus de confiance que les bois sudorifiques, y compris la salsepareille. J'avoue que je prescris souvent celle-ci, mais c'est par déférence pour le goût des malades, goût d'ailleurs fort innocent.

On pourra me demander : Avez-vous obtenu des guérisons radicales sans accidents fâcheux ? Oui, et j'ai autour de moi des pères de famille qui, alors qu'ils étaient célibataires, ont fait un large usage de mercure à différentes reprises. Eh bien ! leurs femmes et leurs enfants se portent parfaitement depuis nombre d'années.

Quatrième commentaire : « Existe-t-il réellement des cas de syphilis où non-seulement on puisse obtenir la guérison sans mercure, mais encore où il soit préférable de s'abstenir de ce remède ? » — Ici on se heurte contre le vague du terme *guérison*. Admettons, pour un moment, la disparition des symptômes comme une guérison. Oui, il existe des cas de ce genre, et des hommes honorables et fort compétents en ont publié ; il faut en tenir compte. Mais quand on s'enquiert de la durée comparative des accidents, du plus ou moins de récidives, de leur degré d'intensité et de l'influence de la maladie sur la progéniture, on reste dans le doute.

J'ai fait des essais dans ce sens, surtout à la consultation de l'hôpital, et toujours je remarquai l'extrême opiniâtreté des symptômes, surtout de l'accident primitif.

Je ne me suis pas cru le droit de faire des essais à la ville.

J'ai eu la bonne fortune de rencontrer des cas où j'ai pu étudier l'histoire naturelle de la syphilis ; et je suis convaincu que maintes fois la maladie, non entravée par le spécifique, prend de plus en plus de racine.

C'est une faute de se croiser les bras devant une affection qui peut prendre des proportions inquiétantes et passer dans les viscères.

Dans la seconde partie de notre quatrième commentaire, on demande s'il n'est pas préférable de s'abstenir du mercure. Pourquoi s'abstenir ? Parce que le mercure peut nuire au malade ? Je crois avoir cherché à établir que ce métal, employé avec mesure, est innocent des crimes qu'on lui impute. Peut-être serait-il judicieux de s'abtenir si le sujet était affecté de quelque autre maladie, s'il était profondément débilité, s'il présentait une susceptibilité exceptionnelle à l'égard des préparations hydragyriques, ou si les accidents demandaient impérieusement l'usage de l'iode, ou enfin si le malade, étourdi par les clameurs des antimercurialistes, se refusait à prendre le médicament.

Hors ces cas, il est inopportun de s'abstenir, car le mercure fait disparaître les accidents avec une admirable rapidité, et, de cette façon, rend service au malade et à la société. On peut espérer ainsi (ce qui s'est vu), de détruire le germe, et l'on épargne à l'organisme les efforts qu'il tente pour se débarrasser. Et, suprême considération, on peut espérer d'empêcher que la maladie, quoique marquée par des récidives chez le père, ne passe aux descendants.

Non, il n'est pas préférable de s'abstenir, car si les accidents cèdent seulement quinze jours plus tôt à l'aide du mercure que par l'expectation, vous avez rendu service à votre malade, et vous ne lui faites aucun mal.

Et ici je parle avec connaissance de cause. En examinant mes notes, soit celles de la pratique de la ville, soit celles de l'hôpital, j'ai cherché à faire le bilan des accidents fâcheux

dont mon traitement (toujours très-prudent) a pu être la cause,
et je ne trouve qu'un ou deux cas.

Parmi les cas très-graves que j'ai été appelé à traiter, il y
en avait sans doute où le traitement mercuriel était intervenu.
Ces cas ne m'ont nullement découragé. Ma propre expérience
m'avait démontré que le remède en question, donné avec mesure, était efficace et fort innocent ; j'étais donc forcément
conduit à soupçonner que des circonstances fâcheuses étaient
intervenues, soit du ressort du malade ou du médecin. Dieu
merci, ces cas sont rares. J'ai rencontré des affections des os
et des complications du côté du système nerveux chez des malades traités sans mercure.

Pourquoi s'abstenir ? Faut-il s'effrayer des ravages, qui
jadis résultaient de doses désordonnées de mercure ? Point du
tout. Est-ce que l'opium ne tue pas à des doses mortelles ?
Est-ce une raison de se priver de ce précieux médicament à
doses ordinaires ? J'ai guéri des centaines de malades dans le
sens que nous avons attaché au terme guérison. Je n'ai jamais
fait de mal, et vous voulez que je m'abstienne !

Cinquième commentaire : « D'autre part, le mercure doit-
il être administré dès le début de l'accident primitif ? ou fait-
on mieux, au contraire, de n'en commencer l'emploi que lorsque les accidents généraux de la syphilis apparaissent ? » —
Ici la question pathologique domine la question de thérapeutique. L'accident primitif, à moins que ce ne soit une chan-
crelle, d'après l'expression de notre éminent confrère, c'est
déjà la vérole. C'est en quelque sorte la première poussée, et
je crois que c'est contre celle-ci qu'il faut agir avec vigueur.
Le chancre infectant est un accident fort laid, très-gênant et
exposé à des complications parfois désastreuses. Il est de notre devoir d'en débarrasser le malade dans le plus bref délai ;
et, quoique nous ne puissions lui promettre d'empêcher la
seconde poussée, nous lui rendons grand service en faisant
disparaître la première. Et puis je déclare que, malgré certains bouleversements en syphilologie, j'ai encore foi dans les
assurances de M. Ricord, qui disait jadis, sous les Tilleuls,
que le mercure peut atténuer la seconde poussée. Je renvoie à
plus tard la communication de cas où le chancre induré n'a pas
été suivi de symptômes secondaires.

Il va sans dire que le médecin veillera à la marche de l'accident primitif. La santé générale ou une idiosyncrasie peuvent, sous l'influence du mercure, faire dévier le chancre ; on modifie alors le traitement. Il peut arriver aussi qu'on ait affaire à un malade insouciant qui se néglige de toutes les façons ; alors il faut s'arrêter.

Mais même l'incurie des malades n'est pas aussi formidable qu'on l'a cru. La syphilis abonde parmi ceux qui se présentent à la consultation de l'hôpital ; j'emploie toujours le mercure pour l'accident primitif, et je cherche en vain dans mes notes et dans mes souvenirs les fâcheux effets dont on charge le dossier de ce pauvre mercure.

On sait, cependant, que les malades de la consultation sont souvent exposés à des privations, et se permettent d'énormes écarts de régime. Non, je n'attends pas pour commencer l'emploi du mercure que les accidents généraux de la syphilis apparaissent ; j'attaque l'accident dit primitif, et je crois avoir donné quelques raisons pour agir ainsi. Mais je vais plus loin, et je suis d'avis que les concessions faites aux antimercurialistes sont exagérées ; je ne me fais pas le moindre scrupule d'accélérer la cicatrisation d'un chancre non infectant par de petites doses d'un sel mercuriel.

Sixième commentaire : « Peut-on espérer la guérison radicale par un seul traitement mercuriel, et y a-t-il lieu de l'instituer en vue de ce résultat ? ou ne faut-il demander au mercure que la disparition de chacune des poussées successives dont se compose l'évolution totale de la maladie ? Dans le premier cas, quelle doit être la durée d'un traitement réputé curatif ? Dans le second, tous les accidents quels qu'ils soient, qu'ils apparaissent isolés ou réunis, indiquent-ils obligatoirement, dès qu'ils se manifestent, la reprise du traitement mercuriel ? »
— Voyons d'abord la guérison radicale. On ne peut ici répondre affirmativement d'une manière absolue. Je tiens, toutefois, à signaler que j'ai traité des malades où tout s'est borné, après le chancre infectant, à un exanthème et puis plus rien pendant des années.

Ces cas ne se rencontrent pas fréquemment, je l'avoue, cependant on pourrait les considérer comme des exemples d'un traitement curatif, mais pas exclusivement mercuriel, puisque les malades avaient aussi pris de l'iodure de potassium. Je n'ai donc pas la prétention de résoudre la question. On peut et l'on doit espérer la guérison radicale ; mais je ne puis affirmer, en m'appuyant sur des faits, qu'il y ait lieu d'instituer dans ce but un traitement mercuriel indéfini.

Les malades, d'autre part, se soumettent difficilement, en l'absence de tout accident, à un traitement hydrargyrique d'un an ou dix-huit mois. Nous sommes donc contraints, exactement comme l'énonce le commentaire, de ne demander au mercure que la disparition de chacune des poussées successives, en nous efforçant, toutefois, de continuer le traitement assez longtemps, en vue d'atténuer ou de prévenir les poussées subséquentes. J'ai maintes fois remarqué que les accidents, dans les cas opiniâtres, vont en diminuant, et se bornent, enfin, à de petites plaques muqueuses à la langue.

Vous demandez quelle doit être la durée du traitement réputé curatif, et je réponds qu'en l'absence de données certaines, cette durée, selon moi, ne peut être précisée. Mais quand vous demandez si tous les accidents quels qu'ils soient, qu'ils apparaissent isolés ou réunis, indiquent obligatoirement, dès qu'ils se manifestent, la reprise du traitement mercuriel, je réponds affirmativement. Car, en se fondant sur l'efficacité du mercure contre les premières poussées, on peut rationnellement espérer de vaincre la maladie en faisant usage, malgré les récidives, du remède qui a déjà réussi.

J'ai été souvent consulté dans des cas de ce genre, alors que les malades avaient été en traitement ailleurs. C'est, dans ces circonstances, aux fumigations de calomel que je m'adresse, et j'ai eu du succès, surtout dans les affections de la langue.

En somme, il faut accepter la maladie comme elle est. On ne peut se faire illusion ; les racines sont profondes, la diathèse est difficile à vaincre ; mais il faut la combattre jusqu'au bout, surtout quand il s'agit de mariage. Les cas que j'ai cités plus haut, et où les enfants sont restés indemnes, ont certainement quelque valeur, et prouvent que l'on gagne quelque chose en persévérant avec confiance. On me dira peut-être : « Mais la diathèse sans traitement s'affaiblit avec le temps. »

C'est possible ; mais on doit néanmoins agir, car la diathèse peut mettre énormément de temps à s'affaiblir.

Le commentaire dont nous nous occupons appuie sur la question de « savoir s'il faut reprendre le traitement mercuriel quels que soient les accidents et qu'ils apparaissent réunis ou isolés. » Ceci rentre dans une question posée plus bas et où l'on demande quelles sont les indications comparatives du mercure et de l'iode. Nous y répondrons dans un instant ; mais je puis, même dès à présent, dire que, dans les poussées ultimes, l'iode a des avantages ; je m'empresse, toutefois, d'ajouter que, sauf des indications expresses, on se trouve très-bien de la combinaison de l'iode et du sublimé.

L'auteur des commentaires (qui certainement n'est pas entaché de philhydrargyrie), ajoute, un peu malicieusement : « Faut-il du mercure aussitôt que les accidents se manifestent ? » Il nous met l'épée dans les reins. Eh bien, je fais une concession. Je ne crois pas qu'il faille rien précipiter : attendons ; mais vous serez bientôt contraint de recourir au spécifique.

Septième commentaire : « Quelle part doit être faite aux agents du traitement local contre certaines formes ou certaines récidives ? » — Il découle de l'examen des faits que j'observe depuis longtemps que le traitement local n'a pas l'importance du traitement général ; et que c'est surtout celui-ci qui doit fixer notre attention. Ce sont les principes de la chirurgie qui nous guident ; mais nous ne perdons pas de vue que nous avons affaire à des plaies spécifiques, qui exigent des applications spéciales.

Le programme reste un peu dans le vague en parlant de *certaines* formes ou *certaines* récidives. Parmi les formes diverses, l'accident primitif a quelque importance. Ici la part du traitement local est considérable, surtout en vue des complications. Si la marche est régulière, les applications les plus simples sont les meilleures, quand le malade observe une bonne hygiène et évite les irritations locales. Les poudres isolantes sont très-utiles, mais il est presque indifférent, pendant le cours d'un traitement mercuriel, que, pour isoler, on fasse usage de calomel, d'oxyde de zinc ou d'iodoforme.

Il faut savoir, en temps importun, cautériser, adoucir,

fuire des applications astringentes ou avoir recours aux poudres isolantes; mais, je le répète, la part du traitement local est bien moins considérable que celle du traitement général, qui, agissant sur la totalité de l'organisme d'une manière mystérieuse et inexpliquée, favorise la cicatrisation de l'accident primitif. En jetant un coup d'œil sur le tableau des manifestations de la maladie depuis le chancre infectant jusqu'aux symptômes ultimes, on remarque que les accidents dits secondaires, du côté de la peau et des muqueuses, exigent un traitement local fort simple ou même une absence complète de moyens topiques. Il n'en est plus de même, cependant, quand arrivent les gommes et les ulcérations qui leur succèdent. Ici il faut de la vigilance, et les cautérisations puissantes viennent au secours du traitement général. Quant à l'iritis, on a, dans ces derniers temps, affecté une simplicité, à mon sens, fort imprudente, en proscrivant les émissions sanguines et les révulsifs, et en demandant la guérison exclusivement à l'atropine. Je crois que c'est un tort, et je pense que le traitement local est ici de la dernière importance. Disons, en passant, que les mercuriaux qui agissent le plus rapidement, tels que le calomel, doivent être préférés. M. le professeur Quaglino, de Milan, a bien voulu, à son passage à Londres, m'affirmer que son traitement local de l'iritis par les injections de calomel et la production d'un abcès, est souverain. Je n'ai pas eu encore occasion d'essayer ce moyen.

Dans la syphilis des viscères et du système nerveux, le traitement local a bien peu de prise, et c'est principalement aux moyens généraux qu'il faudra avoir recours. Quant aux récidives, elles rentrent, quant au traitement local, dans les mêmes règles que les manifestations qui les ont précédées.

Huitième commentaire : « Le traitement par l'absorption cutanée ou sous-cutanée (méthode de Lewin), mérite-t-il, soit d'une manière générale, soit dans quelques cas à spécifier, d'être préféré au traitement usuel par l'absorption à la surface des organes digestifs. » — Le programme ne dit pas traitement *mercuriel*, mais il est probable que c'est ainsi qu'on l'entend. Eh bien ! d'une manière générale, je suis porté à croire que c'est l'absorption cutanée qui offre le plus de d'efficacité et le moins d'inconvénient ; et si ce n'était que l'absorption à la surface des organes digestifs est plus secrète, moins laborieuse et moins malpropre, je conseillerais toujours les frictions. Mais les malades de la ville les rejettent presque toujours; aussi sommes-nous contraints de les restreindre au traitement nosocomial. Point d'irritation d'intestins, point de perte d'appétit avec les frictions, et passage rapide du mercure dans l'économie. Il est vrai que, chez certains malades, j'ai vu les frictions mercurielles donner lieu à des attaques de diarrhée, mais ces cas sont fort rares. J'ai réussi plusieurs fois à traiter des malades de la ville par l'absorption cutanée et m'en suis toujours bien trouvé. Je ferai remarquer, quant à la méthode sous-cutanée, que le programme attribue à Lewin, que c'est bien, si je ne me trompe, à un médecin italien, M. Scarenzio, que nous devons cette innovation. Il y a eu, pour celle-ci, un peu d'engouement comme pour les moyens nouveaux; mais, à l'égal de bien d'autres médecins, je me suis bien vite aperçu que, en dehors des hôpitaux, il ne faut pas penser à en faire usage. Les malades se refuseront toujours aux piqûres. Je veux bien croire que l'absorption, soit du calomel ou du sublimé, se fait rapidement, mais l'opération est douloureuse, et les suites parfois très-désagréables. J'ai fait beaucoup de ces injections dans mon service, et on en a fait de nombreuses sous ma direction; mais les abcès ont été fréquents, et les plaintes des malades fort gênantes. Maintenant que l'engouement est moindre, cette méthode prend place, bien doucement, auprès des autres. Elle a son mérite, et peut, dans certains cas où il faut agir vite, être préférée aux bains de sublimé, aux frictions, aux fumigations, à l'ingestion dans l'estomac et aux suppositoires mercuriels. Il est heureux que nous possédions ces voies diverses,

Neuvième commentaire : « Quelle est la valeur, quelles sont les indications comparatives des mercuriaux et des préparations d'iode ? » — La vérole a, sans contredit, des stades et des périodes bien tranchées : on pourrait donc, en théorie, répondre qu'il faut, pour l'accident primitif et la période dite secondaire, faire usage du mercure, et pour les manifestations tertiaires, avoir recours à l'iode.

Mais il y a une foule de cas où les transitions sont insensibles, où les périodes sont interverties.

Que faire alors? Selon moi, il faut se rappeler que c'est par le mercure que nous pouvons espérer de déraciner la maladie; et c'est ce remède qu'il faut, autant que possible, mettre en avant. Il est usuel, une fois les accidents de la peau dissipés, de mettre de côté le mercure après une couple de mois, et de faire un traitement à l'iodure de potassium, accompagné de salsepareille. Les malades réclament cette médication, mais je me suis souvent demandé si cette pratique, en l'absence de tout symptôme tertiaire, est suffisamment fondée. Est-ce qu'on envoie l'iode à la recherche du mercure déposé dans l'économie comme on l'envoie dans la colique des peintres à la recherche du plomb?

Quoi qu'il en soit, on peut, sans crainte, affirmer que, dans des récidives ou dans des cas opiniâtres, la combinaison de l'iodure de potassium et du sublimé est, comme je l'ai dit plus haut, fort utile. Les périostites et les ostéites se trouvent fort bien de l'iode. Il y a des cas d'hypertrophie et de fissure de la langue que j'ai guéris par des fumigations générales de calomel. Mais j'ajoute que, chez des malades où l'état de la langue laissait des doutes entre la syphilis et le cancer, le diagnostic a été éclairé par des doses très-fortes d'iodure de potassium. Faut-il essayer le mercure ou l'iode dans les paralysies syphilitiques? Le mercure m'a rendu de grands services surtout contre le ptosis. Mais l'iode a été, d'autre part, entre mes mains, très-efficace dans quelques cas de paraplégies. Dans les profondes cachexies je ne donne ni l'un ni l'autre de ces remèdes, et je m'adresse principalement aux bains de mer et aux toniques.

Des médecins très-distingués donnent l'iodure de potassium au début des accidents; je crains bien que ce soit moins par confiance dans l'iode que par défiance du mercure. Quoi qu'il en soit, on peut douter de l'efficacité de cette méthode; mieux vaudrait s'en tenir à l'expectation pure et simple. Mais quand l'iode est décidément indiqué, que vos doses soient aussi fortes que le permet l'idiosyncrasie du malade. Ici, l'expérience prouve que les différences en fait de tolérance sont énormes.

Dixième et dernier commentaire : « Établir, par des faits précis quel genre de secours le médecin peut espérer de l'em-

ploi des eaux minérales et notamment des eaux sulfureuses
dans le traitement de telles ou telles formes de la syphilis. »
— Je ne puis avancer de faits précis, aussi je laisse volontiers
la parole aux médecins des eaux. J'ajoute toutefois que je
crois fermement à la puissance excitatrice du soufre pour porter vers la peau des germes cachés de syphilis. C'est à Aix-
la-Chapelle que vont la plupart de mes malades, surtout ceux
qui ont en en vue le mariage. MM. les médecins attachés à
ces thermes, en face de véroles évidentes ou larvées, se contentent rarement d'administrer le soufre en boisson et en
bain. Beaucoup de mes malades ont été soumis, en outre, à
des frictions mercurielles, et s'en sont bien trouvés. J'ai envoyé des clients aux Pyrénées, et là, c'est l'iodure de potassium qu'on donne à côté des moyens balnéaires ; il en est de
même des bains sulfureux de Harrogate, dans le nord de
l'Angleterre, où plusieurs de mes malades sont allés prendre
les eaux ; là aussi on prescrivait l'iodure de potassium. Je
suis donc disposé à admettre que le genre de secours que le
médecin peut espérer des eaux sulfureuses varie. De deux
choses l'une : ou, en l'absence de symptômes, l'excitation
cutanée et les abondantes boissons ne donnent lieu à aucune
manifestation, et le malade en retire de la sécurité; ou, en présence d'accidents, ceux-ci sont attaqués par une combinaison
de sulfureux et de mercuriaux, et disparaissent peut-être
pour ne plus revenir.

Je crains bien que cette notice ne porte pas la conviction
dans l'esprit de quelques-uns de mes honorables confrères;
mais nous sommes réunis ici pour que toutes les opinions
se fassent jour. De la discussion qui s'entamera jailliront,
très-probablement, des étincelles qui éclaireront, je l'espère,
les difficiles questions que nous avons été appelés à traiter.

II.

DU TRAITEMENT MERCURIEL DIT PRÉVENTIF DANS LA SYPHILIS,

Par M. le docteur P. DIDAY.

Lorsqu'on se trouve en présence d'un vrai chancre, c'est-à-dire d'un ulcère induré, avec son adénopathie concomitante, on peut être sûr que les accidents secondaires éclateront, qu'ils éclateront presque à échéance fixe.

Dans ce cas, le diagnostic est donc certain ; le pronostic l'est aussi. Seul, le traitement laisse encore prise aux doutes et à la divergence d'opinions.

Que faire, en effet, dans cette situation, que je tiens à bien préciser, quand le chancre vient de se déclarer, par conséquent avant toute manifestation d'accidents secondaires ? Faut-il donner, dès lors, du mercure ? Faut-il, au contraire, attendre, pour en donner, l'invasion secondaire ?... L'un et l'autre parti compte des autorités ; chacun d'eux, également, a ses raisons ; et, chose remarquable, d'excellentes raisons.

Pourquoi attendre ? nous disent les avocats du traitement primitif ? Dès que le chancre existe, la vérole est faite ; c'est un point aujourd'hui hors de conteste. — D'autre part, quel que soit le mode d'opérer du mercure, qu'il agisse en neutralisant le virus ou qu'il crée dans l'organisme un état antipathique à l'imprégnation virulente, son pouvoir spécifique ne fait non plus un doute pour personne. Eh bien ! l'ennemi paraît ; vous avez de bonnes troupes à lui opposer ; et votre premier soin, votre naïve stratégie serait de consigner ces troupes jusqu'à ce que l'invasion soit complète, qu'elle se manifeste par des désastres peut-être irréparables ! C'est ainsi que l'ont compris les classiques les plus accrédités. « S'il y a un moment, écrit M. Rollet, où l'on a des chances de guérir radicalement la syphilis, c'est bien au début, alors que le traitement général a tant de prise sur elle, et qu'elle-même n'a pas encore acquis tout le développement qu'elle est appelée à avoir plus tard si on l'abandonne à elle-même. »

Et même en accordant, ajoutent les mercurialisateurs hâtifs, même en accordant que le spécifique administré à cette période ne prévienne pas toujours les accidents ultérieurs, on ne peut nier qu'il ne les retarde et ne les atténue. Dans tous les cas, il abrége la durée du chancre, en simplifie la marche, en conjure les complications. Sous l'influence du mercure l'induration périchancreuse fond comme à vue d'œil; tout le monde l'a observé. Quelle meilleure preuve peut-on souhaiter de l'action thérapeutique du métal, et par conséquent de sa convenance en pareil cas ?

Enfin, la vertu préservatrice du mercure est, assurément, discutable entre savants. Mais quoi qu'on en pense, quoi qu'on en dise dans les Académies, les gens du monde y croient, eux, les malades y comptent ; et le médecin qui soit par système, soit par oubli, les priverait de ce secours, encourrait une responsabilité qui parfois n'est pas un vain mot. Relisez plutôt la lettre que j'ai publiée, lettre par laquelle un vérolé dispensé par moi du mercure durant son chancre m'avertissait qu'il me ferait *payer de ma vie* cette omission, à laquelle il imputait la gravité de ses accidents ultérieurs.

Voilà sans doute un imposant faisceau d'arguments. Tradition, accord des théories, interprétation physiologique, considérations morales, tout converge, vous le voyez, Messieurs, en faveur de cette thèse..... Eh bien! des arguments qu'elle énonce, il n'en est pas un qui reste debout si l'on en croit les partisans de la temporisation, auxquels il est équitable de laisser maintenant la parole.

On vient de rappeler, répondent-ils, que dès le début du chancre la vérole est faite. Qu'on nous permette d'invoquer, à notre tour, un autre principe non moins justement admis en syphiligraphie; c'est que le mercure ne guérit que les manifestations actuelles, sans avoir prise sur la diathèse. A ce compte donc, lorsqu'un malade n'a encore que le chancre, que peut faire le mercure? Guérir son chancre, n'est-ce pas? Or, le chancre, on le sait, guérit tout seul, et le mercure, donné à ce moment, ne peut que hâter la fonte de l'induration. Est-ce

la peine, pour obtenir ce résultat, pour dissiper un peu plus
vite une simple incommodité locale, est-ce la peine d'instituer
une médication aussi féconde en inquiétudes, sinon en périls?

Puis, tous les chancres sont-ils donc caractérisés, et partant reconnaissables, dès leur apparition? Parmi les ulcères
primitifs, n'en est-il pas un certain nombre dont le diagnostic
ne sera possible que lors de l'invasion secondaire, et par l'invasion secondaire?... Oui sans doute. Par conséquent, en traitant
d'emblée ces chancres au mercure on s'expose à donner plus
d'une fois ce métal pour de simples chancrelles. Et quelque innocent qu'on le dise, est-il un seul de vous, Messieurs, qui
consentît à en prendre sans nécessité?...

Un rapprochement chronologique me vient, ici, à la pensée.
Jadis, jusqu'à 1835, avant l'ère Ricordienne, tous les ulcères
primitifs, chancres et chancrelles, étaient jugés capables d'engendrer la vérole; tous, par conséquent, et dès leur début,
étaient invariablement traités au mercure. Depuis lors, c'est
un principe de réserver ce spécifique pour les vrais chancres.
Mais ces vrais chancres, tous les praticiens ne savent pas les
distinguer; tous surtout ne savent pas les reconnaître dès
leur début. Conclusion : il y a maintenant une foule de chancres qui, par erreur de diagnostic, forcément échappent au
mercure, au moins pendant une partie de leur durée. Or, ceci
n'avait pas lieu avant 1835. S'aperçoit-on que, depuis cette
époque, la syphilis soit devenue plus grave?...

Continuons et suivons pas à pas la vérole dans son cours.

Si le mercure n'influence que ses manifestations, n'est-il
pas rationnel de le réserver pour chacune d'elles? C'est la loi
de la logique, et c'est aussi celle de la prudence, car le mercure a incontestablement une action débilitante. Si vous le
prodiguez de bonne heure, l'anémie que produit la maladie se
doublera de celle que produit la médication. Les gencives et
les voies digestives deviendront plus accessibles à l'irritation
mercurielle. Voilà pour l'effet physiologique. Et quant à l'effet curatif, le mercure serait-il donc, parmi nos agents pharmaceutiques, le seul dont l'habitude n'émoussât pas le pouvoir? Par conséquent, lorsque vous l'avez continué des semaines entières dans un but préventif, ne craignez vous pas, au
jour de l'éclosion secondaire, au moment du vrai besoin, ne

craignez-vous pas de n'avoir plus sous la main qu'un remède épuisé en face d'un organisme intolérant?

Encore si l'on savait quand il faut s'arrêter. Cessera-t-on, en ce cas, le traitement dit préventif quand l'ulcère primitif est cicatrisé? Doit-on le continuer jusqu'à disparition complète de l'induration?... Sur ce point important, la science est muette.

Mais au moins cette conduite donne-t-elle plus que la temporisation, tranquillité d'esprit au malade, repos de conscience au médecin? Voyons : supposons deux individus atteints de chancre, l'un à qui on ne donne pas, l'autre à qui l'on donne d'emblée du mercure. Celui qui laisse le mal suivre son libre cours sait à quoi s'attendre; il voit, sans s'étonner, éclore, au bout de six semaines, comme on le lui a prédit, les accidents secondaires. Ces accidents apprennent au malade où il en est, quel est, chez lui, le degré d'intensité, la marche de l'infection, en même temps qu'ils indiquent au médecin quelles doses, quelle forme, quelle durée de médication est nécessaire dans ce cas. — Tout au contraire, le sujet a-t-il été mercurialisé pendant son chancre? Pour peu qu'il raisonne, le voilà livré à des angoisses qui ne sont pas près de finir. Si les accidents secondaires tardent à éclater ou s'ils sont bénins, croyez-vous qu'il voie là un heureux présage? Non. Ce retard, cette bénignité, qui, pour l'autre malade, étaient des gages de faiblesse de la vérole, il sait, lui, qu'il faut les attribuer à l'influence, temporairement atténuatrice, du traitement préventif; et pendant des mois, des années, toute sa vie peut-être, par cela même précisément qu'il ne verra rien venir, il se croira sous le coup de quelque chose.

Que de professions entravées que de mariages empêchés, que d'hypochondries, d'aliénations mentales engendrées par ces appréhensions, d'autant plus tenaces qu'elles prennent leur source dans une déduction on ne peut plus rationnelle !

Et le médecin est-il plus à son aise, en cette conjoncture ? Voyons. Il n'a pu décider son client à prendre d'aussi bonne heure du mercure qu'en lui promettant d'éviter par là ou tout au moins d'adoucir les accidents secondaires. Il l'a promis ; car il y croit, puisque c'est sa règle de conduite. Il l'a promis ! Et il va assister aux récidives qui se succèdent ; et il lui faudra supporter les plaintes, les reproches du client, qui souvent se voit, — lui préservé, disait-on, — tout aussi fortement atteint que tel ou tel de ses camarades non mercurialisé ! Faut-il s'étonner si, de déception en déception, le malade finit par perdre toute confiance non-seulement au médecin, mais en la médecine ?... Les choses n'en restent pas toujours là. J'ai cité tout à l'heure une lettre de menaces, signée d'un client qui, par exception, était hydrargyrophile. Voici, comme contre partie, la petite affiche que j'ai, un beau dimanche, trouvé collée sur la porte de mon allée :

« *Avis au public*.

« Monsieur Diday, docteur en médecine, empoisonne avec « du mercure, sans utilité. Je suis une de ses victimes. Il la « paiera. »

Et la signature !

Les choses en étant là ; puisque les autorités se valent, que les théories se balancent ; puisque une induction, en apparence légitime, justifie la mercurialisation hâtive, et justifie également la temporisation ; puisque l'opinion fait, au médecin, quelque parti qu'il adopte, la même responsabilité ; qu'on veut le tuer pour avoir donné du mercure, et le tuer aussi pour n'en avoir pas donné... à qui entendre ? qui croire ?

Qui croire ?... Les faits. Mais quels faits ?

Comparer l'une à l'autre deux statistiques d'auteurs différents serait une œuvre vaine. Chacun d'eux observant à sa manière, triant ou interprétant les cas selon ses préférences, on serait sûr, en définitive, d'avoir, pour et contre le mercure, deux statistiques également probantes, comme on vient d'entendre deux plaidoyers également concluants.

Pour tirer des faits tout ce qu'ils signifient et rien de plus, j'ai pris le parti de les recueillir, puis de les collationner moi-même ; et voici comment j'ai procédé :

Depuis le 10 février de cette année (jour où j'ai su que la question du *traitement de la syphilis* était inscrite au programme du Congrès), j'ai tenu note de tous ceux des cas de syphilis se présentant dans mon cabinet sur lesquels j'ai pu avoir des renseignements assez précis et comprenant un temps assez long pour me permettre d'apprécier dans chacun d'eux la marche et le degré d'intensité de la maladie.

Les observations satisfaisant à ces justes exigences se sont trouvées au nombre de 74.

Eh bien ! sur ces 74 malades, 49 n'avaient suivi aucun traitement préventif pendant la durée du chancre ; 25, au contraire, avaient, pendant cette période, suivi un traitement préventif par le mercure sous la direction de divers médecins.

Or, la statistique a ici à éclairer deux questions connexes, mais distinctes :

1° Le traitement mercuriel fait pendant la durée du chancre retarde-t-il l'apparition des accidents secondaires ?

2° Le traitement mercuriel fait pendant la durée du chancre atténue-t-il les accidents ultérieurs ?

Voyons comment la statistique répond :

Quant au premier point, — la durée de l'incubation secondaire,—rien d'aussi aisé. Il n'y a qu'à interroger les malades, éliminer les souvenirs obscurs, les réponses douteuses ; puis additionner le chiffre des jours, et enfin diviser le total par le nombre des cas.

Cette opération donne comme moyenne 43 jours 23 centièm. d'incubation secondaire pour les malades qui n'ont pas été mercurialisés pendant le chancre (1), et 49 jours 8 centièm. pour ceux qui ont été mercurialisés pendant le chancre.

Première conclusion : chez les sujets qui ont pris du mercure pendant le chancre, les accidents secondaires apparaissent *six* jours plus tard que chez ceux qui n'en ont pas pris.

Le second problème — l'appréciation de la force du mal dans chacune des deux catégories — n'est point aussi facile à résoudre. Il nous manque pour cela un instrument qui mesure exactement l'intensité de la vérole ; et, même l'eût-on à sa disposition, ce syphilimètre, il est probable que ses indications varieraient selon la main qui le tient.

Pour approcher, en cette circonstance, la vérité d'aussi près que possible, voici comment j'ai agi. J'ai compulsé avec

(1) J'ai cru devoir élaguer de cette première catégorie deux cas où l'incubation a été prolongée exceptionnellement à 120 et 160 jours, par la survenance, à cette période, d'une fièvre typhoïde, chez l'un des deux sujets et d'une pneumonie chez l'autre.

la plus grande attention, mais en une seule séance et sans avoir recherché à quelle catégorie appartenaient chacune d'elles, les notes que j'avais prises sur l'état de mes malades, lors de leurs visites successives. Et, au fur et à mesure qu'une observation était dépouillée, je la plaçais selon sa signification dans l'une ou dans l'autre des trois catégories suivantes : syphilis faibles, syphilis moyennes, syphilis fortes. Puis, alors seulement, je regardais si elles appartenaient à la catégorie des malades mercurialisés au début, ou à celle des non mercurialisés.

Disons, en deux mots, à quels types j'applique ces trois qualificatifs.

A une syphilis faible, le sujet qui, après quelques lassitudes vagues et des maux de tête passagers, se voit atteint de roséole et de petites croûtes entre les cheveux ; puis, huit ou dix jours après, de quelques plaques muqueuses ordinairement bornées à la cavité buccale, et qui, après deux ou trois réapparitions soit de ces plaques, soit d'une roséole en général moins foncée, plus circonscrite et plus fugace que la première, se trouve, avec ou sans mercure, au bout de quatre ou cinq mois, délivré de tout signe d'infection.

A une syphilis moyenne, celui qui, après une céphalée et des douleurs rhumatoïdes bien caractérisées, offre une éruption papuleuse ou vésiculeuse ; puis des plaques muqueuses exulcérées sur diverses régions ; offre pour deuxième poussée des squames palmaires ou plantaires, l'éruption papuleuse au-dessus du coude, de l'onyxis, des fissures au scrotum, à la langue, de la dysphonie ; chez qui les éruptions subséquentes, moins étendues que la première, appartiennent au même ordre de lésions anatomiques ; qui, pour guérir, a le plus souvent besoin du mercure et n'est pas ordinairement quitte avec l'infection avant douze ou quinze mois.

Enfin j'appelle syphilis forte, celle qui se caractérise, pour première poussée, par une éruption pustuleuse ou squameuse, accompagnée assez rapidement de débilitation générale. Dans de tels cas, les deuxième et troisième éruptions sont des ecthymas ulcérés aux jambes, des plaques croûteuses au dos. S'il y a des squames, plantaires et palmaires, on sent au-dessous d'elles des tubercules. Les récidives se répètent, se rapprochent; et, dès la première année, quelques signes graves, la rhinite, l'iritis, l'albuginite, un peu d'anamnésie, d'anaphrodisie, l'alopécie générale et persistante, quelques douleurs tibiales et sternales annoncent une longue durée de la maladie, la nécessité d'un traitement mixte, et dénotent que, dans certaines conditions de mauvaise constitution, d'hygiène défectueuse. d'indocilité aux prescriptions, l'état tertiaire pourra succéder au secondaire, c'est-à-dire la diathèse à l'intoxication.

Ceci étant établi, je reviens à ma statistique. Eh bien ! sur 49 cas de syphilis traitée au début sans mercure, j'en ai observé 17 faibles, 27 moyennes et 5 fortes.

Comparativement, sur 25 cas de syphilis traitée au début par le mercure, j'en ai observé 6 faibles, 14 moyennes et 5 fortes.

Or, les syphilis moyennes étant en même proportion dans les deux catégories peuvent être laissées de côté. Ceci donne donc, pour la proportion des syphilis faibles et fortes, le résultat suivant :

Les syphilis faibles sont :

Après les chancres traités *sans* mercure, dans la proportion de 34 %.

Après les chancres traités *au* mercure, dans la proportion de 24 %.

Les syphilis fortes, par contre, sont :

Après les chancres traités *sans* mercure, dans la proportion de 10 %.

Après les chancres traités *au* mercure, dans la proportion de 20 %.

Ce résultat, assurément inattendu, ce chiffre si notablement supérieur de syphilis fortes après le traitement mercuriel, dit préventif, doit-il nous faire admettre que ce traitement, loin de l'atténuer, aggrave la maladie? Non, certes. Dans une statistique restreinte comme celle-ci, la disproportion dont il s'agit peut dépendre du hasard, à moins qu'on ne veuille l'attribuer à ce que les chancres les plus indurés, ceux qui sont suivis des véroles les plus fortes, auront éveillé plus et plus tôt que les autres l'attention du malade et du médecin, ce qui, conformément à mes principes, a conduit à instituer, de préférence dans ces cas, le traitement mercuriel hâtif.

Mais quelque explication que l'on mette en avant, ce qu'il y a
de certain, c'est que, dès à présent, l'on n'est plus autorisé à
faire fond d'une manière générale sur l'administration du mercure pendant le chancre pour empêcher ou diminuer les accidents secondaires. Car ma statistique démontre que s'il
retarde de six jours l'apparition de ces accidents, il ne les
prévient ni ne les atténue.

Je ne prévois qu'une objection : « La valeur de votre conclusion, me dira-t-on, dépend uniquement de la justesse avec laquelle a été appréciée l'intensité propre à vos divers cas de
syphilis. Or, cette appréciation, qui est-ce qui l'a établie ? Qui
fait le départ des syphilis fortes et des syphilis faibles ? Vous,
n'est-ce pas ?... Eh bien ! Possédez-vous, croyez-vous posséder
l'indépendance voulue ? Quelle garantie pouvez-vous nous donner que votre main ait eu l'impartialité nécessaire pour ce
travail ? »

Quelle garantie, Messieurs ? La voici devant vous. Mes notes,
tenues par moi-même, rédigées jour par jour, tenant compte, à
chaque visite, des changements survenus, tels que je les constatais, tels qu'ils dénotaient une aggravation ou une décroissance
de la maladie. Je vous les livre. Que chacun vienne les vérifier.
Et si, après les avoir lues, il veut, à son tour, les interpréter,
il reconnaîtra sans peine que si mon interprétation, à moi,
a été partiale, ça été dans le sens contraire à celui qu'on suppose ; que si quelques syphilis que, à la rigueur, on aurait pu
faire passer pour moyennes, ont été portées comme fortes,
cela se trouve être bien plutôt dans la classe des chancres traités *sans* que dans celle des chancres traités *avec* mercure.

Outre la lumière qu'elle fournit sur la valeur du mercure
comme préventif, cette statistique me paraît venir à l'appui
d'une autre proposition d'une portée plus large et plus haute,
proposition dont je ne méconnais point l'apparence para-
doxale ; mais que des faits d'un autre ordre tendent non moins
à démontrer, c'est que « une syphilis étant donnée, son intensité dépend beaucoup moins du traitement employé que des
conditions de constitution, de santé, d'hygiène du sujet
atteint. » Je livre cette donnée aux vérifications ultérieures.

III.

NOTE SUR LE TRAITEMENT EXTERNE DE LA SYPHILIS;

Par M. le docteur PACHIOTTI (de Turin).

(Analyse).

Comparant le virus syphilitique et le mercure à deux chevaux de course lancés dans le torrent circulatoire et dont le second doit dépasser le premier, il est d'avis d'administrer le remède le plus tôt possible. Cette idée pittoresque explique la préférence de l'auteur, et nous devons ajouter d'un grand nombre de ses confrères italiens, pour le traitement par les frictions, qui semblent amener l'absorption la plus prompte. Difficilement applicable à la pratique civile, cette méthode, employée selon certaines règles, est parfaitement supportée dans les hôpitaux et y donne des succès incontestables ; la durée du traitement est longue, mais peut-elle jamais être courte dans la syphilis ? 3 ou 4 grammes d'onguent napolitain seront employés : avec les frictions longtemps continuées et qu'on aura soin de ne pas faire sur les mêmes points du corps plusieurs fois de suite, la salivation excessive sera évitée. L'iodure de potassium associé aux frictions mercurielles sera particulièrement invoqué dans les cas de syphilis compliquée de lymphatisme ou d'herpétisme.

Au point de vue théorique, M. Pachiotti croit à la curabilité de la syphilis et à la puissance antidiathésique du mercure. Il termine sa communication par une apologie chaleureuse des travaux de l'école médicale française et en particulier de l'école syphiligraphique lyonnaise, travaux pour lesquels l'Italie a été et est encore notre tributaire.

IV.

Sur le traitement de la syphilis ;

par M. Arm. Desprez (de Paris).

Devant les syphiligraphes distingués de l'école de Lyon, devant ceux qui ont étudié depuis vingt ans la syphilis avec le plus d'ardeur, et j'oserai même dire avec le plus de sincérité, je ne crains pas d'affirmer que la question posée est ici bien à sa place, car, ailleurs, le côté industriel a trop souvent dominé le côté scientifique. Déjà j'ai rendu hommage devant la Société de chirurgie, aux travaux de l'école de Lyon, et je me plais à dire encore que la lecture de ces travaux a éclairé pour moi beaucoup de points obscurs de la syphilis.

La syphilis, que j'ai étudiée pendant sept années à l'hôpital de Lourcine, me paraît être une infection purulente de forme spéciale, provenant d'un pus virulent d'un autre mode que le pus morveux et le pus varioleux, mais agissant suivant les mêmes lois dans l'économie. De toutes ces affections purulentes ou intoxications par le pus, la syphilis est la moins immédiatement grave : les phénomènes ont une marche plus lente; ce qui se passe en quinze jours pour la variole et la morve, met trois ans à évoluer pour la syphilis. La syphilis, comme la variole, tend à être éliminée, sous forme d'éruption, de syphilides ou de plaques muqueuses qui représentent l'éruption de la variole, et il y a lieu de reconnaître que c'est à tort qu'on cherche à faire disparaître par des médications détériorantes les éruptions premières de la syphilis. L'examen rigoureux des faits démontrant d'ailleurs que les accidents tertiaires graves ne suivent presque jamais les accidents éruptifs, dits secondaires, très-complets, on est en droit de dire que les accidents tertiaires sont le fait du trouble apporté par des médications ou des écarts de régime, aux phénomènes physiologiques de la période éruptive de la syphilis.

Il n'y a pas de médicament spécifique contre la syphilis.

J'ai traité quinze cents syphilitiques à l'hôpital de Lourcine, et je n'ai jamais eu recours au mercure. J'ai vu tous les accidents de la syphilis disparaître seuls, comme des éruptions varioleuses. J'ai vu des récidives, mais elles n'étaient pas en plus grand nombre que celles qui existaient chez des malades traités rigoureusement par le mercure dès le début de la syphilis. Je n'ai eu recours à aucun autre médicament, tel que l'iodure de potassium ni à aucune des pratiques employées en Allemagne ou en Suède à titre de spécifique. Il n'y a pas de spécifique, je le répète, contre les infections purulentes : les malades guérissent lorsqu'ils éliminent les parties malades de leur sang, soit par une sécrétion, soit par une éruption à récidives ou une éruption unique. Lorsque le mal ne peut être éliminé, il y a des métastases ou abcès métastatiques, qui, suivant leur siége, tuent plus ou moins rapidement. Contre ce dernier accident, il n'y a aucun remède spécial, ni le mercure, ni l'iodure de potassium.

Je n'ai pas besoin de rappeler ici ce que j'ai développé devant la Société de chirurgie, eu égard au mode de traitement de la syphilis : tout peut être résumé dans un mot, un régime tonique et une excellente hygiène, le séjour dans un climat chaud et égal, et j'ajoute: le régime approprié au tempérament de l'individu scrofuleux, rhumatisant, dartreux ou cachectique, sur lequel la syphilis a été implantée.

Tous les accidents gommeux, ulcéreux de la syphilis, sont des éliminations tardives de parties du sang contaminé par le virus syphilitique, l'indication naturelle est de favoriser l'élimination rapide par des cautérisations énergiques.

Tous les accidents syphilitiques, limités d'ailleurs, chancres, plaques muqueuses, sont très-heureusement modifiés par les caustiques, principalement les plaques muqueuses, qui sont des phénomènes d'élimination de la première période de la syphilis.

M. Diday, qui a bien étudié cliniquement l'évolution naturelle de la syphilis, a néanmoins reconnu que le mercure agissait sur les accidents de la syphilis, s'il ne guérissait pas la maladie. Je veux compter avec cette opinion, que j'ai déjà combattue et, je le dirai à notre confrère : Votre mercure agit comme sialagogue, c'est-à-dire dire comme purgatif, et c'est parce que vous altérez la santé de votre malade que l'accident de la syphilis paraît s'amender. Il en serait de même si vous purgiez fortement un varioleux au premier jour de son éruption, les boutons pâliraient : mais diriez-vous que l'accident varioleux a été amendé par le purgatif ?

Les expériences ont été faites sur l'efficacité du spécifique mercuriel contre la syphilis. J'y ai contribué pour ma part. Lyon avait travaillé dans ce sens et avait montré que la syphilis faible pouvait guérir sans mercure. Personne n'a démenti cette assertion. Encore quelques années donc, et la vérité entière sera faite : le roman de la syphilis disparaîtra pour faire place à la réalité, la médecine physiologique aura, j'en suis sûr, raison de l'empirisme.

V.

OBSERVATIONS SUR LA SYPHILIS ET SON TRAITEMENT;

Par M. le docteur SAINT-MARTIN DE LA PLAGNE.

Le pouvoir du mercure est incontestable sur l'organisme *dans* et non *contre* la syphilis. En effet, impuissant contre les lésions primitives, — s'il agit sur les symptômes secondaires, c'est seulement en les faisant avorter, mais sans détruire en rien le virus ou principe syphilitique, dont l'action se continue plus sourdement, mais non moins activement et plus profondément s'il est possible, lorsque le mercure a, sinon prévenu, paralysé les éliminations morbides, dont l'analogie du bubon suppurant non syphilitique démontre les avantages : nul besoin n'est pour cela de confondre les virus, en assimilant cette altération primitive du sang soit avec son infection secondaire, soit avec la contagion primitive exercée sur la lymphe par le virus syphilitique, dont la pénétration dans l'économie a lieu sous la même réaction inflammatoire.

Peut-être serait-il utile, avant de chercher les exceptions, de préciser la raison et les conditions de l'emploi du mercure dans la syphilis, et s'informer si, au contraire, ce n'est point son usage qui doit constituer une exception, afin de prévenir un plus grand danger et d'assurer le temps d'employer une médication rationnelle, qui est toujours l'objectif du médecin instruit et judicieux. Dans tous les autres cas, il est préférable de s'abstenir du mercure ; et il y aurait plutôt lieu, à mon avis, d'étendre les sages règles posées par l'honorable M. Diday, en restreignant encore les cas où l'utilité du mercure peut être démontrée rationnellement et son usage prescrit empiriquement à tort et à travers, comme il l'a été jusqu'à ce jour, sur des expériences et des assertions contradictoires.

De même, avant de se demander si un seul traitement mercuriel peut guérir la syphilis radicalement, conviendrait-il de s'assurer s'il a réellement cette propriété? quand, comment et pourquoi? s'il n'ajoute pas, au contraire, une complication fâcheuse à la syphilis elle-même, et s'il n'y a point lieu de lui substituer l'iodure de potassium, aussitôt après les éruptions syphilitiques, afin de prévenir ou d'atténuer les accidents tertiaires, qui sont beaucoup plus graves. D'autre part, n'y a-t-il point des indications spéciales contre la forme ou la nature de ces accidents survenant dans la syphilis, qui revêtent en même temps le caractère herpétique ou scrofuleux, au lieu de n'y voir qu'une seule et même affection, malgré sa diversité d'origine, sa constitution, sa période, ou ses symptômes?

Mais le point capital est de bien savoir distinguer la syphilis, non-seulement des blennorrhagies (dont M. Diday a cru devoir admettre, *après*, sinon *avec moi*, la nature parasitaire), mais encore des chancres vénériens du même genre, au moyen desquels l'honorable M. Rollet constitue avec raison le chancre mixte, étant avéré que leur surface peut, aussi bien que toute érosion, absorber *à posteriori* le virus de la syphilis et le faire parvenir aux vaisseaux lymphatiques, tandis que le chancre simple ou parasitaire n'atteint et n'enflamme que les vaisseaux sanguins, fait suppurer les ganglions et s'oppose de la sorte à toute extension du mal, à sa généralisation.

En réalité, la syphilis a sa marche naturelle qui en fait une maladie *faible*, *moyenne* ou *grave*, qui en amène la résolution ou la fait dégénérer en affection chronique, ayant diverses périodes susceptibles de médications différentes. Il y a donc lieu,

d'après les circonstances, de se borner à en favoriser ou faciliter la marche, au lieu d'en arrêter l'évolution, d'en atténuer ou
détourner les manifestations, suivant les organes qui en sont
le siége et les autres affections intercurrentes qui peuvent rendre nécessaire un traitement mixte ou composé, dont, sous
peine d'empirisme, le médecin doit se rendre compte ; reste à
savoir si le mercure n'est pas plutôt un obstacle qu'un adjuvant, et si l'on ne peut en dire : *Pejor medicinâ malo.*

Ce qu'il y a de certain, c'est qu'il n'y a point de progrès possible si les médecins, en présence d'une pratique impuissante
et sans la moindre doctrine rationnelle, persistent aveuglé-
ment dans une *routine* dont les malades ne veulent plus du
tout et qu'ils sont eux-mêmes réduits à dissimuler sous des
noms grecs ou latins pour rassurer leurs clients, sans pouvoir
même entre eux trouver une excuse à leur entêtement. Mais il
faut avant tout connaître les maladies vénériennes, écoulements, chancres locaux, en distinguer avec soin la syphilis,
en bien étudier les symptômes pour s'en rendre un compte
exact, et, si l'on ne peut atteindre le mal même, traiter ces
symptômes et les périodes morbides comme on traite toutes
les autres maladies, sans croire à ces arcanes absurdes, ni à
ces chimères décorées du nom de *spécifiques.*

LIMITATION DES INDICATIONS DU MERCURE ;

Par M. le docteur Drysdale (de Londres).

Depuis quelques années, l'auteur a fixé son attention sur
cette question compliquée : et, quoiqu'il ait traité bon nombre
de syphilitiques sans mercure, avec des résultats excellents,
il pense que la discussion sur le traitement de la syphilis
n'est pas encore terminée. Une chose cependant admise par
tout le monde pratique, c'est l'efficacité de l'iodure de potassium
contre les accidents anciens de la maladie. Mais, pour ce qui

concerne le mercure, il n'y a pas la même unanimité. M. Ricord, par exemple, a exprimé récemment, à un « meeting de la British Medical Association » à Birmingham, août 1872, son avis, que du moment qu'une personne est affectée par un chancre induré, ou par une syphilis secondaire, il est *nécessaire* pour sa santé à venir de commencer avec elle un traitement mercuriel de la durée d'une année ; et M. le docteur Fournier (leçons sur la syphilis à Lourcine) professe que le traitement par le mercure doit être suivi pendant une année et demie, avec des *intervalles* ou périodes de cessation du traitement.

M. Diday n'est pas aussi affirmatif que ces autorités si estimées, et, dans un ouvrage intitulé *Histoire naturelle de la syphilis*, Paris, 1863, il écrit ceci : « Depuis le mois de décembre 1855, j'ai traité sans mercure un grand nombre de cas de syphilis..... Or, de légitimes défalcations faites, il me reste un total de dix-huit syphilitiques traités sans mercure, et dont la guérison (datant pour quelques-uns d'une époque antérieure à 1855), remonte pour trois, à trois ans et demi ; pour trois, à quatre ans ; pour quatre, à quatre ans et demi ; pour trois, à cinq ans ; pour un, à cinq ans et demi ; pour un, à six ans ; pour un, à huit ans ; pour un, à neuf ans ; pour un, à seize ans. Ce temps est compté à partir de la disparition du dernier accident syphilitique observé jusqu'au dernier jour où j'ai revu l'ex-malade. Il est donc prouvé qu'on peut guérir la syphilis sans mercure.... Cinq malades de ma clientèle que j'ai pu observer, dans l'espace de trois ans, m'ont fourni les traits de ce tableau (du danger du mercure). Conduits sous le rapport des doses, avec toute la prudence, tous les ménagements possibles, ils ont offert les symptômes graves et variés que, la dyspepsie engendre. L'un d'eux, chef d'institution, avait pris une boulimie telle, que les quatre repas de ses jeunes élèves avaient, pour l'heure des siens, des intervalles trop éloignés, etc... Les autres en souffrent encore ; ils m'ont, bien entendu, retiré leur confiance, et ils ne me rencontrent jamais sans que leur regard m'apprenne ce que nous devons, eux et moi, de reconnaissance au *remède* qui a créé entre nous de tels rapports. »

L'école anglaise, depuis l'époque du docteur Fergusson (1812), a toujours été divisée pour ce qui concerne l'adminis-

tration du mercure. Les chirurgiens de l'armée, Rose (1817),
Guthrie (1817), Thomson d'Edimburg (1818), Hennen (1818),
Desruelles (1827), Inike (1828) et beaucoup d'autres avaient
traité grand nombre de cas de syphilis constitutionnelle sans
mercure ; et quelques-uns de ces médecins furent entièrement
opposés à l'usage de ce remède dans la syphilis. Après la notable découverte du traitement à l'iodure de potassium, par
Wallace, de Dublin (1832), (la plus importante peut-être qui ait
été faite en thérapeutique), la foi dans la nécessité de donner un
remède qui, comme M. Diday même le concède, est aussi dangereux qu'est le mercure, et le récit des dangers de ce remède a
poussé tout le monde médical à tâcher de trouver quelque succédané. Ainsi, même dans les cas de syphilis des nouveau-nés,
l'auteur et quelques-uns de ses amis à Londres ont cru trouver que l'iodure de potassium réussit mieux que le mercure.

Dans un article du *Medical Times and Gazette*, octobre,
1863, par M. Allingham, chrirurgien à *Nortern Hospital* de
Londres, on trouve le récit détaillé de quinze cas de syphilis
infantile traités par ce docteur sans l'intervention mercurielle.
Sa propre expérience du traitement mercuriel avait été très-
peu satisfaisante ; et ceci l'amena à faire quelques recherches
statistiques d'où il résulta que 19 %.de morts étaient constatées
sous l'influence du traitement mercuriel, considéré cependant
comme infaillible par sir Benjamin Brodié. Le résultat de
quinze cas traités par M. Allingham au chlorate de potasse
fut que l'un des malades mourut, un autre resta dans le même
état, et treize furent guéris.

Dans une réunion récente de la *Society medico-chirurgical*
à Londres (10 février 1863), M. Spencer Wells défendit ses
vieux camarades de la marine et leurs confrères du service médical de l'armée de l'imputation renfermée dans quelques remarques faites par M. Solly. Il serait très-injuste, selon
M. Wells, que cette Société émît l'opinion, sans rencontrer
de contradiction, que la fréquence de la maladie syphilitique
secondaire fût le fruit de l'abandon du mercure par les chirurgiens de l'armée et de la marine dans le traitement des
accidents primaires. Il n'y a pas de fondement à une telle imputation. C'est aux chirurgiens de l'armée et de la marine anglaise
que nous devons une grande part des connaissances que nous

possédons sur la pathologie et le traitement de la syphilis. Les soldats et les marins sont sous l'observation de leur chirurgien pendant bien des années, et les règlements du service exigent que les rapports de tous les cas de maladies soient conservés ; de sorte que les chirurgiens de l'armée et de la marine ont des occasions bien plus favorables d'observer le résultat final de leur traitement, chose que souvent l'on ne peut obtenir dans l'exercice privé de la profession ou dans les hôpitaux civils. Aussi, comme la syphilis est une maladie très-commune dans l'armée, il peut s'y recueillir un plus grand nombre de faits pour déterminer la véritable influence du mercure sur la syphilis qu'il ne peut s'y en obtenir à l'égard de toute autre question médicale, à l'exception peut-être de la vaccination. Ces faits, soigneusement observés, exactement enregistrés et comptés par milliers, prouvent non-seulement que le mercure n'est pas nécessaire pour guérir les accidents primaires, mais qu'il retarde momentanément la cure du chancre commun ou chancre non induré, quoiqu'il accélère la guérison du chancre induré.

Et ils prouvent, non-seulement que le mercure n'est pas une préservation contre les maladies secondaires, mais que la fréquence et la gravité des symptômes secondaires est en proportion directe de la quantité de mercure absorbée. Le véritable emploi du mercure en petites quantités dans le traitement du chancre primaire induré et dans quelques formes de maladie secondaire, est (selon M. Spencer Wels), bien compris dans l'armée et dans la marine ; son impuissance à garantir des symptômes secondaires y est mieux connue qu'elle ne l'est parmi les médecins civils, et il serait très-injuste de blâmer des hommes, parce qu'ils ont cessé de suivre un mode de traitement qu'une ample expérience a prouvé non-seulement inutile, mais nuisible.

Cependant, M. Ricord est d'avis que le mercure peut prévenir l'irruption des symptômes secondaires, si on le donne au moment de l'accident primitif : mais le professeur Bœck, dans son ouvrage : *Recherches sur la syphilis*, ayant expérimenté avec et sans mercure dans son hôpital à Christiania, voulut rechercher si un traitement était capable de prévenir les symptômes secondaires. Sur 1,008 cas traités par le mercure, 242, ou 24 pour cent devinrent affectés ; et, sur 522 traités sans

mercure; 77, ou 14 pour cent devinrent affectés. Il déduit de
ses expériences avec et sans mercure que le mercure, loin de
faire du bien dans la syphilis primaire, est positivement nuisible. La durée du traitement sous son influence est plus longue,
et l'influence des symptômes secondaires ne peut, en aucune
façon, être prévenue, arrêtée ou modifiée.

L'auteur a, depuis quinze ans, traité tous les cas de syphilis vus par lui-même à Londres, sans mercure, et par des doses plus ou moins fortes d'iodure de potassium. Quelquefois,
il a conseillé à ses malades de prendre le « bain turc » contre les éruptions graves de roséole syphilitique. Le résultat
de ce traitement a été assez satisfaisant. Très-peu de malades
adultes ont souffert beaucoup du « tertiarisme » , et l'iodure
de potassium, à hautes doses, conseillé par M. Ricord, a suffi,
presque sans exception, à faire cesser les maux de gorge,
les ulcères et les periostites de la syphilis ancienne, ainsi
que les orchites chroniques. — Dans la syphilis des enfants, le mercure ne vaut pas l'iodure de potassium, selon l'expérience de l'auteur, et dans l'iritis et les syphilides, l'iodure
a souvent pour les malades d'énormes avantages. — Il conclut
qu'il n'est pas prouvé que le mercure prévienne les accidents secondaires ou que la maladie soit plus faible sous le remède;
tandis que les accidents qui suivent le traitement mercuriel
le mieux réglé ne sont pas rares et assez graves pour que les
médecins et les malades puissent craindre son usage, s'il n'est
pas obligatoire, comme le prétendent MM. Ricord, Fournier
et l'école du « Midi. »

Mais la question doit être jugée par de nouvelles expériences, faites par une commission de médecins, et l'auteur prend
la liberté de proposer au Congrès de Lyon ce mode de terminer une lutte aussi affligeante pour la science médicale.

|VIII.

PRINCIPES ET RÈGLES DU TRAITEMENT MERCURIEL ;

Par M. le docteur RODET.

———

Les orateurs qui ont pris la parole et les auteurs qui ont envoyé des mémoires sur le traitement de la syphilis forment trois groupes distincts, savoir : ceux qui ne donnent jamais de mercure, ceux qui n'en donnent que lorsque les accidents généraux ont apparu et ceux qui le prescrivent dès le début du chancre infectant. Les premiers proscrivent le mercure parce que, disent-ils, la syphilis guérit à la longue, spontanément, ou à l'aide des toniques. Les seconds attendent, pour le prescrire, l'apparition des symptômes constitutionnels, parce que, d'après eux, ce médicament n'a de puissance que contre les manifestations générales, mais nullement contre la maladie elle-même, qui n'en poursuit pas moins son cours, malgré les traitements, quels qu'ils soient, qu'on peut lui opposer. Les troisièmes, enfin, emploient le mercure dès le début du chancre, parce que, pour eux, ce remède s'attaque non-seulement aux phénomènes apparents, mais aussi à l'infection elle-même, qu'il guérit en en débarrassant pour toujours l'organisme, au moins dans le plus grand nombre des cas.

Que la syphilis soit susceptible de guérir spontanément, c'est possible ; j'ajouterai même, si l'on veut, que cela a lieu probablement quelquefois ; mais, pour ma part, je tiens pour suspectes les guérisons ainsi obtenues, et voici pourquoi :

Pendant que je remplissais à l'Antiquaille les fonctions de chirurgien en chef, il arrivait souvent, dans mon service, des individus de la campagne porteurs des symptômes de syphilis tertiaire les plus hideux, les plus étendus et les plus caractérisés. Or, la plupart de ces individus, interrogés avec soin, déclaraient n'avoir jamais fait aucun traitement pour combattre une maladie syphilitique, dont ils n'avaient jamais soupçonné l'existence, ou à laquelle ils n'avaient attaché aucune importance. M. Clerc a donc eu raison de dire que les syphilis légères peuvent être suivies, dans l'avenir, des accidents tertiaires les plus graves, si elles ne sont pas sérieusement et efficacement traitées dès leur origine.

Au début de ma pratique médicale j'hésitai quelque temps pour décider s'il valait mieux commencer le traitement dès l'origine du chancre ou attendre l'apparition des premières manifestations générales. J'essayai alternativement ces deux méthodes, et les faits que j'observai me firent adopter définitivement la première.

Il est vrai que le traitement hâtif n'empêche pas, en général, l'apparition des symptômes constitutionnels. Je ne crois pas, même, qu'il retarde d'une manière sensible cette apparition ; mais ce qui me paraît incontestable, c'est qu'il atténue leur intensité, leur durée et leur gravité. Cet effet est d'autant plus marqué que le traitement a été entrepris plus près du début du chancre et qu'il a eu plus de temps pour modifier l'organisme avant l'époque où doivent éclore les premières manifestations. On peut voir même ces manifestations faire complètement défaut lorsqu'on a été assez heureux pour pouvoir commencer le traitement très-peu de jours après les premiers indices du chancre (1).

Mais, pour que ces résultats puissent être obtenus, il ne suffit pas de faire un traitement de courte durée. Il ne s'agit pas ici de prévenir l'infection, puisqu'elle existe, quoique encore latente, mais de la combattre à fond, absolument comme si déjà elle s'était manifestée par les symptômes les plus évidents.

Avant qu'on eût distingué les chancres syphilitiques vrais des ulcères vénériens qui n'infectent jamais, on prescrivait dans tous les cas des traitements dits préventifs qui ne devaient durer que quelques semaines tout au plus ; et comme la plupart des malades ainsi traités demeuraient exempts de

---

(1) Il est rare qu'on se trouve dans des conditions aussi favorables, parce que les malades ne consultent pas, habituellement, le médecin assez tôt, et, aussi, parce que la nature infectante du chancre ne peut pas toujours être diagnostiquée dès les premiers jours.

toute manifestation générale, on rapportait au mercure l'honneur de cet heureux résultat. Nous savons aujourd'hui que ces traitements étaient de nul effet, et qu'aucun des malades atteints de chancres vrais n'était préservé par ces quelques doses de mercure. Personne n'ignore, en effet, que ces malades ne peuvent être guéris que par des traitements beaucoup plus longs et beaucoup plus compliqués.

L'une des causes les plus fréquentes de l'insuccès du traitement mercuriel dans la syphilis, a dit M. le docteur Clerc, c'est que, généralement, le mercure n'est pas donné à doses suffisantes. Cette remarque est juste, mais il ne suffit pas, à mon avis, de donner ce remède à dose élevée pour en assurer l'effet vraiment curatif. Pour obtenir ce résultat, il faut l'administrer d'après une méthode qui en assure le plus possible les effets continus depuis le commencement jusqu'à la fin du traitement, tout en le rendant aussi inoffensif que possible, et en continuer l'usage pendant longtemps, quatre ou cinq mois environ, et même plus longtemps encore, dans quelques cas.

Une expérience déjà longue m'a appris que chez les syphilitiques vierges encore de tout traitement, des doses très-minimes de mercure produisent des effets parfaitement suffisants, mais que ces effets ne se continuent qu'à la condition que ces doses soient augmentées peu à peu. Cela ne présente aucune difficulté pendant une partie du traitement, mais il arrive un moment où l'on se trouve dans l'alternative de nuire au malade par des doses trop fortes ou de laisser la maladie reparaître et reprendre son cours malgré le traitement.

Ayant été mainte fois témoin de cette dernière alternative, dans les premières années de ma pratique médicale, je pensai que le bichlorure de mercure, que j'administrais alors de préférence, était peut-être une préparation infidèle, et je lui substituai le proto-iodure dans tous ces cas malheureux. Celui-ci, quoique donné à faible dose, faisait justice en quelques jours des manifestations apparues en dépit du bichlorure. Il paraissait donc doué d'une puissance supérieure à la sienne.

Pour résoudre cet intéressant problème, j'intervertis les rôles. Sur une série de malades, je commençai le traitement par le proto-iodure à dose faible d'abord, puis à doses croissantes. Les résultats furent exactement les mêmes, c'est-à-dire qu'il arrivait aussi un moment où je me trouvais dans l'alternative de nuire par des doses trop fortes ou de rester impuissant.

J'étais souvent impuissant, en effet, comme le démontrait l'apparition de nouveaux symptômes. J'administrais alors le bichlorure, et celui-ci, à dose faibles, agissait avec une puissance vraiment surprenante, alors que le proto-iodure, à dose beaucoup plus élevée, n'avait pu empêcher ces nouvelles manifestations.

Ces expériences cliniques démontrent que ces deux préparations ne sont pas plus efficaces l'une que l'autre, mais que leur pouvoir antisyphilitique varie très-sensiblement selon les conditions dans lesquelles elles sont administrées. Elles sont aussi bien tolérées l'une que l'autre, pourvu qu'on n'oublie pas qu'elles doivent être administrées à doses très-différentes. J'estime que le bichlorure est à peu près cinq fois plus actif que le proto-iodure et que, par conséquent, un centigramme du premier équivaut à cinq centigrammes du second. Ce dernier a l'inconvénient assez sérieux de provoquer beaucoup plus souvent la salivation que le premier, auquel je serais disposé à accorder la préférence, à cause de cela, s'il était possible ou convenable de s'en tenir à une seule préparation pendant toute la durée du traitement.

Plusieurs préparations mercurielles jouissant d'une efficacité égale ou approximativement égale, comment se fait-il que lorsque l'une d'elles a perdu la plus grande partie de sa puissance, celle qu'on lui substitue possède encore la plénitude de la sienne ? Il y a là deux faits cliniques dont l'un est universellement connu, mais dont l'autre l'est beaucoup moins. Le premier, c'est que l'habitude émousse peu à peu l'action du remède, soit en mettant l'organisme en mesure d'y résister de plus en plus, soit, peut-être, en lui permettant de l'éliminer avec une rapidité de plus en plus grande, d'où la nécessité d'augmenter graduellement les doses. Le second, c'est que cet effet de tolérance de l'organisme pour le remède ou de résistance de plus en plus grande à son action ne se produit que pour les préparations identiques qui y sont ingérées régulièrement, mais nullement pour celles qui ne sont qu'analogues.

C'est sur ce double fait clinique qu'est fondée la méthode que je mets depuis longtemps en usage pour combattre la syphilis. Je commence habituellement par le bichlorure, que je donne d'abord à la dose minime d'un centigramme par jour, en deux fois. Tous les huit jours j'augmente cette dose d'un demi-centigramme jusqu'à ce que j'arrive à trois centigrammes et demi par jour environ, dose que les malades supportent parfaitement dans la très-grande majorité des cas, et à laquelle il est permis d'arriver, en général, sans aucune espèce d'inconvénient.

Arrivé là, au lieu d'augmenter encore la dose, ce qui pourrait ne pas être sans quelque danger, ou de continuer le traitement par cette même dose, ce qui compromettrait presque à coup sûr le succès du traitement, comme je l'ai déjà fait remarquer, j'abandonne le bichlorure, et je lui substitue le proto-iodure. Je donne aussi ce second remède à dose minime en commençant, c'est-à-dire à celle de 5 centigrammes par jour en deux fois, et j'augmente de 25 milligr. tous les huit jours, jusqu'à ce que j'arrive à 17 ou 18 centigr. par jour. Parvenu à ce point du traitement, je diminue graduellement la dose du proto-iodure, mais je fais prendre concurremment de l'iodure de potassium à doses croissantes, puis, enfin, je termine en faisant prendre pendant quelque temps encore de l'iodure de potassium seul.

Il est bien entendu que les rôles pourraient être intervertis sans beaucoup d'inconvénient, et que l'on pourrait commencer le traitement par le proto-iodure et le continuer par le bichlorure. Il est pourtant un motif en faveur de la pratique que je suis habituellement, et ce motif, le voici : il me paraît convenable et prudent de terminer le traitement en faisant prendre de l'iodure de potassium à doses croissantes et du mercure à doses décroissantes. Or, n'est-il pas plus rationnel de donner simultanément deux préparations iodurées que deux sels aussi différents l'un de l'autre qu'un chlorure et qu'un iodure?

Si cependant on préférait, pour un motif quelconque, commencer le traitement par le proto-iodure, il y aurait un moyen très-simple de faire disparaître l'inconvénient que je viens de signaler. Ce serait de cesser totalement l'emploi du bichlorure, après l'avoir porté jusqu'à sa dose extrême, et de lui substituer le sirop de Boutigny, que l'on donnerait aussi à des doses croissantes.

Ai-je besoin de dire maintenant que le traitement que je viens d'esquisser doit être modifié selon l'âge, le sexe, le tempérament, la santé habituelle des malades et selon une foule d'autres circonstances? Je ne puis et je ne veux entrer, sous ce rapport, dans aucun détail. Je dirai seulement que, dans les dernières périodes du traitement, il est souvent utile d'administrer des toniques amers, tels que le sirop ou le vin de quina, en même temps que les préparations antisyphilitiques, et qu'il convient d'ajouter au traitement des préparations ferrugineuses pour peu que l'anémie paraisse imminente, et, à plus forte raison, si elle est déjà déclarée.

Je dirai aussi que lorsque la syphilis survient chez des vieillards, chez des valétudinaires ou ou chez des individus prédisposés aux congestions cérébrales, on ne doit la combattre qu'avec une extrême prudence; que le bichlorure et le proto-iodure sont ordinairement mal tolérés dans ces cas, et que la préparation qui est alors le mieux supportés est le cyanure de mercure, donné à doses extrêmement minimes, dissous dans un véhicule approprié, tel que le sirop de salsepareille, ou de Cuisinier, ou de douce-amère, etc. Je commence par un demi-centigr. par jour, et j'augmente lentement sans dépasser ordinairement un centigr. et demi, mais je continue cette médication pendant longtemps, si elle bien supportée.

Je dirai enfin que, dans les cas où les organes digestifs irrités ne peuvent pas supporter les préparations mercurielles, je prescris des frictions avec la pommade mercurielle, en me conformant, autant que possible, aux préceptes que j'ai formulés plus haut. Ainsi je commence par une dose faible, un gramme par jour seulement, et j'augmente cette dose d'un gramme tous les huit jours, jusqu'à ce qu'on arrive à 6, 7 ou 8 grammes par jour, suivant les cas.

Pendant que cette médication se poursuit, je m'efforce, par tous les moyens possibles, de ramener les organes digestifs à leur état naturel, et, lorsque j'y suis parvenu, je fais cesser les frictions et je fais prendre les remèdes par la bouche.

Voilà, exposée aussi brièvement que possible, la méthode

que j'emploie dans le traitement de la syphilis. Cette méthode,
à laquelle je suis arrivé après une observation longue et attentive, est celle qui m'a donné les meilleurs résultats. Ma
conviction est qu'avec elle on obtient la guérison, non pas
seulement des manifestations, mais de la maladie elle-même,
dans le plus grand nombre des cas; que la guérison est obtenue plus souvent et en moins de temps avec cette méthode
qu'avec celle qui consiste à ne combattre que les manifestations et qu'avec cet autre qui s'en tient à la même préparation pendant toute la durée du traitement.

J'affirme qu'en suivant cette méthode la guérison est le plus
habituellement obtenue, mais je ne vais pas jusqu'à dire qu'elle
ait toujours lieu. Malheureusement, je ne connais aucun moyen
d'éviter sûrement le retour des accidents, c'est-à-dire, d'obtenir dans tous les cas, la guérison réelle, absolue, définitive.
Cette guérison est la règle, mais cette règle a des exceptions
encore beaucoup trop nombreuses.

Lorsqu'on se trouve en face de ces exceptions, que convient-
il de faire? La réapparition des symptômes étant la preuve,
c'est du moins mon avis, que le traitement n'a pas été assez
énergique ou assez prolongé, suffit-il de lui opposer un nouveau traitement de quelques jours ou de quelques semaines
pour compléter le premier? Non, cela ne saurait suffire. Lorsque de nouveaux accidents apparaissent, la maladie a repris
toute sa force, toute sa puissance, toute sa ténacité, et réclame,
non pas un traitement complémentaire du premier, mais un
traitement tout aussi actif et tout aussi prolongé que si
aucun remède n'avait été encore administré. Il y a plus, le
premier traitement ayant été impuissant à détruire à fond la
maladie constitutionnelle, le deuxième doit être plus puissant
et plus prolongé, si l'on veut avoir l'espoir légitime de ne
pas échouer encore une fois.

Chose remarquable! les malades, dans ces cas exceptionnels, supportent ordinairement à merveille des doses qui ne
seraient pas sans danger dans les cas ordinaires. C'est que si
le remède neutralise dans l'économie l'état morbide, quel qu'il
soit, qui constitue la maladie, cet état morbide, à son tour,
neutralise aussi le remède. Ceci est un fait d'expérience que
tous les praticiens ont pu observer et que j'ai déjà signalé dès

1847, dans un mémoire *Sur les accidents qui peuvent résulter de l'emploi de l'iodure de potassium*. Le sulfate de quinine, dans les fièvres d'accès graves, la morphine, dans certaines névralgies et l'iodure de potassium dans la syphilis tertiaire, sont supportés à des doses qui troubleraient inévitablement et gravement la santé si on les administrait à des individus exempts de tout état morbide. Il en est de même du mercure, que l'organisme tolère d'autant mieux que l'indication de ce remède est plus nette, plus évidente, plus réelle.

À l'appui de cette proposition je pourrais citer des faits nombreux, mais je me bornerai au suivant, qui me paraît digne d'intérêt et très-concluant :

M. X..., âgé de 25 ans, contracta la syphilis en 1847. Je le soumis à l'usage du bichlorure de mercure que je lui fis cesser au bout de deux mois, croyant alors que cette durée était suffisante. Il paraissait, en effet, complètement guéri, et il partit pour Paris. Arrivé dans la capitale, il ne tarda pas à apercevoir, dans le champ visuel de l'œil gauche, des figures bizarres, des filamments fixes, entrelacés les uns dans les autres, et à remarquer avec terreur que sa vue s'affaiblissait de ce côté.

Justement effrayé par l'apparition de ces phénomènes, il alla consulter M. Sichel, qui, ayant appris ses antécédents, jugea qu'il s'agissait d'une amaurose syphilitique, et qui lui prescrivit un traitement mercuriel. Ce traitement, continué pendant six ou sept semaines, améliora beaucoup l'état de la vue, mais après sa suppression les mêmes symptômes reparurent avec la même intensité que la première fois.

M. Sichel lui fit suivre encore un traitement par le mercure, pendant six semaines, et par l'iodure de potassium, pendant deux semaines. Ce nouveau traitement produisit les mêmes effets que le premier, mais sa suppression trop hâtive permit aux symptômes de reparaître en très-peu de temps du côté de l'œil gauche et de s'aggraver rapidement, pendant que l'œil droit se trouvait aussi menacé des mêmes accidents.

Redoutant de devenir aveugle, désespéré et nourrissant déjà des projets de suicide, le malade revint à Lyon, uniquement pour y suivre un nouveau traitement. Je le soumis aussitôt à l'usage du bichlorure de mercure, que je lui fis prendre pendant deux mois, en élevant graduellement la dose jusqu'à 10 centigr. par jour. Puis je substituai à ce remède le proto-iodure, dont je portai peu à peu la dose jusqu'à 30 centigrammes par jour. Ce traitement dura en tout trois mois et demi, et fut admirablement supporté. Aucun malaise ne se manifesta pendant sa durée, ni du côté des organes digestifs, ni du côté du système nerveux, ni même du côté des gencives, et la guérison, qui était complète à la fin de ce traitement, ne s'est pas démentie un seul instant depuis cette époque, c'est-à-dire depuis vingt-cinq ans.

J'ai cité cette observation telle que je la trouve consignée dans mes notes, parce qu'elle vient admirablement à l'appui de la proposition que j'ai émise, mais je suis bien loin de vouloir la proposer comme un modèle à suivre. Le premier traitement n'avait duré que deux mois, et dès lors il n'est pas surprenant que la guérison n'ait été qu'apparente et ne se soit pas maintenue. Quant au deuxième traitement, je le prolongerais davantage aujourd'hui, sans donner des doses aussi élevées, et j'arriverais ainsi, sans autant de risque, au même résultat.

Tout ce que je viens de dire se rapporte à la syphilis secondaire.

Dans la syphilis tertiaire les mêmes principes doivent être observés, en substituant au mercure les iodures de potassium, ou d'ammonium, ou de sodium.

C'est par le premier de ces iodures que je commence toujours chez les tertiaires vierges encore de tout traitement. Je le donne à faible dose au début, 25 centigr. par jour seulement, et j'augmente peu à peu cette dose, de manière à assurer toujours l'action curative du remède sans fatiguer l'organisme. Il est rare que je dépasse cinq ou six grammes par jour, et si ce remède paraît être difficilement toléré avant d'être porté à la dose jugée nécessaire, je lui substitue l'iodure d'ammonium, que je donne aussi à faible dose en commençant, et dont j'augmente graduellement la quantité, à mesure que le malade s'habitue à son action. Il est bon d'être prévenu, pour doser convenablement cette dernière préparation, qu'elle est à peu près moitié plus active que l'iodure de potassium, et qu'il convient, par conséquent, de l'administrer à doses moitié moindres.

Il faut savoir enfin que la syphilis tertiaire exige un traitement au moins moitié plus long que la syphilis secondaire, et qu'il convient souvent d'associer aux iodures des préparations amères, telles que le sirop ou le vin de quina, et quelquefois aussi des préparations ferrugineuses.

IX.

TRAITEMENT DE LA SYPHILIS PAR LES INJECTIONS HYPODERMIQUES ;

Par le Dr Achille Dron, chirugien en chef de l'hôpital de l'Antiquaille.

Cette méthode, employée pour la première fois par Scarenzio de Pavie, vulgarisée surtout par Lewin, de Berlin, qui lui a donné son nom, recommandée par Liégeois et Staub, en France, mise à l'essai dans bien des pays, a été l'objet de jugements divers, d'opinions contradictoires. Exaltée outre mesure par les uns, rejetée par les autres, elle a encore besoin d'être étudiée, et, dans ce but, je viens dire ce que j'ai observé dans son emploi.

J'ai d'abord dû choisir le médicament à injecter. Le calomel, dont s'était servi Scarenzio, donne lieu souvent à des abcès au point injecté. La solution de sublimé, employée par Lewin (de 6 milligr. à 25 milligr. pour un gramme d'eau) a occasionné des accidents locaux et généraux ; elle est trop forte. Les injections d'iodure de mercure, d'albuminate de mercure ont été abandonnées en raison de la forte irritation qu'elles provoquaient dans les parties injectées. Je me suis servi de la solution faible de sublimé, préconisée par Liégeois, dont voici la formule :

Eau distillée............ 90 grammes.
Sublimé .... 20 centigrammes.
Chlorhydrate de morphine 10   —

Ce qui fait par gramme environ 2 milligr. 1/4 de sublimé.

L'instrument est une petite seringue contenant 2 grammes de la solution, et par conséquent 4 milligrammes 5 de sublimé. Elle est munie d'une canule-aiguille de 4 centimètres, assez longue pour pénétrer profondément sous la peau, assez fine pour ne faire qu'une piqûre insignifiante. Le contenu de cette seringue sert à faire deux injections, de sorte qu'en chaque point on n'injecte pas plus de 2 milligr. 2 du médicament.

La région du corps où doivent être faites les injections est très-importante à déterminer. Il faut rejeter les membres inférieurs où les piqûres pourraient s'enflammer par suite de la marche, les membres supérieurs où les mouvements occasionneraient les mêmes accidents, les parois abdominales et thoraciques antérieures où la sensibilité est trop développée, la région fessière qui sert si souvent de point d'appui. Le dos est certainement le lieu le plus convenable pour les pratiquer. La sensibilité y est plus obtuse que partout ailleurs, et, depuis la partie postérieure des épaules jusqu'à la région lombaire, on a la place pour faire toutes les injections nécessaires.

J'ai toujours eu grand soin de pousser mon injection dans le tissu cellulaire sous-cutané et, pour y arriver, je soulève la peau par un pli, à la base duquel et parallèlement à lui je pratique la ponction. Le pli, en s'effaçant, laisse la canule engagée dans le tissu cellulaire, où va se loger le liquide injecté. Lorsqu'on laboure le derme avec la canule-aiguille et qu'on y injecte le liquide médicamenteux, on y provoque une inflammation vive, de petits abcès et même une mortification plus ou moins étendue.

La canule doit cheminer sous la peau, de manière que l'endroit où est déposé le liquide injecté soit éloigné de deux centimètres du point où s'est faite la ponction, afin d'éviter la sortie du médicament. Il est préférable qu'au lieu de marcher au moyen d'un pas de vis, le piston de la seringue puisse être poussé directement : l'injection est effectuée ainsi plus rapidement. Une mouche de diachylon est appliquée sur la piqûre.

Les injections hypodermiques de sublimé, indépendamment de leur action sur les manifestations syphilitiques, déterminent dans la région injectée et à distance des phénomènes très-importants à signaler. Dans la région injectée, on peut noter d'abord la légère saillie due au liquide, saillie qui n'est accusée le lendemain que par un faible empâtement très-circonscrit, lequel disparaît le troisième jour. C'est cet empâtement qui se transformerait en phlegmon, en abcès si on employait un sel insoluble, comme le calomel, ou une solution trop concentrée de sublimé.

Ce qui est plus digne d'attention, c'est la souffrance qu'éprouvent les malades dans le point injecté et les parties voisines. La douleur de chaque piqûre est insignifiante ; celle, au contraire, causée par l'entrée du liquide est d'emblée très-vive. Les malades la comparent à une brûlure. Tous les mouvements du tronc et des membres l'exaspèrent. L'immobilité dans le lit ou un fauteuil, c'est-à-dire le dos fixé et sans aucun mouvement, l'apaise ou la rend plus supportable. Mais le plus souvent elle se réveille quelques heures après, soit que le malade ait été forcé de quitter son immobilité, soit que le liquide, en s'infiltrant, exerce son action irritante sur de nouveaux tissus. La douleur s'irradie en effet le long des filets nerveux, pénètre profondément dans la poitrine, et rend la respiration pénible. Cette souffrance peut être assez vive et assez persistante pour empêcher quelquefois le sommeil dans la nuit qui suit l'injection. Elle peut même se prolonger pendant plusieurs jours après la suspension de la médication, et cela sans réaction inflammatoire. Le dos du malade qui se plaint si fort ne présente aucune rougeur, aucun point enflammé.

La pratique des injections hypodermiques de sublimé pour guérir la syphilis trouve dans les douleurs qu'elles provoquent un sérieux empêchement. Sur trente-neuf malades que j'ai soumis à ce traitement, quatre l'ont refusé après la première injection, à cause de la douleur qu'ils avaient éprouvée, et ont préféré quitter l'hôpital. Un malade, après l'avoir supporté trois jours, est sorti en se plaignant amèrement. Un autre, après quatre injections, a déclaré souffrir atrocement, ne plus avoir de sommeil. Son dos ne présentait cependant aucune lésion. On l'a gardé à l'hôpital, sans traitement ; à plusieurs reprises on lui a proposé de recommencer, sans qu'il ait voulu s'y soumettre. Quelques malades prennent patience : on leur a promis monts et merveilles, cela les encourage. Mais la guérison n'arrivant pas aussi vite qu'ils le désirent, ils se plaignent et finissent par refuser le traitement. J'en trouve dans mes notes qui ont subi cinq, six, huit injections et qui n'ont plus voulu continuer. Chez l'un d'eux, au bout de huit injections, l'amélioration était manifeste, et, malgré cela, le malade préféra sortir à cause de la douleur qu'il ressentait. En résumé, sur trente-neuf malades, le traitement a dû être interrompu dix fois avant la dixième injection, en raison de la douleur trop vive causée par les injections.

Je ne parle pas d'autres acccidents locaux (phlegmons, abcès, gangrène.) Je n'en ai pas observé en suivant le manuel opératoire que j'ai indiqué. Une seule fois une main peu exercée avait labouré le derme et injecté le liquide dans son épaisseur ; il en est résulté une mortification d'un centimètre et demi.

Je n'ai pas vu non plus ces accidents généraux signalés par le docteur Storh : diarrhée sanguinolente, affaiblissement considérable du sujet, fièvre. Il est vrai que la solution qu'il employait était beaucoup plus concentrée que celle dont j'ai fait usage ; il injectait de 7 à 12 milligrammes et même 25 milligrammes de sublimé. La santé générale de mes syphilitiques, quand la douleur ne les privait pas de sommeil, n'était pas du tout altérée ; quelques-uns même, comme l'avait déjà remarqué Liégeois, ont pris un notable embonpoint.

Mais j'ai observé assez souvent la gingivite et la salivation : 8 fois, sur 31 malades traités au moins pendant une semaine ; 2 fois ces accidents se sont montrés au bout de 8 injections. leur apparition la plus tardive a eu lieu après 40 injections.

J'ai fait voir les difficultés, les accidents de la pratique des injections hypodermiques de sublimé. Examinons maintenant si les résultats thérapeutiques sont de nature à nous faire passer par-dessus ces inconvénients.

Sur mes 39 malades soumis à ce traitement, 10, ai-je dit, l'ont interrrompu avant 10 injections, en raison de la douleur éprouvée. Je ne m'occupe que des 29 autres qui l'ont poursuiv

plus longtemps. Ils avaient tous des syphilis à la période secondaire, mais fortes, des éruptions papuleuses, pustuleuses.
Les formes érythémateuses, parfois si fugaces spontanément,
ne peuvent pas permettre de juger de la valeur d'un traitement.

Ces 29 cas ont donné :
Guérisons 14
Améliorations 8
Insuccès ayant nécessité un autre traitement. 7

J'appelle *guérison* la disparition de toute manifestation
syphilitique, sans vouloir indiquer par ce mot une cure radicale. Les améliorations sont les cas où les manifestations
s'étaient déjà effacées en partie.

Dans un dernier cas, les injections avaient été faites au début de la syphilis, qui ne présentait encore que l'accident primitif, le chancre ; — elles n'ont pas retardé l'éclosion des accidents secondaires.

Parmi les 13 guérisons, la plus rapide a été obtenue avec
8 injections, la plus tardive, avec 60 ; en moyenne elles ont
exigé 29 injections. On sait que chaque injection (que l'on fait
en deux fois, sur deux points,) contient 5 milligrammes de sublimé. La durée moyenne du traitement a donc été d'un mois
et même plus, car souvent on laissait dans la semaine un jour
de répit au malade.

Je ne dirai rien des améliorations, traitements incomplets,
qui ne prouvent rien ni pour ni contre la valeur de la méthode.

Quant aux insuccès, on pourra m'objecter que j'ai renoncé
trop tôt à l'emploi du moyen curateur ; mais lorsque j'ai vu
qu'au bout de 25, 37, 40 injections il n'y avait pas d'amélioration, j'ai bien été en droit de m'adresser à une autre méthode
de traitement.

Enfin, j'ai observé trois récidives sur mes 13 succès, et je ne
puis rien affirmer quant à la solidité de la guérison des autres
malades que je n'ai pas revus.

Un même nombre de malades (29) traités par le proto-iodure
hydrargyrique à la dose quotidienne de 5 à 10 centig., ont séjourné à l'hôpital 27 jours en moyenne pour arriver à la dis-

parition de leurs manifestations syphilitiques. Ils ont présenté 7 fois de la salivation.

Les chiffres, on le voit, se suivent de près dans les deux statistiques :

Injection hypodermique de sublimé, 29 jours pour guérison.
Proto-iodure hydrargyrique.......... 27 —   —
Salivation : 8 cas sur 29 avec les injections...........
—   7   —   — proto-iod. hydrar.

Quant à la facilité du traitement, il n'y a pas de comparaison à établir ; le proto-iodure hydrargyrique, efficace, inoffensif dans l'immense majorité des cas, est accepté sans hésitation par les malades.

Quelles conclusions tirer des faits que j'ai observés ?
En présence de la répugnance qu'éprouvent les malades à se soumettre à une méthode de traitement que quelques-uns rejettent dès qu'ils y ont été soumis ;
En voyant les douleurs que cause ce procédé thérapeutique, douleurs qui forcent souvent le médecin à suspendre le traitement ;
En considérant que les injections hypodermiques peuvent donner lieu à des accidents au point injecté ou retentissant sur les régions voisines et même sur tout l'organisme ;
En constatant enfin que les résultats thérapeutiques ne sont supérieurs au traitement interne ni au point de vue de la rapidité de la disparition des manifestations syphilitiques ni au point de vue de la cure radicale, puisque dans les deux traitements les récidives sont fréquentes ;
Il faut admettre que le traitement de la syphilis par les injections hypodermiques de sublimé, même à faible dose, ne doit pas être considéré comme une méthode pratique destinée à remplacer les autres. — Mais doit-elle être complètement rejetée ? Je ne le pense pas. D'abord il y a de temps en temps des faits remarquables de guérisons rapides par ce moyen. Tous les observateurs en ont noté. Il me souvient d'un homme de cinquante ans, couvert d'une syphilide à larges papules, syphilide confluente, saillante, horrible. Après huit injections (en dix jours de traitement), après quatre centigrammes de sublimé

injectés dans le tissu cellulaire, les papules n'étaient plus indiquées que par des macules; une salivation abondante s'était déclarée. C'était vraiment un sujet bien impressionnable au mercure !

Ce sont des observations analogues qui ont fait la fortune de la méthode des injections hypodermiques de sublimé et qui lui ont valu des enthousiastes. Mais ces succès sont rares, et il ne faut pas compter sur eux.

La méthode des injections hydrargyriques sous-cutanées pourra, cependant, rendre d'utiles services. Il est, en effet, des cas où le mauvais état des voies digestives ne permet pas de continuer l'injection du mercure, qui, sous quelque forme qu'on l'administre, donne de la dyspepsie ou détermine de la diarrhée. Si le malade ne veut pas alors employer la méthode efficace, mais incommode, des frictions mercurielles, on pourra recourir aux injections hypodermiques. Enfin quelques sujets sont réfractaires à l'absoption du médicament; le mercure coule dans leur tube digestif sans manifester son pouvoir par de bons ni de mauvais effets. Liégeois cite l'exemple d'un malade qui avait avalé trois cents pilules de proto-iodure, deux litres de liqueur de van Swieten, et, de plus, fait soixante frictions mercurielles sans résultat. Dans ces cas, on est en droit de s'adresser à une autre médication, et les injections hypodermiques de sublimé pourront alors donner le succès demandé vainement aux autres méthodes de traitement. C'est ce qui a eu lieu dans le fait cité par Liégeois.

En résumé le traitement de la syphilis par les injections hypodermiques de sublimé, à faible dose et convenablement pratiquées, est sans danger, sinon sans inconvénients. Cette méthode est efficace, mais non supérieure aux autres médications antisyphilitiques. Elle ne mérite ni l'enthousiasme avec lequel l'ont prônée ses partisans ni la défaveur complète où la tiennent ses détracteurs. Elle doit rester dans la thérapeutique syphilitique comme une méthode utile dans quelques cas exceptionnels.

X.

NOTE SUR UN PROCÉDÉ D'ÉLIMINATION DU MERCURE;

Par M. le docteur Caron (de Paris).

Pendant la discussion sur la syphilis, à laquelle je n'avais pas l'intention de rien ajouter, j'ai cependant été frappé d'un fait très-important, énoncé par les orateurs et accentué particulièrement par mon collègue M. le docteur Clerc : à savoir qu'à la suite de la médication mercurielle prolongée, l'organisme pouvait, devait même être saturé de l'agent médicinal dont la présence donne généralement des craintes assez fondées. Et ces praticiens exprimaient eux-mêmes le vœu de trouver un critérium de cette saturation et plus particulièrement aussi un procédé rapide d'élimination du mercure.

C'est à cette occasion que j'ai cru le moment opportun de signaler à nos confrères un procédé facile et fort ingénieux de remplir cette indication, de démercurialiser le sujet.

Il suffit pour cela de recourir à l'emploi de l'électricité balnéique, telle que la pratique le docteur Caplin, de Londres, dont les appareils figurent d'ailleurs à l'Exposition de Lyon. J'avais cru qu'il serait intéressant d'initier nos confrères à l'emploi d'une méthode électro-chimique dont les preuves ont déjà reçu la sanction de l'expérience. Je les ai décrits à la Société d'hydrologie de Paris, et Auzias-Turenne en avait fait un heureux emploi pour réaliser certains faits de syphilisation devenus impossibles à raison de la présence du mercure chez les sujets qu'il voulait opérer.

Quelques bains électriques seulement suffirent au succès de ses opérations. J'ai actuellement, à Paris, en traitement un garçon d'hôtel porteur d'un ecthyma syphilitique qui, depuis deux ans, résistait à toutes les médications les plus rationnelles. Quelques bains de cette nature améliorèrent considérablement ses accidents en quelques jours. Je l'ai vu samedi dernier, et j'ai été frappé du changement survenu dans son état.

XI.

SUR LE TRAITEMENT DE LA SYPHILIS

PAR LES EAUX BROMO-CHLORURÉES SODIQUES, ET SPÉCIALEMENT PAR LES EAUX THERMALES DE LA MOTTE-LES-BAINS;

Par le Dr Gubian, médecin inspecteur de la Motte (Isère).

(Extraits.)

Quoique je doive limiter l'examen de la question proposée à l'action des eaux thermales, mon expérience personnelle, acquise dans une pratique de spécialiste de plusieurs années, comme médecin du Dispensaire syphilitique de Lyon, me permet d'émettre, bien que très-succinctement, mon opinion sur les différents points de thérapeutique spéciale soulevés par la commission.

Comme il est démontré par des faits d'observation clinique que la guérison s'obtient quelquefois sans mercure, je suis d'avis qu'il est utile de ne pas trop se hâter d'administrer le spécifique, surtout en présence de ces accidents du début, qui demeurent plusieurs jours obscurs et incertains. Le chancre, cette porte d'entrée de la vérole, peut ne s'indurer que tardivement ; faut-il donc, pour prévenir les accidents secondaires, administrer le mercure dès la première apparition d'une ulcération douteuse? Ce serait, suivant moi, une exagération au même titre que celle qui consisterait, pour l'administrer, à attendre que plusieurs accidents secondaires se soient manifestés. La meilleure méthode me paraît devoir consister dans un terme moyen, c'est-à-dire dans l'administration des mercuriaux lorsque l'induration est bien constatée, à la première apparition de l'engorgement ganglionnaire voisin de l'accident initial. Ce serait un tort d'attendre le développement des accidents généraux de la syphilis pour administrer les préparations hydrargyriques.

Un seul traitement mercuriel peut amener une guérison radicale. C'est, cependant, le cas le moins fréquent.

Lorsque le traitement est rationnellement conduit, lorsqu'il est institué avec prudence, le malade a tout à gagner à des interruptions fréquentes, à des périodes d'arrêt qui permettent au praticien de juger de l'efficacité de la médication. Celle-ci ne doit pas être indéfiniment conduite jusqu'à la tolérance ; car alors les effets thérapeutiques sont nuls, et la santé générale du malade peut en souffrir.

Dans ces conditions, on peut admettre que le malade a subi plusieurs traitements successifs. C'est en quelque sorte attaquer chacune des poussées successives dont se compose l'évolution totale de la maladie. En se plaçant à ce point de vue, il est impossible de préciser la durée du traitement réputé curatif. Rien n'est plus variable ; et l'on comprend bien mieux l'obligation de reprendre le traitement mercuriel à la réapparition des accidents syphilitiques, même isolés, à plus forte raison s'ils sont réunis ou groupés.

Je me bornerai maintenant à traiter l'importante question de la cure des maladies syphilitiques chroniques par l'emploi des eaux minérales ; mais, élargissant le cadre proposé par la commission, je m'attacherai à démontrer les bons effets des eaux thermales salines chlorurées sodiques dans le traitement des deux formes de la syphilis, mais principalement de la forme tertiaire.

Je dois reconnaître, avec la commission et M. Durand-Fardel, que le traitement de la syphilis a, jusqu'à ces derniers temps, appartenu à peu près spécialement aux eaux sulfureuses.

Quelques rares applications des eaux chlorurées sodiques ont été faites en France contre la syphilis. A ce sujet, le champ d'observation à l'étranger est plus vaste et plus avancé.

M. C. James avait dit, en 1857 : « Il serait bien à désirer que les eaux minérales naturelles qui tiennent l'iode en dissolution fussent mieux connues et plus employées. » MM. Pétrequin et Socquet ajoutent qu'il en est de même du brome, et ils insistent justement sur le parti que le médecin peut en tirer pour les maladies scrofuleuses et syphilitiques.

Avant de parler des eaux de La Motte, de leur composition minérale, il me paraît utile de résumer l'état de la science hydrologique sur le point qui nous occupe.

Il résulte des travaux de MM. C. James, Lambron, Dassier, Fontan, Astrié, Marc Pégot, Durand-Fardel, comme des observations plus anciennes de Bordeu et d'Anglada, que les eaux minérales ne constituent point, à proprement parler, une médication spécifique de la syphilis ; elles tendent à réveiller, à rappeler et souvent à exaspérer les manifestations syphilitiques. Ces faits ont été observés surtout à Nauheim, à Pfeffers, à Wildbad, à Gastein ; et Helfft en conclut que, si certains phénomènes syphilitiques comme les condylomes, les papules, les squames, les ulcérations, les syphilides peuvent s'amoindrir, le virus lui-même n'était pas éteint, et que des accidents secondaires et tertiaires se reproduisaient.

L'action des eaux minérales est à peu près nulle contre les accidents initiaux ; ou tout au moins, si leurs effets curatifs vis-à-vis le chancre et les plaques muqueuses sont rapides, ils ne sont pas durables. Les eaux thermales, suivant les auteurs les plus accrédités, ne s'opposeraient pas, sans addition du mercure, à la manifestation des accidents secondaires et tertiaires, et encore moins à leur reproduction.

S'appuyant sur ses propres observations, qui lui avaient démontré l'utilité des eaux d'Uriage dans la syphilis dégénérée, Vulfranc Gerdy a cité, dans une discussion à la Société d'hydrologie, des faits revendiquant à leur profit la propriété des eaux thermales sulfureuses de raviver les syphilis larvées. MM. Pétrequin et Socquet remarquent, avec raison, que d'autres classes d'eaux minérales possèdent la même vertu, et ils rappellent les faits relatés par le docteur Buissard, dans sa clinique des eaux de La Motte, d'où il résulte que les bains et les douches de cette station thermale ont pu réveiller au dehors des manifestations morbides qui s'étaient déclarées plusieurs fois auparavant. Toutes les fois que la syphilis sera en jeu, à l'état latent (larvé, diathésique de M. Burdel) lorsqu'elle aura résisté aux agents spécifiques, que la constitution sera manifestement altérée, que l'organisme aura éprouvé une atteinte profonde de l'usage immodéré des mercuriaux, dans les cas qui s'observent fréquemment à La Motte, où la syphilis se combine à une diathèse scrofuleuse ou rhumatismale, l'application des eaux bromo-chlorurées sodiques thermales est tout aussi indiquée que celle des eaux sulfureuses. Mon honorable prédécesseur à l'inspectorat de La Motte, en effet, a cité des faits nombreux de l'ensemble desquels il résulte que les eaux de cette station agissent très-efficacement contre les affections syphilitiques invétérées ou dégénérées.

Dans des cas où la médication spécifique à haute dose avait été impuissante, les eaux favorisaient l'action du mercure à très-faible dose et guérissaient les malades. Les rapports à l'Académie de médecine attestent ces résultats. Dans une des observations relatées par l'ancien inspecteur de La Motte, il est question d'un vieux syphilitique chez lequel, sous l'influence du traitement thermal, les symptômes *des diverses périodes* de la vérole semblaient se réveiller, ce que le malade traduisait par une expression pittoresque : « *Vos eaux me font faire mon examen de conscience,* » disait-il à son médecin.

Mon savant confrère m'a cité des guérisons d'anciennes exostoses et périostites suppurées de nature syphilitique; plusieurs de ses mémoires cliniques sur La Motte parlent de symptômes tertiaires amendés rapidement et même guéris par des frictions avec l'onguent napolitain, employées simultanément avec les eaux thermales. Pour lui, dont l'expérience en hydrologie remonte à plus de trente ans, c'est un fait acquis à l'art de guérir que la puissante action des eaux bromo-chlorurées sodiques thermales de La Motte contre la syphilis. De la plupart de ses observations il résulte qu'il voit dans les eaux salines, comme M. Vidal dans les eaux sulfureuses, un adjuvant précieux qui permet de diminuer la quantité de médicaments à administrer pour la guérison de la syphilis, en rendant plus facile vis-à-vis des mercuriaux la tolérance de l'économie. Il insiste également sur la propriété de nos eaux thermales de caractériser les syphilis larvées, de déterminer l'apparition des manifestations spécifiques dans la syphilis latente, alors que les cas sont difficiles à reconnaître. Elles réussissent essentiellement à *dégager l'inconnu,* suivant l'heureuse expression de Pâtissier, et elles méritent à aussi juste titre qu'aucune autre d'être considérées comme *la pierre de touche de la syphilis.*

Mais nous allons plus loin : nous croyons à la guérison de certaines formes tardives ou obscures de la syphilis tertiaire par les eaux bromo-chlorurées sodiques de La Motte, en l'absence de l'iodure de potassium. La composition minérale de ces eaux, jointe à leur action thermale puissante, rendra suffisamment compte de leurs effets.

Quelles sont les données théoriques sur lesquelles on s'est basé pour utiliser les eaux de cette catégorie contre la syphilis?

MM. Pétrequin et Socquet, avons-nous dit, s'appuyant sur ce fait acquis à la science et à la pratique médicale par Ricord, à savoir que l'iodure de potassium est le spécifique des accidents tertiaires (ulcères, syphilides ulcérées de la gorge, du pharynx, caries, exostoses, périostoses, douleurs ostéocopes, tubercules de la peau et du tissu cellulaire, etc.) reconnaissent aux eaux thermales iodurées la même puissance curative sans qu'il soit nécessaire de leur adjoindre le mercure. Ces auteurs citent parmi les eaux iodurées et sulfureuses à la fois Marlioz, Challes, Bondonneau, Kronkepheil ; ils sont plus réservés pour Soultzbad, prôné par le docteur Eissin, Saxon, Heilbrunn (Bavière), Dvonicz (Gallicie), Wildbad (Wurtemberg). « Pourquoi, ajoutent-ils, le brome ne produirait-il pas des effets identiques à l'iode? » Raisonnant par induction, nous avions pensé nous-même que les eaux bromo-iodo-chlorurées sodiques de La Motte étaient capables de guérir seules les accidents tertiaires de la syphilis.

Nous n'ignorons pas que notre maître Ricord repousse toute conclusion définitive à cet égard ; pour lui, les réapparitions des symptômes secondaires et tertiaires sont fréquentes après la médication thermale ; il a vu se produire des exostoses à l'improviste, après plusieurs années consacrées à des traitements par les eaux minérales.

Nous ferons remarquer que plusieurs des observations que nous présentons n'ont été recueillies que dix et quinze ans après le traitement (observation du docteur Buissard), et les nôtres après cinq ans. Aucune manifestation n'avait encore eu lieu.

Les professeurs Sigmund et Michaelis (de Vienne) affirment aussi l'insuffisance des eaux pour arrêter les progrès de la syphilis ; mais cette affirmation est exagérée, puisque la vérole guérit quelquefois par la simple expectation, lorsqu'elle est bénigne et dans des conditions idiosyncrasiques encore indéterminées. MM. Otterbourg et Durand-Fardel ont observé la réapparition d'une syphilis tertiaire deux fois chez une même personne sous l'influence des eaux de Plombières et des eaux de Vichy, prescrites pour une affection du foie.

M. Engelmann de Kreusnach recommande les eaux salines lorsque la syphilis est combinée à la scrofule, surtout chez les enfants. Comme nous à La Motte, Fleckles a remarqué à Carlsbad que le virus syphilitique non complètement éteint se réveillait chez des goutteux.

Le docteur Eissen, que nous avons déjà cité, a publié, en 1857, une *Notice sur les eaux bromurées et iodurées de Soultzbad*, qu'il recommande contre la diathèse syphilitique. Le docteur Peez a vanté les eaux de Wiesbaden comme utiles dans les cas de syphilides ; et aujourd'hui elles sont conseillées et administrées contre la syphilis constitutionnelle. Ces auteurs sont, ainsi, plus affirmatifs que Vulfranc Gerdy, MM. Durand-Fardel, Helfft, qui conviennent que les manifestations diathésiques sont fréquemment mises en jeu par les eaux thermales, dans la syphilis, que M. Botureau, qui vante les eaux de Nauheim comme adjuvant très-utile dans les manifestations secondaires et tertiaires.

M. Witzler a signalé les bons résultats qu'il a obtenus dans la syphilis par l'administration des eaux d'Aix-la-Chapelle, qui sont à la fois chlorurées, sodiques et sulfureuses. A Nauheim, à Wiesbaden, les syphilis constitutionnelles sont traitées et guéries après avoir été soumises longtemps et infructueusement à l'usage des mercuriaux. Dans toutes les eaux minérales du duché de Nassau, on administre simultanément l'iode et les autres agents antisyphilitiques, excepté les mercuriaux.

M. C. James, de son côté, accorde une grande confiance aux eaux salines sulfatées de Louëche, pour *faire reconnaître* les anciennes affections syphilitiques, et il leur donne la préférence sur les eaux sulfureuses. Ajoutons, pour terminer, que l'eau de mer a aussi été conseillée contre la syphilis, et que ses observations tendent à établir que l'eau de mer ravive le virus syphilitique, qui révèle alors sa présence par des syphilides ou des ulcérations à la gorge. (Afre, Verhaegen, *Dissertatio medica de balneis marinis.*)

Nous avons eu, personnellement, une quinzaine de cas de syphilis constitutionnelle à traiter depuis que nous sommes à La Motte. Nous ne parlons pas des ulcérations chancreuses coïncidant avec d'autres affections pour lesquelles les malades s'étaient rendus à la station thermale. Les chancres mous ou indurés marchaient très-rapidement à la cicatrisation. Les malades associaient la liqueur de van Swieten ou les pilules de Dupuytren à la médication hydro-minérale.

Je n'ai pas à parler de ces cas, puisque je reconnais avec tous mes confrères qui ont traité expérimentalement cette question que les accidents primitifs sont toujours justiciables des préparations hydrargyriques, à très-petite dose, il est vrai, lorsqu'on y associe la médication thermale. Les observations que j'ai relevées se rapportent à des guérisons d'accidents tertiaires chez des individus qui faisaient remonter l'origine de leur syphilis à une période déjà très-éloignée, variant de six à vingt ans. Chez tous, la syphilis était masquée par une diathèse rhumatismale ou goutteuse, chez un moins grand nombre par la diathèse herpétique.

Pour ne pas donner trop d'extension à ce travail, je n'en citerai que sept observations, sur lesquelles cinq appartiennent au docteur Buissard.

Dans l'une des miennes (obs. VI), on verra que les eaux ont produit une amélioration suivie d'une guérison radicale chez un malade qui avait été inutilement soumis pendant près de deux ans à des doses relativement énormes d'iodure de potassium. Dans une autre observation (obs. VII), il s'agit d'un malade qui souffrait depuis près de dix ans d'une sciatique compliquée de névralgie céphalique contre laquelle l'iodure de patassium avait été infructueusement administré, sur la déclaration du malade lui-même, qui avait subi anciennement un traitement spécifique pour un chancre manifestement induré. Chez ce second malade, la guérison, poursuivie inutilement pendant plusieurs années, fut enfin obtenue par les eaux de La Motte.

Les eaux bromo-chlorurées sodiques agissent de deux façons : physiologiquement et curativement.

L'action physiologique tient à une stimulation de tout l'organisme, qui entraîne à la périphérie les manifestations morbides. Les surfaces cutanée, pulmonaire, l'émonctoire uropoïétique sont les moyens d'élimination, les voies de décharge de l'économie ; c'est à l'hypercrinie qu'aboutit le mouvement de rénovation moléculaire imprimé par la médication thermale.

L'action curative est une action de reconstitution ; elle restitue à l'organisme affaibli par la maladie ses forces et son équilibre normal. Son but thérapeutique est de rendre, en certains cas, à la médication spécifique la puissance qu'elle avait perdue, et c'est dans ce sens que nous avons observé combien de faibles doses de proto-iodure hydrargyrique dans les accidents secondaires produisaient des résultats rapides et imprévus quand on les associait au traitement thermal, cette médication ayant été primitivement employée à haute dose, sans aucun effet. Dans notre opinion, relativement à la cure radicale des accidents tertiaires invétérés ou larvés, la thermalité des eaux minérales nous semble avoir autant de part aux bons résultats qui ont été observés que leur constitution chimique.

Les eaux salines bromo-chlorurées sodiques sont manifestement reconstituantes. Elles conviennent surtout dans les cachexies syphilitiques et mercurielles, et aucune autre médication ne peut alors leur être supérieure. Elles sollicitent les fonctions de la peau, au moins aussi activement que les eaux sulfureuses ; les effets perturbateurs dus à leur minéralisation, leur action altérante, et fondante résultant de la présence du brome et de l'iode, sont souvent supérieurs à ceux des eaux sulfureuses.

Enfin, si nous faisons intervenir au premier rang, dans cette question, la thermalité, en reconnaissant avec M. Durand-Fardel que, de toutes les eaux sulfureuses, ce sont les plus chaudes qui sont le plus utiles contre la syphilis, nous n'aurons pas de peine à démontrer que les eaux chlorurées sodiques les plus thermalisées seront aussi les plus efficaces.

En résumé : 1° les eaux thermales sulfureuses et sodiques sont un puissant adjuvant de la médication spécifique dans des conditions déterminées, et surtout dans l'état cachectique. Elles conviennent dans les cas de syphilis masquée par une diathèse rhumatismale, goutteuse, scrofuleuse, herpétique, en *dégageant l'inconnu*, en faisant cesser la résistance de la constitution morbide. en *rendant l'économie à l'état normal* (suivant l'expression d'Atrié (1852) comme puissant agent de stimulation des fonctions digestives et de la reconstitution organique. C'est par ce mode d'influence que se dissipent les complications de diathèses étrangères au virus, et que très-souvent le virus syphilitique méconnu ou larvé apparaît et peut être alors combattu avec succès.

2° Après le traitement spécifique, l'excitation minéro-thermale sera toujours une bonne mesure de vérification de la guérison complète et radicale. M. Ricord et M. P. Yvaren recommandent même cette expérimentation comme épreuve de la disposition morbide d'un organisme jadis entaché de vérole. D'ailleurs, les conditions d'altitude, d'aération, d'insolation viennent s'ajouter aux procédés hydrothérapiques comme moyens adjuvants capables de produire ce double effet de restauration de l'organisme affaibli, et de vérification morbide obtenu en vertu des actes hypercriniques qui se produisent au tégument externe consécutivement à l'excitation générale et locale. (Durand-Fardel.)

3° Les eaux thermales bromo-chlorurées sodiques de La Motte doivent être considérées même comme curatives des accidents tertiaires invétérés, dans les cas de syphilis qui ont résisté à la médication mercurielle ou qui sont compliqués de la cachexie hydrargyrique.

Les effets produits d'après les explications physiologiques, développées dans le cours du travail, seront incomparablement plus favorables au rétablissement de la santé générale et à la cure radicale des phénomènes morbides se rattachant à l'affection constitutionnelle ; ils seront surtout beaucoup plus rapides qu'ils ne le seraient par toute autre médication altérante, perturbatrice et reconstituante.

Nous repoussons comme trop absolue l'appréciation de

M. Durand-Fardel émise dans son récent rapport présenté à la Société d'hydrologie de Paris, intitulé : *Les Eaux minérales de la France mises en regard des Eaux minérales de l'Allemagne*, à savoir : que les eaux minérales n'ont à revendiquer aucune action curative directe et spéciale au sujet de la syphilis elle-même. Nous revendiquons, bien au contraire, et surtout au profit des eaux de La Motte, l'action qu'il attribue à Bourbonne, à Balaruc, à la Bourboule, à Salins, ainsi qu'à Baréges, à Luchon, à Ax, à Amélie, à Bagnols, de combattre la cachexie syphilitique. « Cette cachexie, dit-il, a pu être « comparée à la cachexie scrofuleuse, et d'autant plus jus- « tement que les sujets lymphatiques et les scrofuleux sont le « plus exposés à en subir les atteintes dans les syphilis pro- « longées et qui exigent des traitements interminables ; aussi « les eaux minérales qui conviennent alors sont-elles les mê- « mes que réclame la scrofule, c'est-à-dire les chlorurées for- « tes et les sulfurées sodiques thermales. »

Suivent sept observations de syphilis tertiaires graves trai- tées avec succès par les eaux minérales de La Motte.

XII.

DE L'EFFICACITÉ DES EAUX MINÉRALES CONTRE LA SYPHILIS ;

Par M. le Dʳ GUILLAND (d'Aix-les-Bains).

Je ne sais si je finirai par apporter des *faits* ; mais je commence avec la prétention bien affirmée de n'en avoir pas besoin, et je vous en avertis loyalement.

La tradition et la généralité des auteurs attribuent aux eaux minérales, aux sulfureuses surtout, quatre sortes d'ac- tion dans le traitement de la syphilis :

1º Pierre de touche ; 2º prophylaxie de la salivation mer- curielle ; 3º guérison de la cachexie mercurielle ; 4º adjuvant de la cure spécifique par action sur les complications diathésiques relevant des eaux minérales ; 5° action directe sur certaines formes rebelles aux spécifiques.

C'est sur ce dernier point que le désaccord s'est manifesté, tandis que les quatre premiers sont à peu près incontestés.

1° *Pierre de touche.* — Les faits abondent dans toutes les monographies. — En ce qui concerne Aix, tous les médecins qui y ont pratiqué les attestent, et plusieurs en ont relatés dans leurs publications. (Les deux Despine, Bertier, Davat, Vidal, Forestier, Blanc père, Guilland, etc,)

Les traités généraux attribuent aux eaux sulfureuses une plus grande puissance en ce sens (Baumès, Pétrequin). Nous avons même vu, cet été, un de nos confrères restreindre ici cette action révélatrice à la source dite *de soufre,* employée dans les cabinets dits *du Centre,* et blâmer hautement un médecin qui avait adressé son malade au *Vaporarium Albertin,* alimenté par l'eau dite d'*alun,* — quoique sulfatée-sulfhydriquée comme l'autre et au même degré... Mais ce confrère avait écrit, il y a cinq ans : « Les eaux de soufre et d'alun « sont *indistinctement* conseillées ; et le praticien qui donne « la préférence à l'emploi de l'une ou de l'autre a été guidé « par un sentiment personnel *difficile à justifier,* plutôt que « par le fait d'une rigoureuse observation. » Il nous est donc permis à notre tour d'attribuer le blâme de notre confrère « à « un sentiment personnel difficile à justifier... »

Quoi qu'il en soit, l'avivement d'une diathèse, le *coup de fouet,* est le résultat de toute excitation générale, surtout de l'excitation thermale, et, si nous ne nous trompons, plus particulièrement de l'excitation thermo-sulfureuse. Mais hâtons-nous d'ajouter avec le docteur Dardel : Cet avivement n'a rien de spécifique ; il n'est propre ni à la diathèse syphilitique, ni aux eaux sulfureuses, bien qu'il soit plus fréquent par celles-ci et sur celle-là. Enfin il peut manquer, mais c'est l'exception, et elle prouve, dit-on, la règle.

Mais enfin, dans le cas où la pierre de touche répond à notre question, combien de temps lui accorderons-nous pour la réponse ? A ceux qui viennent nous demander *patente nette,* quand pourrons-nous la délivrer ?

Un de nos confrères, affirmatif par tempérament ou par

calcul, a écrit : « Vingt à vingt-quatre douches et étuves
« suffisent parfaitement à Aix pour constituer une épreuve,
« en demandant toutefois les *trois mois d'attente* après la
« cure. C'est plutôt après que pendant la cure qu'il faut at-
« tendre la manifestation. »

Mais ailleurs le même confrère écrit encore : « Avec quinze
« douches le traitement sera trop long quand il s'agira de
« subir l'*épreuve thermale...* »

De peur de me contredire d'année en année, selon l'impression du moment ou de la saison, je n'affirmerai ni quinze
ni vingt ; mais je crois être d'accord avec presque tous nos
confrères et avec l'idée d'avivement en plaçant la réponse
tout près de la demande, au moment même où l'économie est
surexcitée, où la circulation est accélérée, où la peau est
l'aboutissant d'un appel direct ; et je dis que le changement
d'allure de la bête *suivra le coup de fouet.*

A attendre trois mois, je ressemblerais trop à ceux qui permettaient le mariage *trois mois après le mercure,* et j'aime-
rais autant répondre : *Jamais.*

Autre question : Comment la syplilis répond-elle à la provo-
cation thermale ? Immédiatement, par les douleurs nocturnes
et l'insomnie (ne pas confondre avec l'insomnie, suite de l'exposition au serein ou de la saturation thermale) ; quelques
jours après le début, et au plus tard à l'éclosion de la saturation thermale par les nouvelles poussées vers la peau et les
orifices des muqueuses, ou par l'exaspération des dermatoses
suspectes en cours.

On comprend que ce second critérium reste frappé de toute
l'incertitude qui peut s'appliquer à la caractérisation précise
des dermatoses, souvent si difficile en certaines formes tertiaires.

2° *Non ptyalisme.* — Si l'on veut bien, pour cette thèse
comme pour la précédente, rester fidèle au dogme de la *con-
tingence* des phénomènes *vitaux,* on ne trouvera pas de contradicteurs. Les conditions, qui produisent et facilitent le
ptyalisme, n'existent pas ou sont moindres durant la cure
thermo-sulfureuse. Celle-ci détermine sur la peau les mouvements qui se porteraient sans cela aux muqueuses, elle agit
très-probablement aussi en faisant rapidement et au fur et

mesure passer les sels mercuriels dans le mouvement circulatoire. (Voir la thèse de notre jeune ami docteur Blanc, où cette question a été magistralement et originalement étudiée, et d'une façon qui l'oblige à faire acte de présence au Congrès (sixième question).

Les faits négatifs abondent, on ne peut pas évidemment ici en apporter d'affirmatifs. Et les rares exceptions ne contrediraient qu'une thèse absolue, c'est-à-dire contraire à la philosophie médicale.

Au surplus, ces prétendues exceptions n'en sont pas toujours. Le docteur Bertier cite comme tel (eaux d'Aix en 1856), un fait de ptyalisme survenu à Aix après trois frictions accompagnées de vapeurs... Mais le sujet était arrivé avec une stomatite mercurielle ; suite d'abus de ce médicament, le ptyalisme s'explique par la revivification, soit fluidification du métal antérieurement accumulé dans les organes (Blanc, page 41), et rien ne fait supposer que ce sujet aurait salivé en dehors de sa mercuralisation préalable.

3° Le fait du docteur Bertier doit être rangé parmi les plus intéressants et les plus probants à l'appui du bon effet des eaux sulfureuses dans les cas de cachexie mercurielle.

Le malade a dû aux eaux d'Aix et de Marlioz la preuve de la saturation mercurielle, et bientôt après la disparition des accidents qui en résultaient ; il faut classer ce fait avec tant d'autres observations, et notamment celle du docteur Blanc, pp. 38, 39 et 44. Aussi bien, si de ces nombreux faits univoques, nous cherchons à nous élever à une hypothèse théorique, la même donnée explique la rareté du ptyalisme dans les traitements mercuriels rationnellement institués aux eaux, et la guérison rapide des cachexies mercurielles.

1° *Adjuvant des spécifiques.* — Il est bien rare que la syphilis se présente ici dans une constitution exempte de diathèse et bien équilibrée, celles-là sont de celles qui ne la retiennent pas, ou qui s'en débarrassent sous le moindre prétexte : de celles qui ont fait la réputation des spécifiques, celle aussi de toutes les panacées et des climats.

Presque toujours la syphilis nous arrive encastrée dans une gangue *lymphatique* qui la perpétue, ou bien greffée sur une diathèse *herpétique,* ou bien éternisée par *l'aglobulie.* Le masque *rhumatismal* est loin de se montrer aussi fréquent, et, malgré qu'on vienne ici surtout pour lui, les cas de syphilis pris pour rhumatismaux sont relativement rares si nous les comparons aux herpétides méconnues.

Dans les complications *rhumatismales, lymphatiques, scrofuleuses, herpétiques*, est-il nécessaire, est-il même besoin d'affirmer l'avantage des eaux sulfureuses, soit sulfhydriquées comme celles d'Aix, soit sulfurées sodiques et iodurées comme celles de Challes et de Marlioz, à titre d'adjuvant, de spécifiques ?

Nous le croyons superflu, et ne supposons pas que ni le principe, ni les faits innombrables sur lesquels il repose, trouvent des sceptiques au Congrès.

2° *Spécificité antisyphilitique des eaux minérales.* — C'est là que les contradicteurs nous attendent, et que nous leur allons au-devant sans embarras, plus près sans doute de nous entendre qu'ils ne le croient.

Qu'entendent-ils par un spécifique ? Combien en admettent-ils en médecine ? Le *mercure* est-il spécifique à la façon du *quina* ? Sans forcer impitoyablement la valeur du mot, et tout en admettant des exceptions, le mercure guérit-il *toutes* les véroles ? Suffit-il de le *bien donner* pour qu'il réussisse ? Et quelqu'un dit-il du quina ce que vous avez avec trop de vérité dit du mercure : « Que la vérole, alors même qu'elle est traitée « par les spécifiques, n'a pas une durée inférieure aux douze « ou quinze mois, son cours moyen ; et qu'après l'usage « légitime du spécifique, le mariage ne devrait *jamais* venir. »

Qu'est-ce qu'un spécifique qui est *inutile* dans la maladie *décroissante*, et qui n'abrége pas la *progressive* ?

Enfin, en admettant comme point de départ que le mercure est le meilleur remède dans la période secondaire, et l'iodure de potassium dans les accidents tertiaires, tandis que leur valeur relative varie ou se combine selon les formes dans la période de transition, nous pouvons traduire la sixième question de cette manière :

1° Y a-t-il des eaux minérales équivalant au mercure dans la deuxième période ?

2° Et à l'iodure de potassium dans la troisième ?

3° Y a-t-il certaines formes où cette équivalence est plus nettement indiquée ?

A la première question, nous répondons : *Non*, rien n'équivaut au mercure pour guérir les symptômes secondaires et prévenir les tertiaires ; les eaux sulfureuses rendent seulement la cure mercurielle plus inoffensive et plus rapide, en mettant et maintenant en circulation la plus grande partie du métal administré.

A la deuxième, nous répondons encore : *Non*, mais moins absolument, car l'iodure n'est déjà plus aussi spécifique que le mercure, ni aussi particulièrement réservé à la syphilis ; car les accidents tertiaires eux-mêmes sont moins « *sui generis* » que les secondaires ; peuvent manquer et manquent souvent à l'évolution syphilitique ; se confondent déjà avec les cachexies et certaines diathèses presque nécessaires à cette évolution, et leur empruntent en partie leur thérapeutique ; et enfin certaines eaux minérales, contenant à doses sensibles l'iodure de potassium, agiront en vertu de cet élément et malgré la différence énorme existant entre les dosages de l'iodure dans l'eau de Challes et de Marlioz et les quantités du médicament prescrites officinalement.

Aussi l'on activera et terminera la guérison des tertiaires par les eaux minérales sulfo-iodurées (Challes et analogues) ; on déterminera un nouveau recul des accidents tertiaires, et même leur disparition dans certains cas où l'iodure de potassium des pharmacies n'était plus toléré ou ne donnait plus des signes d'action.

Quant aux formes qui indiqueront plus spécialement telle ou telle eau minérale, nous revendiquerons naturellement pour Aix les complications rhumatiques, nervosiques, cutanées superficielles ; pour Challes et congénères, les dermatoses profondes, les complications scrofuleuses ; pour Salins et autres chlorurées sodiques faibles, les exostoses et périostoses ; pour Uriage, Brides, etc., les accidents muqueux.

Nous ne devons qu'esquisser à grands traits devant un auditoire qui nous devine et nous devance.

Nous avons voulu, dans cette note, circonscrire la sixième question, en préciser la portée et les limites, et surtout élaguer certaines extensions abusives, par lesquelles on prête aux médecins des eaux des prétentions qu'ils n'ont pas, ou dont la supposition, en apparence légitime, repose sur une interprétation forcée de leurs assertions.

Sans prétendre y avoir réussi complètement, nous nous croyons quelque droit de demander maintenant :

1° S'il est exact de dire que l'on n'ait pas encore fourni des faits suffisants à l'appui de nos *vraies* prétentions.

2° Si les médecins des eaux sont les vrais coupables et les vrais responsables de cette insuffisance que l'on paraît leur reprocher.

Or, les faits brillent dans toutes les monographies et dans tous les traités généraux, sinon toujours par leur qualité, du moins par leur quantité; les statistiques même abondent.

Et vraiment, quand on nous demande nos preuves, nous pourrions répondre : « Notoriété publique. »

Avons-nous donc avancé des choses incroyables ? Sommes-nous en contradiction avec les théories reçues, avec celles qui font école ?

Et que nous objectera-t-on qui ne se puisse objecter à tous les remèdes, et même aux *spécifiques ?*

Enfin, à ceux dont les exigences ne seraient pas satisfaites, ne sommes-nous pas en droit de répondre :

La syphilis, ce drame qui ne se prête pas à la règle classique de l'unité de temps, et qui se permet ses douze mois comme minimum de durée, comment voulez-vous que nous vous la servions complète et de même main ? Nous n'en voyons que le milieu (et tout au plus !) en ces quelques semaines que les malades passent près de nous. Pour le début, pour la vérification du phénomène initial, pour l'*authenticité de l'état civil,* et même pour celle des symptômes secondaires, nous sommes bien obligés de nous en rapporter au médecin *envoyeur*. De même, le plus souvent, pour la fin, dont nous avons rarement le bonheur d'être les témoins.

Or, ce milieu, qui seul nous appartient, combien de fois ne nous arrive-t-il pas avec le point d'interrogation cher aux esprits loyaux ? ou bien escorté de deux affirmations contraires : « Mon client n'a jamais eu de chancre induré ! » « Il en a eu un ! » « Il en a eu deux ! ! ! »

La nature des symptômes prétendus secondaires est contestée pareillement... « Ce qu'il offre aujourd'hui est, pour l'un, herpétisme héréditaire, pour l'autre, syphilis autochtone ou bien syphilis héréditaire. » Même incertitude en face du dénoûment : « Le malade n'a plus rien offert, ou bien ce qu'il a présenté ne devait plus se rattacher à la syphilis, ou bien un temps indéfini s'étant écoulé sans nouvelle poussée, on l'a tenu pour guéri ; et cependant une cause d'avivement se présente plusieurs années après, et l'*indélébile* se manifeste à nouveau.

Et, ce qui est vrai chez le médecin d'eaux, le sera souvent aussi dans le cabinet du consultant des capitales, du spécialiste. Et je n'ai parlé que des incertitudes *objectives*, que le sujet accroît, de son côté, à plaisir, volontairement ou à son insu.

C'est donc en définitive aux médecins ordinaires du malade, c'est-à-dire aux moins *écriveurs* de nos confrères qu'il appartiendrait de tracer ces histoires authentiques et complètes dont on approche plus ou moins, mais dont on n'atteint jamais l'idéal, surtout en cette matière protéique et clandestine qui s'appelle la syphilis.

XIII.

DU TRAITEMENT DES MALADIES SYPHILITIQUES PAR LES EAUX MINÉRALES D'AULUS (ARIÉGE) ;

par le docteur BORDES-PAGÈS.

(Extraits)

Je ne m'occuperai pas ici de l'action des eaux sulfureuses dans les maladies syphilitiques, laissant ce soin à des confrères plus autorisés que moi. Je ne vous entretiendrai que de l'action des eaux d'Aulus contre cette affection. Je tiens à ne parler que des faits que j'ai observés et des inductions qu'ils ont pu m'inspirer.

La source d'Aulus est situé dans un vallon du département de l'Ariége, aux pieds des Pyrénées centrales, à 762 mètres au desus du niveau de la mer. Elle a 20° de température ; elle est douce, limpide, incolore, inodore ; elle n'a rien de désagréable au goût et donne seulement une légère saveur difficile à caractériser ; à la longue elle teint légèrement en un jaune veracé les linges et les vases qui restent longtemps en contact avec elle ; elle est légèrement purgative ; mais surtout très-diurétique, ou plutôt elle excite toutes les sécrétions, même la sueur et la salive.

Voici d'après M. O. Henry quelle est sa composition chimique :

Source Darmargnac, analysée en 1854 par M. O. Henry :

Dix litres d'eau contiennent :

Acide carbonique libre	1/2
Sulfate de chaux	14,000
— soude	10,000
— magnésie	3,026
Bi carbonate de chaux	4,850
— magnésie	2,650
Chlorure de sodium	0,400
— calcium	0,400
— magnésium	0,400
Chlorure alcalin, iodure alcalin	0,100
Silicate de chaux et d'albumine	0,900
Oxyde de fer	0,110
Manganèse et arsenic	Traces
Matière organique indéterminée.	

Dans une autre analyse, M. O. Henry y a signalé des traces de phosphates :

M. Fillol y a constaté des traces de cuivre.

M. le docteur Garrigou y a trouvé de plus du nickel et du cobalt. Il est possible qu'on y découvre encore d'autres substances. Dans les montagnes voisines, outre du minerai de plomb et d'argent, il y en a de cuivre et d'or, qu'on sait appartenir à la même famille que le mercure. Nous ne pourrons jamais préciser d'une manière absolue de quelles substances minérales l'eau d'Aulus peut se charger dans le grand alambic souterrain qui l'échauffe ou la distille. Nous savons, d'ailleurs, que des médicaments mêlés produisent ensemble un effet que chacun d'eux n'aurait pas produit seul. Nous ignorons quels secours ils se prêtent entre eux ou fournissent ensemble aux sucs nourriciers dans un but thérapeutique. Nous devons la regarder comme une sorte de *tisane naturelle* qu'il faut prendre comme elle est, en la considérant surtout dans ses effets sur les malades.

C'est principalement en boisson qu'on l'emploie. Les bains sont un accessoire important, mais non indispensable. Il en résulte que les malades peuvent se rendre de bonne heure à cette station et ne la quitter que tard. Il y en a même qui, pressés par la maladie, ou craignant de montrer au grand public des baigneurs un visage trop ravagé, ont bravé l'ennui des neiges et obtenu en hiver des cures remarquables,

Nous devons aussi faire observer qu'on se tromperait grandement si l'on supposait que les étrangers qui fréquentent Aulus sont tous syphilitiques. Ceux-ci n'entrent que pour un dixième environ dans le chiffre total de la population thermale. On comprend que des eaux qui sont à la fois purgatives, diurétiques et toniques conviennent à beaucoup d'autres maladies.

M. Bordes-Pagès cite un grand nombre d'observations plus détaillées appartenant aux trois catégories suivantes :

1° Cas de syphilis au début, c'est-à-dire dans ses accidents récents et primitifs ;

2° Cas de syphilis constitutionnelle affectant la peau, les membranes muqueuses et les parties molles sous-jacentes ;

3° Cas de syphilis constitutionnelle affectant les parties plus profondes, os, muscles, nerfs, viscères, situés entre la peau et les membranes muqueuses.

En somme, d'après le très-estimable auteur :

Le virus syphilitique est un poison organique ou pour mieux dire un poison vivant, puisqu'il a la faculté de pulluler et de se reproduire.

1° Tantôt son action est nulle, ou insignifiante, et ne produit qu'une simple irritation locale, une érosion, un chancre volant.

C'est ainsi que le principe du choléra, celui de la peste, celui des miasmes paludéens peut, quelque violent qu'il soit, ne produire qu'une cholérine légère, un léger bubon, un mouvement fébrile passager.

Ce plus ou moins de gravité ne dépend pas seulement du degré de virulence du principe infectant ; il dépend du *sens vital* intérieur, comme disait Grimaud, qui reçoit et élabore ce virus.

On comprend que, dans des cas peu graves, une médication légère et quelques topiques appropriés dissipent le mal, qui ne laisse pas de traces et n'a pas d'autres suites.

Nous comprenons aussi que, dans ces cas, une eau minérale purgative, diurétique et dépurative comme est celle d'Aulus ne soit point inutile. Par les excrétions et les évacuations qu'elle détermine, elle *divertit* la nature, elle entraîne pour ainsi dire au dehors le principe virulent, peut-être encore flottant et mal ancré dans l'organisme. C'est le cas de certains accidents syphilitiques légers et récents, qui, cautérisés et traités par les eaux, n'ont pas eu de suites connues.

2° D'autres fois, le virus, ou par sa nature plus active, ou par la susceptibilité du sujet, mord plus profondément dans les organes, et tend à les envahir de plus en plus. Nous pensons qu'alors les eaux minérales seraient loin de suffire, et qu'il faut le secours de topiques appropriés et d'un traitement plus énergique.

3° Mais, comme nous en avons rapporté tant d'exemples, quand la diathèse syphilitique s'est établie, et que la nature, insouciante pour ainsi dire, ou impuissante contre le virus, le tolère chez elle, et se laisse dominer par lui, développant les divers symptômes que nous avons énumérés, alors les eaux minérales dont nous parlons exercent une action des plus efficaces.

Leurs principes minéralisateurs et médicinaux mêlés à l'eau, et réduits à un tel degré de ténuité qu'ils n'en changent ni la couleur ni la saveur, sont facilement acceptés et absorbés par l'estomac et les intestins ; ils se mêlent au sang et, pénétrant dans tous les vaisseaux et dans tous les tissus, arrivent ainsi jusqu'aux glandes excrétoires, dont ils sollicitent et activent l'action ; de là ces purgations abondantes et faciles et surtout cette énorme quantité d'urine que rendent les malades et qui semble dépasser la quantité d'eau ingérée.

Cette action de l'eau minérale se répétant sans relâche, mais aussi sans violence, est plus dépurative que des évacuations brusques et instantanées.

Par ces excrétions diverses, urines, selles, sueurs, les eaux minérales éliminent les principes virulents, blennorrhagiques, syphilitiques ou autres qui infectaient la constitution entière et que ne pouvaient peut-être pas atteindre les médicaments de nos officines, préparés un peu plus grossièrement.

De là, sans doute, ces retours de la maladie, ces redoublements dans les symptômes qui s'offrent souvent dans les premiers jours de l'usage des eaux, et qui annoncent un travail éliminateur.

Y a-t-il, de plus, une action directe et subtile de l'iode, de l'arsenic ou de telle autre substance contenue dans l'eau minérale, qui va détruire directement le virus lui-même, niché dans l'intimité des tissus ?... Nous pouvons le soupçonner sans toutefois l'affirmer.

Mais, à un titre ou à un autre, l'efficacité des eaux minérales d'Aulus contre les maladies syphilitiques nous paraît incontestable ; et comme cette eau est bue sans aucun dégoût, qu'elle n'a aucun inconvénient et qu'au lieu de fatiguer l'estomac et les intestins, elle excite puissamment l'appétit, aidée du bon air des montagnes ; elle opère peu à peu en même temps la purgation des vieux levains et une sorte de rénovation.

DISCUSSION.

M. CLERC (de Paris), proclame sa confiance absolue dans le traitement par le mercure. Il s'est, lui, inoculé accidentellement la syphilis ; et il en a pris. Le mercure, spécifique contre une maladie spécifique, est vraiment un don de la Providence. Pourquoi, seul de tous les spécifiques est-il à l'index dans l'opinion publique ?

« — Mais, dit-on, il ne guérit pas toujours ! » M. Clerc indique quelques causes de ces insuccès.

Ils tiennent : 1° à ce qu'on donne parfois ce remède, par erreur de diagnostic, contre des lésions non syphilitiques ; 2° à des doses insuffisantes ; les cas cités par M. Diday, dans sa statistique, sont peut-être passibles de cette objection ; il ne faut pas craindre d'aller jusqu'à une stomatite légère ; 3° à un mode défectueux d'administration. Une malade ne guérissant pas, quoiqu'elle prît une dose convenable de liqueur de van Swieten, M. Clerc découvrit qu'elle mesurait son remède dans une *cuillère en fer* ; 4° à certains états de l'organisme, pléthore ou anémie ; 5° au défaut d'exercice, cause très-commune à Paris, qui diminue l'hématose, et dont la condition opposée, la vie des champs, opère quelquefois à elle seule des guérisons inattendues. Les ouvriers qui travaillent le mercure ont reconnu, par expérience, que c'est là le seul moyen de combattre avantageusement l'intoxication hydrargyrique industrielle ; 6° à la vie de débauche, à l'alcoolisme, à l'usage excessif du tabac ; 7° enfin à l'abus du régime tonique que, en vue d'éviter l'excès opposé, on porte quelquefois beaucoup trop loin aujourd'hui.

La grande objection, continue M. Clerc, c'est que, quand nous donnons du mercure, nous savons bien quand il entre, nous ne savons pas quand il sort. Incontestablement, on en a trouvé à l'autopsie, dans les organes. Mais ceci est une question de dose, et de forme aussi ; les frictions exposent davantage à cette accumulation, à cette rétention du métal, car avec ce mode d'emploi il est impossible de savoir au juste la quantité qui est absorbée. J'ai vu des accidents cérébraux, des convulsions mortelles survenir dans de telles conditions. Des complications néphritiques, albuminuriques sont également la conséquence possible de cette médication.

La question, pour moi, se pose ainsi : Voilà une syphilis qui débute ; je sais quelle en sera l'évolution, et j'ai en mains un spécifique. Dois-je le donner ? Oui, sans doute, et dès le début, parce que dès le chancre la vérole existe. Plus je vais, plus je suis convaincu. J'ai même l'habitude de diviser mes malades en deux classes : ceux qui ont pris d'emblée du mercure et ceux qui n'en ont pris qu'au bout de cinq ou six mois. Eh bien ! chez les premiers, les manifestations, si elles ne sont pas arrêtées, au moins apparaissent plus bénignes, tandis que les seconds sont toujours plus fortement et plus durablement atteints. Je suis donc partisan du mercure, et je ne doute pas qu'il n'y ait bientôt une réaction en sa faveur, contre l'iodure de potassium, dont l'emploi sera restreint aux seuls cas bien déterminés qui en motivent l'usage.

M. Clerc termine en faisant remarquer que, parmi les indications incontestées du mercure, on ne peut se refuser à placer son pouvoir de permettre de procréer des enfants sains. Là, l'action du mercure est indispensable.

M. Diday avertit qu'il n'est pas un de ces novateurs exclusifs qui peuvent espérer de passionner un auditoire ; car il donne lui-même du mercure, mais n'en donne que quand il le juge nécessaire. M. Clerc en a pris ! Il a bien fait ; et si M. Diday devenait syphilitique, il en prendrait aussi, parce que, comme M. Clerc, il n'est plus à l'âge où l'on peut compter sur les forces de la nature pour éliminer le virus.

Défendant sa statistique contre l'objection que ceux des malades qui ont eu une vérole forte après avoir pris du mercure pendant le chancre, n'en avaient pas pris assez. M. Diday remarque que, en admettant cette insuffisance de doses, cela n'expliquerait pas pourquoi ces malades-là auraient été atteints plus fortement que ceux qui, au lieu d'avoir pris *peu* de mercure pendant le chancre, n'en avaient *pas pris du tout*. Mais, au fait, y a-t-il eu insuffisance ? Non, ses cinq malades qui, ayant été mercurialisés au début, ont eu ensuite une vérole forte, avaient fait un traitement, à bonnes doses, de vingt-cinq à trente et quarante jours, commencé les sixième et huitième jours après le chancre, et poussé chez l'un jusqu'à salivation.

Des causes propres à expliquer l'insuccès du mercure énumérées par M. Clerc, il en est (insuffisance des doses, altération du médicament, pléthore) qui mentionnent en effet des obstacles à l'action du mercure ; mais d'autres (anémie, alcoolisme, sédentarisme) n'ont trait qu'à des obstacles à la cure de la syphilis en général, et n'excusent en rien l'impuissance curative du mercure.

Cette impuissance est hautement prouvée par des exemples nombreux de récidives survenant après les traitements les plus prolongés, dirigés par les praticiens les plus expérimentés. M. Diday en lit quatre ou cinq choisis sur un grand nombre publiés dans son *Histoire naturelle de la syphilis*. Il insiste sur l'un de ces faits où une récidive, d'intensité égale à la première poussée, éclata en plein traitement mercuriel commencé et régulièrement suivi depuis six semaines ; et il demande si cette incapacité à empêcher le retour du mal est le caractère d'un bon spécifique ? Il prie aussi qu'on tienne compte des cas multipliés de syphilis guérie sans mercure, dont son ouvrage (déjà cité) contient dix-huit exemples détaillés. Il affirme enfin qu'on trouve, et en nombre égal, des véroles faibles et des véroles fortes chez les sujets mercurialisés et chez les non mercurialisés ; et termine en reconnaissant, toutefois, le pouvoir et l'indication du mercure pour guérir *l'aptitude à procréer des enfants infectés*, état qui, parfois, persiste longtemps après que tout accident apparent a cessé de se montrer.

M. Gailleton. La syphilis est essentiellement une maladie à poussées successives obligatoires, chose qu'on ignorait autrefois, et que M. Diday a, le premier, mise en lumière. Le mercure ne guérit pas la syphilis ; mais, mieux qu'aucun autre agent, il fait disparaître certains accidents. D'après ces données, le mercure ne peut passer pour préventif. M. Gailleton n'a pas vu un seul malade mercurialisé pendant son chancre être ensuite exempt d'accidents secondaires ; donc il est contre-indiqué à cette période, si ce n'est contre quelques fortes indurations. Quand les accidents secondaires arrivent, il donne le mercure, et cela dans tous les cas, afin d'empêcher, autant que possible, la provenance ultérieure d'autres accidents. Il le continue dix jours environ après que les accidents ont disparu. Il ne le donne pas en vue d'éviter la procréation d'enfants syphilitiques ; car si le sujet a des accidents, refusez le mariage ; s'il n'en a pas, traitez-le, de façon à lui révéler son avenir, par les eaux minérales. Le mercure n'a aucune influence sur les accidents tertiaires, mais il n'en rend pas moins un service considérable, en débarassant plus promptement le malade de la traînée des poussées successives.

M. Clerc. J'ai la profonde conviction, Messieurs, que si quelqu'un d'entre vous avait un chancre, il ferait immédiatement le traitement mercuriel. Ricord persiste depuis quarante ans à le faire : c'est là un argument qui a bien sa valeur. Je le donne aussi dès le début, et j'ai toujours vu les malades qui en ont pris être moins fortement atteints. A l'époque de l'éclosion secondaire, j'augmente la dose. A propos des syphilis faibles et fortes, il faut remarquer qu'une syphilis qui a été légère au début offre souvent ensuite des éruptions fortes. Je persiste donc dans mon sentiment à l'égard du mercure, car M. Gailleton lui-même a reconnu que ceux qui en prennent ont moins de récidives que ceux qui n'en ont pas pris. Le mercure, selon moi, s'attaque à la cause même du mal, qui est dans le sang. J'ai observé que ceux qui ont fait un traitement mercuriel et ont encore des symptômes au moment où ils procréent peuvent avoir des enfants sains, tandis que ceux qui n'ont pas fait de traitement ont quelquefois des enfants malades lors même que, lors de la procréation, ils n'avaient point d'accidents.

M. Diday, (répondant à un point de la communication de M. Rodet) trouve que quatre mois et demi pour le premier traitement, plus six mois pour le traitement de la récidive, tout en y ajoutant les six semaines de l'incubation secondaire, constituent un laps de temps à bien peu de chose près égal à celui que la syphilis demande pour guérir spontanément. Il cite, d'après son livre, un malade qui, ayant suivi le traitement d'après les conseils de M. Rodet, et aussi longtemps que M. Rodet l'avait voulu, eut néanmoins plusieurs récidives, entre autres, finalement, une périostose de l'humérus.

M. de Méric. Je ne sais pas si par sa statistique M. Diday ne m'a pas un peu ébranlé ; mais je me sens, d'autre part, encouragé à persister dans ma manière de voir par le travail si consciencieux de M. Rodet ; j'espère qu'on finira par s'entendre et que nous ne donnerons pas plus longtemps aux profanes le mauvais exemple d'une dissidence irrémédiable.

Je ne veux à présent qu'insister sur l'importance qu'il y a à promptement guérir le chancre induré, qui, par ses propriétés contagieuses, est une peste pour la société. Autre question pressante. Vous voilà en face d'une femme enceinte et vous avez à craindre que le fœtus ne soit contaminé ; on nous offre un moyen très-simple, qui ne fait aucun mal à la mère et peut sauver l'enfant, et vous hésiteriez ! Un homme syphilitique se marie, indemne d'accidents ; s'il lui vient des squames, je lui continuai le traitement mercuriel, je ne le poussai peut-être pas aussi loin que M. Rodet, mais enfin les accidents se dissipèrent ; eh bien ! il eut six enfants sains, et sa femme ne contracta rien. Eh quoi ! antimercurialistes, vous vous jouez de l'intégrité d'un organe aussi précieux que l'œil, en refusant le mercure quand il est atteint de syphilis ! Il importe, je le répète, qu'on s'entende ; pour moi, Messieurs, je ne suis rien moins qu'opiniâtre, et me voilà prêt à toute concession raisonnable.

M. **Clément** rappelle que, d'après feu le docteur Kuss, de Strasbourg, ni le mercure ni l'iodure ne sont des spécifiques de la vérole. Rechercher des spécifiques, dit-il, n'est point conforme à la science. Un médicament n'est autre chose qu'un agent qui, par l'intermédiaire de la circulation, va se fixer sur tels ou tels éléments anatomiques. Remarquez que les récidives successives vont souvent en s'aggravant, ce qui ne serait pas si le mercure avait agi spécifiquement. Ce qui prouve encore qu'il n'est pas un spécifique, c'est qu'il n'agit pas contre les accidents tertiaires, et cependant c'est le même poison qui a produit les uns et les autres ; même remarque, quoique en sens inverse, pour l'iodure qui, lui, ne guérit pas les accidents secondaires. M. Kuss divise les accidents en manifestations épithéliales (accidents secondaires) et manifestations du tissu conjonctif (accidents tertiaires).

Par son mode d'élimination, le mercure, grâce à ses seules propriétés de se localiser dans certains tissus, agit sur les manifestations cutanées et muqueuses.

Quand plus tard ce sont des lésions tertiaires, il faut nous adresser à un agent qui a un autre mode de localisation, à l'iodure de potassium qui, s'éliminant par le tissu conjonctif et les glandes, opère efficacement ; ce sont donc des agents héroïques, mais non des spécifiques.

VIIe QUESTION.

De la réorganisation de l'enseignement de la médecine et de la pharmacie en France.

I.

DE LA RÉORGANISATION DE L'ENSEIGNEMENT DE LA MÉDECINE ET DE LA PHARMACIE EN FRANCE.

Par M. le professeur BOURGADE (de Clermont).

A peine commence-t-on à agiter au sein de notre pays les idées de transformation politique ou de progrès social, qu'aussitôt on entend proclamer bien haut la nécessité d'une réforme dans l'enseignement et dans la pratique de la médecine.

Ce mouvement de l'opinion publique démontre que notre organisation médicale est défectueuse, qu'elle n'est plus en rapport avec notre état social et qu'enfin, suivant l'expression vulgaire, mais consacrée, il y a *quelque chose à faire.*

Un commencement de réforme avait déjà été tenté, sous le gouvernement de la Restauration. En 1825, une loi fut présentée aux Chambres pour remplacer celle du 19 ventose an XI, qui nous régit encore ; mais une dissidence entre les pouvoirs parlementaires en amena l'ajournement indéfini. Le gouvernement de Juillet prépara un nouveau projet en 1838 ; un changement de ministère le fit encore abandonner. En 1846, l'opinion se prononça si fortement qu'elle provoqua la formation du premier congrès médical, qui se réunit à Paris. Cette imposante assemblée et les remarquables discussions qui s'y produisirent aboutirent au projet de loi Salvandy, qui fut amendé et adopté par la Chambre des pairs, mais emporté à son tour par la révolution de Février. Enfin, dans les dernières années de l'empire, la commission formée sous la présidence de M. Guizot formula, à son tour, un projet de loi qui disparut aussi au milieu des effroyables malheurs de l'invasion étrangère.

Toutes ces tentatives, avortées par suite de diverses causes, n'ont servi qu'à démontrer plus fortement le besoin d'une réforme et à nous faire mieux étudier et comprendre les *desiderata* de nos institutions.

Aussi, à peine avons-nous été rendus à nous-mêmes que ces questions se sont de nouveau présentées aux esprits, et que leur solution est devenue plus urgente.

En revenant sur le passé, pour rechercher la cause de nos incroyables défaites, nous n'avons pas tardé à reconnaître que la faiblesse de notre enseignement supérieur n'y était pas étrangère.

Parti de la tribune scientifique la plus haute et la plus autorisée du monde, celle de l'Institut de France, le cri d'alarme a trouvé bien des échos ; et, de tous côtés, dans la presse, dans les conseils du gouvernement, à l'Assemblée nationale, on a vu des gens de cœur s'appliquer à chercher le remède à nos maux.

§ 1.

Bien des opinions ont été émises touchant le vice de l'enseignement actuel de la médecine, et elles ont varié suivant le point de vue auquel se sont placés les réformateurs.

Les uns n'ont vu dans la médecine qu'une *science* dont il fallait à tout prix favoriser à la fois la vulgarisation et les progrès. Ils ont pensé qu'il suffisait d'étendre surtout l'étude de l'histoire naturelle, de la physique et de la chimie, de la physiologie et de la biologie; de favoriser l'expérimentation; de créer des laboratoires ; enfin, suivant un mot resté célèbre dans nos discussions parlementaires, de faire que, en médecine, les *sciences accessoires devinssent les sciences principa-les* (Duruy, discussion au Sénat). C'est l'objectif essentiel de *l'école* dite *expérimentale*. Couvrir la France d'une légion de savants, c'est assez pour elle; de la science pure doivent découler les applications pratiques.

Les autres, derrière lesquels se range l'immense majorité des médecins, voyant surtout dans la médecine, comme on le disait autrefois, *l'art de guérir*, blâment cette tendance exclu-sive et regrettent les traditions un peu perdues de l'école fran-çaise. Ce n'est point qu'ils dédaignent la science, ils en esti-ment au contraire la haute valeur et l'incontestable nécessité. Mais connaissant, d'un côté les limites ordinaires de l'esprit humain et, de l'autre, les trop courtes années consacrées à l'éducation médicale, ils estiment que si ces années se consu-ment dans l'étude ardue des hauts problèmes de la vie et des mystères les plus cachés de la nature, il restera bien peu de temps à donner à la connaissance pratique des maladies de l'homme et aux moyens d'y remédier. Ils se disent qu'après tout le médecin ne doit pas se confiner dans les séduisants travaux du cabinet, mais qu'il se doit principalement aux soins plus humbles des malades, et que son éducation ne doit pas se faire dans le laboratoire, mais à l'hôpital. Ceux-là pré-tendent non point, Dieu merci! qu'un bagage trop scientifique est inutile, mais qu'il n'est pas toujours nécessaire; ils placent sur le premier plan la connaissance des maladies de l'homme et celle des moyens de les combattre, reléguant au second, comme de très-utiles auxiliaires, les sciences auxquelles ils conservent le nom qu'elles tiennent du bon sens de nos pères, celui *de sciences accessoires*. Ils disent aussi que pour être biologiste on n'est pas pour cela clinicien, et ils pensent qu'a-près être arrivé à être même très-savant, il reste encore à devenir médecin.

De là, dans le monde médical, deux courants, non pas *con-traires*, mais *divergents :* courants dont l'existence se cons-tate à des époques bien reculées, et dont le langage vulgaire a démontré depuis longtemps la réalité, en distinguant la *pra-tique* de la *théorie*.

Le rêve de certains esprits, plus généreux que positifs, se-rait de faire converger ces deux courants vers une direction unique et de les fondre en un seul lit, dans lequel coulerait le magnifique fleuve de la science médicale, ce qui serait l'idéal de la médecine.

Malheureusement, cet idéal ne peut que bien rarement se réaliser. Nous connaissons tous, Messieurs, un certain nombre de ces natures privilégiées chez lesquelles se fait admirablement cette fusion, et qui joignent les connaissances scientifiques les plus étendues au sens pratique le plus profond ; ceux-là constituent le type du médecin complet, et ici même, dans cette assemblée, il en existe de nombreux représentants. Mais cette faculté précieuse d'assimilation ne sera jamais le propre que des natures d'élite et des hommes vraiment supérieurs ; et la *plebs medica*, celle qui, poussée par la *res angusta domi*, comme il arrive au plus grand nombre, n'a que peu d'années à consacrer à l'étude de ce grand art médical et aspire à arriver le plus promptement possible aux réalités de la pratique, celle-là ne pourra jamais, quoi qu'on fasse, réaliser cet idéal !

Que faire en présence des nécessités d'une situation qu'il n'est pas au pouvoir de l'homme de modifier ? Faudrait-il supprimer l'un de ces deux courants, puisqu'il n'est pas possible de les réunir et de les fondre en un seul ? Non, sans doute, puisque l'un et l'autre a sa raison d'être. Il faut les laisser se développer librement suivant les lois de leur nature et chercher les moyens, tout en les respectant, de donner à la société les satisfactions qu'elle réclame ; car, nous ne pouvons pas l'oublier, Messieurs, la médecine est surtout et avant tout une science sociale. Le médecin se doit aux soins des malades et il doit être avant tout le *vir medendi peritus*. S'il méconnaissait le but essentiel de sa mission, la société serait en souffrance. C'est donc au nom de l'un des intérêts les plus chers de l'humanité que nous devons examiner ce point important.

Des deux grands courants que je viens d'indiquer, l'un mène à la *science*, l'autre à la *pratique* médicale.

Il en résulte que, pour répondre aux besoins de la société, il faut faire d'un côté des *savants*, de l'autre des *praticiens*.

De là, la nécessité toujours sentie, toujours sanctionnée par les lois, de faire deux ordres de médecins.

Mais l'état actuel de notre organisation médicale, qui admet ces deux ordres, *officiers de santé* et *docteurs en médecine*, donne-t-il satisfaction à ce double besoin ? Je n'hésite pas à répondre *non*.

Les officiers de santé ne sont pas assez praticiens ; les docteurs en médecine ne sont pas assez savants.

Je ne veux cependant pas méconnaître les progrès accomplis depuis trente ans.

Les officiers de santé d'aujourd'hui sont supérieurs à ceux de 1840 ; les docteurs en médecine de nos jours ont plus de science que ceux de cette époque.

Mais que nous sommes loin encore des aspirations les plus légitimes de la société !

Officiat. — L'éducation des officiers de santé, telle qu'elle est réglée par la loi du 19 ventose an XI, par l'ordonnance de 1840 et par le décret de 1854, n'est plus en rapport avec les exigences de notre état social. D'abord leur nombre va sans cesse en diminuant, et ils ne sont plus aujourd'hui ce que les déclarait le projet de loi Salvandy, les *médecins* des campagnes. De 1847, où on en comptait en France 7,456, ils étaient tombés, en 1857, à 6,382, et en 1866 à 5,697, ayant diminué en moins de vingt années de 2,145, pendant que, dans le même espace de temps, les docteurs s'accroissaient de 1,000. (Statistique du ministère de l'instruction publique.) Ils tendent donc à disparaître, et le mouvement qui pousse à leur suppression va s'accroissant de jour en jour.

La conservation de ce grade professionnel tient à deux causes : de la part des familles, insuffisance de ressources pécuniaires ; de la part des candidats, insuffisance d'instruction classique.

La première de ces causes tend à diminuer sous l'influence croissante de l'aisance générale. Le plus souvent, le père de famille qui peut subvenir aux frais de l'éducation classique de son fils, pourra de même lui fournir les moyens d'étudier convenablement la médecine, pourvu que l'organisation de l'enseignement médical n'en rende pas les frais trop onéreux.

Quant à la seconde cause, celle de *l'insuffisance de l'instruction classique*, elle pourra aussi être en partie écartée. A cette heure, elle est la principale, et l'on voit beaucoup de *fruits secs* du baccalauréat prendre des inscriptions d'officiers de santé, qu'ils se hâtent d'abandonner ou de convertir quand ils sont parvenus à conquérir leur diplôme. Mais, à l'avenir, l'atténuation du service militaire, accordée par la loi à tout jeune homme devenu bachelier, va stimuler au travail les plus indifférents et supprimer par suite cet obstacle mis au doctorat.

Que si quelques-uns ne peuvent point conquérir ce diplôme, c'est qu'ils seront incapables ou paresseux; dans aucun cas, il ne sont à regretter pour la médecine.

Aucune raison sérieuse ne venant donc appuyer la conservation du titre d'officier de santé, ce titre doit disparaître de nos lois.

Doctorat. — Quant au doctorat en médecine, dans sa constitution actuelle, il ne répond point à la haute idée qu'il doit inspirer. Les études ne sont point assez prolongées pour faire des savants, et la part faite à la science pure est trop grande pour ne pas nuire essentiellement aux études de médecine pratique.

Examinons-en attentivement les conditions : quatre ans pour prendre les seize inscriptions exigées; dix-huit mois ou deux ans pour passer les cinq examens de fin d'études et la thèse; en tout cinq ans et demi ou six ans de scolarité.

Or, pour quiconque a mesuré la vaste étendue de *la science médicale*, ce temps est complètement insuffisant pour faire à la fois des savants et des praticiens. A peine l'élève a-t-il la possibilité de se remplir rapidement la mémoire des éléments de toutes les connaissances exigées; il lui est impossible d'en approfondir aucune, ni même de se bien assimiler ce qu'il peut apprendre.

Je n'ignore pas qu'un assez grand nombre d'étudiants dépassent la limite des six années à peu près réglementaires et prolongent de beaucoup la durée de la scolarité; à ce prix ils arrivent à une grande somme de connaissances ; ce sont les esprits d'élite dont je parlais plus haut. Ils sortent volontairement des conditions du programme des études, et ils en prouvent ainsi l'insuffisance.

Mais, dans cette étude générale, je ne dois point m'occuper de ceux qui sortent de la réglementation, pour en combler les lacunes, pas plus que de ceux que les succès des concours placent, dans les hôpitaux, comme les auxiliaires de leurs maîtres. Les bons internes, eux aussi, ne seront jamais, dans l'enseignement médical, que de brillantes exceptions. Or, quand on s'occupe de l'organisation d'un corps militant, il faut avoir en vue les soldats et non pas seulement les officiers.

Eh bien! dans les six années d'études réglementaires on ne peut qu'effleurer la science, si on veut se livrer à des études véritablement pratiques; ou bien on sacrifie ces dernières à des travaux théoriques, toujours séduisants, mais souvent d'une utilité médiocre quand, plus tard, au lit du malade, on se trouve aux prises avec les tristes réalités de la lutte contre la souffrance ou la destruction. N'avons-nous pas vu, dans des concours qui ne sont point encore oubliés, de jeunes savants, dont le nom était déjà presque célèbre, hésiter devant un diagnostic très-simple et faire assez sotte figure dans une salle d'hôpital?

Il y a donc là *deux* éléments distincts, aussi essentiels l'un que l'autre à respecter, à chacun desquels il faut donner une satisfaction plus complète que ne le comporte l'état actuel de nos institutions.

D'un côté, il faut faire des *savants ;* de l'autre, des *praticiens.*

Or, le doctorat pas plus que l'officiat ne conduisent suffisamment, ni l'un ni l'autre, à l'un de ces buts.

Il est donc nécessaire d'apporter à cet état de choses les modifications réclamées par l'expérience et par les besoins du temps présent.

Il faut des savants : ce n'est pas devant un auditoire pareil que j'aurai à défendre les droits sacrés de la science.

Il faut des praticiens pour soigner les malades : nul ici ne me contredira non plus.

Que faire pour réaliser ces deux conditions, dont nous avons cherché à faire ressortir la nécessité ?

§ II.

Etant admise l'insuffisance de l'instruction des officiers de santé, la conséquence logique est qu'il faut supprimer ce titre professionnel.

Mais que mettre à la place ? Je répondrai : à peu près le doctorat actuel, pourvu qu'on maintienne dans de justes limites l'élément scientifique et qu'on ne lui permette aucun empiétement fâcheux sur les études *pathologiques, thérapeutiques et cliniques*, véritable trépied sur lequel doit être assis l'enseignement pratique de la médecine.

Est-ce à dire que je propose de bannir de l'enseignement de cet ordre de médecins les études scientifiques ? Loin de moi une pareille hérésie ! Je ne voudrais retrancher du programme ni la physique, ni la chimie, ni l'histoire naturelle MÉDICALE, ni même des notions d'histologie ! Mais je voudrais que ces sciences, maintenues sous le *nom d'accessoires*, comme le *vestibule obligé* de l'édifice médical, fissent l'objet du premier examen de médecine, et qu'on ne vînt pas, vers la fin de la scolarité, arracher l'étudiant aux études de la pathologie, de la thérapeutique, de l'hygiène, des accouchements et enfin de la clinique, but suprême et définitif de son éducation professionnelle, pour le plonger de nouveau dans l'étude, fort intéressante sans doute, mais moins utile, des caractères physiques ou chimiques des minéraux et des sels, dans l'immensité de la composition intime des corps organisés ou dans les caractères minutieusement cherchés d'une espèce animale ou d'une espèce végétale ! A quoi lui serviraient les formules de l'éthyle et de toutes ses combinaisons, la connaissance exacte de tous les dérivés des alcools et la série des acides polyatomiques ou polybasiques ; à quoi les dimensions des diverses cellules ; à quoi le nombre des étamines ou la disposition du fruit d'une espèce récemment séparée d'une autre, quand il se trouvera en face d'une fièvre pernicieuse larvée, d'une pneumonie ataxique ou d'une hernie étranglée ? Faisons sans doute à l'élève, qui doit devenir un praticien, une juste part de science ; apprenons lui surtout et à fond l'anatomie de rapports et la physiologie, qui doivent lui ouvrir la porte de la

pathologie et de la thérapeutique ; donnons-lui les connaissances physiques, chimiques et même histologiques nécessaires pour qu'il comprenne et suive les opérations fonctionnelles
de l'organisme vivant ; mais ne lui dérobons pas un temps
précieux, — car il en manque — pour lui surcharger la mémoire d'un bagage peu utile, qu'il se hâtera de rejeter lui-
même le lendemain de sa réception. N'oublions pas que le
plus souvent sa réceptivité et son assimilation intellectuelle
ont des bornes, et qu'il ne faut point, suivant le vieil adage,
sacrifier le *principal* à *l'accessoire*.

En résumé, j'exprime le vœu que le titre d'officier de santé
soit supprimé, et remplacé par un autre, qui soit à peu près
le doctorat en médecine actuel, moins quelques exigences
scientifiques peu nécessaires ; moins même *la thèse*, épreuve
aussi inutile que coûteuse aux praticiens. Pour l'obtention de
ce grade, je demanderais comme aujourd'hui l'exigence préalable des deux baccalauréats ès-lettres et ès-sciences, et le
maintien des examens de fin d'année et de fin d'études, à peu
près comme ils sont aujourd'ui.

Quant au titre à donner, je n'attache aucune importance à
celui de *licencié*, qu'on a proposé ; j'admettrais volontiers, si
l'on voulait obéir à l'usage, la conservation du *doctorat en
médecine* pour l'ordre des praticiens. Ce titre semble, en effet,
relever leur valeur aux yeux du public. Il est cependant nécessaire d'établir une différence avec celui que je vais avoir
l'honneur de vous proposer. Mais les habitudes deviennent des
lois qu'il est parfois difficile d'abroger ; or, c'est depuis 1579,
c'est-à-dire depuis près de trois siècles, que les médecins ayant
le droit d'exercice sont en possession du titre de docteurs !

§ III.

Toute la médecine n'est pas renfermée dans la pratique médicale. Vous savez tous quel rôle important le médecin est
appelé parfois à jouer dans l'organisation sociale. Aussi pour
qu'il puisse répondre aux exigences de l'administration ou
du législateur, il lui faut les connaissances les plus variées et
les plus étendues. Rien ne doit lui être étranger des sciences
exactes et naturelles, et souvent même des sciences sociales.

Et puis, n'avons-nous pas à songer aux droits sacrés du *progrès scientifique* ? Le médecin ne doit-il pas porter sa pierre à l'édifice qu'élèvent les générations successives ? Ne devons-nous pas pousser chaque jour la médecine dans cette voie du perfectionnement où notre siècle surtout l'a placée ? Mais pour se livrer à ce labeur, de manière à le rendre fécond, il est besoin de connaissances de beaucoup supérieures à celles que l'on doit demander au simple et modeste praticien.

Il faut donc, pour ces hommes d'élite, un titre supérieur qui consacre la plus vaste étendue de leurs études et la supériorité de leurs connaissances.

C'est à eux que je voudrais réserver, à l'exemple de ce qui a lieu pour les sciences mathématiques, physiques et naturelles, le *doctorat ès-sciences médicales*.

Ce titre nécessiterait d'abord toutes les études exigées pour le doctorat en médecine du premier degré, auxquelles on joindrait des connaissances biologiques plus étendues. Cette épreuve serait rendue véritablement sérieuse, et par la sévérité des examens, et par l'adjonction d'autres connaissances, comme la *pathologie expérimentale* et *comparée*, les *maladies spéciales*, l'*histoire de la médecine*, la *philosophie médicale*, l'*histologie normale* et *pathologique*, et enfin *des épreuves pratiques diverses*, le maniement et l'usage des instruments : thermomètre, ophthalmoscope, microscope, polarimètre, laryngoscope, spectroscope, etc., des expériences de chimie ou de physiologie, etc. ; le tout couronné par une thèse qui deviendrait alors une épreuve sérieuse et ne serait plus, comme aujourd'hui, une compilation réduite au rôle de simple formalité.

Et ce titre, qui aurait ainsi une haute valeur scientifique, serait exigé de tous ceux qui aspirent à remplir une fonction médicale publique, en dehors de la pratique professionnelle.

Ainsi, on le demanderait aux professeurs ; aux médecins des hôpitaux, des établissements publics et aux membres des conseils d'hygiène des grandes villes ; aux médecins des eaux minérales, des épidémies ; aux médecins experts près les cours d'assises, etc... enfin à tous ceux qui auraient à faire preuve publique d'un grand savoir, ou qui seraient en position de contribuer à l'avancement de la science.

Et comme, en médecine, il faut toujours pouvoir allier la

pratique à la théorie, il serait indispensable, pour aspirer à ce dernier grade, d'avoir préalablement obtenu le premier, celui de *licencié* ou de *docteur en médecine*.

Ainsi, il existerait toujours pour la médecine deux titres ou grades distincts :

L'un purement professionnel, la *licence* ou le *doctorat* en médecine ;

L'autre, à la fois professionnel et scientifique, le *doctorat ès-sciences médicales*.

Seulement, la valeur de ces grades serait élevée à la hauteur des besoins de l'époque présente.

§ IV.

Ces bases établies, il s'agit de chercher comment et par qui doit être donné l'enseignement à ces deux ordres de médecins.

Nous n'avons plus à cette heure que deux Facultés de médecine. L'avidité du vainqueur nous a arraché la troisième, et Nancy n'est pas encore en état de combler le vide qu'elle a laissé dans nos institutions.

Or, dans l'état actuel des choses, et, à plus forte raison, avec la réforme que je propose, le chiffre de *deux* Facultés est d'une insuffisance notoire,

Déjà Paris et Montpellier ont peine à suffire aux *examens* devenus plus nombreux. Qu'en sera-t-il donc de l'enseignement? Un mot sur ce point. Il ne suffit pas, pour former de bons élèves, de réunir dans un amphithéâtre six à huit cents étudiants et de leur parler plus ou moins éloquemment de médecine, comme le ferait un rhéteur de littérature ou même de philosophie,

L'étude de la médecine a d'autres exigences. Beaucoup de grands et bons esprits l'ont compris. Déjà en 1826, l'illustre Cuvier écrivait ; « Ma propre expérience m'a fait sentir « combien il est difficile que huit cents jeunes gens réunis dans » un amphithéâtre suivent avec fruit les démonstrations du « professeur... Sous ce rapport, je n'hésite pas à donner la « préférence à des écoles moins nombreuses. » — C'était

aussi la pensée d'Orfila, qui organisait alors les écoles préparatoires de médecine et de pharmacie.

« L'anatomie, la médecine opératoire et les accouchements,
« disait-il, dont l'étude suppose nécessairement des dissections
« et des manœuvres, peuvent être bien mieux étudiées dans
« les écoles secondaires que dans les Facultés. Les jeunes
» gens y recevront des notions précises sur la clinique, parce
« qu'ils pourront entourer sans encombrement le lit des ma-
« lades, leur prodiguer des soins assidus et rédiger des obser-
« vations. Par la même raison, l'étude de l'histoire naturelle
« médicale, de la chimie, de la pharmacie et de toutes les
» sciences de démonstration leur est plus facile. Enfin, les
« interrogations sur la matière des leçons passées sont un
« excellent moyen de forcer les élèves au travail. » (*Rapport
d'Orfila sur les Facultés et Écoles secondaires de médecine, du
10 septembre 1837.*)

Or, rien de semblable ne peut avoir lieu dans les Facultés
actuelles, surtout à Paris ; Paris ! qui, pour certains esprits,
cependant, devrait devenir le centre unique d'enseignement
médical vers lequel on ferait tout converger !

Il résulterait d'une semblable mesure l'encombrement le
plus fâcheux pour la force et le succès des études.

Quelle est, en effet, la situation de la grande majorité des
étudiants au sein d'une Faculté si nombreuse ? Perdus dans la
foule, sans conseils, sans surveillance, sans direction, libres de
l'emploi de chaque heure de leurs journées, combien dissipent
dans la recherche du plaisir les plus utiles années de leur
jeunesse ! Combien d'autres les consument dans des tâtonnements infructueux et stériles ! Comment en serait-il autrement ? Ne sait-on pas qu'une trop grande quantité d'élèves devient une cause de faiblesse dans les études, de relâchement
dans le travail ; et ne met-on pas chaque jour cette observation en pratique dans les établissements d'enseignement secondaire, où l'on *divise* les classes trop chargées.

Plus, autour du professeur, l'auditoire est nombreux, plus
il échappe à son action, à son influence, à sa direction.
Obligé alors de ne compter que sur lui seul, de tout tirer de son
propre fonds et de tout demander au travail isolé et personnel,
sans conseils, sans encouragements, sans avis, l'élève, s'il n'est

pas doué d'une nature exceptionnelle, d'une grande force de volonté et d'un vif désir de savoir, se décourage au premier obstacle, s'habitue à tourner les difficultés au lieu de les résoudre, abandonne le côté ardu de la science pour la partie facile ; et alors, ou il se fait des idées fausses, ou il cherche moins à s'instruire qu'à se préparer aux examens, ou découragé, il abandonne le travail. Quand, enfin, il lui faut, avec une préparation évidemment insuffisante, aborder les épreuves scolaires, il les subit mal, s'il n'y vient pas tristement échouer. — Après quelques tentatives, il finit bien par passer péniblement ses examens ; mais que va-t-il lui rester maintenant pour affronter les difficultés si ardues de la pratique de l'art de guérir ?....

Dans une Faculté moins nombreuse, que se passerait-il, au contraire ?

On en peut juger par ce qui a lieu dans les écoles préparatoires bien organisées. Dès les premiers jours, et pendant toute la durée de ses études, conseillé, dirigé, surveillé dans son exactitude aux cours par des appels quotidiens, poussé au travail par des explications qui préviennent les hésitations et les tâtonnements, l'étudiant emploie bien plus fructueusement le temps de la scolarité. En relation et en contact quotidien avec ses maîtres dans l'école et dans l'hôpital, connu personnellement de ses professeurs, qui s'intéressent à lui et veillent à son instruction, il est impossible qu'il ne travaille pas avec fruit.

Tout se trouve d'ailleurs à sa disposition : livres, planches, instruments, appareils, pièces anatomiques, sujets de dissection, laboratoires, malades des hôpitaux, etc.

L'encombrement ne vient y faire obstacle ni à l'examen ni à l'étude. On peut voir, toucher, examiner à loisir et complètement. Il en résulte que les études anatomiques et cliniques y sont à la fois faciles et obligatoires ; or, l'anatomie et la clinique, voilà les bases de l'instruction médicale.

Des conditions à peu près semblables, établies à l'école de médecine militaire de Strasbourg, ont donné d'excellents résultats. En quatre années, les élèves subissaient l'épreuve du doctorat et acquéraient des connaissances très-réelles.

S'il est vrai, du reste, comme le proclament les hommes d'expérience, qu'une scolarité sérieuse soit le seul moyen de contrôler efficacement le savoir de l'étudiant, il ne l'est pas moins qu'il n'y a point de scolarité sérieuse et vraie sans surveillance et sans direction.

C'est là, on ne peut en douter, une des raisons qui rendent, en Allemagne, l'instruction si forte et le niveau des études si élevé. Les Universités y sont multipliées, le personnel enseignant considérable, et, par suite, le nombre des élèves relativement restreint. Ceux-ci, attachés spécialement et en petit nombre à chacun des professeurs, connus de lui, vivant en quelque sorte d'une vie commune, s'identifient à ses études et s'approprient facilement son savoir.

Si, en France, nos mœurs ne nous permettent rien de pareil, sachons du moins emprunter aux habitudes d'outre-Rhin ce qui peut nous être avantageux, c'est-à-dire le contact journalier de l'élève et du maître. Or, cette condition, indispensable aux bonnes études, est absolument irréalisable dans une Faculté où le nombre des élèves est très-considérable.

Voyez ce qui se passe à celle de Paris. La plupart des étudiants laborieux désertent les cours de l'école et les cliniques officielles pour les cours particuliers, les répétitions, les dispensaires et les cliniques libres des hôpitaux, où ils trouvent le moyen de réaliser les conditions que je viens d'indiquer. Combien de bons internes qui n'ont jamais suivi les leçons de la Faculté ! C'est un mal, sans doute, mais un mal rendu nécessaire par l'encombrement.

Il importe donc de sortir de cette situation fausse et de ramener nos institutions médicales dans la voie de la sincérité et de l'éducation pratique.

Or, le moyen, c'est la *multiplication des Facultés* dans la mesure des besoins réels de l'enseignement.

Je vais m'expliquer sur ce point. Étant admise la suppresion des officiers de santé et leur remplacement par des licenciés ou par des praticiens portant le nom *de docteurs en médecine*, il faut fournir au recrutement de ces gradués, dans des conditions qui n'amènent pas une diminution sensible dans le nombre des médecins. Or, d'après la dernière statistique publiée par le ministère de l'instruction publique, en 1866, il y avait encore 5,697 officiers de santé contre 11,643 docteurs, c'est-à-dire plus d'un tiers. Si l'on considère que le deuxième ordre de praticiens est reçu presque exclusivement par les écoles préparatoires de médecine, établies sur un grand nombre de points du territoire, à la portée des populations qui fournissent les sujets, on sera amené à conclure qu'il faut laisser dans le voisinage de ces populations, et à leur portée, des établissements où l'on puisse former des praticiens.

N'oublions pas que le nombre des médecins est en décroisssance, et qu'il peut arriver un moment où il se trouvera au-dessous des besoins de la société. Ainsi, en 1847, il y avait en France 18,099 médecins ; en 1866, malgré l'annexion de trois départements nouveaux, il n'y en avait plus que 17,340 : différence en moins, 759.

Il faut donc songer tant à élever le niveau général de l'instruction des praticiens, qu'à protéger cet autre intérêt social de premier ordre, celui du recrutement médical.

C'est là ce qu'avait parfaitement compris la Chambre des pairs de 1825. Après la discussion approfondie d'un projet de loi relatif à l'enseignement et à l'exercice de la médecine, discussion où Cuvier joua un rôle important, à titre de commissaire du roi, la Chambre vota *la suppression des officiers de santé*, *l'institution des licenciés*, et porta le nombre des Facultés de trois à six. Malheureusement, une dissidence avec la Chambre des députés fit échouer le projet. On sentait donc déjà, il y plus de quarante ans, le besoin de fortifier l'instruction médicale, et l'on avait compris que, pour cela, il fallait décentraliser l'enseignement. C'était aussi dans cette pensée qu'Orfila, en 1840, avait voulu compléter l'organisation des *écoles secondaires* de médecine, et les avait transformées en *écoles préparatoires* de médecine et de pharmacie.

Mais cette organisation, suffisante pour former des officiers de santé, cesse de l'être dès qu'il s'agit d'un ordre plus élevé de praticiens. Il faut donc confier l'éducation médicale de ces nouveaux gradués à des Facultés de médecine, et multiplier ces établissements pour sauvegarder les intérêts des populations.

Du reste, la pensée qui se manifeste dans les sphères gouvernementales paraît favorable à ce projet, et les propositions faites sur ce sujet à l'Assemblée nationale par les députés d'un certain nombre de villes expriment un besoin réel, auquel il est urgent de répondre.

Mais est-ce de l'État qu'il faut attendre une organisation complète et satisfaisant aux exigences de l'heure présente ?

Dans la situation financière que nous ont faite nos malheurs, est-il possible que le budget général suffise à alimenter les institutions nouvelles ? Faut-il attendre que le gouvernement soit en mesure de prendre l'initiative d'une réforme si complète ? Et, dans ce cas, faut-il ajourner cette réforme à l'heure, lointaine peut-être, où il sera donné au pouvoir d'en entreprendre la tâche ?

Messieurs, il est permis d'en douter, et les villes qui se sont adressées à l'Assemblée nationale pour obtenir, je ne dis pas des *créations* de Facultés, mais l'*autorisation* d'en organiser de nouvelles, ne l'ont pas pensé davantage. Toutes se sont empressées d'offrir de prendre à leur charge les dépenses que nécessite cette organisation.

C'est donc à l'initiative des villes qu'est dû le mouvement auquel nous assistons. Aussi bien les populations sont les meilleurs juges de leurs propres intérêts.

Laissons donc *à la liberté* le soin de procéder à l'organisation de ces Facultés locales ; là, comme ailleurs, la liberté saura bien porter ses fruits.

Demandons seulement que la loi détermine les conditions auxquelles il sera possible d'ériger une Faculté de médecine, et que ces conditions soient assez rigoureuses et assez définies pour qu'elles donnent toutes les garanties que peuvent exiger les nécessités d'un fort enseignement.

A cet égard, le projet de loi proposé à l'Assemblée nationale par l'organe de M. Laboulaye, rapporteur de la Commission de l'enseignement supérieur, me semble donner la plupart des satisfactions que l'on est en droit d'exiger.

Je voudrais cependant que la loi, au lieu de rester dans des termes généraux, spécifiât d'une manière plus complète les conditions auxquelles une Faculté de médecine pourrait être organisée, qu'elle déterminât, par exemple, le minimum des chaires, le nombre d'inscriptions, d'examens, par conséquent la durée de la scolarité, etc.

§ V.

Pour terminer, Messieurs, ce travail déjà trop long, il me reste à vous dire quelques mots seulement de l'ordre plus élevé de médecins que je voudrais voir créer, celui des *docteurs ès-sciences médicales.*

Ici, il ne s'agit plus de donner seulement les connaissances nécessaires à la pratique de chaque jour, il faut enseigner tout ce qui touche à la médecine : — Sciences physiques et chimiques, histoire naturelle, anatomie et physiologie comparée, histologie et biologie, pathologie comparée et expérimentale, philosophie et histoire de la médecine, etc.

Un programme si étendu devra certainement embrasser deux années d'études supplémentaires et former la matière de deux examens. Une thèse, comprenant des recherches, des expériences ou des observations originales couronnerait ces épreuves et contribuerait, par la valeur qu'on exigerait d'elle, à élucider quelque point de la science.

Mais, qui pourra donner ce haut enseignement, si ce n'est la Faculté de médecine de Paris ? Par son organisation, par ses immenses ressources, par le talent de ses professeurs, par le milieu scientifique dans lequel elle se trouve, la Faculté de Paris seule peut être, dans l'état actuel de notre organisation, à la hauteur d'un enseignement aussi élevé.

Les Facultés de province convenablement organisées peuvent très-bien donner l'enseignement professionnel. Leurs ressources hospitalières seront pour cela très-utilement employées, et suffisantes pour les études pratiques. Mais la véritable et forte éducation scientifique ne se peut donner, à l'heure présente, qu'à Paris. C'est là seulement que se trouve ce souffle d'émulation, d'entrainement et de vie qui pousse aux grandes études et aux travaux féconds. Quoi qu'il arrive, d'ailleurs, et quel que soit le besoin de décentraliser, Paris sera toujours la seule et vraie capitale intellectuelle et scientifique de la France et du monde.

C'est donc à la Faculté de médecine de Paris, qui deviendrait Faculté supérieure de médecine, *ou à tout autre organisée dans les mêmes conditions,* que je voudrais voir donné le soin de conférer le grade supérieur de docteur ès-sciences médicales.

Pour se présenter à l'obtention du nouveau titre, il faudrait avoir conquis déjà le grade inférieur professionnel, celui de *docteur en médecine*. Le candidat prendrait alors près la Faculté supérieure de nouvelles inscriptions, pendant deux ans, durant lesquels il subirait les deux examens dont j'ai parlé plus haut : le premier, au bout de la première année, le deuxième au bout de la seconde. Durant ce temps, il serait attaché à un service de clinique ou d'hôpital, et il mènerait ainsi de front les études cliniques et théoriques. Ce serait un cours de perfectionnement, analogue à celui qu'on impose aux médecins militaires déjà reçus docteurs, et qui sont obligés de suivre les cours spéciaux du Val-de-Grâce.

Messieurs, le projet dont j'ai l'honneur d'exposer devant vous les traits principaux me semble faire une part équitable à tous les intérêts.

D'un côté, il élève à un niveau supérieur à celui qu'il occupe aujourd'hui le savoir des deux ordres de médecins, et il le place à la hauteur des exigences de notre époque et de nos besoins ;

De l'autre, il donne à la Faculté de médecine de Paris, revêtue du titre de Faculté supérieure, la place hiérarchique qui lui est indubitablement due dans l'organisation générale de l'enseignement de la médecine.

Si cette Faculté perdait ainsi un certain nombre de ses élèves — que la force des choses lui enlèvera, d'ailleurs, quoi qu'il arrive,—elle y gagnerait notablement en splendeur et en autorité ; officiellement reconnue la première, elle dominerait toutes les autres de la hauteur de cette grande situation.

Or, les divers projets présentés jusqu'à ce jour, s'ils ne lui enlèvent pas ce rôle, que sa situation exceptionnelle lui réservera toujours, ne le lui reconnaissent cependant pas.

Mais quoi qu'on fasse, elle restera toujours à la tête de l'enseignement médical, et nombre d'élèves, lors même qu'ils n'aspireraient pas au grade supérieur, quitteraient leur Faculté de province, après leur admission au doctorat, pour venir se perfectionner à Paris dans l'art de guérir. Là, débarrassés du souci des examens, ils donneraient à leur instruction un complément de la plus haute valeur.

Qui ne sait, en effet, combien la préoccupation des épreuves scolaires met d'obstacles aux études de clinique et de thérapeutique, et combien elles deviennent plus fécondes quand on a le bonheur de pouvoir les continuer après l'obtention du grade professionnel.

Je me résume dans les propositions suivantes :

1° Supprimer le grade d'officier de santé et le remplacer par un titre professionnel, exigeant des connaissances plus étendues, dont le programme serait celui du doctorat en médecine actuel, sauf quelques modifications portant sur la disposition des examens et l'exemption de la thèse ;

2° Créer un grade supérieur, scientifique, celui de docteur ès-sciences médicales, pour l'obtention duquel il serait nécessaire d'avoir déjà le titre professionnel du premier degré ;

3° Exiger ce grade supérieur de tous les médecins qui aspireraient à des fonctions médicales publiques, dans certaines limites déterminées ;

4° Autoriser la libre création de Facultés de médecine, dans des conditions spécifiées par la loi, lesquelles auraient le pouvoir de conférer le grade *professionnel de docteur en médecine ou de licencié ;*

5° Faire de la Faculté de médecine de Paris, ou *de tout autre organisée dans les mêmes conditions,* une Faculté de médecine supérieure, qui conférerait le grade *supérieur de docteur ès-sciences médicales.*

II.

NOTE SUR L'ORGANISATION DE L'ENSEIGNEMENT CLINIQUE;

Par M. le docteur Mayet.

Je désire attirer l'attention du Congrès sur un point spécial de la question de l'enseignement médical : je veux parler de la nécessité d'une organisation nouvelle des études cliniques.

C'est la clinique seule qui fait les médecins. Ce n'est qu'à l'hôpital, en soumettant les malades à une observation attentive et journalière, par tous les moyens d'investigation rigoureuse, qu'on apprend réellement notre art. Les études théoriques ne sont fructueuses que comme préparation et complément à ce travail pratique. Ce n'est que là qu'on peut se livrer aux études, d'une importance si capitale, de l'anatomie pathologique.

Ce n'est également que dans les hôpitaux que se perfectionne chaque jour la science des maladies, la question de l'enseignement étant intimement connexe de celle du progrès de nos connaissances en médecine.

Il résulte naturellement de ces propositions évidentes que la première condition pour que les établissements d'enseignement puissent rendre de véritables services, pour qu'ils puissent devenir des foyers puissants de travail et de progrès scientifique, c'est qu'ils soient placés là où existent de grands hôpitaux.

N'est-ce pas une anomalie choquante qu'on n'ait pas depuis longtemps institué un établissement d'enseignement de premier ordre à Lyon, où abondent tous ces matériaux de travail, alors qu'il en existait dans d'autres villes où les ressources sont presque nulles à ce point de vue.

Sans jeter de défaveur sur les hommes distingués qui ont illustré l'École de Montpellier, on peut affirmer que la tendance fâcheuse aux rêveries métaphysiques, qu'ils ont trop souvent présentée est venue de cette pénurie de sujets d'observation qui a fait dévier leur intelligence loin du monde réel, loin des faits, vers des abstractions et des hypothèses.

L'hôpital étant le seul lieu où l'on puisse puiser une instruction solide, la seule source d'où puisse sortir le progrès scientifique, l'Etat doit mettre en demeure les administrations qui disposent de ces richesses d'en faire profiter le mieux possible la science et l'enseignement.

Il est d'abord de leur devoir strict de favoriser autant que possible les chefs de service auquels elles confient les malades, dans leurs travaux ; de leur donner à chacun en particulier un laboratoire et tous les instruments de précision sans lesquels il n'y a pas de science sérieuse, de leur permettre enfin, par des règlements, ainsi que cela se pratique en Allemagne, de faire l'autopsie de tous les malades décédés.

En second lieu, il faut que ces administrations hospitalières comprennent qu'elles doivent organiser elles-mêmes un enseignement clinique réellement utile. Pour cela, il ne doit pas suffire de fournir quelques malades à un cours officiel, où se pressent une multitude d'étudiants. Elles doivent permettre aux élèves de se diviser entre les divers services existant dans les hôpitaux. Elles doivent faire de tous ou presque tous les médecins nommés au concours des professeurs de clinique. Elles doivent attacher à chacun d'eux non-seulement un interne, mais un docteur en médecine assistant, qui lui prête son concours, soit pour la rédaction des observations, soit pour les investigations, si variées, sans lesquelles il n'est pas de médecine scientifique, et à l'aide du thermomètre, du sphygmographe, du cyrtomètre, du laryngoscope, du microscope, des réactifs chimiques, etc., soit pour les autopsies, soit pour les exercices des élèves.

Par cette organisation seulement, les étudiants, en nombre restreint dans chaque service, y trouveraient réellement des moyens d'instruction qui leur échapperaient s'ils étaient en grand nombre.

Ils pourraient se livrer successivement à l'examen des malades sans leur imposer une fatigue excessive, ce qui est impossible dans des salles encombrées d'élèves.

Le professeur pourrait les guider utilement et leur apprendre la recherche attentive et minutieuse des symptômes.

Par ces moyens seulement on arriverait à profiter de matériaux immenses de travail qui sont actuellement perdus, et l'on pourrait former des générations médicales réellement instruites.

III.

DES RÉFORMES DANS L'ENSEIGNEMENT MÉDICAL ;

par M. le Dr F. Garnier (de Lyon).

Depuis environ trois quarts de siècle, nous entendons vibrer à nos oreilles le mot de réforme. Ce mot plein de charmes et d'espérances, qui réjouit nos cœurs, en réveillant dans nous tout ce que la nature a pu y mettre d'aspirations nobles et généreuses ! Sous son influence, le travail se prépare de longue haleine, les idées s'entre-croisent, l'utilité vient encore à l'appui démontrer quelle est la force de nos nombreux *desiderata*, en y apportant la sagesse de sa haute sanction ; et puis, tout s'évanouit.

Les gouvernements changent, les hommes s'éteignent et les abus restent :

Sic fata voluerunt.

Oui, par notre propre faute, Messieurs, nous souffrons et patientons, sous le fallacieux prétexte que le moment n'est pas opportun ; nous attendons malgré la vivacité de nos souffrances : et nous commençons à réclamer en faveur de nos vœux professionnels, savez-vous quand ? Vous en souvenez-vous ? — A la veille de la Restauration, — à la veille de Juillet, — à la veille de Février. Certes on ne peut pas être plus maladroits ni plus impolitiques. Puisque trois fois nous avons subi un échec, sans nous inquiéter des raisons d'Etat, qui n'ont que faire dans les grandes questions d'utilité publique, poursuivons donc notre but en demandant la réforme. On parle trop à l'heure actuelle de la régénération de la France pour que nos voix ne puissent se faire entendre.

RÉFORMES DANS L'ENSEIGNEMENT DES SCIENCES MÉDICALES. — Rien ne prédomine la situation comme l'instruction. Aussi est-ce par la base que nous devons tenter de relever le vieil édifice médical.

1° Diviser la France en circonscriptions médicales. — Puisque les divers gouvernements et les trop nombreuses constitutions qui ont régi la France n'ont encore rien trouvé de mieux que les divisions administratives, diocésaines, judiciaires, académiques, forestières, militaires, etc., que nous connaissons tous, pourquoi de prime abord ne demanderions nous pas des *circonscriptions médicales*, nous plaçant sous la dépendance de l'Etat, dont nous ne savons et ne pouvons nous passer en France, vu nos anciens us et coutumes? Nous ferons ainsi acte de soumission aux lois générales du pays, ce qui, sans être taxés de révolutionnaires, nous autorisera à réclamer contre les abus. Je voudrais, en quelques mots, vous faire comprendre tous les avantages qui ressortiraient pour nous de la division de la France en circonscriptions médicales. Les Ecoles ou Facultés seraient mises à la tête de ces circonscriptions, et tous les services médicaux administratifs relèveraient d'elles seules — question de décentralisation qui aurait certainement sa portée, sinon au point de vue des bassesses et de l'intrigue, mais au point de vue de la justice et de l'équité. — Car alors, sous l'influence d'un collége médical ainsi constitué par circonscriptions, toutes les places pourraient être données au concours ou à l'élection par les pairs, seuls capables de reconnaître le plus digne et le plus méritant.

Le concours serait le fondement social de notre corporation pour toutes les divisions administratives suffisamment rétribuées, et l'élection par les pairs pour toutes les autres. Cette modification radicale n'empêcherait pas les médecins qui le voudraient de rester libres et complètement en dehors de ces deux sphères d'action, si tel était leur bon plaisir.

Cette motion, Messieurs, n'a donc rien de bien révolutionnaire, et, sans remanier la carte de France, déjà trop bouleversée par nos malheurs patriotiques et nos tristes divisions intestines, il serait facile d'y obtempérer.

2° Augmenter le nombre des Facultés en supprimant les Ecoles, ou bien supprimer les Facultés en augmentant le niveau des études dans les Ecoles, qui resteront toujours universitaires et non municipales. — Personne d'entre nous ne contestera pour nos Ecoles la parcimonie des gouvernements passés. Certaines d'entre elles ont à peine deux ou trois fois plus d'élèves qu'elles n'ont de professeurs, — ce sont bien là réellement de véritables vices rédhibitoires. Qu'elles deviennent des Ecoles libres, rien de mieux ; mais qu'elles cessent de faire partie de l'Université.

Toute Ecole qui ne compte pas quarante ou cinquante élèves doit être considérée comme libre et indépendante de l'Université, car elle ne peut pas sustenter ses professeurs, et devient, au détriment des autres, une charge pour l'Etat.

On me dira : L'enseignement dans les Ecoles actuelles est élémentaire, et dans les Facultés il est plus transcendant. Mais je rétorquerai mon argumentateur alors, en demandant la radiation immédiate de tous les élèves de première et de seconde année inscrits dans les Facultés, beaucoup trop transcendantes pour eux. Et si quelqu'un vient me soutenir cette mesure comme utile et nécessaire, je lui répondrai que c'est vouloir faire un double emploi que de vouloir conserver Ecoles et Facultés.—On me dira peut-être encore : Comment alimenter nos hôpitaux, si nous n'avons point d'élèves pour faire le service hospitalier. Ceci est une raison par trop spécieuse ; car tout le monde sait, par exemple, que les villes de Nîmes et d'Avignon sont parfaitement bien pourvues d'élèves internes fournis par la Faculté de Montpellier, et que la ville de Lyon n'est pas très-éloignée de fournir un pareil contingent aux hôpitaux de Saint-Etienne. Et, en adoptant les circonscriptions médicales que j'ai déjà proposées, vous voyez, Messieurs, quel avantage immense nous pourrions du même coup offrir à l'hospitalisation française et à la jeunesse de nos Ecoles, pouvant pour ainsi dire faire passer tous nos jeunes gens par la filière de l'internat. Le roulement des élèves ne serait plus qu'une affaire de concours et de réglementation.

3° Tous les professeurs des Ecoles ou Facultés nommés

par le concours. — Le concours, n'en déplaise à ses détracteurs, est sans contredit, malgré ses vices et ses défauts, ce qui peut le plus se rapprocher de l'équité ; et si quelquefois le plus digne n'est pas nommé, l'élu est toujours au moins un homme capable de pouvoir parler en public et de faire pénétrer dans l'esprit de ses auditeurs ce qu'il sait et ce qu'il doit enseigner. Nomination directe par l'autorité, nomination sur liste de présentation, nomination directe par les Facultés sont pour vous comme pour moi, Messieurs, des modes vicieux et condamnés. Que le concours soit donc inscrit en toutes lettres dans nos lois, de manière à ce que les caprices ministériels ou autocratiques ne puissent plus le renverser jamais.

4° *Séparer le corps enseignant du corps examinant.* — Tous les professeurs nés du concours, après cinq ans d'exercice ou mieux de suppléance, passeraient de droit inspecteurs ou examinateurs, et à l'instar des professeurs de certaines Ecoles françaises, ils devraient, en temps et lieux, parcourir toute la France pour faire subir les examens. C'est dans cette vie errante et active que je placerai leurs dix ans d'agrégation ; et certainement ces voyages seraient loin d'être nuisibles à leur instruction personnelle. Après ce laps de temps, ils deviendraient professeurs titulaires pendant dix ans, après lesquels, sous la dénomination de professeurs honoraires, ils deviendraient conseillers de l'Université, émargeant au budget leurs droits à la retraite, ayant, néanmoins, la liberté de faire des cours gratuits ou payants, suivant leur bon plaisir, aux élèves bénévoles qui voudraient les suivre.

5° *Respecter et favoriser autant que possible la liberté de l'enseignement médical,* qui peut être conduit et dirigé par tous les docteurs, en facilitant cependant d'une manière plus spéciale les professeurs honoraires, en vertu de leurs droits acquis par les titres antérieurs. Faire, pour cela, tout ce qu'il sera possible dans le but d'en obtenir la consécration par une loi sur l'enseignement libre. Les cours et répétitions faits par certains élèves ne devront pas être considérés autrement qu'un enseignement mutuel ; mais nous devons les encourager d'autant mieux que c'est à eux que doit remonter la gloire des Bichat, Boyer, Ribes, Chaussier, etc.

6° *Augmenter d'une manière considérable le nombre des*

professeurs de clinique. — Tous les chirurgiens et médecins des hôpitaux français, nommés par le concours devraient être considérés comme tels. Alors on pourrait se permettre d'exiger des cliniques véritables, se faisant réellement au pied du lit des malades, laissant aux professeurs de pathologie ces leçons *ex professo*, très-savantes du reste, où même on entend quelquefois de fortes et hautes études dogmatiques qui se trouvent complètement en dehors des sujets soumis à l'observation clinique des élèves. La France demande des praticiens, d'abord au point de vue de l'utilité publique, et des savants ensuite, au point de vue de sa gloire. La clinique est et ne doit être qu'une science pratique ; — c'est là le seul lieu où il est permis aux élèves de profiter des notions acquises dans les autres cours. Aussi, sentons-nous tous le besoin de limiter le nombre d'élèves admis à ces leçons — 20, 25 ou 30 élèves au plus devraient être attachés à ces cours essentiellement pratiques. Ce sont les seuls qui fassent le véritable médecin, c'est principalement sur eux que j'appelle le Congrès médical de Lyon, à porter toute son attention. — Le professeur ne peut être utile, en pareille matière, qu'autant que l'élève pourra vérifier par lui-même les affirmations magistrales. Si les élèves sont trop nombreux, il est de toute impossibilité à ceux-ci de poursuivre l'auscultation, la percussion, etc., et tous les autres moyens d'investigations scientifiques indiqués par le maître ; le sujet lui-même ne pourrait supporter, sous l'influence de la fatigue ou de la gravité de son mal, toutes ces recherches expérimentales, qui, pour lui, ressusciteraient la torture des condamnés et presque les bourreaux du moyen âge.

7° Nécessité d'un programme officiel. — Je demande un programme officiel pour retenir MM. les professeurs, qui ne pourraient plus ainsi s'égarer au milieu des trop vastes champs des sciences médicales. Ces promenades scientifiques, qui ont peut-être beaucoup de valeur comme originalité, et peut-être pour cela leur bon côté, sont nuisibles aux élèves, en ce sens que, si elles servent à leur instruction, elles nuisent aux examens, le programme des matières n'étant nullement rempli. L'enseignement libre, du reste, aurait bien vite comblé les lacunes de l'enseignement officiel.

8° Nul ne pourra être admis dans une Ecole ou Faculté de médecine s'il n'est bachelier ès-lettres. — Cette condition, à elle seule, suffirait pour anéantir la création ultérieure des deux ordres de médecins. Ceux du deuxième ordre, qui existent actuellement, finiraient la série d'une institution qui a pu, dans le temps, avoir sa raison d'être, mais qui, au nom de l'égalité proclamée et reconnue, devrait cesser complètement. Je vais plus loin : si le gouvernement ne croit pas l'abolition des officiers de santé utile et nécessaire, au nom de l'équité, je demande l'abolition du doctorat, et qu'on ne reçoive plus alors que des médecins du deuxième ordre ; car personne ne peut comprendre que des frais d'études, d'inscriptions, des droits d'examens soient exigés des uns et non des autres. — Le brevet des uns, le diplôme des autres donnent les mêmes droits sur la vie et la santé des invidus. Si tous les hommes sont égaux devant la loi, pourquoi celle-ci est-elle assez absurde pour se violer elle-même en reconnaissant deux ordres de médecins, et, par conséquent deux classes d'individus. Le temps des *castes* est passé. La nouvelle loi sur l'armée pourra, du reste, vivement corroborer ce *desideratum* relativement au baccalauréat.

9° Des cours et examens. — A ce propos, je voudrais, dans le but d'anéantir cette classe interlope d'étudiants de douzième et de quinzième année, que tous les examens dits de fin d'année fussent sérieux et pussent valoir un véritable titre académique à l'élève qui a pu y satisfaire. — Pourquoi, par exemple, ne donnerait-on pas à l'élève de première année le titre de bachelier ès-sciences physiques, en exigeant de l'étudiant des notions élémentaires d'anatomie , physiologie , physique , chimie , histoire naturelle, ces dernières sciences étant surtout envisagées au point de vue médical; nous ôterions, par ce titre, à l'Etat un double droit qu'il prélève sur les familles, car le troisième examen du doctorat n'est qu'une forme du baccalauréat ès-sciences physiques, et une injustice fiscale indûment prélevée et mal établie.

Nul ne pourrait passer en deuxième année s'il n'était muni de ce deuxième diplôme, ce qui lui permettrait de suivre des cours de physiologie et d'anatomie, des leçons élémentaires sur la pathologie médico-chirurgicale, et de faire en plus un stage obligatoire dans les hôpitaux.

Interrogé sur les matières professées, et muni d'un certificat de stage, l'élève dont les examens auraient été satisfaisants recevrait un troisième diplôme de bachelier ès-sciences médicales.

Durant la troisième année, pathologie médico-chirurgicale, médecine opératoire, anatomie topographique et pathologique, obstétrique. Ces leçons donnant droit, après examen satisfaisant, au titre de licencié en chirurgie.

Pendant la quatrième année, l'élève suivrait des cours de matière médicale et de thérapeutique, d'hygiène, de médecine légale, et en plus recevrait des notions élémentaires *sur la pharmacie, sur l'histoire de la médecine et sur la géographie médicale*. Ces trois dernières parties constituent une innovation dont tout le monde comprendra la portée. — La dernière serait surtout pour nos chirurgiens de marine et nos chirurgiens militaires d'une utilité incontestable ; je crois même que pour les praticiens cette étude aurait beaucoup de valeur en ce sens que le goût des voyages se développant de plus en plus par notre grande facilité de locomotion, il serait bon de développer nos connaissances de géographie médicale.

Le succès de cette quatrième année serait couronné par un diplôme de licencié en médecine.

La cinquième année serait purement pratique. — Chirurgie et médecine pratiques, accouchements, — cours et examens sur la déontologie médicale, innovation d'une portée générale, digne de la plus sympathique adhésion de tous mes confrères.

Tout examen oral sera toujours précédé d'un examen écrit, sauf celui de cinquième année, qui serait suivi de la thèse pour le doctorat.

Tel est donc, Messieurs, le plan que j'ai l'honneur de soumettre à vos délibérations, sur la réorganisation de nos études médicales ; inutile de m'étendre sur la question des amphithéâtres, salles et pavillons de dissection, laboratoires de chimie et de pharmacie, cabinets de physique et d'histoire naturelle, bibliothèques, jardins botaniques, pavillons de photographie, arsenal de chirurgie, salles de cours nombreuses et distinctes, le tout mis largement à la disposition de l'enseignement officiel et de l'enseignement libre, le premier choisissant ses heures, l'autre prenant ses heures disponibles.

Courage, Messieurs, et à l'œuvre ; puissent nos utiles discussions sur la réorganisation de nos études médicales faire briller une nouvelle aurore de gloire pour la médecine française.

CONCLUSIONS.

1° Diviser la France en circonscriptions médicales ;

2° Augmenter le nombre des Facultés et supprimer les Ecoles, ou bien supprimer les Facultés en relevant le niveau des études dans les Ecoles, qui resteront toujours universitaires et non municipales ;

3° Nomination irrévocable des professeurs par le concours ;

4° Séparer le corps enseignant du corps examinant ;

5° Protéger légalement la liberté de l'enseignement ;

6° Augmenter le nombre des professeurs de clinique ;

7° Nécessité d'un programme officiel ;

8° Nulle admission dans les Ecoles sans le diplôme de bachelier ès-lettres ;

9° Que chaque examen de fin d'année vaille à l'élève un titre académique.

10° Innovations : Notions élémentaires sur la pharmacie, sur l'histoire de la médecine, sur la géographie médicale et sur la déontologie médicale ;

11° Former un comité permanent des vœux du Congrès médical de Lyon, chargé de les appuyer et de les défendre auprès du gouvernement.

IV.

RÉFORME DE L'ENSEIGNEMENT DE LA MÉDECINE VÉTÉRINAIRE ;

par M. F. QUIVOGNE, vétérinaire à Lyon.

Votre décision si unanime d'hier soir, concernant la liberté de l'enseignement médical, est un acte de la plus haute im-

portance et qui ne peut manquer d'avoir un immense retentissement.

L'émotion si légitime qui a acccompagné et suivi votre vote
ne m'a pas permis, Messieurs, de vous exposer la proposition
que je considère comme un devoir de venir vous soumettre
aujourd'hui.

Vous avez deviné, sans doute, qu'il s'agit de l'enseignement médical vétérinaire. Et la place que le Congrès médical
a bien voulu nous réserver dans les questions importantes
qui lui ont été soumises me dispensera de vous rappeler ce
que vous savez tous, à savoir : la place que doit et que mérite
de prendre la médecine vétérinaire dans le mouvement scientifique qui se prépare et à la tête duquel il vous restera toujours, Messieurs, l'insigne honneur de vous être si résolûment et si généreusement placés.

Nous sommes les derniers venus dans le monde médical.
C'est à vos travaux, c'est à vos découvertes, c'est à vos
exemples que nous devons d'être, scientifiquement, le peu que
nous sommes. Nous ne pouvons que vous suivre, Messieurs,
et vous suivre de trop loin, hélas ! Mais, à moins de rester
dans l'immobilité, ce qui veut dire, selon moi, sous peine de
mort, nous devons vous suivre !

Vous êtes nos guides, nos tuteurs dans la vie scientifique.
Continuez-nous donc, Messieurs, cette protection qui nous est
nécessaire. Et lorsque vous faites, en avant, un pas aussi
considérable que celui que vous avez fait hier, n'oubliez pas,
Messieurs, que vous laissez sur votre route et en arrière des
pupilles qui veulent marcher, qui veulent grandir, mais qui
ne peuvent grandir et marcher qu'à vos côtés et la main dans
la vôtre !

Je suis un de ceux-là, Messieurs, et c'est afin de dissiper
les dangers qui menacent la médecine à laquelle j'ai l'honneur
d'appartenir, que je viens soumettre à l'approbation du Congrès les propositions suivantes :

1° L'Administration supérieure des écoles vétérinaires de
France passera du ministère de l'agriculture et du commerce
à celui de l'instruction publique ;

2° L'internement des élèves dans les écoles vétérinaires
est supprimé ;

3° L'enseignement de la médecine vétérinaire est libre ;

4° C'est aux Écoles vétérinaires seules que sera réservé le droit de la collation du grade.

V.

RÉORGANISATION DE L'ENSEIGNEMENT DE LA PHARMACIE EN FRANCE ;

Par M. VIDAL, pharmacien à Écully.

Le Congrès médical fait appel au concours de tous ceux qui, de près ou de loin, appartiennent à l'art de guérir. Membre du corps pharmaceutique, j'ai cru devoir répondre à cette invitation, convaincu que tout ce qui intéresse l'une des deux professions ne saurait être indifférent à l'autre, autorisé, d'ailleurs, à intervenir par la septième et la huitième questions du programme.

Je n'ai nullement l'intention de présenter un travail complet. Je laisse ce soin à des confrères plus compétents et plus habiles ; mais, persuadé qu'il est du devoir de chacun de fournir son contingent, si minime qu'il soit, je n'hésite point à ajouter une modeste pierre à l'édifice commun, alors même que je n'ai à offrir que des redites. La seule excuse que je puisse invoquer, en prenant part au débat, se trouve dans mon profond dévoûment à une profession à laquelle je suis fier d'appartenir, trop heureux si les idées exprimées dans ces quelques lignes sont jugées dignes, à défaut de la forme, de fixer un instant la bienveillante attention des membres du Congrès.

Le Comité d'organisation ne pouvait être mieux inspiré en choisissant les questions professionnelles qu'il a voulu soumettre à la discussion du corps médical. Sans doute, le Congrès de 1845 et ceux qui l'ont suivi ne les avaient point négligées, car, depuis longtemps, l'enseignement de la médecine et de la pharmacie réclame de grandes modifications ; mais s'il est un moment propice pour étudier cette question importante, c'est bien aujourd'hui que l'instruction publique est le sujet des préoccupations de tous. Est-ce donc pour cela que nous sommes, sous ce rapport, inférieurs aux autres nations ? que nos écoles sont délaissées ? nos professeurs incapables ? gardons-nous d'une telle pensée. Il suffit, pour se convaincre du contraire, de jeter les yeux sur les publications scientifiques et littéraires où nous voyons briller avec éclat les noms des hommes illustres qui honorent notre pays.

En ce qui concerne notre profession, nous pouvons même affirmer que son enseignement l'emporte de beaucoup sur celui des autres pays, sauf l'Allemagne et les Etats du Nord, où il est plus étendu, où tous les pharmaciens sont forcément instruits, par suite de la limitation.

S'il est de notre devoir de rendre hommage au talent et au zèle de ceux qui sont chargés de répandre l'instruction professionnelle, il n'est pas moins vrai de dire que le système actuel de l'enseignement est défectueux ; d'ailleurs, le projet de loi soumis en ce moment à l'Assemblée nationale s'impose à nos méditations.

Que chacun de nous, apportant le concours de son expérience et de ses lumières, fasse donc connaître les lacunes qui concernent la profession et les améliorations qu'elle réclame.

Laissant aux médecins le soin de traiter la première partie de la question, je me bornerai à dire brièvement quelques mots sur la réorganisation de l'enseignement de la pharmacie en France, mais pour bien se rendre compte des *desiderata* que notre profession exprime depuis de longues années, il convient d'examiner rapidement ce que l'enseignement de la pharmacie a été dans le principe, ce qu'il est actuellement et ce qu'il devrait être.

Sans remonter au déluge, il est difficile de préciser le rôle de cet enseignement dans la première période de son existence, car les documents de cette époque nous font complètement défaut ; il est permis, toutefois, de supposer que les Arabes et les Juifs importèrent d'Orient, avec les débris de la science grecque, la pratique de la médecine et de la pharmacie, et exercèrent une grande influence sur l'avenir de ces deux professions.

En suivant attentivement la marche progressive de l'enseignement de la pharmacie à cette époque, l'on voit que, confondu dans le principe avec celui de la médecine, il tend à se dégager peu à peu et à se faire une place à part.

C'est précisément à l'époque où régnaient les controverses les plus vives entre les savants que les médecins, eux aussi, montrèrent une grande animation les uns contre les autres. Si Galien et son école avaient des défenseurs ardents, les saignées et les purgatifs comptaient de fervents adeptes. Hippocrate et Paracelse avaient tous les deux de chauds admirateurs ; dès lors, les pharmaciens, obligés de se rallier aux théories des uns et des autres, furent amenés à écrire eux-mêmes sur leur art et publièrent plusieurs pharmacopées, dont les auteurs, Libarius et Idrenon , furent les précurseurs des illustres Charras et Lemery.

A partir de ces derniers, la pharmacie en tant que science prend un brillant essor. Les leçons professées par le grand Lemery attirèrent des auditeurs de tous les points de l'Europe et préparèrent ce mouvement qui, continué par les travaux remarquables de Lavoisier, de Chaptal, de Fourcroy, de Vauquelin, de Parmentier et de tant d'autres esprits d'élite, devaient aboutir à la réforme radicale opérée par l'édit de 1777. Cet édit du roi Louis XVI, qui séparait nettement la pharmacie des professions voisines, institua le Collége de pharmacie.

Ce collége, un des rares établissements d'instruction publique, respecté par la tourmente révolutionnaire de 89, traversa sans orage cette époque à jamais mémorable, et si le collége florissant des apothicaires de Montpellier disparut emporté avec les vieilles institutions, ce fut pour reparaître bientôt plus en rapport avec les idées modernes. (Planchon.)

A la suite d'une enquête sur l'exercice et l'enseignement de la pharmacie, l'Assemblée constituante, rendant justice au mérite de ces hommes qui s'étaient uniquement voués à rendre d'immenses services à la nation, considérant, d'un autre côté, l'utilité et l'objet de la pharmacie décréta, le 21 germinal an XI, l'organisation des écoles de pharmacie.

Aussi, la nécessité d'élever le niveau de l'instruction préalable et professionnelle ne tarda pas à se faire sentir à ceux qui avaient quelque souci de la profession.

La loi de 1840 changea complètement la face des choses. Les écoles établies par la loi de germinal furent réunies à l'Université, et par conséquent soumises au régime du corps enseignant. Les écoles secondaires, créées dans l'intervalle, prenant le titre d'École préparatoires de médecine et de pharmacie, furent réorganisées et devinrent des établissements communaux. Des laboratoires où les élèves devaient s'exercer aux manipulations chimiques, furent rendus obligatoires. Dans les écoles, le nombre des chaires et par conséquent des professeurs fut augmenté. Le professeur titulaire devait posséder le diplôme de docteur ès-sciences ; quant aux élèves, nul candidat ne devait être admis aux examens pour le titre de pharmacien, s'il ne justifiait du diplôme de bachelier ès-lettres, excellente mesure qui eût porté des fruits nombreux si elle avait été maintenue et observée.

Mais cette réforme, qui plaçait le pharmacien au niveau de toutes les professions libérales, n'eut pas tout le succès qu'on en attendait. La plupart des candidats qui se présentaient devant les jurys médicaux obtinrent du grand-maître de l'Université la dispense du baccalauréat.

Cette inexécution de la loi compromit le sort financier des écoles, à tel point qu'en 1850 la question fut posée, dans les hautes sphères gouvernementales, de savoir si les écoles seraient maintenues ou supprimées, et dans le cas où elles seraient conservées, s'il n'y aurait pas lieu de réduire le nombre des chaires. C'était reconnaître bien mal, en vue d'une faible économie, les services rendus par une profession dont chaque étape vers le progrès avait été marquée par les plus importantes découvertes de la science.

Un rapport fort remarquable, présenté au ministre par Milne Edwards, au nom d'une commission composée de Thénard, Orfila, Bérard, Bussy, Person, Chevreul, de Jussieu et Milne Edwards, prouve clairement que si quelques modifications devaient être apportées dans la constitution des écoles, c'était plutôt en leur faveur qu'à leur détriment.

La loi de 1854, qui nous régit actuellement, abolit enfin les jurys médicaux en ce qui concerne la délivrance du diplôme, et

réserva cette prérogative aux écoles supérieures et préparatoires de pharmacie.

Malheureusement, cette loi a créé deux catégories bien distinctes : les écoles supérieures ont le droit de délivrer le diplôme de pharmacien de première classe aux candidats munis
du diplôme de bachelier ès-sciences, tandis que les écoles préparatoires ne peuvent délivrer que celui de deuxième classe ;
mais leurs candidats ne sont tenus, à leur tour, de justifier devant un jury spécial que des connaissances exigées dans la division de grammaire des lycées. Cette distinction de deux classes
est parfois un sujet de conflits et toujours la cause de récriminations qui nous paraissent fondées, et que nous aurons l'occasion de reproduire ailleurs.

Nous venons de voir les diverses phases que l'enseignement
pharmaceutique a dû traverser avant d'arriver à la constitution actuelle. Nous croyons inutile de rappeler qu'au fur et à
mesure que l'instruction scientifique s'élevait, on voyait disparaître des officines cette polypharmacie bizarre des anciens
temps. Les pharmacopées nouvelles, les leçons professées par
des hommes tels que Charras, Lemery, Bayer, Rouett, Parmentier et bon nombre d'autres laissaient bien loin en arrière
cette époque où médecins-apothicaires et malades ne juraient
que par les panacées les plus irrationnelles, les compositions
les plus disparates.

Les découvertes remarquables faites dans le commencement
du siècle par une pléiade de savants pharmaciens, qui, après
avoir scruté la nature jusque dans ses secrets les plus intimes,
sont parvenus à reconnaître et à isoler le principe actif des
plantes, rejaillirent sur la pharmacie et lui imprimèrent une
nouvelle impulsion.

En consultant nos annales, nous voyons avec un légitime
orgueil que les progrès de l'industrie elle-même ont pour berceau le laboratoire de nos écoles ou l'officine modeste du pharmacien. Certes, si une profession mérite d'occuper une haute
place dans la société, c'est bien à la pharmacie que, suivant
les paroles de Dumas, « revient l'honneur d'avoir préparé de
loin la transformation de la chimie moderne, qui en a fondé
et perpétué l'enseignement, qui en a créé les méthodes expérimentales et les premiers appareils, qui lui a valu Schœle,

Davy, Vauquelin, Pelletier, Robiquet, et qui a eu l'insigne honneur de donner à Lavoisier ses premières leçons. »

Il ne faut pas croire cependant que la pharmacie soit parvenue à l'apogée de sa splendeur. Sans doute, les hommes qui honorent cette profession par leur talent se rencontrent de toutes parts ; mais nous devons avouer qu'il en est un grand nombre dont l'instruction scientifique et littéraire laisse grandement à désirer. C'est précisément en faveur de cette dernière catégorie que certaines modifications à la loi nous paraissent indispensables. L'enseignement de la pharmacie est partagé, ainsi que nous venons de le voir, entre les écoles supérieures et les écoles préparatoires. Nous ne parlerons pas de l'enseignement de la pharmacie militaire, qui est tout spécial, et qui fournit sans cesse des hommes d'élite qui font l'honneur de notre profession. Sans doute, les unes et les autres de ces écoles sont confiées à des hommes recommandables par leurs capacités. Néanmoins, l'instruction professionnelle ne peut y être qu'inégalement distribuée.

Si maintenant nous jetons un coup-d'œil rapide sur les conditions préalables à l'enseignement pharmaceutique dans les autres pays, nous voyons qu'en Hollande ceux qui se destinent à la carrière pharmaceutique ne peuvent obtenir le titre d'*aides-pharmaciens* qu'après avoir prouvé qu'ils connaissent les langues néerlandaise, latine, française, allemande, les mathématiques, l'algèbre, etc.

En Russie, les élèves, avant de pouvoir suivre les cours d'une université, doivent justifier de connaissances suffisantes sur le latin, le grec, le russe, l'allemand, le français, sur les mathématiques, l'histoire, la géographie.

En Prusse, les étudiants sont obligés de passer par des épreuves nombreuses qui en font de véritables savants.

En Angleterre, où, au contraire, le bagage scientifique, était, jusqu'ici, bien mince, où le titre de pharmacien n'était qu'un titre de luxe, conféré par le collége de pharmacie dans des examens facultatifs de *minor* ou de *major examination*, l'on a bien reconnu l'importance d'un haut enseignement pharmaceutique. En 1868, le Parlement anglais a adopté une loi en vertu de laquelle nul ne pourra prendre le titre de pharmacien s'il n'a obtenu le diplôme conféré par la Société de pharmacie. Les premiers pas ont été faits, et nous sommes convaincus que nos voisins ne s'arrêteront pas dans une aussi bonne voie.

En Amérique, où la pratique de la pharmacie est libre, où le premier venu peut être pharmacien, l'on accorde cependant une plus grande considération à ceux qui ont suivi les cours d'un collége de pharmacie, et qui, par conséquent, ont fait preuve d'érudition.

En examinant tout ce qui a été dit sur l'enseignement de la France, soit dans l'important Congrès de 1845, soit dans la Société et les Congrès pharmaceutiques ultérieurs, soit par les hommes compétents de la profession, nous voyons plusieurs systèmes en présence.

Un certain nombre de pharmaciens demandent la suppression des écoles préparatoires et la création de nouvelles écoles supérieures.

D'autres demandent le maintien des Ecoles préparatoires, avec cette condition que l'enseignement de la pharmacie y soit plus largement distribué, et avec cette réserve que le diplôme de pharmacien ne puisse être délivré que par les écoles supérieures.

Quelques-uns désirent la fusion des écoles de pharmacie avec les Facultés de médecine.

D'autres, enfin, réclament la création d'écoles libres, avec la collation par l'Etat des grades universitaires.

Nous devons dire, d'abord, que la grande majorité des pharmaciens a reconnu que l'enseignement de la pharmacie doit être le même pour tous, qu'il doit être plus largement distribué sous le rapport pratique, soit dans les écoles supérieures, soit dans les écoles préparatoires, et qu'à l'avenir il ne doit plus être distribué qu'un seul diplôme, celui de première classe.

Sans doute, les partisans des deux ordres et, par conséquent, des deux sortes d'enseignement, ont fait valoir des raisons qui de prime abord paraissent fondées. Le gouvernement, disent-ils, a reconnu par une expérience, de 1840 à 1858, qu'en exigeant le diplôme de bachelier, il est impossible d'assurer dans les petites localités le service pharmaceutique. D'après eux, il est indispensable qu'il subsiste une catégorie de praticiens, soumis à des exigences de scolarité moindres, à des frais moins élevés, qui, ayant fait leurs études dans les écoles départementales ne dédaignent pas de s'établir dans les campagnes.

D'abord, on ne saurait admettre qu'il doive y avoir des pharmaciens moins éclairés pour les campagnes que pour les villes, ainsi que l'a dit le docteur Caffe : « Il n'y a point de *sous-malades*, il ne doit point y avoir de *sous-pharmaciens*. Pourquoi, ajoute-t-il, y aurait-il des pharmaciens présumés moins instruits que d'autres ? les maladies ne donnent-elles pas une leçon d'égalité ? et les souffrances de l'ouvrier ne doivent-elles pas être promptement abrégées, puisque ses bras le nourrissent ainsi que sa famille ?

S'il est nécessaire qu'un praticien soit plus instruit que d'autres, cette qualité doit se trouver plutôt chez le pharmacien de la campagne, qui est souvent livré à lui-même, tandis que dans les grands centres nous pouvons toujours recourir aux lumières d'un confrère plus habile, qui ne nous refusera jamais le concours de ses conseils. Du reste, le but que s'était proposé le gouvernement n'a pas été atteint. Les pharmaciens de seconde classe s'établissent principalement dans les chefs-lieux de canton, abandonnant ainsi ces petites localités, en faveur desquelles leur diplôme avait été créé.

On peut affirmer que les pharmaciens de première classe ne craindraient pas de s'établir dans ces mêmes localités si leur existence n'y était pas rendue impossible par la concurrence désastreuse faite par les établissements religieux, qui, au mépris de la loi, exercent impunément la médecine et la pharmacie.

Je n'entrerai pas dans de plus longs détails, les raisons concluantes que je viens de donner suffisent pour démontrer que l'enseignement doit être le même pour tous les pharmaciens. Aussi, d'accord en cela avec la plupart de mes confrères les plus autorisés, je suis convaincu qu'il ne doit y avoir qu'un seul diplôme, imposant les mêmes études, offrant les mêmes garanties et jouissant des mêmes droits.

Qu'on ne vienne pas dire que le nombre des pharmaciens diminuerait du moment qu'ils seraient obligés de faire des études scientifiques et littéraires plus élevées, et de supporter,

par conséquent, des frais plus considérables. Cette objection
s'efface devant cette considération, que nous sommes à une
époque où l'instruction tend à se propager de plus en plus
dans les masses et à se mettre à la portée de tous ; où le bien-
être matériel, plus répandu qu'autrefois dans les campagnes,
permet à un plus grand nombre de faire des sacrifices qui ne
sont pas au-dessus de leurs moyens, et, d'un autre côté, l'agriculture, source de la prospérité publique, ne réclame-t-elle
pas vainement cette jeunesse, qui, trop facilement attirée vers
les carrières libérales, n'y trouve qu'un encombrement funeste,
suivi d'amères déceptions ?

Faut-il conclure que les écoles préparatoires, qui ont rendu
et qui rendent tous les jours de grands services, doivent disparaître ? Nous ne le pensons pas ; il faut, au contraire, compléter leur enseignement pratique par l'adjonction de nouvelles chaires, confiées à des pharmaciens exerçant ou ayant
exercé; car l'élément pharmaceutique entre dans leur composition pour une très-faible dose. Un candidat interrogé, selon
les prescriptions de la loi, sur la toxicologie, par exemple,
peut être fort souvent embarrassé, puisque, dans certaines
écoles, cette partie importante de la chimie n'y est point
enseignée ; dans d'autres écoles, il n'y a ni chaire de physique
ni chaire de botanique ; de plus, comment un candidat qui
n'est astreint à suivre le cours de l'école que pendant un an
et demi peut-il acquérir certaines connaissances dont le
développement exige deux années de cours ? Aussi la création
de ces cours et la formation de laboratoires pratiques pour
les élèves nous paraissent de toute nécessité.

Mais, dira-t-on, les écoles préparatoires deviendraient,
par ce fait, des écoles supérieures. Nous n'hésitons pas à
répondre : par l'enseignement elles doivent être égales; mais
les écoles préparatoires ne doivent pas jouir du droit de conférer le diplôme. Ces écoles, trop nombreuses, amoindriraient
par suite d'une si grande diffusion, l'importance des écoles
spéciales, qui ont, incontestablement, des droits acquis. Les
écoles préparatoires étant des établissements communaux,
sont toujours à la merci des caprices d'un Conseil municipal ;
leur importance au point de vue des éléments de l'instruction
professionnelle peut être atteinte, à chaque instant ; il n'est

donc pas rationnel que ces écoles, d'une constitution variable, puissent délivrer des diplômes définitifs. Elles doivent distribuer aux candidats une large instruction, leur faire subir tous les examens de fin d'année, de fin d'études; leur part est encore belle. Aux écoles supérieures seules doit appartenir le droit de constater si les candidats sont capables de remplir la mission qui leur est confiée.

Si l'on admet que les écoles préparatoires ne doivent pas conférer le diplôme, il est facile d'en conclure qu'on peut, sans inconvénients, augmenter le nombre des écoles spéciales. La loi de floréal, an x, en avait d'abord fixé le nombre à six, et plus tard on a constaté que trois écoles supérieures pouvaient suffire. Cela tient à ce qu'elles ne délivraient qu'un petit nombre de diplômes par suite de la faculté accordée aux candidats de se présenter devant les jurys médicaux, et plus tard devant les écoles secondaires. La statistique nous montre, en effet, que, sur cent pharmaciens, les jurys médicaux en recevaient de soixante-quinze à quatre-vingts.

A mesure que l'instruction se propage par la création de lycées dans les plus petites villes, depuis surtout que les grands centres possèdent des Facultés des sciences et des lettres, le nombre dés pharmaciens tend à s'accroître, en raison de l'accroissement de la fortune publique; on peut donc sans crainte établir des écoles supérieures dans quelques villes des plus importantes, telles que Lyon, Nancy, Bordeaux.

Nous savons, du reste, qu'il vient d'être fait une proposition à l'Assemblée nationale, en faveur de la création, dans notre ville, d'une Faculté de médecine et d'une Ecole supérieure de pharmacie.

Si les écoles supérieures sont investies du droit immense de conférer le diplôme, si elles jouissent de cette prérogative qui en fera toujours le foyer principal de nos connaissances professionnelles, il est nécessaire qu'elles remplissent certaines conditions d'enseignement, d'indépendance et d'impartialité.

L'enseignement théorique y est largement départi, il faut en convenir, mais il n'en est pas de même de l'enseignement pratique. En consultant le compte-rendu de ces écoles, ne voyons-nous pas combien est petit le nombre des élèves qui osent affronter le concours de l'école pratique? Ce concours devrait être obligatoire et considéré comme partie essentielle des examens ; les exercices pratiques, devenus plus sérieux, devraient être faits sous la direction et la surveillance réelle d'un professeur ; l'école fournirait pour cela aux élèves tous les éléments nécessaires. Les travaux exécutés dans le laboratoire des recherches de la Faculté de médecine de Paris nous donnent la mesure des travaux importants qui ne manqueraient pas de surgir des laboratoires de toxicologie et de chimie des écoles dans lesquels les futurs pharmaciens se livreraient à des études complètes.

On ne verrait pas comme aujourd'hui quelques pharmaciens d'élite seuls capables de faire l'analyse d'une eau minérale, de découvrir la nature d'un agent therapeutique, de procéder à une expertise de médecine légale. Les officines deviendraient nombreuses où les élèves pourraient préparer, au profit de la société, une foule de substances que metttent en œuvre les différents procédés de la chimie.

L'indépendance est une qualité nécessaire à une institution qui exerce une aussi grande influence sur la société par les pouvoirs qu'elle donne à toute une profession.

A Dieu ne plaise que nous élevions le moindre doute sur le caractère et l'honorabilité des professeurs, ils sont au-dessus de tout soupçon. Cela n'empêche pas le mode actuel de nomination des professeurs d'être défectueux.

Le Congrès de 1845 l'a jugé ainsi, avec beaucoup de raison, lorsqu'il a émis le vœu qu'à l'avenir toutes les places de professeur, soit dans les écoles supérieures, soit dans les écoles préparatoires, ne soient données que par le concours. Tout récemment un rapport adressé aux ministres par le doyen actuel de la Faculté de médecine de Paris, réclame une pareille mesure, vraiment libérale. Il est certain que les élus de l'autorité, qui ont presque toujours des titres acquis, seraient doublement honorés par la consécration du concours, qui leur aurait permis de mettre tout leur talent en lumière.

On a bien fait, contre ce mode de nomination, quelques objections qui ne sont pas sans valeur : ainsi il peut arriver quelquefois qu'un candidat, supérieur par sa capacité à tous les compétiteurs, soit vaincu dans la lutte, parce qu'il ne possède point les brillantes qualités de l'élocution ; d'autres fois, des hommes instruits et capables de faire d'excellents professeurs, n'oseront pas affronter les chances d'un concours dont le résultat heureux est loin d'être, au point de vue pécuniaire, en rapport avec les difficultés à vaincre, avec les services à rendre,— car nous savons tous qu'en France ceux qui se vouent à l'instruction de la jeunesse sont loin d'être suffisamment rétribués,— mais, d'un autre côté, combien d'esprits d'élite ne peuvent actuellement se faire connaître parce qu'ils ne possèdent pas de suffisantes protections auprès de l'autorité !

Le mode de nomination par le concours est tellement dans tous les esprits, les différentes raisons invoquées en sa faveur ont été si bien établies, qu'il nous paraît superflu d'insister.

Quant à l'impartialité, les écoles supérieures doivent être à l'abri de toutes critiques : il ne faudrait pas qu'on pût dire que ces écoles, tout à la fois juges et parties, seraient faciles pour les leurs et rigoureuses pour les candidats sortis des autres écoles. Les hommes qui ont l'honneur d'occuper une chaire dans les écoles, sont trop haut placés dans l'estime et la considération pour qu'un pareil soupçon puisse planer sur eux ; mais, après tout, ils sont hommes et, par conséquent, soumis à l'amour-propre, à l'ambition ; ils peuvent se laisser gagner par le désir bien naturel de grouper autour de leur chaire un grand nombre d'auditeurs. Il n'est pas difficile d'écarter un pareil sujet de tentation, il suffit pour cela que les examens pour l'obtention du diplôme soient subis par le candidat à des époques déterminées, devant un jury composé en proportions égales de professeurs de l'école supérieure, de professeurs pharmaciens des écoles préparatoires ou des écoles libres et de praticiens également pris en dehors des écoles et désignés par leur confrères.

Nous avons dit qu'à une certaine époque la question de la fusion des Écoles supérieures de pharmacie avec les Facultés de médecine fut discutée, et que quelques esprits éclairés avaient même pris la défense de cette opinion. D'après eux, la médecine et la pharmacie sorties d'une origine commune ne forment qu'un corps aux yeux de l'État. Ces deux branches de l'art de guérir sont confondues dans les mêmes pensées, les mêmes arrêtés. Dans leurs différentes écoles, bien des cours se ressemblent, et il y aurait dans cette fusion profit de temps pour les élèves, que l'on voit courir des cours d'une école à des cours de la faculté.

Le médecin et le pharmacien, élevés en commun, seraient plus disposés à s'entr'aider et à se prêter un mutuel appui, lorsque, plus tard, ils se rencontreraient sur le terrain de l'exercice professionnel.

Quelques hommes politiques soutenaient la même cause dans un but différent. Pour eux il s'agissait, tranchons le mot, de faire des économies, économies bien faibles, puisque les écoles rapportent à l'État l'équivalent de ce qu'elles lui coûtent; économies bien chères pour la société, qui en subirait de graves conséquences.

Milne Edwards, dans son rapport aux ministres, a démontré avec beaucoup de talent que les mêmes cours, s'ils sont bien faits, ne doivent nullement se ressembler à la Sorbonne, à la Faculté de médecine, à l'École de pharmacie. Examinant chaque cours en particulier, il a montré la différence qui doit exister entre eux, et il a prouvé que la fusion des écoles ferait éprouver un grand dommage à la science.

Une autre objection sérieuse a été élevée contre la fusion, c'est que cette mesure aurait pour résultat de créer des médecins pharmaciens et des pharmaciens médecins, tandis que l'intérêt public exige que les uns et les autres aient des droits distincts et bien déterminés. Dans l'intérêt des deux professions, il faut éviter, au contraire, de susciter des conflits pénibles, conflits qui tendent à disparaître, nous le constatons avec bonheur, à mesure que le niveau de l'instruction s'élève. Aujourd'hui il ne saurait plus être question de suprématie ni de dépendance quelconque chez les esprits de bon aloi, chez les intelligences élevées : si la médecine a ses grands hommes, la pharmacie en possède d'aussi illustres par la science.

La médecine ne peut que se réjouir de l'élévation d'une de ses branches, comme elle l'a fait pour la chirurgie qui, partie de l'échoppe du barbier, a su conquérir par l'instruction une place brillante, et désormais marche côte à côte avec la médecine. Les médecins véritablement instruits, convaincus par l'expérience que les droits des uns et des autres sont d'autant plus respectés que l'instruction et l'éducation sont plus grandes, verraient avec plaisir, nous n'en doutons pas, les Écoles supérieures transformées en Facultés de pharmacie. L'élévation de l'une quelconque des branches de l'art de guérir, ne peut que rejaillir sur l'autre, ainsi que l'a dit Carret : « La médecine et la pharmacie sont sœurs : les écoles de l'une et de l'autre doivent être placées dans la même ville, afin qu'elles puissent se prêter mutuellement le concours de leurs lumières. »

Il nous reste à examiner la question de l'enseignement libre de la pharmacie. Cette question, bien qu'à l'ordre du jour, est loin d'être neuve. De tout temps les esprits éclairés ont réclamé la plus grande somme de liberté, afin de pouvoir élargir le cercle des connaissances humaines.

Le Congrès de 1845 n'a point oublié d'émettre des vœux en faveur de la liberté de l'enseignement aussi large, aussi étendu que possible. Plus récemment, un projet de loi en faveur de la liberté de l'enseignement supérieur a été présenté au gouvernement; c'est dire combien cette question, palpitante d'actualité, mérite de fixer notre attention. Toutes les branches de l'Université ont été conviées à faire connaître leurs opinions : par un inconcevable oubli, la pharmacie seule n'a pas été appelée ; et cependant il n'en a pas été ainsi toutes les fois que le pays, menacé, a demandé aux hommes de science de nouveaux moyens pour suppléer à ses munitions épuisées ou pour améliorer l'état sanitaire de sa population ; toutes les fois que l'industrie aux abois a provoqué de nouvelles recherches afin de pouvoir soutenir vaillamment la concurrence étrangère.

Un rapport très-digne, par les sentiments qu'il exprime, présenté à la Société de pharmacie de Bordeaux et adressé au ministre, a démontré l'injustice d'un pareil procédé, vis-à-vis d'une profession libérale éminemment scientifique, et dont chaque membre devient, par sa profession, un véritable professeur.

Nous nous unissons à nos confrères de Bordeaux pour demander que la pharmacie ait, comme toutes les autres professions libérales, le droit de créer des écoles libres. Sans doute, il y aura dans le commencement une certaine confusion, mais peu à peu un classement s'opérera de lui-même ; ces écoles devant offrir les garanties sérieuses et réelles pour l'instruction des élèves, ne pourront subsister qu'à la condition de succès bien constatés. Le zèle des professeurs sera stimulé par la perspective de pouvoir, au moyen de la célébrité, conquérir les chaires de Facultés. Quant aux nullités ambitieuses, elles seront promptement rejetées dans l'ombre. L'État, gardien naturel des intérêts de la société, réservera ses droits, par la collation des grades universitaires, et la science, rendue plus libre dans ses allures, fera surgir ces esprits supérieurs, que le joug, parfois protecteur, mais toujours pesant, de l'Université eût empêché de se produire. Et puis, qui oserait soutenir que quelques-unes de ces écoles libres, véritables pépinières de savants, ne deviendraient pas le centre d'universités égales sinon supérieures à celles dont l'Allemagne est si fière ? Si les écoles allemandes ont une réputation méritée, si les universités d'Allemagne produisent des hommes d'élite, cela tient en grande partie à l'organisation de ces écoles, qui possèdent à un haut degré tous les éléments nécessaires.

L'élévation du niveau des études et la liberté de l'enseignement professionnel auraient des conséquences majeures pour la pharmacie, pour la médecine et pour la société toute entière.

Le pharmacien exercera sa profession avec d'autant plus de dignité, qu'il sera plus instruit. Cette carrière se trouvant fermée pour tous ceux qui, sous le rapport de l'intelligence, n'auraient fait que de médiocres praticiens, il s'opérera naturellement une limitation à l'abri de toute critique et favorable au bien-être de ceux qui n'auraient pas craint de l'embrasser.

Le médecin y gagnera ; en effet, les droits de chaque profession seront mieux respectés, car si, de part et d'autre, les plaintes sont parfois justifiées, il est facile de se convaincre que ceux qui y donnent lieu appartiennent généralement aux derniers degrés de l'échelle professionnelle.

Le médecin y gagnera en sécurité ; car désormais une erreur glissée dans ses prescriptions par suite d'une distraction momentanée ou d'un *lapsus calami*, ne pourra passer inaperçue tant aux yeux de l'élève qu'à ceux de son chef.

La société y gagnera, car elle ne sera plus livrée à la merci des exploiteurs et des charlatans de la profession, dont toute la dignité consiste à ramasser de l'or *per fas et nefas* ; elle y gagnera par toutes ces découvertes qui, parties du laboratoire, s'étendent sur l'industrie, et, de là portent le bien-être dans toutes les classes. Elle y gagnera, parce que le pharmacien, mieux que tout autre, sera un puissant auxiliaire pour la propagation gratuite de l'instruction dans les masses, rêve incessant de ceux qui soupirent après la régénération morale de notre pays. Il m'aurait été facile de m'étendre davantage, mais je n'ignore pas que ceux auxquels je m'adresse connaissent déjà cette question, et c'eût été abuser de leur patience. Toutefois qu'il me soit permis, en terminant, d'énoncer les conclusions suivantes, qui me paraissent dignes de fixer l'attention des hommes compétents, et de demander en conséquence :

1º Que l'enseignement pharmaceutique soit distribué :

a Par les Facultés de pharmacie ;

b Par les écoles préparatoires de médecine et de pharmacie ;

c Par les écoles libres de pharmacie ;

2º Que l'enseignement soit le même dans toutes les Écoles, et plus largement développé sous le rapport pratique ;

3º Que le nombre des Facultés de pharmacie soit augmenté ;

4º Que toutes les chaires de professeurs, soit dans les Facultés, soit dans les écoles préparatoires, soient données au concours ;

5º Que dans les Facultés de pharmacie et dans les écoles préparatoires, pour ce qui concerne les chaires spéciales à la pharmacie, ne soient admis au concours pour les places de professeurs, que les pharmaciens reçus dans une école supérieure, et exerçant ou ayant exercé pendant un certain nombre d'années ;

6º Qu'il n'y ait qu'un seul diplôme, celui de docteur en pharmacie, conféré par les Facultés seules ;

7º Que le jury d'examen pour l'obtention du diplôme soit composé en proportion égale de professeurs des Facultés, de professeurs des écoles préparatoires ou des écoles libres, et de praticiens émérites pris en dehors des écoles.

VI.

ORGANISATION SCOLAIRE ET PROFESSIONNELLE
DE LA PHARMACIE ;

Par M. Dupré, pharmacien à Lyon.

Ce n'est pas un travail que je viens vous lire, ce n'est pas un discours que je viens prononcer : pour le premier, le temps m'a fait défaut ; le manque d'habitude de parler en public me fait un devoir de m'abstenir pour le second.

Je ne dirai donc que quelques mots, ne ferai que quelques observations, ne tirerai que quelques conclusions, ne voulant point abuser de votre patience ni de votre temps, en cette circonstance plus précieux que jamais.

Sans autre préambule, j'arrive immédiatement à la question qui est à l'ordre du jour, c'est-à-dire : réorganisation de l'enseignement de la médecine et de la pharmacie en France et moyens d'améliorer et d'élever la situation du pharmacien. Pharmacien que je suis, chacun comprendra que je me renferme dans la partie concernant ma profession.

Mon honorable confrère, et, s'il ne le dédaigne pas, ami Vidal, nous ayant, avec un style et une grâce qui lui est familière, fait un résumé succinct et fidèle des gloires de la pharmacie, de ses besoins, etc., ce qui viendra compléter un travail non moins remarquable de M. Ferrand, je ne veux point affaiblir, par une narration de redite, le charme sous lequel nous a sans cesse retenus l'aimable secrétaire de la Société de pharmacie de Lyon, et que nous promet notre estimable secrétaire-général de la Société de l'Est.

Je résumerai donc et exprimerai rapidement ma manière de voir et celle de bien d'autres, laissant à de plus habiles le secret de marier la logique la plus correcte avec la réthorique la plus fleurie.

Étant admis qu'on ne peut bien savoir qu'après avoir bien

appris, je ne discuterai pas plus s'il est possible de faire de la bonne pharmacie sans études spéciales que je ne discuterai s'il est possible d'être bon peintre dès l'instant qu'une palette vous tombe dans une main et un pinceau dans l'autre. Donc, il nous faut, quoi qu'en disent certains adversaires, et pour cause, il nous faut, dis-je, des études d'autant plus variées et d'autant plus sérieuses, que l'art pharmaceutique se rattache à plus de branches et est plus délicat. Messieurs, je vais préciser, et pour cela je n'ai qu'à me demander ce que fait et ce qu'a à faire le pharmacien.

Il a à parler et au moins correctement ; plus d'un cas voudra qu'il ait un rapport à faire où la propriété des termes, la correction du style et la logique devront le disputer au fond scientifique ; plus d'une formule à consulter ou d'une ordonnance à remplir, et cela dans la langue qui nous sert encore de point de repère avec les savants nos voisins, dont les idiomes sont divers ; j'ai nommé la langue latine.

Tous les jours, il peut avoir à appliquer les lois de la statistique, de la dynamique ; tous les jours il peut avoir à faire usage de l'électricité ; à faire appel aux lois de l'optique, à chercher des coefficients de combinaisons chimiques ; c'est donc vous dire que la langue latine, comme les belles-lettres, comme la philosophie, comme les mathématiques, comme la physique, etc., ne doit point lui être étrangère ; c'est donc vous dire qu'il doit d'abord apporter un baccalauréat comme preuve de cette capacité.

Voilà des instruments généraux, nécessaires, mais cependant accessoires ; voyons les essentiels, les principaux :

La pharmacie a un domaine qui s'étend sur les trois règnes : minéral, végétal et animal ; c'est vous dire aussi qu'il doit être minéralogiste, et je dirai même géologue, botaniste et naturaliste.

Voilà pour les matières premières ; mais la médecine fait peu d'application directe, dans cet état primitif ; ce n'est qu'ensuite de sélection, de préparations, de modifications. Dès lors, c'est la matière médicale, c'est la pharmacie chimique et galténique qu'il faut ; l'analyse et l'expertise judiciaire, viendront encore réclamer des connaissances générales de chimie et de toxicologie.

Puisque tel est son domaine, le pharmacien ne sera vraiment pharmacien, ne sera vraiment à la hauteur de sa tâche que du jour où il pourra réunir et où il réunira tout cet ensemble de connaissances.

Le baccalauréat, d'abord exigé comme garantie de connaissances premières, reste l'acquisition des connaissances spéciales qui peuvent être considérées comme théoriques et pratiques, et demandent, chacune, un certain laps de temps ; laps de temps discutable et discuté, mais qu'enfin, d'accord avec les institutions qui régissent la pharmacie, nous croyons devoir maintenir à trois ans de théorie et trois ans de pratique, qu'on appele stage, attendu que ce temps doit être passé dans une officine et sous la direction d'un pharmacien.

Trois ans de stage pourraient laisser à désirer, si trois ans de théorie ne venaient amplement combler une lacune qui est plus apparente que réelle ; car les trois ans d'école donnent encore une large part à la pratique par les manipulations qui viennent confirmer la suffisance de trois ans de stage, et pour la garantie de la santé publique et pour celle de l'intérêt de l'aspirant, alors surtout que quatre ans suffisent pour l'obtention du diplôme de docteur en médecine.

Comme on a pu le voir par ce qui précède, le pharmacien de deuxième classe, duquel on n'exige comme études premières, qu'un examen de fin de quatrième et des cours incomplets d'écoles secondaires, disparaît pour ne faire place qu'à un seul ordre de pharmaciens, dont les études et les conditions seront celles exigées aujourd'hui des pharmaciens de première classe. C'est-à-dire : 1° baccalauréat ès-sciences complet au moment de se porter soit étudiant, soit stagiaire ; 2° stage de trois ans consécutifs et non interrompus par des cours de théorie ; 3° trois ans d'école théorique et pratique ; 4° réception à vingt-cinq ans.

Je développe et vous dois quelques explications : si le domaine pharmaceutique comprend tout ce que nous avons énuméré plus haut, et vous savez qu'il en est ainsi, et si, comme conséquence, le pharmacien, pour être à la hauteur de sa profession, est obligé de posséder au complet les matières de ce programme, il devient évident que le pharmacien de deuxième classe n'y répondant point, ne peut plus être qu'à l'état de tolérance, en attendant mieux. Et, au reste, Messieurs, quelle anomalie n'y a-t-il pas entre cette existence de deux ordres de pharmaciens aux programmes bien différents, et cette faculté commune d'avoir le même exercice ; tout ce que peut préparer ou faire le pharmacien de première classe devant être fait ou préparé par celui de deuxième.

Toute la différence consiste pour le premier à pouvoir s'établir indifféremment sur tout le territoire français, alors que le deuxième se voit obligé d'opter pour un département : nouvelle anomalie, comme si la capacité de pouvoir exercer dans un endroit n'entraînait pas celle de le pouvoir dans un autre. Et ici plusieurs dilemmes peuvent se présenter : ou le pharmacien de deuxième classe est, de par son programme, capable, ou il ne l'est pas ; s'il ne l'est pas, il ne l'est pour nulle part ; s'il l'est, il doit l'être pour tous les lieux. Ou le programme du pharmacien de première classe est nécessaire, ou celui de deuxième suffit ; dans le premier cas, pourquoi tolérer les pharmaciens de deuxième classe ; dans le second, pourquoi l'exiger vis-à-vis des pharmaciens de première classe.

Qu'on ne vienne point invoquer, d'une part, l'impossibilité d'avoir un nombre suffisant de pharmaciens de première classe : plus d'un est de seconde qui se trouverait de première : un insuccès de baccalauréat l'y a jeté, un peu d'énergie l'en aurait sorti. Tels autres ne travaillent point pour la première : la porte facile de deuxième leur suffit ; à quoi bon ! la fortune est loin de suivre toujours le savoir, etc., etc.

En présence de ces anomalies, de ces absurdités, un seul ordre de pharmacien a sa raison d'être ; et si le programme que nous avons trouvé tout indiqué par les exigences nombreuses de la profession pharmaceutique est conforme à celui exigé aujourd'hui pour les pharmaciens de première classe, ou s'en rapproche, ce seul ordre doit subsister, et un article de loi doit porter que, dorénavant, et à partir de six ans de la promulgation de la présente loi, il ne sera plus fait de réception de pharmaciens de deuxième classe.

Trois ans de stage et trois ans d'études théoriques et pratiques nous paraissent suffisants ; non point qu'une année de plus de stage soit à dédaigner : mais pouvons-nous complètement négliger les intérêts de l'aspirant alors que quatorze ans de jeunesse dans les écoles secondaires et supérieures commencent à peser lourdement dans une vie, et pour les fatigues et pour les dépenses ?

Nous laissons à vingt-cinq ans pour la réception, comme étant l'âge de la raison, de la maturité, de la gravité même nécessaire pour une profession aussi délicate que celle qui tient entre ses mains la vie ou la mort ; époque, au reste, concordant avec la fin des études secondaires et pharmaceutiques.

Donc : 1º baccalauréat ès-sciences complet, exigé pour l'inscription de stagiaire ou d'étudiant ; 2º deux années de stage comme élève-apprenti ; après quoi un examen de pratique serait subi devant une commission nommée *ad hoc* et pour cinq ans.

En cas d'insuccès, le candidat serait ajourné à trois mois, et le temps qui s'écoulerait entre le premier échec et la réussite ne pourrait, dans aucun cas, compter comme stage. Admis, il prendrait ensuite le titre d'élève proprement dit ; et, à la fin de l'année, il serait exigé un deuxième examen dont le succès seul pourrait le faire passer étudiant en pharmacie. Admis à pouvoir suivre les cours, un examen semestriel aurait lieu régulièrement, comme cela se pratique aujourd'hui dans nos écoles supérieures de Paris et de Montpellier.

Comme chacun a pu le remarquer, je voudrais un examen de fin d'année de stage, de même qu'il y en a un de fin d'année scolaire ; ce serait logique. Il est aussi nécessaire d'employer ce stimulant et ce contrôle pour le stagiaire que pour l'étudiant : nous aurions, au bout d'un an, déjà des aides et non plus seulement des embarras ; au bout de trois ans, de véritables praticiens.

Maintenant, à qui incombe, à qui doit incomber de donner cette instruction ? Messieurs, comme chacun le sait, cette question a soulevé des opinions bien diverses, opinions que je n'ai point à rappeler ici, non plus que je n'ai à invoquer l'autorité de leurs auteurs ; je dirai seulement ce qui me paraît préférable, tout prêt à me rallier à mieux. Avec notre esprit français de démocratie et de liberté qui se révolte devant la moindre autorité, qui se jette hors de ses gonds à la moindre gêne, qui se heurte contre toute réglementation, on comprend qu'il faille un peu compter. Laisser à l'Etat ce seul soin, ou même ce seul droit, ne serait point entrer dans l'esprit de notre époque ; nous marchandons, au reste, trop le budget du ministère de l'instruction publique pour qu'il puisse suffisamment multiplier les écoles supérieures de pharmacie et favoriser ainsi l'accès de cette profession à tant de jeunes gens que la modicité de leur avoir empêcheront d'aller dans les deux ou trois grandes écoles acquérir les connaissances nécessaires.

La liberté d'enseignement serait donc admise ; et peut-être alors verrions-nous, pour les sciences, ressusciter ces joutes que chacun a enviées à l'Orient et qui ont élevé si haut la Grèce et plus d'une région de l'Arabie.

Mais si l'enseignement est libre, le contrôle ne l'est point : l'État conserverait ses grands corps universitaires, qu'il agrandirait même, et où l'élève pourrait toujours aller puiser le plus haut enseignement, l'enseignement le plus complet. Et c'est à ces grands centres, qu'on pourrait porter au nombre de quatre, que, chaque année, les élèves libres, suivant des cours, iraient, par un examen, prouver leur capacité et acquérir le droit de pouvoir, au bout de trois ans, se présenter dans nos grands centres universitaires pour l'obtention du diplôme de pharmacien.

L'enseignement devenant libre, les écoles secondaires perdraient de leur vitalité et se trouveraient par là même condamnées à disparaître pour ne point obérer inutilement le budget, budget que, pour une bonne part, on pourrait reporter sur les quatre écoles supérieures, pour y joindre, à mon avis, un cours de géologie, pour y favoriser davantage encore les travaux pratiques et fournir à des hommes du plus haut mérite des honoraires dignes de leur savoir et de leur dévoûment.

J'ajouterai même qu'il ne serait point à dédaigner que, appliquant aux étudiants des écoles du gouvernement les règlements des écoles d'Alfort et de Lyon, on exigeât l'internat des élèves. Quand on voit l'État s'intéresser à un si haut point, et s'imposer de si grandioses dépenses, alors qu'il s'agit des écoles vétérinaires, n'avons-nous pas quelques droits d'en réclamer un peu pour la médecine de cette pauvre humanité ?

Messieurs, votre temps est trop précieux pour que j'en abuse. Je finis en me résumant : une seule classe de pharmaciens correspondant à celle de pharmaciens de première classe et comprenant par conséquent baccalauréat ès-science complet ; trois ans de stage avec des examens pratiques à la fin de chaque année ; trois ans d'école avec des examens semestriels (pour les écoles du gouvernement), et comprenant la physique, la chimie inorganique et organique, la botanique, la matière médicale, la toxicologie, la pharmacie chimique et gallénique, et j'ajouterai la géologie.

Liberté d'enseignement, suppression des écoles secondaires, création de deux autres écoles ou Facultés, ce qui porterait à quatre le nombre de ces foyers centraux où la jeunesse pourrait toujours aller se retremper et d'où lui viendraient, par des examens annuels, les preuves de capacité en attendant l'obtention finale du diplôme de pharmacie, devant le grand jury d'examens établi par l'Etat, et composé de professeurs et de praticiens libres.

Maintenamt, Messieurs, que ce programme soit accepté, que ces conditions soient exigées (et vous serez tous de mon avis), il en résultera l'amélioration la plus large, et le pharmacien sera vraiment à la hauteur de sa mission, et pour lui-même, et pour le médecin, et pour la société.

Je suis persuadé que vous, médecins, vous nous appuierez de toutes vos forces pour cette réforme de toute nécessité : au pharmacien incombe de préparer les médicaments, à vous de les conseiller, de formuler ; or, pourrez-vous être de bons médecins, faire d'excellentes cures avec de mauvais médicaments ? Non !

D'après le programme que je viens d'avoir l'honneur de vous exposer, et qui est, à quelque chose près, celui des pharmaciens de première classe, vous pouvez, Messieurs, vous convaincre que la pharmacie peut parfaitement se mettre au même rang que la médecine. Si je compare, je trouve : baccalauréat ès-sciences complet pour le pharmacien de première classe, baccalauréat ès-lettres et ès-sciences restreint pour le médecin. Quatre ans même suffisent pour l'obtention du grade de docteur, trois sont nécessaires pour le pharmacien de première classe ; 1,260 fr. sont exigés comme frais universitaires pour le médecin, 1,390 fr. le sont pour le pharmacien. Le titre de docteur suffit pour être professeur d'une Faculté de médecine ; non-seulement il est besoin du titre de pharmacien de première classe, qui équivaut à celui de docteur, pour être professeur d'une école supérieure de pharmacie, mais on lui demande encore le titre de docteur ès-sciences. Que ceci soit dit à l'adresse de ceux qui ne nous marchandent guère leur morgue et qui n'ont probablement appris à connaître le pharmacien que par le garçon de peine pharmaceutique (passez-moi l'expression) et Dieu sait comment, qu'ils coudoient chaque jour.

Aidez-nous à faire disparaître cette plaie pharmaceutique comme l'est en médecine celle des officiers de santé, et alors vous serez à même de nous connaître, et vous ne dédaignerez point de nous donner la main pour l'affranchissement simultané et de la médecine et de la pharmacie.

De cet ensemble de connaissances, de cette réorganisation découle tout naturellement, pour moi, la solution de la proposition suivante : De l'amélioration et de l'élévation de la situation du pharmacien.

En effet, par l'exigence des études premières la pharmacie ne se trouvera plus être le pis aller du premier venu, des échoués de toutes les autres professions ; sa dignité saura mettre de justes gardes contre l'envahissement de l'incapacité de la foule des déclassés, et permettre à de moins nombreux qui viendront cultiver son art de n'être plus tout à fait à lutter chaque jour contre les premiers besoins de leur famille, leur permettant, au contraire, l'acquisition d'une juste et honorable aisance.

Quatorze ans d'études (secondaires, supérieures) apprendront à l'élève la valeur de l'instruction et ne lui permettront point de prodiguer son art à l'instar du commerce vulgaire.

Son contact incessant avec les gloires du passé, les illustrations du jour, ses maîtres, des camarades d'élite, lui seront toujours une sauvegarde contre tout acte que reprouverait la dignité pharmaceutique. Chez lui dès lors, point de bassesse : Il tiendra haut le drapeau du citoyen honorable, du pharmacien consciencieux, du confrère délicat.

Un confrère ne sera point un concurrent, mais un ami à consulter au besoin, dont les succès lui serviront de stimulant et jamais de motif de jalousie.

Vis-à-vis du public, il aura des intérêts à sauvegarder en même temps qu'une certaine réserve à observer. Dans plus d'un cas, sa délicatesse ne lui permettra point d'intervenir, et souvent même sa cause sera celle de toutes les professions. Dans ce cas, le corps pharmaceutique comprendra qu'il faut se constituer des mandataires avec de certains pouvoirs, mandataires constituant ce qu'on appelle chambre syndicale.

De cette chambre ressortira tout ce qui peut intéresser la profession elle-même et chacun en particulier. La poursuite des abus, le recouvrement forcé des fonds par un seul, est souvent sans succès et souvent préjudiciable ; par le corps tout entier, représenté par la Chambre syndicale, plus ou presque plus d'inconvénients : chacun est à l'abri dans la personne du syndicat.

Mais, Messieurs, puisque l'Olympe lui-même n'est point à l'abri de certaines petites passions, de certains petits défauts, ce serait utopie de ma part d'en présumer davantage de la pharmacie.

Donc, le syndicat serait encore conseiller, arbitre, même conseil de discipline ; combien tout cela aurait d'influence pour sauvegarder les intérêts du pharmacien, le prestige du corps pharmaceutique et la bonne harmonie entre les divers membres.

Chaque profession, quelque bien organisée qu'elle soit, a ses revers, a ses victimes, sinon dans l'ensemble, du moins dans ses détails. Pour parer autant que possible à ces coups d'une cause plus ou moins directe, plus ou moins involontaire, on comprendrait bien vite qu'une caisse de secours et de retraite serait le couronnement de la bonne organisation pharmaceutique, donnant de l'espoir en cas de malheur, du secours en cas de besoin.

Voilà beaucoup pour les besoins physiques, mais, et votre intelligence ! Avez-vous cultivé pendant si longtemps les lettres, les arts et les sciences pour vous arrêter tout court ? Votre esprit ne réclamera-t-il pas encore un peu de votre temps et de votre activité ? Et ce sentiment qui pousse une âme noble à se rendre utile ne vous fera-t-il pas et un devoir et un plaisir d'obliger vos semblables ? Dès lors que je vous dise ce que j'ai eu l'honneur de dire dans une autre enceinte : Qu'un cercle scientifique soit établi où serait traité tout ce qui peut intéresser l'esprit humain sous la triple face du bien-être physique, moral, intellectuel, de l'individu, de la société.....

où les élèves en pharmacie ou autres jeunes gens sérieux iraient apprendre à discuter ce qui concerne leur profession, (qui concerne la société entière), où le pharmacien et autres membres de corps savants iraient donner l'exemple, servir de modèle.

Ailleurs, je disais: Le pharmacien sera instruit, mais l'homme des champs, celui des petites villes, l'ouvrier !....

Où seront ces cours qui montreront les plus belles produc-tions de l'esprit, les plus belles pages de nos moralistes ! ces cours qui dévoileront surtout à leurs regards les merveilles de la nature, ravissant ainsi leur âme dans la contemplation de ce qu'a fait et voulu le grand organisateur.... pour leur bien-être et leur amélioration intellectuelle, morale et physique.

Ces cours sont bien rares, et, Messieurs, j'en appelle à votre savoir et à votre dévoûment, pourquoi, dépositaires des remèdes du corps, ne le serions-nous pas encore, dans la mesure de nos forces, des médicaments de l'âme et de l'esprit ? Notre tâche n'en serait que plus noble, notre devoir mieux rempli et notre rôle plus complet.

C'est un devoir, Messieurs, levons-nous ; guerre à l'igno-rance et partant à la misère, à la souffrance, à... l'avilissement de l'humanité.

Que des conférences s'ouvrent sous nos auspices, où nos membres iront, qui pour dire les premières évolutions de no-tre globe et son rôle dans l'espace ; qui pour dire les ruses qui savent arracher les richesses latentes d'un terrain in-fécond ; qui pour montrer la variété si admirable dans la sé-rie végétale et animale, leur rapport, leur différence, leur gradation, toutes les ressources qu'elles nous offrent à travers le chemin plus ou moins scabreux de la vie, nous soutenant dans la santé, nous relevant de la maladie ; pour nous faire assister aux grands phénomènes de la nature, phénomènes qui effrayaient nos pères, lesquels, hélas ! ne voyaient partout que la plus capricieuse volonté dans l'ordre le plus admirable, les lois les plus invariables ; oui, pour surprendre les se-crets de la nature et les pouvoirs du ciel dans l'ordre de la création, de la composition et décomposition et qui valut à plus d'un prédécesseur l'épithète de sorcier et pour trône, le bûcher d'une fanatique ignorance....

Messieurs, je m'arrête, ne voulant point abuser de votre patience, et votre temps m'en faisant un devoir, je termine en vous disant : que la pharmacie soit ainsi réorganisée dans son enseignement et que le pharmacien soit ainsi ce qu'il doit être, c'est-à-dire, instruit, probe, délicat et dévoué, et l'aisance physique et le bien-être moral, et l'amélioration, en un mot, de sa situation en découleront naturellement, lui assignant un des premiers rangs dans la société, qui se fera un devoir de lui témoigner son estime, son respect et sa reconnaissance.

VII.

LIBRES ÉTUDES ET CONTROLE OBLIGATOIRE ;

Par M. le professeur TRÉLAT.

Les dures et terribles épreuves que nous venons de subir nous imposent la nécessité de revoir tous nos ressorts, toutes nos institutions fondamentales. A ce besoin général, vient d'ailleurs s'ajouter une indication plus précise et plus pressante, en ce qui concerne l'enseignement de la médecine. L'Assemblée nationale est sur le point de discuter une loi sur la liberté de l'enseignement supérieur, qui comprend celui de la médecine.

Dans ces conditions, c'est un devoir pour tout homme qui a ou qui croit avoir des idées utiles, de les faire connaître et de les propager dans la mesure de ses forces. Aussi, est-ce surtout pour prendre part à la discussion de la VIIe question posée par le Congrès que je me suis un peu empressé de m'y rendre.

Je n'ai pas l'intention de vous retracer l'histoire des institutions médicales de notre pays ; cependant il est nécessaire de jeter un court regard en arrière pour voir juste où doivent porter les changements et les réformes.

Vous savez, Messieurs, que la tourmente révolutionnaire

de 1792 ayant détruit les Facultés et les Ecoles de médecine, nos armées et nos hôpitaux ne tardèrent pas à manquer de médecins. C'est pour répondre à ce besoin, dont chaque jour marquait l'urgence, que furent créées les Ecoles de santé.

Grâce à une organisation remarquable et à un personnel enseignant plein d'ardeur, elles formaient rapidement des praticiens destinés surtout au service militaire et n'ayant ni titre ni diplôme. Quelques années plus tard, on leur donna le titre d'officiers de santé; enfin, en 1808, l'empereur Napoléon Ier, ayant rétabli les Facultés de médecine, en créant l'Université de France, les officiers de santé furent conservés à côté des docteurs en médecine. L'improvisation révolutionnaire devenait une organisation définitive, et elle dure encore.

L'Université de France passa dans son temps pour une œuvre de premier ordre. Par l'ampleur et la régularité, elle ne laissait rien à désirer; mais l'histoire atteste que les institutions de ce genre qui ne prennent leur vie que dans des lois artificielles et une réglementation étroite ressemblent à ces enfants débiles appuyés sur des béquilles et soutenus par des appareils d'orthopédie. Il a fallu longtemps pour que cette cruelle vérité frappât nos yeux. Infatuation générale, indifférence pour tout ce qui ne nous touche pas directement, et surtout ignorance profonde, même dans les classes élevées, des rapports rigoureux qui existent entre toutes les sources de l'activité nationale, tout conspirait contre nous. Nous sommes cependant venus à reconnaître que nos voisins avaient, sous bien des rapports, marché plus vite que nous; qu'ils avaient modifié, transformé, perfectionné tout ce qui touche à l'enseignement et à la diffusion de la science, tandis que nous étions restés immobiles dans notre moule inflexible.

Comment pareil malheur a-t-il pu arriver? On a parlé de dégénérescence de la race, de mauvaises doctrines philosophiques! Oh! sans doute, le laboureur qui n'a mis à son champ ni l'engrais ni les façons appelle la terre marâtre et prétend que le soleil et la pluie ont perdu sa récolte.

La vérité, Messieurs, c'est que nos établissements scientifiques, et surtout nos établissements médicaux, condamnés au silence, ont subi pendant un demi-siècle les atteintes délétères d'une misère croissante; c'est que leur ancien outillage s'est détruit, que rien n'a été fait pour en constituer un nouveau, et qu'en pleine prospérité nos gouvernements — le dernier surtout, — oubliant que la science est la mère nourrice de la richesse, ont prodigué nos trésors à la ruine sans trouver une obole pour féconder le travail scientifique.

Que de paroles amères pourraient être dites ici, et quels regrets cuisants ne doivent pas tourmenter les hommes intelligents qui ont pu croire, ne fût-ce qu'un jour, que le soin de ces intérêts majeurs, dont la direction, bonne ou mauvaise, élève ou abaisse les peuples, puisse impunément être négligé ou abandonné.

Il faut sortir de cette voie funeste, et comme on ne détruit rien sans le remplacer, la première chose à faire c'est d'étudier sans esprit systématique, les modifications utiles et les réformes indispensables, et de voir si elles répondent à un but simple, clair et suffisamment large pour satisfaire tous les *desiderata*.

Cette perception du but, elle a manqué à beaucoup de bons esprits, qui se sont égarés, dès le début, à la poursuite de véritables chimères en voulant appliquer à tort des principes plus ou moins valables, mais sans rapport avec le problème.

En effet, Messieurs, il est aisé de parler bien haut de liberté de l'enseignement et de concurrence efficace entre les établisssements médicaux; mais quel sens peuvent avoir ces mots si, au préalable, on n'a pas éclairci la question dominante des conditions dans lesquelles s'exerce la pratique?.

La vraie, la complète liberté de l'enseignement ne pourrait être réalisée que dans le cas où la liberté complète de la pratique et de l'exercice de la médecine viendrait à être proclamée. Ces deux termes sont équivalents, et je suis extrêmement surpris quand j'entends parler de l'une de ces libertés sans l'autre.

Personnellement, je ne serais point opposé à cette solution, qui aurait pour effet certain de faire rechercher les médecins instruits et honorables. Mais, c'est une expérience que j'ai vingt fois faite et que je me permettrai de vous recommander: adressez-vous à un groupe d'hommes quelconques, ouvriers,

bourgeois, commerçants, industriels, artistes, administrateurs, capitalistes ou rentiers, choisissez vos auditeurs sur
le dessus ou au fond du panier, et parlez-leur d'une loi qui
rendrait libre de toute tutelle et de tout contrôle la pratique
médicale. Vous verrez la terreur qui saisira votre auditoire.
Vos paroles lui feront l'effet d'un poison subtil. Chacun à son
heure veut avoir le droit de consulter la somnambule, la
table tournante, le rebouteur ou M. X, qui a opéré cinquante
mille et une cures par son procédé infaillible ; mais ce même
chacun veut être protégé tous les jours et sentir que, à part ses
fredaines thérapeutiques à lui, la médecine marche sous l'œil
sévère de la loi !

A vrai dire, cet instinct ne mérite peut-être que d'innocentes railleries, quand on voit tous les pays de l'Europe con-
tinentale réclamer du médecin des gages assurés de valeur
scientifique, l'Angleterre réformer peu à peu sa liberté de
pratique et l'Amérique elle-même chercher un remède aux
scandales médicaux qui se produisent chez elle.

Ainsi, Messieurs, longtemps encore dans notre pays il faudra avoir un titre légal pour pratiquer la médecine. Aujour-
d'hui, il faut être docteur en médecine ou officier de santé.
Cela peut être changé dans les termes ; mais quant au titre
légal, il restera, soyez-en sûrs. Ce qu'il faut souhaiter, c'est
qu'on rapporte à bref délai certains articles additionnels des
lois de 1803 et de 1808, à la faveur desquels nos gouvernants
de tous les temps ont accordé des dispenses d'examen souvent
très-larges et quelquefois totales.

Maintenant le terrain est déblayé et le point de vue à
découvert ; nous pouvons apercevoir le double but que doit
atteindre et poursuivre l'enseignement médical. Il doit d'a-
bord former des praticiens pourvus d'un titre qui atteste
sinon leur mérite, au moins une capacité suffisante. En second
lieu, comme l'enseignement ne peut se maintenir et prospérer
que par une culture scientifique développée, il doit être pourvu
d'établissements d'instruction supérieure, véritables laboratoires de recherches et de progrès.

Je parle ici devant des médecins ; il m'est donc facile de
ménager votre bienveillante attention et de négliger ce qui est
connu de vous tous.

Il y a un point cependant que je ne puis passer sous silence. Etant admis que l'Etat a le droit de réclamer des garanties de capacité à tous ceux qui veulent exercer la médecine, peut-il déléguer la recherche de ces garanties ? En d'autres termes plus simples, l'Etat peut-il abandonner la collation du grade à des institutions qui lui sont étrangères ?

Je n'hésite pas à répondre par la négative. C'est là un service collectif analogue à la justice, à l'armée, aux postes, etc. L'Etat doit, à mon sens, l'exercer ou l'abandonner, mais il n'a pas la possibilité de le déléguer, sans quoi le choix de ses délégations deviendrait arbitraire. J'ai à cet égard une conviction profonde, et vous la partagerez sans doute, si vous prenez en considération les mauvais résultats que donne cette manière de faire dans le seul pays qui y ait eu recours. Je ne veux médire de personne et surtout d'un peuple voisin, ami et profondément estimable sous tant de rapports, mais l'expérience de la Belgique est faite pour convaincre les plus rebelles que la collation du grade doit appartenir à l'Etat seul.

Cela posé, permettez-moi, pour donner une expression plus vive à ma pensée, de l'énoncer sous forme de loi. Je voudrais que dans notre pays la loi régissant l'exercice de la médecine se bornât à ces simples mots : *Nul ne pourra exercer la médecine en France, s'il n'est pourvu du brevet de médecin praticien.* Voilà tout, sans commentaires, sans articles additionnels d'aucune sorte, et je donnerais au titre légal ce nom : *Brevet de médecin praticien*, pour bien marquer qu'il s'agit ici de l'exercice, de la pratique de la profession médicale.

Mais pourquoi, dira-t-on, créer ce titre nouveau, pourquoi ne pas dire : Nul ne pourra exercer s'il n'est pourvu du *diplôme de docteur en médecine ?* Sans doute, Messieurs, on pourrait convenir que cet ancien titre aura juste la même valeur que celui que je propose, qu'il s'obtiendra de la même façon et par les mêmes épreuves. Ce serait peut-être plus conforme à nos instincts égalitaires; mais ce ne serait qu'une modification superficielle, et on n'aurait pas porté remède aux vices de l'état de choses actuel.

Aujourd'hui, les élèves accumulés dans deux Facultés, et

surtout dans celle de Paris, y manquent, à leurs débuts, de direction, de contrôle, souvent de moyens matériels d'étude, Aux uns, qui deviendront officiers de santé, on demande trop peu ; aux futurs docteurs, on demande trop nominalement, trop peu en réalité. La valeur professionnelle du candidat n'est vraiment pas établie par le mode actuel d'examination. Ce que je propose, c'est de demander à tous la preuve incontestable de leur aptitude à la pratique, de multiplier les épreuves pratiques, les exercices cliniques, en réduisant à des notions sommaires la connaissance des sciences pures. — Ce serait un rêve, Messieurs, que d'espérer obtenir, par une organisation quelconque, un corps médical qui ne compterait plus dans son sein que des hommes possédant au même degré les sciences pures et appliquées. Il faut choisir entre l'illusion et la réalité; nous avons aujourd'hui l'insuffisance et l'illusion ; l'une dans l'officier de santé, l'autre dans le docteur. Je propose de les remplacer l'une et l'autre par une réalité unique et solide : le médecin praticien.

Celui-ci obtiendrait son brevet en subissant devant un jury une série d'*examens d'état*, comme en Suisse, dans une grande partie de l'Allemagne, en Hollande, et bientôt sans doute en Angleterre.

C'est ici, Messieurs, qu'apparaissent les grands, les immenses avantages de ce projet. Pour l'élève, économie de temps et d'argent ; pour tous ceux que passionne la liberté de l'enseignement, la plus complète satisfaction. A l'heure présente, l'aspirant docteur est contraint d'abandonner promptement sa ville et son pays pour aller dans une ville qui possède une Faculté. C'est là qu'il doit vivre enchaîné par l'inscription. Combien de jeunes gens pauvres, combien de parents malaisés échapperaient avec joie à cette obligation, souvent bien rude ? Si, comme je le propose, le lien scolaire était rompu, si l'étudiant était libre d'acquérir toute son instruction dans l'école de son choix ou dans les écoles de ses choix successifs, vous pouvez tenir pour certain que beaucoup d'entre eux ne se rendraient dans les grands centres que pour perfectionner leurs dernières études et pour subir leurs examens.

Et alors ne verrait-on pas s'améliorer singulièrement le triste tableau que nous avons sous les yeux ? A quoi servez-vous, petites écoles secondaires qui végétez à peine. Et vous-mêmes, grandes villes, Bordeaux qui vient de recevoir la première réunion de l'Association pour l'avancement des sciences, et Lyon, dont nous sommes aujourd'hui les hôtes ? Puissants hôpitaux, médecine séculaire, chirurgie dès longtemps illustrée, avez-vous le rang que vous méritez ; votre utilité s'élève-t-elle à la hauteur de vos ressources ?

C'est alors que l'enseignement serait vraiment libre, le jour où toutes les écoles, grandes et petites, débarrassées des liens étroits de la réglementation, n'auraient plus qu'un seul et même but, celui d'attirer le plus d'élèves en fournissant l'enseignement le plus parfait et le plus complet. Quelques-unes succomberaient peut-être dans cette lutte, mais qu'importe ; l'intérêt général ne requiert pas que l'Etat soutienne les institutions chancelantes et inutiles, mais bien qu'il laisse s'épanouir et se développer toutes les activités fécondes.

Combien alors d'hôpitaux déserts, de laboratoires inconnus, d'amphithéâtres oubliés se peupleraient peu à peu de ceux qui n'en seraient plus détournés.

Mais tout cela, Messieurs, réclame absolument l'abandon de la scolarité. C'est la liberté de l'enseignement et la liberté de l'étudiant.

A ce dernier, je ne demanderais qu'une chose : la preuve authentique du service régulier et prolongé, trois ou quatre ans, dans un hôpital classé.

Au terme de ses études, ou pendant leur cours, — je vous demande la permission de ne pas m'arrêter à ce petit détail, — l'étudiant se présenterait au *jury d'État* pour subir les examens. Quel serait ce jury ? Y en aurait-il un ou plusieurs ? Quelle serait son origine, sa composition numérique, le siége de ses travaux ? Questions multiples, délicates et sur lesquelles on ne peut aujourd'hui donner que des aperçus valables à défaut de solutions définitives.

Il serait sans doute avantageux d'avoir en France plusieurs jurys, quatre ou cinq, par exemple, mais s'il est facile d'en émettre le vœu, il serait beaucoup moins aisé de le réaliser. Le rôle de l'examinateur demande une certaine habitude, la pratique constante des choses de la science et, dans une certaine mesure, celle de l'enseignement. Le praticien le plus distingué sera parfois un médiocre examinateur. Et d'autre part, si vous voulez bien songer que les cinquante-deux examinateurs de la Faculté de Paris constituent un jury numériquement insuffisant, et qu'il faudrait au moins quadrupler ce chiffre pour arriver à un roulement suffisamment varié, vous penserez qu'il serait très-difficile et peut-être même impossible de constituer dans notre pays plusieurs jurys, formés d'hommes compétents, réunis au nombre de soixante à deux cents, suivant les localités.

Ces raisons, que je ne fais qu'indiquer, m'ont conduit à croire que la meilleure solution, sous ce rapport, consisterait à avoir un jury unique, nombreux, composé d'hommes qui participent ou ont participé à l'enseignement à Paris ou dans les autres grands centres scientifiques. Ce jury siégerait à Paris. Vous ne manquerez pas de remarquer que si l'unité du jury offre quelques inconvénients, elle a au moins l'immense avantage de donner au titre légal une constance, une homogénéité qu'on ne saurait trouver dans d'autres conditions.

L'origine ou la formation du jury ne présente pas de moindres difficultés. Sera-t-il, suivant le vœu de quelques-uns, le produit de l'élection par l'ensemble des médecins du pays ?

Sans parler ici des obstacles considérables que rencontrerait l'exécution de ce système, le corps élu ne toucherait pas son but. Le jury d'État n'a pas pour mission de juger des intérêts ou des questions qui intéressent la corporation médicale. Son rôle n'est pas professionnel, mais social ; il est, dans sa sphère, l'un des rouages généraux de l'État et doit, par conséquent, dériver directement de lui. C'est-à-dire que la nomination de ses membres devrait appartenir au ministre de l'instruction publique, à la fois compétent et supérieur.

Tout bien considéré, cette solution me paraît la seule bonne, car on ne saurait songer, d'autre part, à faire recruter le jury par l'élection dans son propre sein. Ce procédé, admissible dans les académies et les Sociétés savantes, ne manquerait pas de faire du jury, au bout d'un certain nombre d'années, une institution étroite, routinière et fermée aux courants scientifiques comme à ceux de l'esprit public.

En résumé, Messieurs, un enseignement libre, fourni par des écoles rivales, soutenues par les municipalités, les départements, subventionnées au besoin par l'Etat ; des étudiants libres dans leurs choix ; un titre unique, absolu, indispensable, conféré par un jury unique, voilà le système dans son ensemble.

Il nous donnerait, j'en suis convaincu, un corps médical d'instruction moyenne, mais générale, et de capacité professionnelle mieux en rapport que dans l'état actuel avec les besoins de la pratique habituelle.

Mais cela n'est pas suffisant. Là où la science n'a pas ses foyers spéciaux, ses sources vives et courantes, elle périclite et bientôt laisse déchoir les professions ou les métiers qu'elle anime et qu'elle inspire. C'est la science active qui fait la pratique habile et progressive.

La création et l'entretien de ces foyers scientifiques ne réclament aucun monopole. Qu'ils s'élèvent et se multiplient, c'est un vœu patriotique que nous pouvons tous émettre. Mais la puissance et la vitalité scientifique ont une telle influence sur la prospérité des nations que les gouvernements ne sauraient se désintéresser en pareille matière. L'étude des faits contemporains en accumule les preuves. Il faut d'abord que l'Etat crée, entretienne, dote largement les établissements scientifiques. C'est un besoin d'autant plus urgent qu'il frappe moins les yeux de la masse. Tant mieux si par la suite s'élèvent des établissements de libre concurrence, mais cet espoir ne diminue en rien l'obligation gouvernementale.

Ces établissements existent dans notre pays ; ce sont les Facultés de médecine. Malheureusement, je l'ai déjà dit et je m'empresse de le répéter, elles sont dans un état matériel déplorable : locaux, laboratoires, instruments, personnel, tout y manque ou du moins y est défectueux à un degré qu'on ne saurait croire. Cette situation va de mal en pis depuis soixante ans et est faite pour attrister profondément tous ceux qui ont l'amour du pays, le respect de la science et la foi dans le progrès.

Souhaitons, Messieurs, que ce spectacle navrant cesse bientôt. En tout cas, ne nous lassons pas de le montrer du doigt, et espérons que le jour où *gouvernement* sera synonyme de recherche et de solution des problèmes politiques et sérieux, il cessera pour toujours.

Alors, sans doute, les Facultés de médecine, restituées dans leurs moyens d'action, seront dotées d'une certaine autonomie indispensable à tout progrès et absolument contraire à l'étroite subordination et à la pesante réglementation sous lesquelles elles vivent aujourd'hui.

Pardonnez-moi ces courts aperçus généraux, et revenons à notre sujet. Les Facultés de médecine donneraient, comme aujourd'hui, mais mieux qu'aujourd'hui, l'enseignement théorique et pratique des *sciences médicales*. Elles en seraient la source et l'épanouissement; et, n'ayant plus à se préoccuper des besoins professionnels, des besoins du pays, qui réclame des médecins ne visant qu'à l'enseignement supérieur, elles donneraient à leurs élèves laborieux le titre universitaire et honorifique de *docteur en médecine* ou *docteur ès-sciences médicales*; les mots importent peu. Ceux-là auraient sérieusement étudié ce que notre docteur actuel ne fait qu'effleurer : l'histologie, la pathologie expérimentale et comparée, la géographie médicale, l'histoire de la médecine, etc., sans préjudice des autres sciences médicales.

Ce diplôme ne donnerait aucun droit à l'exercice de la médecine. Il attesterait la valeur scientifique de celui qui l'aurait obtenu, mais rien de plus, et ne dispenserait en aucune façon, pour la pratique, du brevet de médecin praticien. Docteur ou non, le praticien devrait acquérir l'indispensable brevet.

Je n'aperçois aucun motif valable pour disposer que le brevet devrait être pris avant le diplôme ou réciproquement. Ce sont deux choses indépendantes, et qui devraient rester indépendantes. Il n'y a nul doute à avoir qu'un certain nombre d'étudiants poursuivraient les deux titres concurremment ou successivement. Libre à eux. Quel inconvénient y aurait-il à ce qu'un praticien voulût, au bout de quelques années, acquérir le titre scientifique? Quel inconvénient, que le docteur prît après cinq, dix, quinze ans le brevet de pratique pour s'y livrer après un début plus ou moins long de carrière purement scientifique? Je n'en aperçois aucun. Le mieux serait donc de laisser toute latitude à cet égard et de ne formuler aucune règle.

Je touche au terme, Messieurs, et vous trouverez peut-être

que les idées que je viens d'exposer ne révèlent pas chez leur auteur une grande puissance d'invention. Tant mieux si cette pensée vous est venue en m'écoutant. Lorsque certaines idées cessent d'exciter la protestation, quand elles ne choquent plus, c'est un signe des temps. L'heure vient où elles vont être des réalités. Et, d'ailleurs, n'entendez-vous pas formuler, de tous côtés, des projets de réforme qui ont une étroite parenté avec ceux que j'ai défendus ; parenté si étroite qu'à part quelques différences de détail sur lesquelles l'accord serait facile, la parenté serait presque l'identité. Je les ai lus, ces projets, je les ai médités, comparés, rapprochés, et je n'ai pour ainsi dire eu d'autre rôle que de vous proposer le meilleur arrangement, la meilleure mise en œuvre de leurs éléments divers.

J'ai parlé, Messieurs, devant le Congrès médical de France, sans autre préoccupation que l'intérêt général, mais je ne saurais oublier que nous sommes les hôtes de la ville de Lyon, et je veux lui adresser mon dernier souhait :

Il y a longtemps, grande et puissante cité, que vous aspirez à posséder une Faculté de médecine. Vous ouvririez volontiers vos bras aux débris de notre anciennne Faculté de Strasbourg, dispersés par la guerre et la douloureuse séparation de notre malheureuse Alsace. Visez plus haut ; faites jaillir de votre immense population, de votre industrie, de vos richesses, faites jaillir non une Faculté, mais une grande et complète Université. Au milieu de ces provinces méridionales agitées et tourmentées, élevez la lumière calme et radieuse de la science, éclairez ses innombrables voies, ses champs inexplorés et ses horizons lointains. Alors vous serez une grande bienfaitrice, car, à la place de l'ignorance révoltée et des passions tumultueuses, vous aurez mis l'apaisement, la conviction et l'énergie persévérante.

DISCUSSION.

M. Lahilonne proteste contre la suppression de la scolarité et demande le maintien du mode actuel d'examen ; il repousse l'examen d'État. Le débat s'engage alors sur la *question de la liberté de l'enseignement médical*.

M. Desgranges. Je crains que le Congrès ne s'engage dans une voie mauvaise. D'abord, éclaircissons deux points :

1° Admettons-nous la séparation du corps enseignant et du corps examinant ? Je connais combien sont grandes parfois les exigences du corps enseignant, et je ne serais pas loin d'admettre cette séparation ; un corps pris en dehors des professeurs n'a pas d'intérêt de clocher. Dans ce cas, le jury doit être nommé par l'État ; c'est la seule garantie offerte au pays.

2° Admettrons-nous à cet examen quiconque s'y présentera ? Non ; je demande, avant tout, des études secondaires sérieuses, complètes. Le médecin est appelé, par sa position, à être en rapport avec toutes les classes de la société, lettrées et illettrées ; il doit, par son instruction et pour la dignité de sa profession, n'être inférieur ni aux unes ni aux autres ; il doit être supérieur à toutes.

Je serais non moins exigeant pour l'examen médical ; on doit demander au médecin les connaissances les plus étendues en chimie, physique, histoire naturelle, médecine, etc. Seul un corps enseignant, un groupe d'hommes savants peut lui donner cette instruction ; d'où nécessité de la scolarité. Je voudrais enfin que l'examen pratique, l'examen d'État, ne fût abordé qu'après l'obtention du grade de docteur.

M. Pacchiotti dit que le but certain, indiscutable, sur lequel on est unanime, c'est l'élévation du niveau des connaissances médicales. Quel moyen a-t-on pour l'atteindre ? un seul : la concurrence, la liberté. On veut des examens sévères et des professeurs instruits, qui s'instruisent sans cesse encore. Sous le régime actuel, que l'on peut appeler le régime du monopole, le professeur s'endort dans sa position officielle ; il cesse de travailler. Pour le tirer de cette quiétude, il n'y a qu'un moyen, la concurrence. M. Pacchiotti demande le concours pour toutes les places et la liberté de l'enseignement. La concurrence doit être établie entre le professeur officiel et un professeur libre ; l'élève choisira l'un ou l'autre suivant son talent, et le récompensera de ses efforts. Il faut la liberté, mais non pas l'anarchie : donc des examens sont indispensables pour servir de critérium, de thermomètre de l'instruction donnée à l'élève. Comment seront composés les jurys ? Partant de ce principe que l'État doit être le tuteur de la société, qui lui a délégué le droit et le devoir de la défendre, le jury sera composé de deux éléments : de membres officiels représentant l'État, de membres de l'enseignement libre représentant le principe de la liberté.

M. Glénard, quoique représentant de l'Université, n'est point opposé à l'idée de la liberté de l'enseignement ; mais il craint bien que, dans l'espèce, on ne s'abuse ; l'initiative privée sera insuffisante à fonder des Facultés de médecine, pour lesquelles il faut des dépenses excessives ; il pense même que leur création ne doit être abandonnée ni à la volonté ni à la charge des villes qui la demanderaient. D'abord, il serait injuste de laisser supporter à une ville le poids de la dépense nécessitée par une œuvre qui, en somme, est d'un intérêt général ; l'Etat doit donc apporter son contingent. En outre, on ne peut laisser une petite ville de province, la première venue, créer une Faculté de médecine, même en fît-elle les frais ; car il faut qu'elle réunisse des matériaux indispensables, des richesses scientifiques qu'on ne peut trouver que dans quelques grands centres. On a bien dit que, si cette Faculté créée librement ne peut, par le fait de son insuffisance, donner un enseignement complet, elle sera bientôt abandonnée par les élèves et périra ; mais, pendant plusieurs années, on aura abusé de la confiance des pères de famille.

M. Trélat exprime le regret de n'avoir pas été suffisamment compris ; ses opinions diffèrent peu de celles de M. Bourgade ; celui-ci est favorable à la scolarité ; c'est le seul point qui les sépare. Il fait observer à M. Glénard que dans son discours il a eu plutôt en vue les intérêts généraux que les intérêts locaux ; les intérêts d'une seule ville sont peu de chose à ses yeux. Quant à la liberté, il la veut, mais ne la comprend pas sans la responsabilité.

Invité à formuler un vœu à voter, M. Trélat donne le suivant :

« Le Congrès émet le vœu qu'à l'avenir tout médecin exerçant la profession soit muni du brevet de médecin praticien, obtenu à la suite d'examens probatoires subis devant un *jury d'État*. Ce titre est indépendant du titre de docteur, qui sera désormais exclusivement scientifique et universitaire. »

A la suite d'une discussion à laquelle prennent part MM. Gayet, Bottini, Gromier, Trélat, M. Legroux demande le vote sur la proposition suivante :

« Le Congrès émet le vœu que l'enseignement de la médecine soit libre en France, tout en laissant à l'Etat la possibilité d'avoir un enseignement officiel dans des Facultés autonomes ayant seules le droit de conférer les grades. »

Après une nouvelle discussion, M. Trélat propose le vœu suivant, qui est voté à l'unanimité :

L'enseignement de la médecine est absolument libre.
La collation des grades est maintenue exclusivement dans les mains de l'Etat.

VIIIe QUESTION.

Des moyens pratiques d'améliorer la situation du médecin et de le mettre en harmonie avec l'importance du rôle qu'il est appelé à remplir dans la société.

I.

DE LA LÉGITIMITÉ DE L'HONORAIRE MÉDICAL
ET DE SON MODE DE RECOUVREMENT;

Par M. le docteur CARON (de Paris).

Non ignora mali miseris succurrere disco !

Vous reconnaîtrez tous, comme moi, que jamais occasion ne s'est présentée plus favorable pour remettre à l'étude cette importante question de l'amélioration du sort des médecins.

Comment, en effet, en présence des efforts incessants que font toutes les corporations ouvrières pour revendiquer leur droit au travail et une plus légitime rémunération de leur temps et du labeur ; pourquoi, dis-je, les médecins seuls resteraient-ils oisifs, spectateurs indifférents au mouvement qui s'accomplit et pour lequel, depuis des temps immémoriaux, ils se contentent de maugréer, sans agir comme ils le devraient.

Le renchérissement progressif de tous les objets de première nécessité, des contributions additionnelles de toute nature, ne nous impose-t-il pas, comme à tous, la dure obligation de demander à notre travail, à la nature de nos opérations, une plus sérieuse récompense des services que nous rendons à l'humanité ?

A cet effet, prenons nous-mêmes à cœur de traiter nos propres affaires ; étudions-les sérieusement, discutons-les avec le calme et la sagesse que comporte l'importance du sujet ; cessons de toujours faire appel aux autorités, au gouvernement pour régler nos intérêts professionnels, pour réaliser les améliorations que nous voulons décidément obtenir. Pour arriver à ce but, il convient tout d'abord de spécifier les nombreux *desiderata* de la position ; essayer de pénétrer toutes les plaies dont souffrent nos confrères et dont nous souffrons nous-mêmes ; faire la part de chacun en toute sincérité, montrer enfin la source du mal que nous fait le public, l'indifférence avec laquelle il nous traite, la manière dont il croit comprendre notre ministère et enfin les sophismes par lesquels ils prétend justifier sa conduite à notre égard.

C'est alors qu'il sera possible de répéter cet aphorisme : *Naturam morborum ostendunt curationes.*

Alors aussi nous sera-t-il plus facile de jeter un coup d'œil sur l'esprit et le cœur du médecin lui-même, de lui demander compte des motifs de sa prédilection professionnelle, de la route qu'il a suivie pour y arriver, des sacrifices qu'il lui a fallu s'imposer pour conquérir cette situation, pour lui mériter cette légitime satisfaction qu'il se croit en droit de réclamer à cette société, pour laquelle, à vrai dire, il se sacrifie, se dévoue nuits et jours, avec abnégation souvent, sans compensation suffisante.

A ce premier chef, vous rappellerai-je ces honteux préjugés, ces stupides préventions des gens du monde, des commerçants, qui se refusent à prendre au sérieux le rôle et la profession du médecin praticien ?

Les uns se plaisent à répéter que le métier de médecin n'expose à aucune avance de fonds, qu'il n'entraîne à aucun risque pécuniaire ; que le médecin ne sacrifie que son temps, et que par conséquent pour lui, tout est bénéfice.

Nous ne saurions laisser sans réplique de telles aberrations intellectuelles ; aussi nous voulons leur faire comprendre :

1° Que, pour conquérir son diplôme de docteur, il faut avoir préalablement fait toutes ses humanités ;

2° Que les jeunes gens qui se destinent à la médecine sont obligés de passer quatre ou cinq de leurs plus belles années dans les écoles d'application. Ici ce sont les Facultés qui, tout le monde le sait, ne donnent pas la science et le droit d'exercer sans qu'il en coûte !

Or donc, un jeune homme qui arrive à 26 ou 28 ans à être reçu médecin a bel et bien dépensé en frais de différentes études soit son patrimoine, soit les quelques économies qu'ont pu lui léguer ses parents, quand ce n'est pas au prix de plus grands sacrifices encore, comme de suivre ses cours en travaillant dans des officines, en donnant des répétitions dans les pensions, ou enfin par tous autres moyens légitimes, honorables, dans le but de faire face aux frais de ces aspirations professionnelles.

En faut-il donc plus pour constituer un capital en tout semblable à celui que nécessite l'acquisition d'un fonds de commerce, d'une boutique achalandée dans laquelle la marchandise se renouvelle de jour en jour, et sur la vente de laquelle le commerçant prélève un bénéfice qui se multiplie avec le nombre des opérations ?

Voilà certes une source vive de ressources, d'augmentation de bien-être, de satisfaction, qui conduit d'autant plus rapidement à la fortune qu'elle est exercée sur une plus grande échelle.

Les commerçants pourront-ils nous démontrer que les médecins puissent jamais faire valoir à de si gros intérêts ce capital que nous immobilisons dans l'acquisition de connaissances intellectuelles qui ne peuvent produire qu'à un moment donné et surtout pendant une période à peu près déterminée.

Les gens du monde voudraient-ils bien aussi réfléchir aux nouvelles obligations que doit nécessairement accepter tout docteur qui, sans autre titre ni considération, est contraint d'attendre l'occasion de donner ses soins au premier venu qui consentira à recourir aux lumières de notre jeune disciple d'Hippocrate, sur la simple recommandation de son concierge ou de toute autre personne du voisinage?

Si donc on veut bien y regarder un peu sérieusement, on se convaincra, une fois de plus, des immenses sacrifices que le jeune médecin est obligé de s'imposer avant de gagner son premier sou. Nouvelle circonstance qui le condamne à faire pendant deux, trois et quatre années, souvent plus, une foule de visites ou d'opérations qui ne lui seront pas toujours rapidement payées; les unes le seront très-longuement et d'autres ne le seront jamais.

Pendant tout ce temps il ne recueillera souvent pas de quoi payer son porteur d'eau, et des jours, des semaines, des mois se passeront sans qu'il reçoive cent sols comptant.

Voilà bien évidemment des avances, des impositions forcées, très-onéreuses, inévitables, qui aggravent singulièrement la position du débutant. Au milieu de ces mille péripéties il se décourage, s'irrite contre tout le monde, voire même contre lui-même; nouvelle obligation pour lui de chercher les moyens de résister à ces difficultés; aussi recourt-il souvent à des moyens ou à des expédients qui ne sont pas toujours à la hauteur de son mérite ni à l'avantage de ses confrères, encore moins au profit de la déontologie médicale.

C'est précisément le moment où, subjugués par la nécessité, nous offrons notre talent au rabais, heureux encore de sacrifier nos trop nombreux loisirs au service des bureaux de bienfaisance, des associations de secours mutuels de toutes espèces, voire même des hôpitaux, car ceci n'est un doute pour personne, les différentes associations, les administrations ne manquent jamais l'occasion de tirer parti de ces besoins particuliers des jeunes médecins.

En acceptant leurs services intelligents, dévoués, elles ne se font aucun scrupule de leur imposer les obligations les plus onéreuses pour une rémunération entièrement illusoire, spéculant ainsi à plaisir sur les misères d'autrui, ajoutant souvent au cynisme de leur partialité les impitoyables vexations de leur impudente autorité.

Qui n'a eu l'occasion d'entendre des administrateurs, des chefs de service répondre à d'honnêtes et consciencieux praticiens, se courbant sous la fatigue, réduits à négliger leurs propres intérêts, pour satisfaire aux rigueurs de leur mandat : « Eh ! monsieur le docteur, si vous ne pouvez continuer votre service, si les honoraires sont insuffisants, donnez votre démission, les demandes fourmillent, vous aurez des successeurs ! »

C'est ici qu'il convient de faire ressortir la flagrante inégalité des positions ; car, en définitive, un petit marchand, le plus humble boutiquier, le matin peut ouvrir son bazar sans posséder un sol en caisse, mais une heure, deux heures ne se passent pas sans qu'il ne reçoive quelque menue monnaie, et souvent à la fin de la journée il peut additionner douze, quinze, vingt francs et souvent davantage.

Que les confrères qui sont passés par les fourches caudines aient le courage de l'avouer, et je suis convaincu que je ne serai pas le seul à leur faire écho.

Pour notre part, nous regardons cette série d'années consacrées à ce travail improductif comme d'absolue nécessité, jusqu'à un nouvel état de choses, et nous ne craignons pas d'être contredit en affirmant que tout praticien actif, laborieux, intelligent immobilise dans cette période une nouvelle avance de quinze ou vingt mille francs au moins.

Si l'on veut bien prendre la peine d'additionner toutes ces sommes, avoir la loyauté d'en calculer les intérêts accumulés, les autres dépenses d'initiation professionnelle, messieurs les commerçants, propriétaires et rentiers se montreront-ils encore assez incrédules, égoïstes pour nous dénier les immenses sacrifices qu'ils nous condamnent à supporter avant de pouvoir jouir des fruits de notre travail, de notre *merces laboris ?*

Viendront-ils encore contester la valeur et la légitimité de nos réclamations, stigmatiser le désintéressement, le généreux dévoûment de ces médecins qui, par amour de leur art et de l'humanité, se résignent aussi stoïquement à affronter tous les dangers de leur profession, sacrifiant leur repos, leur santé, souvent même leurs plus chers intérêts, pour soulager des maux que l'intempérance, le désir désordonné de jouissance, la paresse, la cupidité ont fait naître chez ceux qui les subissent ?

Nous n'en finirions pas si nous voulions retracer ici les honteux procédés par lesquels, tous les jours, la généralité des malades, des familles, cherchent à amoindrir, à déprécier la nature des services que nous leur rendons, à discuter la quotité des honoraires, quand ils ne poussent pas le cynisme jusqu'à lasser complètement la patience des médecins, de façon à leur faire oublier leur créance.

Pour les gens de mauvaise foi tous les moyens sont bons, et s'il nous était permis de préciser, nous en pourrions citer des plus arrogants, des plus fortunés qui ont ainsi usé de ces atermoiements, pour passer en profits et pertes les services que leur ont rendus d'honorables praticiens, praticiens restés eux-mêmes pauvres, parce qu'ils n'ont jamais voulu discuter, plaider avec ces riches parvenus, mais aussi parvenus par quels procédés ? en trafiquant adroitement sur le mur mitoyen de la police correctionnelle et de la cour d'assises.

Les praticiens qui se respectent préfèrent, en général, faire abnégation de leur temps et de leur argent plutôt que de subir les stériles et honteuses discussions du cabinet des juges de paix.

Voilà encore une de ces plaies de notre corporation, plaie non moins hideuse que l'outrecuidance des plus mauvais clients.

Ces autorités intermédiaires qui, par leur constitution, devraient être les modèles de l'impartialité, la légalité incarnée, les médiateurs du droit dans toute l'acception du mot ; ces magistrats, en général plus soucieux de leur popularité personnelle que des intérêts moraux qui leur sont confiés, étudient assez légèrement les questions qui leur sont présentées et les résolvent trop souvent en dehors des considérations particulières qui les motivent. Ces messieurs, d'ailleurs, partagent en propre la grande majorité des préjugés, des erreurs populaires que nous venons de signaler ; aussi ils contribuent beaucoup trop à encourager les masses dans ces fausses appréciations, dans ces malveillantes dispositions du public contre les médecins. Avis aux nouveaux élus de la profession médicale !

A-t-on jamais pu comprendre, en effet, pourquoi, dans toutes contestations entre clients et médecins, les juges de paix se plaisent toujours à imposer tous les sacrifices aux médecins ? et cela très-souvent sans tenir compte de la nature du service rendu et sans s'enquérir le moins du monde de la position spéciale des débiteurs.

Ces officiers ministériels, se faisant trop facilement, trop complaisamment, les défenseurs de ces effrontés égoïstes, de ces consciences élastiques, qui ne s'abritent que derrière la plus mauvaise foi intentionnelle ; les uns et les autres soutenant, arbitrairement, que l'on a un an pour solder les honoraires du médecin et qu'en tout cas il peut impunément attendre.

Est-il, en conscience, un être raisonnable qui pourrait nous donner une preuve sérieuse de ces prétentions insensées ?

Car, en définitive, pourquoi donc le médecin serait-il, plus que tout autre travailleur, arbitrairement déshérité du fruit de son travail, privé de la jouissance des intérêts légaux que les commerçants savent imposer à leurs pratiques, à tous leurs débiteurs ?

Cette étrange prétention n'a souvent d'autre but que de permettre au malade de laisser passer le temps après lequel, sa mémoire semblant lui faire défaut, il se croit mieux fondé à contester le nombre des visites, à en déprécier l'importance ; et, en toute occurrence, lui fournir les moyens de réclamer une nouvelle prolongation, au terme, de laquelle le client souvent a déménagé sans laisser d'adresse, et échappe ainsi à toute redevance ultérieure.

Si, maintenant, nous essayons de pénétrer les raisons philosophiques ou pratiques qui conduisent ainsi les médecins à compromettre journellement leurs intérêts, souvent même leur dignité, nous nous trouvons forcés de reconnaître que tout le mal résulte de l'éducation première, — de cette éducation universitaire, plus spécieuse que réelle. En effet, les jeunes gens qui arrivent à vingt ans sans avoir pu comprendre la valeur de l'argent non plus que la nécessité du travail rémunérateur, puisque dans la majeure partie des cas, outre que la famille a payé les frais du collége, pourvu à tous les besoins du fils, souvent même on est allé jusqu'à satisfaire toutes ses fantaisies ; il devient évident qu'il s'élève sans songer aux moyens de parer aux éventualités de la vie physique, domestique : les idées d'émancipation intellectuelle que l'on cherche à lui faire entrevoir beaucoup trop tôt, les maximes philosophiques dont on le berce, l'égalité que l'on essaie de faire briller à ses yeux, la fraternité dont on se plaît à l'étourdir sans lui en montrer la véritable pratique, toutes ces raisons, soyez-en sûr, ne servent qu'à fausser le jugement, à substituer l'hypocrisie à la vérité. Aussi le jeune homme, arrivé au terme de cette première période d'une existence de fausses aspirations, de pures illusions, a ensuite grand'peine à se débarrasser de ces vaines théories, de toutes ces maximes hyperboliques, pour accepter d'emblée les dures exigences de la vie sociale.

Aussi sommes-nous parfaitement édifiés sur la valeur de cette proposition, devenue légendaire, attribuée à Antoine Dubois : « Cadet, tu rougis quand on offre de te payer; eh bien! moi, je ne rougis que lorsqu'on oublie de le faire. »

Toutes ces considérations, éminemment pratiques, nous conduisent à dire qu'il serait bien temps que l'on rédigeât un programme spécial, réglant les conditions élémentaires et indispensables à l'initiation de la carrière médicale : 1° que tous les jeunes gens qui se destinent à la profession de médecin doivent être d'une bonne et excellente constitution, n'être affectés d'aucune maladie organique; 2° être d'un caractère ferme, gai sans affectation, actif, laborieux et persévérant; 3° savoir par anticipation qu'il est appelé à fournir un travail très-fatigant, ingrat, et surtout peu lucratif pendant une certaine période; 4° que cette profession, noblement remplie, conduit plus aux honneurs qu'à la fortune proprement dite, sauf de très-rares exceptions;

Que la vie du médecin praticien est de celles dans lesquelles il ne faut jamais, ou très-rarement, compter sur la reconnaissance de personne;

Que nous devons viser à faire notre bonheur par l'accomplissement de nos devoirs, avec la perspective de ne faire bien que pour la satisfaction de notre propre conscience;

Que pour arriver à la réalisation éventuelle de ce bonheur relatif il faut encore savoir se soustraire à ces mille susceptibilités des rapports confraternels que l'on appelle l'*invidia medicorum,* ces rivalités mesquines de quartier, ces jalousies de clocher, de position personnelle, qui dépendent de l'activité, du savoir-faire avec lesquels tel ou tel confrère sait gouverner sa barque et conquérir cette notoriété qui, en réalité peut seule concourir au succès de sa clientèle présente et future. Mais qui ne sait aussi que c'est précisément dans l'accomplissement de cette partie de son mandat que le médecin excite plus particulièrement les susceptibilités de ses voisins. Ceux-ci, lui reprochant son savoir-faire, le traitent de charlatan parce que celui-là aura su se poser plus carrément.

Toutes ces difficultés résultent, comme nous l'avons déjà dit, de la fausse éducation donnée même dans les Facultés. En effet, il ne faut point s'abuser à ce point de croire que toutes ces questions de réelle déontologie médicale puissent être sérieusement comprises par les gros bonnets, par les professeurs de pathologie générale, qui, d'ailleurs, n'ont peut-être jamais eu à compter avec la vie matérielle, avec les questions d'honoraires médicaux.

De tout ce qui précède, nous nous croyons mieux autorisé que beaucoup d'autres, à conclure que la médecine est la plus glorieuse, la plus noble profession que l'on puisse ambitionner d'exercer. Qu'à l'instar de toutes les autres elle peut, elle doit assurer à ceux qui la pratiquent le juste tribut de leur labeur;

Que les immenses sacrifices que sont obligés de s'imposer ceux qui aspirent à cet honneur doivent naturellement être considérés comme un capital équivalent à l'outillage, à l'achalandage d'un fonds de commerce;

Qu'à ce titre encore elle doit jouir des avantages et bénéfices accordés à tant d'autres positions sociales, assurer à chaque praticien le morceau de pain de la vieillesse.

Le moyen d'arriver à ce résultat nous paraît naturellement tracé par la conduite de nos voisins d'outre-Manche, de Suisse et d'Amérique; est-il en effet rien de plus simple et de plus facile que de prendre, d'un commun accord, les résolutions suivantes :

Qu'indistinctement tous les médecins réclament à chaque visite ou consultation et opération, les honoraires qui leur sont alloués, en tenant compte de la nature du service et de la position respective du client ; ajoutant qu'il ne saurait d'ailleurs, être posé de limites à la prétention de chaque médecin, sauf à nous de savoir dignement et religieusement proportionner la quotité de ces rémunérations.

Cette manière de faire ne saurait, en quoi que ce soit, porter atteinte à personne ; n'a-t-on pas journellement l'habitude de dire commercialement : Tant tenu, tant payé ? Qui pourrait s'opposer à ce que cet axiome s'appliquât aux médecins comme aux autres ? Les avantages qui doivent en ressortir sont de toute évidence :

1° Ils permettront aux jeunes médecins de rentrer plus immédiatement dans leurs avances et de faire face aux premières exigences de la vie domestique ; 2° c'est, à coup sûr, un moyen de faire disparaître ces procédés honteux de l'association médico-pharmaceutique, des réclames mensongères, des consultations à spécialités dans les officines interlopes, là où seulement nos jeunes médecins peuvent combler les vides d'une recette quotidienne insuffisante.

Ils ne seraient plus condamnés à afficher sur les murs leurs guérisons apocryphes, et tant d'autres banalités qui les discréditent aux yeux des clients, de leurs confrères et quelquefois d'eux-mêmes. On verrait alors aussi disparaître ces livres de comptabilité où s'entassent souvent une foule de créances plus hypothétiques qu'hypothécaires.

Ce procédé de recouvrement incontinent, de toutes ou au moins de la majeure partie de nos créances, nous soustrairait aux contestations vexatoires de ces mauvais clients, qui ne prennent prétexte de leur atermoiement que pour ne pas payer du tout.

En simplifiant de beaucoup notre comptabilité, en allégeant, au jour le jour, nos charges domestiques, elle nous ferait jouir d'un bien-être relatif qui ne laisserait pas que de porter ses fruits, en faveur des clients et des travaux de cabinet, si nécessaires à toutes les époques de notre existence professionnelle.

Ces ressources quotidiennes, intelligemment accumulées, consciencieusement acquises, finiraient par former un modeste capital, un fonds de réserve destiné à parer aux éventualités de l'âge mûr, aux dures nécessités de la vieillesse.

Le payement incontinent et journalier, dans la mesure du possible, mettrait chaque médecin dans de bien meilleures conditions.

Les avantages qu'en retireraient les débutants leur permettrait d'attendre plus patiemment cette popularité, cette notoriété qui les autorise aussi à élever progressivement le chiffre de leurs honoraires.

Les aînés de la profession, soumis à de moins pénibles obligations, concéderaient plus amiablement la planchette flottante de passage aux arrivants. Et dans ces nouvelles conditions les consultations viendraient compenser les sacrifices que les praticiens, fatigués, trop âgés, feraient en faveur des jeunes. Par ces procédés, tout le monde gagnerait considérablement ; le prestige de la médecine, au lieu de s'affaiblir, s'y relèverait, et les conditions de la vie matérielle y trouveraient une véritable amélioration universelle.

Car, n'en déplaise aux plus favorisés de la fortune, c'est là que résident toutes les misères de la médecine pratique, celles qui condamnent la grande majorité des docteurs à végéter toute leur vie et à ne trouver de consolations apparentes que dans les faibles ressources que notre Association peut mettre à la disposition de ceux que les infirmités ou la grande vieillesse réduit prématurément à l'inaction.

II.

DES CHAMBRES SYNDICALES ;

Par M. le docteur TERVER (d'Ecully).

Des mesures nombreuses ont été signalées depuis longtemps comme devant apporter une modification heureuse dans la position du médecin. Il en est une qui me paraît d'une importance réelle et qui consisterait dans l'institution d'une Chambre syndicale.

Sans doute, nous avons déjà essayé de mettre cette idée en pratique par la création des associations, mais le but est loin d'être atteint. Du reste, cette mesure ne doit-elle pas être considérée comme très-efficace, puisqu'elle est adoptée par presque toutes les corporations ! Faut-il que, par cela seul que le médecin exerce une profession libérale, il doive dédaigner ses intérêts particuliers, et que, s'il consacre sa vie entière à la société, souvent peu reconnaissante, il doive oublier l'avenir de sa propre famille ? Vous ne le pensez pas.

La situation du médecin, dans ses rapports avec la société actuelle, est, au point de vue de ses intérêts matériels, dans des conditions d'infériorité avec à peu près toutes les professions. L'isolement de quelques-uns, l'indifférence de presque tous, l'égoïsme d'un trop grand nombre, telles sont les causes de la position inférieure que je signale.

La création des associations a pu nous faire espérer une amélioration dans notre situation. Ne devaient-elles pas devenir une source autorisée de renseignements pour l'autorité, qu'elle se trouvât à la Chambre des députés ou au chef-lieu de canton, à la justice de paix ? Ne devions-nous pas espérer que les poursuites contre le charlatanisme avaient abouti ?

Quelques associations locales osèrent bien...., mais le plus grand nombre s'abstint.

D'importantes questions mises à l'étude ont fini par être enterrées, non dans les cartons des ministères, mais dans ceux de l'Association générale, qui devait nous absorber. Qu'on me cite une seule de nos aspirations réalisée ! L'isolement s'est fait autour des Sociétés, et si quelques-unes ont conservé quelque importance, elles ne sont pas en majorité. Les présidents, dont je ne conteste ni le zèle ni le désir de servir la cause générale, ont cru avoir une mission toute de pondération, et ils ont abouti à ralentir le zèle de la plupart des membres disposés à déployer une certaine activité. Nommés par le pouvoir, ils n'avaient qu'une ambition : celle de ne point lui déplaire, ne rien brusquer, conserver les formes, et ils étouffaient ainsi le zèle de ceux qui avaient tout espéré de l'institution nouvelle.

Aujourd'hui, tout n'est pas dit sur le sort des associations ; espérons qu'un jour on comprendra mieux tout le parti qu'on peut en tirer, et la petite fortune de chacune allant s'arrondissant, les sociétaires deviendraient plus nombreux et les pensions de retraites plus dignes de ceux qui doivent en jouir.

Le titre de Sociétés de secours mutuels auxquels elles ont été assimilées, effarouche la susceptibilité de quelques-uns. Nous devons, pour le moment, renoncer à employer un rouage sinon vermoulu, au moins démodé et qui, n'ayant pas tenu ce qu'il avait promis, n'inspire plus de confiance en son avenir.

Essayerions-nous de l'institution à laquelle se soumettent les avocats et les avoués ? Je veux parler des conseils de discipline? Ce nom seul effrayerait, ou plutôt déplairait au plus grand nombre. Alors, pourquoi, imitant messieurs les commerçants, n'adopterions-nous point cette institution à l'aide de laquelle le commerce de chaque ville, de chaque commune vient faire entendre au gouvernement quels sont ses besoins, quelles sont les conséquences bonnes ou mauvaises des mesures qu'il se propose de prendre ou des lois qu'il va faire voter ? Croyez-vous que l'Etat qui les a reconnues ne compte pas avec elles ? Il est vrai que, dans les chambres syndicales, ces membres viennent formuler des demandes au nom de tous, mais aucun parmi eux n'a rien à demander pour lui-même. Il ne peut pas y avoir de favorisés, il n'y a point de place à donner. Pour eux, les affaires sont les affaires; aussi les chambres de commerce peuvent construire des palais, nous pouvons facilement nous en convaincre, car, grâce à elles, il nous est possible de pratiquer dignement l'hospitalité. Quelles sont les ressources de notre corporation? Représentée si vous voulez par l'Association, où est son palais ? Les Sociétés savantes de Lyon ont bien un peu de celui de Saint-Pierre ; mais notre honoré président, dans sa brillante et sympathique improvisation, en faisant l'énumération de nos ressources, a bien fait de passer sous silence la salle des conférences des Sociétés savantes lyonnaises. Loin de moi la pensée d'établir une comparaison entre le commerçant et le médecin. Le premier ne fait un pas qu'avec des chances de bénéfices; pour le second, la seule perspective du soulagement à apporter le trouve toujours prêt à marcher. Il faut, dans le commerce, des aptitudes qui nous manquent pour la plupart, et le médecin commerçant est ou un triste médecin ou un bien mauvais commerçant. Mais il nous est bien permis d'envier au commerce cette institution qui fait sa force et qui, nous aussi, nous rendraient forts près du pouvoir. Ne serait-elle pas l'expression réelle de l'opinion générale du corps médical de la France? Et quand quelques confrères seraient forcés de réclamer des honoraires si péniblement acquis, les juges ne seraient-ils pas obligés d'accepter des jugements ou plutôt des appréciations de nos vrais juges, de ceux que, librement, nous aurions choisis? Par qui donc se tranchent les difficultés entre commerçants.

Les médecins arrivés oublient trop souvent le point de départ; il est vrai que, pour quelques-uns, les marches du Capitole ont été faciles. Pour tous, les sacrifices sont les mêmes, mais ceux que leurs mérites réels ont élevés ou ceux que la fortune a favorisés, ne connaissent plus ou n'ont même jamais connu la situation cruelle de la majorité de leurs confrères, exploités par une société égoïste qui ne connaît que ce qu'elle doit trouver chez le médecin : l'abnégation et le dévoûment, et qui oublie trop vite un service rendu pour ne plus se souvenir que celui auquel elle demande tant est en droit, à son tour, d'exiger une juste rémunération, souvent contestée.

Les médecins qui ont été les bienfaiteurs de leur pays, j'en appelle à vos souvenirs, sont morts pauvres, et cette Société à laquelle ils avaient rendu tant de services, n'a su, souvent, pour oraison funèbre, que leur faire cet affreux reproche : Ils ne savaient pas faire leurs affaires. Ce sera, pour le Congrès de Lyon, un titre de gloire d'avoir réservé une de ses séances à l'étude des moyens propres à empêcher de semblables misères.

Mais le temps presse, n'ajournons plus; que nos aspirations se réalisent. Il appartient à nous d'obtenir ce que nous désirons. Quand j'entends quelques confrères vanter la réserve dans laquelle ils croient prudent de nous renfermer, je suis certain qu'ils n'ont rien à demander ou que, s'ils devaient le faire, ils préféreraient réserver leurs démarches pour leur propre cause.

Je n'ai pas la prétention de traiter d'une manière complète cette question des chambres syndicales. J'ai voulu présenter au Congrès un programme sommaire pour le soumettre à la discussion. Voici, en quelques mots, comment je comprends la formation de ces chambres syndicales, dont j'abandonne le titre même, s'il effarouche quelques-uns, mais dont je ne cesserai de réclamer la constitution qui nous donnerait vis-à-vis de la société actuelle cette espérance bien légitime :

D'être toujours jugés par nos pairs.

Organisation. — Les chambres syndicales seront investies de pouvoirs disciplinaires déterminés ; elles devront veiller aux intérêts et à la dignité de la profession, représenter les médecins auprès de l'autorité.

A elles devra appartenir le droit de statuer sur les différends qui peuvent surgir entre médecins et clients ou entre médecins eux-mêmes.

Elles doivent rappeler à l'ordre tout médecin oublieux de ses devoirs, qui s'écarte de l'honneur professionnel. Trop souvent nous sommes spectateurs impuissants de conflits survenus entre des confrères qui, au lieu de s'estimer, de s'entr'aider, ne cherchent qu'à se détruire mutuellement. Les idées professionnelles varient suivant le point de départ de chacun, selon le développement de l'instruction et le sentiment de la dignité. Là où les uns trouvent des devoirs à remplir, les autres ne voient que l'occasion de gagner de l'argent par tous les moyens, même les moins avouables.

Armées de pouvoirs disciplinaires, les chambres syndicales verront leur autorité d'autant plus respectée qu'elles émaneront des honorabilités de la profession. Un blâme publiquement infligé par elles aura une influence que bien peu oseront braver. Dans les cas de conflits entre médecins et clients, les chambres syndicales seraient désignées par les tribunaux comme arbitres naturels ; l'honorabilité constatée des membres qui la composeraient serait un sûr garant de leur impartialité.

Elles seraient chargées d'établir les honoraires dus aux médecins soit par les bureaux de bienfaisance, soit par les Sociétés de secours mutuels, tarifs bien différents les uns des autres, selon le temps et les lieux.

Elles devront aussi être chargées d'évaluer, auprès de l'autorité, le taux des honoraires dus pour les expertises médicales.

A elles appartiendront et la surveillance de l'exercice illégal de la médecine et les poursuites des délinquants devant les autorités compétentes. Une Chambre syndicale, être collectif, agissant au nom de toute une profession, pourrait entreprendre avec plus de chances de succès des poursuites qu'un médecin ne peut tenter isolément qu'à ses risques et périls :

1° Une Chambre par département doit être suffisante ;

2° Chaque Chambre se composerait d'un nombre de membres déterminés par l'importance du département ou plutôt par le nombre de médecins qu'il renfermerait ;

3° Les membres de cette Chambre seraient nommés par tous les médecins du département, renouvelables tous les trois ou cinq ans ; peut-être ferait-on bien d'exiger, pour être éligible, quelques années d'exercice de la profession ;

4° Par ce temps d'indifférence, il serait utile que les médecins n'aient point à se déplacer pour les élections occasionnées par le renouvellement, soit par suite de décès, de démission, ou même par le renouvellement général, ils n'auraient qu'à adresser leurs votes soit directement, soit par l'intermédiaire des bureaux chargés de recevoir et de dépouiller les bulletins ;

5° Les membres des chambres syndicales nommeraient eux-mêmes un président, un vice-président, un secrétaire, un trésorier et un syndic ;

6° Une séance obligatoire aurait lieu tous les mois, sans préjudice des séances supplémentaires exigées par les circonstances ;

7° Une assemblée générale aurait lieu chaque année pour le compte-rendu des actes de la Chambre et de l'état des finances ;

8° Il serait nécessaire d'accorder une indemnité à chaque membre, afin que cette fonction ne fût point une charge trop lourde pour des confrères très-méritants, éloignés ou peu favorisés de la fortune ;

9° Enfin, comme il y aurait une série de frais occasionnés soit par le fonctionnement des chambres, soit par les poursuites du charlatanisme, chaque médecin devrait payer une annuité légère.

Telle est, Messieurs, le programme que je désirais présenter au Congrès. Ma manière d'envisager la situation actuelle de notre profession dans ses rapports avec la société n'est certai-

nement pas celle d'un grand nombre d'entre vous, mais on
me rendra cette justice, je l'espère, que si les idées émises
dans les quelques lignes que je viens de lire ne sont pas parta-
gées par tous les médecins réunis en assemblée, elles le sont à
à peu près partout dans l'intimité. Pourquoi ne dirions-nous
pas tout haut ce que l'on a si souvent pensé tout bas? Jetez les
yeux sur les lois, décrets et ordonnances qui régissent la médecine et la pharmacie, et vous serez convaincus qu'à côté des
grandes questions de la réorganisation de l'enseignement médical en France, de la réorganisation de la médecine militaire,
il en est une troisième, celle de l'amélioration du sort des médecins, qui ne s'impose pas moins à la sollicitude des législateurs, et que si le médecin doit consacrer la plus grande partie de son existence à soulager les souffrances des autres, il ne
lui est point interdit de s'occuper un peu des siennes. Pourquoi
ne songerions-nous point à nos intérêts? En les défendant, nous
assurerions notre indépendance.

III.

PATHOLOGIE DU CORPS MÉDICAL;

par M. le Dr F. Garnier (de Lyon).

Dès le premier abord, j'avais eu la pensée de clôturer la
dernière séance du Congrès par un essai sur la pathologie du
corps médical. Ce titre affriolant ne manquait point d'originalité. Je poursuivis donc avec ardeur mes recherches sur cette
nouvelle nosographie, dans l'espoir de vous en faire une exposition sommaire, comptant profiter d'une aussi solennelle
réunion pour obtenir de vous tous une consultation régulière
et toute magistrale. L'étiologie, la symptomatologie étant une
fois établies, confiants dans le gouvernement pour fixer le
pronostic, il ne nous restait plus, Messieurs, qu'à formuler,
ici-même, sans quitter cette salle, les indications et contre-
indications d'une sage thérapeutique. Il aurait peut-être fallu

une voix plus autorisée que la mienne, et, cependant, vous ne sauriez trouver un champion plus ardent, un cœur plus sympathique ; puisse l'entraînement de l'un vous faire excuser l'insuffisance de l'autre ?

Nous nous sommes entretenus, hier, de nos vices originels et de nos lésions encéphaliques; je vais, à l'heure présente, vous parler de nos lésions viscérales, celles produites par nos honoraires. — En grâce, Messieurs, ne vous révoltez point ; il s'agit d'honneur et d'argent ou, si vous aimez mieux, de dignité et de probité. Je ferai, soyez-en sûr, tout ce que la délicatesse et le devoir sauront me commander.

Pour faciliter nos recherches pathognomoniques, je me permettrai une division basée sur leur origine.

1° Honoraires civils ou particuliers. — Contre ceux-ci, il y a certainement beaucoup à dire et encore plus à désirer. L'usage de nos confrères du Céleste-Empire aurait de la peine à entrer dans nos mœurs, ainsi que celui de nos collègues d'outre-Manche. Quant au tarif, plus ou moins légal, préconisé par les médecins de certaines contrées, je le crois anti-libéral au dernier chef, contre le client et contre le médecin.

Pour ce motif, je vous propose de le rejeter, ayant l'opinion bien arrêtée de laisser au praticien et au client, le soin de débattre *ad valorem*, à leur guise et à leur aise, l'éternelle question de l'offre et de la demande, à la condition pourtant que nous saurons toujours nous faire honorer. *Honora medicum propter necessitatem. (Ecclésiastique*, chapitre XXXVIII, verset 1.)

Dans certaine clientèle, chez laquelle prédominent ingratitude et mauvaise foi, nous devrions prendre pour principe absolu de n'abandonner notre prescription écrite que contre les droits dûment acquis du libre échange.

Dans d'autres circonstances, nous devrions délaisser l'antique système des visites, pour bloquer les honoraires du traitement, afin de toucher juste, suivant la fortune du client, la gravité de la maladie, la difficulté des soins donnés, les distances kilométriques à parcourir, le temps employé, le manuel opératoire, etc. Si, très-consciencieusement, nous faisions entrer tous ces éléments dans nos comptes-courants, vous conviendrez avec moi, que nous pourrions plus facilement équilibrer nos peines et nos recettes.

2° *Honoraires administratifs.* — Messieurs, ici point de faux respect, point de fausse honte, nous ne sommes plus que de simples employés, c'est triste à dire ; nous avons des devoirs à remplir vis-à-vis de l'administration, vis-à-vis de la société, vis-à-vis de nous-mêmes. Si, au nom de cette société l'administration nous impose des obligations, vis-à-vis de nous elle contracte des dettes. Aussi, est-ce surtout contre elle que nous devons nous révolter, à cause de ses traitements dérisoires et illusoires, qui, souvent votés par nos conseils généraux, incompétents en pareille matière, nous allouent des indemnités, lesquelles, à la honte du corps médical, ressemblent singulièrement à une aumône. Les honoraires administratifs, qui se subdivisent en une foule de branches relativement à l'art médical, ont pour nous un attrait de réforme que nous ne devons pas négliger.

3° *Honoraires judiciaires.* — La justice, souvent, cherche à s'éclairer des lumières fournies par le corps médical, mais, hélas! nous savons tous à quel prix. A ce propos, je pose ce simple dilemme : nos connaissances médico-légales et la diversité de nos études scientifiques sont d'un grand secours à la justice ou bien elles lui sont complètement inutiles ou superflues ; dans le premier cas, que Thémis veuille bien nous honorer convenablement *propter necessitatem*; dans le cas contraire, qu'elle veuille bien nous laisser tranquilles et ne point nous lancer des réquisitions importunes, préjudiciables à nos propres intérêts.

J'appelle donc, encore ici, l'attention de tout le Congrès, en lui demandant en plus :

Si un médecin qui refuse son concours au ministère public, hors le cas d'urgence, en appuyant son refus sur des motifs légitimes et honorables, peut être poursuivi devant les tribunaux ?

Si l'article 2,272 du Code civil, qui fixe à un an la prescription pour les honoraires du médecin, ne pourrait pas être modifié par une prescription quinquennale, ce qui anéantirait l'article 2,274, lequel dispose que la prescription a lieu quoiqu'il y ait eu continuation de services ?

Si, enfin, l'article 2101 du Code civil, relatif aux priviléges, concernant les frais quelconques de dernière maladie, ne peut pas être étendu à tous [les cas de succession ouverte ou de liquidation forcée ? — Car, dans ce dernier cas, la loi consacre un principe d'immoralité que, bien certainement, le législateur n'a pas dû y renfermer. Si notre malade meurt, nous sommes privilégiés : s'il survit, nous perdons nos droits ; c'est donc une prime à l'assassinat que les mauvais interprètes de la loi ont voulu, ici, consacrer par une subtilité de langage ; car tout individu qui guérit fera probablement une dernière maladie.

4° *Honoraires nosocomiaux.* — Dans la plupart des hôpitaux français, on peut dire que, non-seulement le corps médical n'entre pour rien dans l'élément administratif, mais encore que, lorsqu'il s'y trouve représenté en qualité de fonctionnaire, il n'est pas rétribué suivant les services qu'il rend à l'administration hospitalière. Les élèves internes émargent, là plupart du temps, un traitement ridicule. Il y aurait donc, là aussi, Messieurs, des réclamations justes et bien fondées à faire valoir pour les élèves et les chefs de service.

5° *Honoraires professoraux.* — Vous connaissez tous quel est le vice organique du budget de l'instruction publique, et vous savez tous combien cette grande et large institution devrait, pour remplir ses devoirs envers la société, être généreuse. Les honoraires des professeurs étant plus élevés, ils pourraient rester plus longtemps en contact avec les élèves, s'abandonner plus complètement aux études, faciliter ainsi, par leur présence, dans les différents laboratoires, amphithéâtres, cabinets, etc., l'instruction solide de nos jeunes praticiens. Dès l'instant que les professeurs seraient mieux rétribués par l'État, ils laisseraient à d'autres le soin de la clientèle, dont ils ne sauraient se passer aujourd'hui.

6° *Honoraires militaires.* — Vous serez, j'en suis convaincu, tous d'accord avec moi pour formuler des vœux ardents en faveur de nos braves confrères de notre armée de terre et de mer, afin que leur traitement soit élevé et mis en rapport avec les exigences du jour, et, en plus, pour rechercher s'il n'y aurait pas moyen d'améliorer leur situation actuelle vis-à-vis de l'intendance, etc.

7° *Honoraires élémosyniens*. — Lorsque le médecin fait des visites spontanées à ses pauvres, il ne fait que son devoir. Mais lorsque l'État, le département, la cité le chargent du ser-vice des pauvres, le médecin n'est plus le dispensateur de ses propres aumônes, il devient le ministre de la charité publique, le fonctionnaire de la bienfaisance légale. Reste, alors, pour lui, les devoirs du service et pour l'État, le département, la cité, le devoir de le rémunérer en vertu de ce vieil axiome : *Quæque civitas pauperes suos alito.*

La rénumération *pro paupere* doit être moindre que dans la clientèle ordinaire et établie au *prorata* des services ren-dus, et non par abonnement. Car, celui-ci, le plus ordinaire-ment, est tellement minime, qu'il devient difficile de savoir si c'est l'administration qui fait l'aumône au médecin, ou le mé-decin qui, *propter hoc*, la fait aux malades indigents.

8° *Honoraires mutuellistes*. — La plupart des Sociétés de secours mutuels traitent avec leur médecin par abonnement de 2, 3 ou 5 francs par tête et par an ; pour ce prix, il faut soi-gner le chef de famille, la femme et les enfants et, quelquefois même, les ascendants. Ne serait-il pas plus logique et plus équitable, si les Sociétés veulent conserver le mode d'abonne-ment, de le demander par tête et non par chef de famille ; et, ce qui vaudrait mieux encore, ce serait d'obtenir que toutes les Sociétés de secours mutuels suivent l'exemple de quelques-unes d'entre elles, où le médecin est au choix du sociétaire et aux frais de la Société, laquelle, pour cela, alloue 2 francs d'honoraires par visite, laissant le surplus, s'il y a lieu, ainsi que c'est écrit sur le bon de visite, à la charge du socié-taire requérant.

L'anatomie pathologique fournie par la question des hono-raires nous montre donc, par ce qui précède, un aperçu, en raccourci, des réformes thérapeutiques que nous devons ten-ter vis-à-vis du corps médical, comme vous le voyez, assez malade pour nous encourager à nous en occuper encore un instant.

Exercice illégal. — Parmi les autres grandes lésions qui nous restent à étudier, je veux vous entretenir, durant quel-ques minutes, de ses maladies parasitaires, *vulgò*, exercice illégal.

Les entozoaires du corps médical sont aussi nombreux que les mycodermes qui s'y attachent. Il ne m'appartient point, ici, de vous faire la leçon, ni de les décrire, ni de les énumérer ; ce n'est point mon rôle, vous les connaissez tous aussi bien que votre nosographe.

Nous savons tous que la loi de l'an xi frappe assez vigoureusement l'usurpation de titre, mais, après, qu'offre-t-elle en garantie contre les helminthes, les oxyures, les trichines, les strongles qui se rencontrent à tous les pas de notre carrière médicale ?

Les attributions par diplôme devraient être rigoureusement spécifiées par la loi ; l'exercice illégal devrait y être défini carrément ; la pénalité énergique, et non ridicule ; le compérage médical devrait, surtout, au nom de l'honneur et de la probité, être frappé rudement, entraînant, à la fois, perte des droits d'exercice et de citoyen. Si la loi de ventôse ne peut pas être modifiée, qu'on abolisse la patente. Si vous proclamez la liberté du charlatan, abolissez le doctorat, les examens et les frais d'inscription , décrétez la liberté de l'art de guérir, et vous verrez surgir, du même coup, la *responsabilité* des guérisseurs.

Responsabilité médicale. — A ce propos, je sais bien que les articles 319 et 320 du Code pénal, 1,382 et 1,383 du Code civil ne sont pas très-explicites à notre égard, et qu'en leur nom, la magistrature française, a fait plus d'une entorse au corps médical, malgré la loi du 19 ventôse de l'an xi , qui assume une responsabilité ridicule pour les officiers de santé, en affranchissant les docteurs. Mais, s'il y avait liberté de la médecine, inévitablement, nous aurions, à côté, la responsabilité ; de telle sorte que l'humanité proverbiale du médecin, toutes les fois qu'il y aurait doute ou même l'ombre d'un danger de mort chez un client, irait, bien certainement, jusqu'à lui faire, *tutò, citò* et *jucundè*, tourner les talons pour sauver sa tête.

Concurrence des médecins étrangers. — A côté des entozoaires, nous devons ranger dans son ordre naturel, la grande classe des sarcoptes qui, sous le couvert de l'article 4 de la loi du 19 ventôse de l'an xi, vient exercer ses ravages sur le corps médical, en vertu d'un simple arrêté ministériel, et, quelquefois, sans aucun titre. Ici ressort, évidemment, l'incompétence du gouvernement : il s'agit de la santé publique ; la loi doit être sévère, et la France étant le pays de l'égalité, la loi doit être la même pour tous.

Nul médecin étranger ne pourra exercer en France, s'il n'est pourvu du diplôme français de docteur en médecine ; il sera exempt de frais d'études et d'examens, s'il est réfugié politique. Voici une formule qui, en abrogeant l'article 4, mettrait un frein aux caprices ministériels.

Concurrence des pharmaciens. — Je ne vous parlerai pas des épizoaires du corps médical ; non, la pharmacie de Lyon s'est montrée trop sympathique à notre Congrès, et si, parmi les pharmaciens, nous trouvons quelques épizoaires vivant à nos dépens, pour ainsi dire, croyez-le bien, ce ne sera pas parmi les membres de cette profession adhérents à notre réunion ; aussi, ne fais-je que vous signaler ces parasites, vous laissant, à leur sujet, le droit de conclure suivant l'équité et les lois du pays.

Vous dérouler les plaies hideuses des abus et délits, ce serait, pardon, Messieurs, un abus que je ferais de votre sympathique attention, et un véritable délit contre la confraternité médicale.

Des annonces et spécialités. — Les annonces impudiques, mercantiles ou curatives, brochures, prospectus, etc., qui nous assiégent chaque jour, pour nous contaminer, doivent être rejetées impitoyablement par tous les médecins qui veulent conserver, religieusement, le souci de leur dignité. Ici, Messieurs, nous n'avons pas besoin de loi pour sauvegarder, et nos intérêts professionnels, et ceux des clients qui veulent bien nous honorer de leur confiance. Que chacun d'entre nous se mette en grève contre les spécialistes, la plus charlatanesque duperie de la badauderie populaire.

Du secret médical. — J'aurai voulu vous dire encore ma manière de voir sur le secret médical, qui, *dans tous les cas, doit toujours être obligatoire*, et vous faire remarquer cette incompatibilité d'humeur entre l'article 378 du Code pénal, relatif au secret, et les articles 55 et 56 du Code civil, relatifs aux déclarations de naissance, sanctionnés par l'article 346 du Code pénal. Celui-ci nous punit de six jours à six mois de prison, avec une amende de 16 à 300 francs, si nous avons le talent de nous taire, et, si nous avons le malheur de parler, l'article 378 nous inflige un ou six mois de prison, avec 100 ou 500 francs d'amende. En attendant une nouvelle décision législative, je suis d'avis qu'il vaut beaucoup mieux suivre la loi du silence ; c'est, du reste, moins coûteux.

Médecins des eaux minérales. — Que vous dire, en outre, sur les médecins des eaux minérales et sur la suppression de l'inspectorat, sur le rejet des inspections par les ingénieurs des mines ? C'est à vous de décider.

Des certificats. — Je vous aurais aussi, volontiers, consultés, Messieurs, sur les divers certificats, que nous sommes coutumiers de délivrer, quels sont ceux qui doivent être délivrés sur papier timbré ? La loi est muette à ce sujet, et des confrères malheureux ont été victimes inconscientes de ce silence absurde ; mais toutes ces questions nous pousseraient trop loin, et seraient capables de nous faire oublier notre essai de pathologie du cops médical. Il y a assez longtemps que nous soignons les autres ; essayons donc de nous appliquer convenablement ce vieil adage : *Medice, cura te ipsum !*

Thérapeutique. — J'ai donc hâte d'arriver à la thérapeutique ; je vous avoue qu'elle ne sort pas de mon formulaire : elle est empruntée, sauf légères modifications aux 4,587 adhérents du Congrés médical de Paris (1845).

Création des conseils de discipline. — 1° La France sera divisée en circonscriptions médicales, ayant chacune à leur tête l'École ou Faculté de médecine. Ces circonscriptions, embrassant toute la région, renfermeront plusieurs départements.

2° Chaque département possèdera un collége médical, qui comprendra tous les médecins revêtus d'un titre légal, ayant rempli toutes les conditions exigées par la loi, et qui auront élu domicile dans le département. Ces médecins seront inscrits d'office, dans le tableau du collége, qui doit être renouvelé tous les ans.

3° Chaque collége médical de département nommera annuellement son conseil médical à la majorité absolue des membres inscrits sur le tableau, et par voie de scrutin.

4° Tous les membres du collége médical, ayant cinq ans de

résidence dans un départemant, pourront faire partie du conseil médical. Toutefois, le nombre des officiers de santé ne pourra point s'élever au-dessus du tiers.

5° Les conseils médicaux seront chargés :

Fonctions des conseils de discipline. — 1° De signaler au procureur de la République tous les individus exerçant illégalement la médecine, et d'en presser la poursuite.

2° D'adresser aux autorités administratives et judiciaires toutes les demandes et réclamations qui intéressent le corps médical ou l'un de ses membres en tant que médecin.

3° De veiller à ce que tous les médecins domiciliés dans le département soient inscrits sur le tableau du collége médical de ce département.

4° D'appliquer les peines disciplinaires à tous les individus exerçant légalement la médecine dans le département, qui auraient commis des actes tendant à porter atteinte à l'honneur et à la considération du corps médical.

Peines disciplinaires. — Ces peines disciplinaires sont :

1° *L'admonition*, qui est un simple avis paternel, donné à huit-clos, tenu secret. Elle peut avoir lieu par une simple lettre à l'inculpé.

2° *La réprimande* qu'un membre du conseil, assisté de deux collègues, adresse de vive voix, avec injonction de s'amender.

3° *La censure*, prononcée en plein conseil, par le président, avec défense expresse de récidiver, sous peine de radiation temporaire du tableau du collége.

4° *La radiation temporaire*, qui est officiellement annoncée à l'autorité administrative du département.

5° *La radiation définitive* dans les cas seulement où un membre du collége aurait été condamné à une peine afflictive et infamante, sauf les cas de délits ou crimes politiques.

Les deux dernières peines disciplinaires ne pourront être prononcées que par tous les membres du conseil réunis.

Cour d'appel ; appel. — Tout appel d'une décision disciplinaire rendue par le conseil médical d'un département ne pourra être porté que devant le conseil médical du chef-lieu de la circonscription, et tout appel d'une décision disciplinaire, rendue par le conseil médical du chef-lieu de la cir-

conscription, sera porté, en dernier ressort, au conseil médical de la circonscription la plus éloignée.

La réunion des conseils sera trimestrielle ; le président peut,
dans l'intervalle, s'il le juge nécessaire, les convoquer extraordinairement.

Quelques réflexions. — Telle fut, Messieurs, le système
général de patronage et de moralisation disciplinaire adopté à
l'unanimité au grand Congrès de Paris. Telle est pour moi la
véritable base de la thérapeutique du corps médical. Vous
pourrez, peut-être, vous récrier, au nom de la liberté individuelle, qui, par là, pourra bien perdre quelques-uns de ses
attraits ; mais rappelez-vous que la liberté individuelle doit
céder le pas à la liberté sociale. La corporation doit l'emporter sur l'individualisme. Que les médecins commencent par
apprendre à s'aimer et s'estimer, et nous pourrons tuer
l'égoïsme, qui est la principale source de toutes nos misères.
L'Association libre, vous le savez, malgré ses six ou sept
mille adhérents, ne peut rien par elle-même, parce que toutes
les fois qu'une mouche nous pique, au nom de la liberté nous
avons le droit incontestable, ni digne, ni poli, il est vrai, d'envoyer promener l'association, tout en gardant notre mouche !
Mais l'inscription d'office sur les tableaux du département où
vous résidez fera plier votre volonté et brisera votre indépendance. Ces tableaux auront, en outre, l'avantage d'éclairer le public sur les titres réels de messieurs les médecins. La
loi a prescrit cette inscription d'office pour messieurs les vétérinaires ; c'est réellement beaucoup de zèle envers la gent animale. La philanthropie donne protection aux animaux, et oublie les citoyens. De là, ce fait tout naturel : si le braconnier
jette sa poudre aux moineaux qu'il tue ou ne tue pas, la loi ne
le manque pas et le frappe bien de toutes ses rigueurs. Mais
si le charlatan jetant sa poudre aux yeux de la galerie, estro-
pie ou tue ses concitoyens, la magistrature se contente de
sourire. Oui, Messieurs, je ne crains point de le dire à haute
et intelligible voix :

*En France, quand il s'agit de médecin, la magistrature
ne fait pas son devoir !*

Avec les conseils de discipline, nous n'aurons plus cette
impunité scandaleuse de l'exercice illégal de la médecine, la

glorification du charlatanisme, l'inertie de la magistrature en face de la responsabilité médicale ; nous pourrons instituer les concours et les élections par les pairs pour toutes les positions officielles, faire ainsi de la véritable décentralisation, tout en livrant une lutte acharnée au favoritisme. Cette institution, qui troublera-t-elle ? Quelques charlatans diplômés, et c'est tout. Les autres seraient heureux de voir moraliser la profession, qui n'en restera pas moins libérale ; car c'est nous qui l'aurons voulu et qui l'aurons désiré. Montrons que nous sommes des hommes d'honneur et de dignité, et que notre science ne nous empêche pas de forger tous les anneaux et tous les chaînons de notre devoir professionnel.

Cela ne vaut-il pas mieux que d'attendre des réglementations ministérielles, qui, par excès de zèle, inaptitude, imprévoyance ou incompétence, pourraient tourner au détriment de l'art et de la profession, dans laquelle nous devons l'avouer, Messieurs, il faut une bien vigoureuse séve d'honneur et de considération pour ne pas tomber dans un abîme de mépris, de misère et croupir dans la lie de la société ?

Conclusion. — Comme conclusion unique et pratique, j'ai l'honneur de vous demander qu'il soit formé, par vos soins, une *commission* permanente du Congrès médical de Lyon, dans le but de faire valoir nos vœux et *desiderata* auprès du gouvernement.

IV.

RAPPORTS DES MÉDECINS AVEC LES SOCIÉTÉS DE SECOURS MUTUELS ;

Par M. le docteur BERCHOUX.

Je dois vous dire que je serai bref ; et si je ne suis pas bon, j'aurai du moins le mérite d'être court.

Il a été dit ce matin beaucoup de belles et bonnes choses, de choses sensées et pratiques. Il me semble cependant qu'on n'a point assez insisté sur un ordre de faits que je considère comme la plaie capitale, comme le ver rongeur de notre médecine lyonnaise, et sans doute de bien d'autres lieux.

Chaque pays, chaque profession a quelque fléau qui le menace plus particulièrement. Pour l'Egypte, il y a les sauterelles ; il y a les Sociétés de secours mutuels pour les médecins.

Et remarquez bien que je n'ai pas à m'ingérer et que je ne veux pas m'ingérer dans l'organisation qu'il peut plaire à telle ou telle corporation ouvrière de prendre pour améliorer son sort par la solidarité. Nul plus que moi ne fait des vœux pour que la classe laborieuse de mon pays s'élève de plus en plus par le travail, l'intelligence et la moralité. Je ne prétends, en aucune façon, attaquer les Sociétés de secours mutuels ; mais nos rapports médicaux avec ces Sociétés sont pour notre dignité comme pour notre bourse un péril menaçant et croissant toujours. L'inondation menace ma maison ; elle menace celles de mes voisins ; je voudrais bien trouver un bateau.

Je sais bien qu'il y a les grands mots de philanthropie et autres de même farine. — La philantropie n'est pas la niaiserie ; et si c'est un devoir pour nous de secourir les pauvres (et certes nous ne faiblirons pas à cette tâche), il est souverainement ridicule de nous rendre taillables et corvéables à merci, par des gens qui pourraient donner à nos soins un prix rémunérateur, et ne nous rendent même pas en reconnaissance ce qu'ils nous escroquent en argent.

Notre honoré confrère M. Sarazin nous a dit avec une verve saisissante qu'on ne couchait pas les blessés sur du dévoûment. Eh bien ! ce n'est pas avec du dévoûment non plus que nous subvenons aux nécessités de la vie. Il faudrait, peut-être, un peu plus nous en souvenir et... en faire souvenir les autres.

Ne m'attendant pas à prendre la parole sur cette question, je n'ai pu recueillir des chiffres précis. Vous m'excuserez donc si je procède par à peu près ; mais je compte me faire pardonner mon manque involontaire de précision par une grande brièveté.

Je mets en fait que les deux cinquièmes de la population lyonnaise font partie de quelque Société. Le traitement donné aux médecins qui voient des sociétaires ne s'élève certainement pas au tiers de la somme que verseraient au corps médical lyonnais ces mêmes sociétaires, s'ils payaient les visites au prix généralement adopté. Les deux tiers de pertes sur les deux cinquièmes de la population lyonnaise pourraient, vous l'avouerez, s'ils passaient à notre avoir, servir singulièrement à équilibrer notre budget.

Qui gagne à cet état de choses ? — Pas même les médecins de Sociétés. Pas même les sociétaires.

Les médecins de Société, en voyant diminuer leur pénible travail, en n'étant plus à la discrétion de gens parfois mal appris, qui s'imaginent (c'est le terme consacré) qu'il faut bien que leurs médecins marchent, puisqu'on les paye, verraient aussi augmenter leur revenu, puisqu'ils auraient leur part proportionnelle dans les deux tiers versés en plus par les deux cinquièmes de la population lyonnaise. Peut-être verraient-ils augmenter aussi leur considération ; on n'estime généralement bien que ce qu'on paye bien.

Les sociétaires n'y perdraient pas non plus ; puisqu'il est convenu (le mot est fâcheux ; mais il est justifié parfois), qu'on leur en donne pour leur argent.

Etant admis généralement que les Sociétés sont un fléau médical, pourquoi accepte-t-on des Sociétés !

On accepte des Sociétés, parce que d'abord il y a certaines Sociétés (ceux qui en sont chargés le disent au moins, et j'ai coutume de croire mes confrères sur parole), il y a certaines Sociétés chez lesquelles en fin de compte le prix des visites est suffisant ; mais c'est là la très-minime exception.

On accepte des Sociétés parce qu'on est jeune médecin ; qu'une clientèle ne s'édifie pas d'un seul coup, et qu'il faut bien s'occuper à quelque chose. On ne s'aperçoit pas qu'on mange son pain en herbe, et qu'on laisse la proie pour l'ombre.

On accepte enfin des Sociétés, bien qu'on n'en ait pas voulu de prime abord, parce que l'existence de ce fléau enlève une partie de la clientèle, qu'on peut n'être pas riche, et qu'il faut vivre de quelque chose. Quand on se noie, on voudrait bien un bateau ; mais si le bateau manque, on est bien forcé de s'accrocher à quelque planche.

Où est le remède ? Pourquoi ne l'a-t'on pas encore sérieusement cherché ?

On ne l'a pas encore cherché, parce que c'est des sommets du corps médical que part tout mouvement ; que ce n'est pas dans le personnel des Sociétés que se recrute la clientèle ordinaire de nos illustrations, et qu'on n'est pas habitué à leur marchander des services qui n'ont point de prix. L'homme le meilleur verra toujours l'orage d'un œil beaucoup plus platonique derrière une fenêtre bien capitonnée, et il est bien permis de n'entendre qu'imparfaitement ce qui se passe au rez-de-chaussée, lorsqu'on habite le faîte.

Le remède est radical ; mais il ne saurait être remplacé par des palliatifs parfaitement inutiles. Nous ne cesserons d'être les victimes des Sociétés que lorsque nous n'en verrons absolument plus. En arriverons-nous là ? — Je le désire ; mais je n'ose l'espérer.

<hr>

V.

RÉORGANISATION DE LA PHARMACIE ET ÉLÉVATION DU NIVEAU DES ÉTUDES PROFESSIONNELLES ;

Par M. VIDAL, pharmacien à Ecully.

<hr>

Si la question posée par le Congrès sur la réorganisation de l'enseignement de la médecine et de la pharmacie est d'une importance majeure au point de vue des intérêts de la société, celle-ci touche directement à nos intérêts particuliers et ne mérite pas moins pour cela de fixer notre attention.

C'est avec juste raison que la société exige de nous les garanties nécessaires pour sa sécurité, c'est avec raison aussi que nous avons le droit d'exiger qu'elle nous fournisse tous les moyens nécessaires pour remplir convenablement la mission qui nous est confiée.

Ces moyens sont de deux sortes : les uns concernent notre

instruction professionnelle ; les autres la position particulière faite à chaque membre de la profession, qui doit être à la hauteur de sa tâche et du rôle qu'il est appelé à remplir.

Comme pour la précédente question, je me bornerai à examiner les besoins de la pharmacie, laissant aux médecins le soin de faire connaître eux-mêmes leurs légitimes aspirations.

Voilà de longues années que nous entendons la pharmacie se plaindre et qu'elle expose vainement ses doléances, qui ne sont hélas que trop justifiées.

Bien des congrès ont été tenus où les questions professionnelles ont été mûrement réfléchies, sérieusement discutées. Toutes les Sociétés de pharmacie, tous ceux qui ont quelque souci de la profession, ont fait connaître nos besoins, ont exprimé nos désirs ; mais, jusqu'à ce jour, nous n'avons obtenu que de vagues promesses. Aujourd'hui une loi est imminente, l'Assemblée nationale va la discuter ; quel en est l'esprit ? Je l'ignore. Toutefois, il est à désirer que les hommes chargés de fixer notre sort ne se contentent pas, comme on l'a fait jusqu'ici, de consulter les savants, les professeurs des écoles, les heureux de la profession ou quelques hauts barons de l'annonce, quelques partisans de la liberté illimitée. S'ils veulent être véritablement éclairés, qu'ils en appellent aussi à l'expérience des praticiens des villes et de la campagno. C'est là qu'il trouveront la clef de toutes ces difficultés nombreuses qui surgissent à chaque instant au détriment de tous.

Trop peu autorisé pour avoir voix au chapitre, trop inconnu pour m'adresser à l'autorité supérieure, je suis heureux de pouvoir invoquer l'intermédiaire du Congrès médical, dont les décisions opportunes seront, il faut l'espérer, d'un grand poids dans la balance.

L'intérêt public bien compris demande dans le pharmacien non pas tant l'homme de commerce que le praticien savant, probe et dévoué.

Si la pharmacie n'était qu'un commerce, il n'y aurait qu'à autoriser le premier venu à exercer cette profession, comme l'ont demandé quelques individualités peu soucieuses de la sécurité publique. Loin de là, la pharmacie se trouve hérissée de difficultés sans nombre. L'Etat exige de la part du pharmacien des études théoriques et pratiques, afin de trouver en lui un chimiste, un expert en chimie légale, un propagateur de sciences, un chercheur de découvertes propres à agrandir le domaine de l'industrie. L'Etat demande, dans l'intérêt de tous, que le pharmacien soit probe, et nul ne peut subir des examens en pharmacie sans produire un certificat de moralité, parce que le pharmacien, plus que tout autre, doit avoir une conscience droite, la plus grande confiance lui étant acquise par l'impossibilité de contrôler ses actes.

Le pharmacien est l'homme de dévoûment par excellence, bravant avec courage tous les dangers des épidémies, nuit et jour au service des malades, toujours prêt à secourir le malheureux, sans trêve ni repos, tenu par la loi d'être continuellement dans son officine, il est obligé de renoncer à tous les plaisirs, à toutes les jouissances du monde.

En échange de ces sacrifices, cette profession procure-t-elle au moins à ceux qui l'exercent, la position qui leur est due ? Nous sommes obligés de répondre mille fois non, comme il nous sera facile de le prouver par la suite.

La question qui nous occupe doit être envisagée au point de vue honorifique et au point de vue pécuniaire. Sans doute, la pharmacie est une profession libérale, scientifique, qui, à ce titre, mérite d'occuper une des premières places dans la société. Nous avons vu que ses savants nombreux se rencontrent dans toutes les hautes sphères de la société, mais nous devons ajouter que le plus grand nombre de praticiens, trop modestes pour se faire valoir, bien qu'utiles pionniers de la science, sont tenus dans l'ombre, alors que d'autres professions, moins utiles, moins scientifiques, n'accordent aux leurs que de brillantes positions.

Au point de vue pécuniaire, la pharmacie n'offre aux siens que des ressources restreintes. Un honorable praticien de Lyon a prouvé, par des chiffres irrécusables, que, dans cette ville, une recette quotidienne de 100 francs ne produit au titulaire de l'officine que le bénéfice dérisoire de 2,548 fr. par an. Un pharmacien de province a calculé, de son côté, qu'une recette de 33 francs par jour produit à la fin de l'année un bénéfice de 4,580 francs, avec lequel le pharmacien est obligé de nourrir et d'élever sa famille. A Paris, le nombre est grand des pharmaciens qui ne font que de 20 à 40 francs par jour. En province, la moyenne des recettes est de 6,000 francs par an. Ces chiffres, mis en présence des bénéfices que procure le commerce, ne sont-ils pas d'une éloquence effrayante ? Aussi combien de pharmaciens ne voyons-nous pas qui sont obligés de vivre avec les revenus dé leur patrimoine. Si quelques rares exceptions peuvent être signalées, elles appartiennent à des privilégiés respectables de la profession ou à des intrigants qui se jouent de la crédulité publique.

Le pharmacien, dans la condition actuelle qui lui est faite, doit s'estimer heureux, si tout en élevant sa famille, il arrive à une modeste aisance après de longues années d'esclavage et de labeurs.

Une réputation fausse de cherté, une concurrence déloyale, un étalage parfois somptueux, mais obligé, en imposent toujours au public, qui accepte sans peine les bénéfices scandaleux de certains industriels dont toute la science consiste à savoir vendre ou acheter, tandis qu'il jette les hauts cris sur les bénéfices vraiment illusoires accordés à un homme qui tient entre ses mains la santé et la vie de ses semblables. N'y a-t-il pas quelques dangers pour la société de laisser exposé à toutes les conséquences de la tentation un homme qui ne voit que la gêne en perspective, alors qu'une profession sans contrôle lui fournit des moyens d'acquérir la fortune ? Il importe donc de faire à la pharmacie une part moins minime dans la distribution de la prospérité publique. Non pas que le pharmacien songe à lui-même ; habitué au désintéressement, menant une existence modeste, s'il exprime quelques désirs légitimes, c'est afin de pouvoir, tout en élevant les siens, en faire profiter la science, à laquelle il serait heureux de se consacrer davantage. On pourra peut-être me taxer d'exagération, mais si le plus grand nombre des pharmaciens ne correspondent pas aujourd'hui à des vues aussi désintéressées, c'est parce que chez les uns l'instruction professionnelle n'est pas assez grande et, qu'en fait, ils ne sont que des commerçants et que les autres sont obligés de lutter sans cesse contre les difficultés de la vie matérielle.

Il n'en coûterait pas beaucoup à l'État pour réaliser un vœu si légitime ; il suffirait, pour cela, d'apporter à la loi quelques modifications plus en rapport avec les idées modernes et à la faire exécuter d'une manière impartiale.

Justement protégée par la loi, comme toutes les autres professions, la pharmacie pourrait accomplir avec profit certaines réformes intérieures qui n'exigeraient aucun concours étranger.

A l'Etat, le pharmacien a le droit de réclamer :

1º L'élévation du niveau des études professionnelles, d'où doit découler une meilleure répartition des officines ;

2º La révision de la loi actuelle dans le sens d'une plus grande liberté accordée au pharmacien pour l'exercice de son art ;

3º La répression sérieuse de l'exercice illégal de la pharmacie.

La pharmacie doit provoquer elle-même :

1º La création de chambres syndicales chargées de veiller à la dignité et aux intérêts de la profession ;

2º Une association générale de tous les pharmaciens de France et la création d'une caisse de retraite et de secours.

Nous allons passer successivement en revue chacune de ces propositions, mais sans entrer dans de longs détails, attendu que toutes ont été déjà examinées par les Sociétés et dans tous les congrès, et que nous ne pourrons que répéter ce qui a été dejà bien mieux dit.

Nous avons vu dans la première partie de ce travail les conséquences qui découleraient du niveau des études pharmaceutiques au point de vue de l'intérêt public. Nous avons dit que le pharmacien de campagne serait un véritable savant, prodiguant aux populations les bienfaits de son intelligence tout aussi bien que ceux des grandes villes ; l'autorité le trouverait en tous lieux disposé à lui prêter les secours de ses lumières. Mais au point de vue des intérêts de la profession, cette mesure serait d'une importance capitale.

Les études devenant plus sérieuses, cette carrière ne serait embrassée que par les intelligences d'élite ; il s'opérerait dès lors une épuration réelle, qui amènerait une meilleure répartition des officines, car il est facile de constater que, si actuellement les campagnes manquent des secours de la pharmacie, par contre, un encombrement, sans profit pour personne, existe dans les grands centres.

Un certain nombre de pharmaciens recommandables, séduits par la brillante position qu'occupent les pharmaciens dans les pays où la limitation existe, ont demandé cette limitation, toutefois avec des réserves suffisantes pour ôter à un pareil système tout caractère de fonctionnarisme. Les congrès internationaux de Brunswick et de Paris ont adopté le principe de la limitation telle qu'elle existe dans les pays du nord de l'Allemagne avec un tarif obligatoire. Ce moyen, s'il était praticable, réaliserait certainement pour les pharmaciens une situation plus prospère par la suppression des parasites et de cette concurrence effrénée dont nous sommes les témoins. Mais nous devons avouer que cette limitation absolue est peu dans les idées du jour ; nous avons vu les mauvais résultats d'une centralisation excessive et les inconvénients inséparables d'un pareil système nous font comprendre sans peine que la pharmacie, tout en offrant des garanties spéciales, doit chercher, comme toutes les professions, à secouer autant que possible la tutelle de l'Etat.

Du moment que le pharmacien, ayant terminé ses études théoriques et pratiques, est en possession de son diplôme, il doit être libre de s'établir sans être obligé d'en demander la permission à l'autorité ; il doit être libre de créer une officine où bon lui semble, à la condition qu'un seul ordre sera admis, que tous les pharmaciens seront tenus de faire les mêmes études et d'offrir les mêmes garanties. Par ce moyen s'effacerait cette distinction des deux classes, qui amène souvent de malheureux conflits et qui rend pénible l'exercice de la profession.

Les pharmaciens de deuxième classe, créés pour les petites localités, s'établissent en majeure partie dans les villes, et là, ne pouvant toujours se frayer une voie à cause d'une moindre instruction, ils emploient quelquefois des moyens que la dignité professionnelle réprouve ; de cette lutte incessante naît pour les uns et pour les autres une situation pleine de périls.

Nous ne voulons pas dire que les pharmaciens de deuxième classe doivent être tous mis au même rang, loin de nous cette pensée, car, pour ma part, je connais d'honorables et de nombreuses exceptions ; je connais des praticiens de deuxième classe, à tous les points de vue supérieurs à ceux de première, qui ne donnent pas toujours l'exemple de la dignité.

Mais nul ne peut contester que plus l'instruction est grande, plus les hommes apprennent à s'estimer, à s'entr'aider et consentent difficilement à laisser avilir le prestige de la dignité, qui doit être l'apanage du savant.

L'élévation du niveau des études aurait infailliblement pour résultat une certaine limitation et, par conséquent, une meilleure répartition des officines. La considération établie sur de pareilles bases conduirait chez le pharmacien la plupart de ces malades qui, de nos jours, se livrent entre les mains des empiriques, par lesquels ils ont indignement exploités, et chez lesquels ils laissent non-seulement leur bourse, mais encore leur santé compromise.

L'élévation des études aurait pour nous une autre conséquence importante, ce serait de procurer aux pharmaciens des aides sérieux, des élèves instruits et capables non-seulement de les seconder, mais encore de les décharger dans certains cas d'une partie de leur effrayante responsabilité. Plusieurs congrès ont reconnu et admis que les élèves devraient subir des examens successifs, ainsi que cela se pratique dans divers pays, leur conférant des droits, mais leur imposant aussi de justes obligations.

Nous avons dit que le pharmacien doit demander à l'Etat la révision de la loi actuelle dans le sens d'une plus grande liberté accordée au pharmacien pour l'exercice de sa profession.

Nous n'ignorons pas que cette question est délicate et doit être traitée avec ménagement. Si tous les pharmaciens sont d'accord pour reconnaître que les entraves qui nous étreignent rendent souvent impraticable l'exercice de notre profession, il n'est pas moins vrai de dire qu'il existe deux courants d'idées bien opposés.

Une partie demande la liberté complète de la pharmacie, sous la garantie du diplôme ; l'autre partie trouve que la loi actuelle, après avoir subi quelques modifications, serait suffisante pour sauvegarder nos intérêts.

Je ne parlerai pas de ceux qui demandent la liberté illimitée sans diplôme ; ceux-là n'appartiennent point à une profession dont ils méconnaissent l'utilité alors que ni eux ni leur famille ne sont malades. Ceux-là n'ont que l'apparence du libé-

ralisme ; car ils ne savent pas reconnaître les véritables intérêts généraux. Il suffira de rappeler l'expérience faite dans
ce sens par les hommes de 1791, qui, certes, ne sont pas sus-
pects en fait de libéralisme, et qui ont reconnu les inconvénients de la liberté illimitée. Il suffira de citer ce qui se passe
actuellement dans les pays où cette liberté existe pour faire
comprendre à tout homme impartial et de bon sens que la
pharmacie ne peut être assimilée au commerce, et que sa
liberté doit avoir pour limites la sécurité des citoyens.

Quant aux deux autres systèmes, nous verrons ce qu'ils ont
de vrai l'un et l'autre, mais il convient de jeter d'abord un regard sur la position actuelle des pharmaciens.

Après avoir fait des études littéraires et scientifiques plus
ou moins complètes, selon qu'il aspire au diplôme de première
ou de seconde classe. Après avoir dépensé une partie de son
patrimoine et après avoir passé les plus belles années de sa
jeunesse sur les bancs des écoles ou derrière les comptoirs des
officines, le pharmacien, muni de son diplôme, est obligé d'acquérir à grands frais un établissement déjà installé ou de créer
à ses risques et périls une pharmacie nouvelle. Dans le premier
cas, il accepte de lourdes charges ; dans le second, il doit attendre du temps le soin de former une clientèle. De tout les
côtés l'esclavage le plus pénible est son lot, la responsabilité
la plus lourde pèse sur lui ; de par la loi, il est obligé d'être
constamment dans son officine sans pouvoir la quitter un seul
instant. En effet, la loi lui défend de confier à qui que ce soit le
soin de délivrer les subtances actives, qui doivent être enfermées
dans une armoire dont lui seul doit avoir la clef. Lui seul peut
donc remplir les prescriptions du médecin et délivrer les médicaments dont l'administration rapide peut sauver la vie du
malade. D'un autre côté, la loi l'oblige à remplir les devoirs
de citoyen, il fait partie du jury et, par conséquent, il est tenu
de quitter son officine, terrible contradiction ! Il fait également partie de la garde nationale, et, si à certains moments il
en est exempt à raison de son utilité, soit dans son officine,
soit dans les ambulances, ce n'est que par exception et non
sans être en butte aux critiques de la malveillance. De plus si,
répondant à la loi, sans parler des missions scientifiques qu'il
peut être appelé à remplir par l'autorité ; sans parler de ces

devoirs de chef de famille et des maladies dont, hélas! il n'est pas exempt, il confie à un élève sérieux l'administration de son officine, il n'en reste pas moins responsable des actes de son suppléant. Qu'une erreur funeste se produise, et qui peut se dire infaillible ? le pharmacien, innocent du fait, est là pour en répondre devant la loi.

Si une personne, atteinte d'une affection légère, désire se procurer sans prescription médicale 10 centimes de cérat ou s'administrer une infusion de mauve ou de séné, le pharmacien se trouve dans la dure nécessité de fermer son officine, par suite de ses refus, ou bien d'enfreindre la loi et de s'exposer à une condamnation.

Lorsqu'il arrive un accident, faut-il que le pharmacien, se conformant à la loi, refuse tout secours en l'absence du médecin ou bien que, n'écoutant que la voix de l'humanité, il soit passible d'une peine? Personne n'oserait le soutenir ; il suffit de poser la question pour la résoudre. Nous sommes bien loin de vouloir empiéter sur les droits des médecins, que nul plus que nous ne respecte ; nous ne cessons de demander que chacun reste dans sa sphère, si nous voulons obtenir cette union favorable aux intérêts des uns et des autres ; mais il est urgent de supprimer cette servitude incompatible avec les devoirs de l'humanité, avec la dignité de notre profession, de briser cette épée de Damoclès fort inutile, l'excès de la rigueur produisant toujours des résultats contraires. Cette opinion est, du reste, partagée par tous les hommes impartiaux. Voici ce que dit à ce sujet le docteur Caffe : « La loi qui oblige le pharmacien à ne délivrer des médicaments que sur ordonnance du médecin, sous peine de 500 francs d'amende, est inexécutable dans un grand nombre de cas. Ces sortes de lois sont les plus dangereuses de toutes, parce qu'elles donnent constamment prise à l'arbitraire. » Pour détruire ce levain de discorde qui existe entre deux professions faites pour être unies, il suffit d'exiger des pharmaciens qu'ils soient instruits, de détruire le charlatanisme éhonté et de réprimer sévèrement l'exercice de la profession pratiqué par des personnes étrangères.

En présence de la responsabilité immense, des entraves sans nombre et des lourdes charges qui pèsent sur nous sans compensation aucune, nous comprenons sans peine que quelques membres de la pharmacie demandent la liberté complète sous la garantie du diplôme, qu'ils demandent le droit commun pour tous. De prime abord, cette idée de liberté illimitée s'adressant à des hommes intelligents, ne peut que séduire, et pourtant, en réfléchissant un peu, on s'aperçoit vite que cette liberté aurait des inconvénients nombreux pour la sûreté publique, par la consécration légale de certains abus sur lesquels aujourd'hui l'autorité ferme tout bonnement les yeux. Sans doute, nous aussi nous voulons la liberté la plus grande, mais nous savons nous incliner devant l'intérêt supérieur de la société ; d'ailleurs, la liberté complète amènerait-elle, comme le prétendent ses partisans, une ère de prospérité ? Nous ne le pensons pas. La considération serait toujours le partage des pharmaciens instruits et honnêtes, mais la fortune serait le lot non des plus habiles, mais de ceux qui, mettant de côté toute dignité professionnelle, sauraient exploiter le mieux la faiblesse d'esprit des malades.

Cette question est, il faut le dire, la seule qui nous divise. Nous ne voulons pas nous étendre sur le chapitre bien connu des spécialités, chapitre tant de fois débattu avec complaisance de la part de ceux qui regardent la pharmacie comme un pur commerce, et qui en tirent profit par tous les moyens ; avec une juste indignation de la part de ceux qui considèrent la pharmacie comme une profession scientifique et qui placent l'intérêt général au-dessus de leurs intérêts propres. Nous croyons inutile de dévoiler ici le triste tableau de ces réclames mensongères, de ces prospectus immoraux, séduisantes amorces qui attirent sans cesse l'or des malades par l'appât d'une guérison certaine. Nous repoussons énergiquement ces manœuvres, qui constituent une véritable consultation médicale, empiétant sur les droits d'une profession voisine, et qui sont répudiées même par les rares spécialistes, convaincus de défendre une bonne cause.

Au point de vue de la pharmacie pratique, la spécialité constitue, pour la plus grande partie des pharmaciens, une sorte de vasselage qui les rend tributaires de quelques intrigants heureux. La spécialité est la cause de la décadence de la pharmacie ; avec elle, l'instruction n'est pas nécessaire, le pharmacien se trouve réduit au simple rôle de vendeur responsable des produits qu'il ne connaît pas. Dans son laboratoire, désormais inutile, devant ses fourneaux éteints, il ne peut plus initier ses élèves à ces préparations chimiques et pharmaceutiques qui sont le point de départ de travaux plus importants dont ces jeunes chimistes doteraient plus tard leur profession et leur pays.

Nous savons bien que les médecins véritablement instruits évitent le plus souvent de prescrire ces remèdes, dont ils ne connaissent que le nom, mais l'influence de la publicité est si grande sur l'esprit de ceux qui souffrent, que les médecins les plus convaincus sont forcés quelquefois de devenir eux-mêmes les complices de leurs concurrents.

Si nous ne voulons pas empiéter sur le droit des médecins, si nous sommes loin de partager les idées de ceux qui voudraient nous imposer la vente de leurs produits par une publicité effrénée, immorale, sous prétexte que la liberté complète de la pharmacie, sous la garantie du diplôme, nous donnerait une nouvelle édition de l'âge d'or, nous ne partageons pas non plus l'avis de ceux qui veulent interdire la vente de tout ce qui n'est pas inscrit dans les codex légaux, qui veulent prohiber toute publication et empêcher tout remède nouveau de se produire.

Avec tous les congrès et avec l'immense majorité des pharmaciens, nous condamnons sans pitié les remèdes secrets. Si nous demandons que la publicité soit sévèrement défendue, nous ne désirons pas moins que chacun ait le droit de délivrer sous sa responsabilité, avec ou sans prescription médicale, mais sans consultations tous les médicaments qui nous sont demandés, du moment qu'ils sont inscrits, non-seulement dans les codex légaux, mais encore dans toutes les pharmacopées étrangères, dans tous les formulaires pharmaceutiques de quelque notoriété. Nous demandons que les formules puissent être simplifiées, perfectionnées ; qu'il soit permis à chacun de chercher des remèdes nouveaux, de faire connaître des produits qui peuvent constituer un progrès réel, avec cette seule réserve que la presse médicale et scientifique soit seule appelée à en discuter la valeur et à leur donner, pour ainsi dire, la consécration d'usage. Si nous repoussons tout autre mode de publicité, c'est par la raison bien évidente que le public ordinaire est incapable d'apprécier la valeur d'un médicament et d'en faire une juste application. Avec la presse médicale et scientifique, cet inconvénient n'existe pas ; elle ne s'adresse qu'à des hommes compétents.

Il nous paraît juste d'admettre que l'auteur d'une découverte qui a exigé bien des sacrifices de sa part doit en retirer un bénéfice licite. Pour cela, le pharmacien doit user de la publicité la plus grande dans les journaux de médecine, de pharmacie, dans les publications scientifiques. Cette tribune doit lui être largement ouverte. Après avoir fait connaître la formule exacte de ses produits, qu'il en énumère tous les avantages au point de vue de la profession, au point de vue de la santé pubblique, rien de mieux ; il s'adresse à un public compétent, le médecin saura bien vite distinguer le vrai mérite, et la vente assurée du produit sera le juste dédommagement des travaux et des efforts de l'inventeur.

Il résulte de ce que nous venons de dire que, si nous désirons une liberté plus grande dans l'exercice de notre profession, nous ne demandons pas la liberté complète de la pharmacie ; cette liberté est incompatible avec la sécurité publique. Si la société nous octroie quelques prérogatives qu'elle juge nécessaires, à son tour, elle exige de notre part des charges bien lourdes, ainsi que nous l'avons démontré, qui peuvent et doivent être allégées sans préjudice pour personne. Nous pouvons dire avec notre distingué confrère M. Ferrand : « La liberté absolue, en faisant abandon des principales garanties inscrites dans les constitutions antérieures serait aussi indigne d'un État civilisé, que la liberté avec la seule garantie du diplôme serait téméraire. »

Une mesure qui nous paraît être la plus efficace pour améliorer la position du pharmacien, mesure qui est de toute justice, qui est aussi en faveur des masses, indignement trompées, qui n'exige de la part de l'État ni subvention ni budget ordinaire ou extraordinaire, est celle qui consiste dans la répression énergique de l'exercice illégal de la pharmacie.

Le parasitisme, véritable Protée, s'est glissé au milieu de nous sous toutes les formes ; comme si notre profession n'avait pas assez de souffrir de ses plaies intérieures, il faut encore qu'elle soit en butte à un empiétement général de la part des droguistes, des herboristes, des épiciers, des parfumeurs, des distillateurs, des confiseurs, des empiriques et notamment de la part des établissements religieux et hospitaliers. Un certain nombre de médecins et de vétérinaires en prennent aussi leur part, mais de même que nous ne saurions approuver les pharmaciens qui, sortant de leur sphère, cherchent à s'immiscer dans la médecine, de même les médecins jaloux de leur dignité répudient toute connivence avec les leurs qui voudraient outrepasser leurs droits.

Quant aux autres professions que nous venons de citer, fières de ce que les inspections du jury médical manquent d'autorité, que les rares procès-verbaux dressés par les membres du jury sont considérés comme lettres mortes et restent enfouis dans les cartons administratifs; fortes de ce que les tribunaux eux-mêmes se montrent dans l'application de la loi si bénins envers les délinquants, que les condamnations sont le plus souvent illusoires, elles sont loin d'avoir le même scrupule et lèvent hardiment la tête.

Les *épiciers* vendent non-seulement des sirops pectoraux, des pâtes médicamenteuses dont les formules sont inscrites aux codex, mais ils débitent en secret des alcools, des eaux-de-vie camphrées, des élixirs de longue vie, des éthers, etc., etc. Il en est de même des *distillateurs* et des *confiseurs*, qui fabriquent en quantité considérable, des élixirs de longue vie, des eaux-de-vie camphrées, des pastilles de magnésie, de calomel, d'ipécacuanha, vendues ensuite dans les départements par des personnes qui font aux pharmaciens une concurrence déloyale.

Si le chocolat fait partie de l'alimentation, il n'en est pas de même des chocolats médicamenteux, à base de fer, de magnésie, qui sont exclusivement du domaine de la pharmacie et qui sont débités librement par les fabricants. En ce qui concerne les *parfumeurs*, l'autorité tolère chez eux la vente de préparations énergiques à base de sels d'argent ou de mercure, dont l'emploi peut occasionner de graves accidents, et que les pharmaciens eux-mêmes ne peuvent débiter que sous certaines conditions déterminées par la loi. Les *herboristes*, qui n'ont aucune raison d'être, puisque les pharmaciens sont à même de fournir aux malades toutes les plantes médicinales, indigènes ou exotiques, ne pourraient vivre de leur état sans pratiquer d'une manière occulte la médecine et la pharmacie. Les droguistes, qui ne sont obligés ni de faire des études ni de subir des examens, et qui devraient se borner à faire le commerce en gros, font du détail de la pharmacie le principal de leurs affaires; pour eux, le commerce en gros ne devient que l'accessoire. Les *dentistes* eux-mêmes vendent des opiats, des poudres et des élixirs dentifrices qui peuvent être considérés comme de véritables remèdes. Nous ne parlerons pas de ces remèdes spéciaux, de ces secrets de famille qui doivent guérir infailliblement la phthisie, la rage, le cancer et toutes les affections qui font le désespoir du médecin. La hardiesse des parasites a été portée à un tel point, qu'on a pu voir à Paris un marchand de vin afficher publiquement la vente du vin de quinquina à 15 centimes le verre. Il résulte des recherches faites par M. Chevallier, que la vente annuelle des remèdes opérée par les personnes étrangères à la pharmacie, s'élève, en France, à plusieurs millions de francs.

Ce qui porte le plus grand préjudice à la pharmacie, c'est l'exercice de cette profession par les établissements religieux et hospitaliers. Cette question délicate a été étudiée dans tous les congrès et par tous ceux qui ont quelque autorité. C'est avec une profonde tristesse que nous voyons le nombre effrayant de ces pharmacies illégales, protégées par l'administration, aller en grandissant tous les jours. Nous avons tous la vénération la plus grande pour ces personnes qui se dévouent au soulagement des malheureux; nous avons une respectueuse admiration pour ceux qui abandonnent tout : fortune, famille, patrie, pour mettre en pratique les principes du bien, mais il nous est bien permis de nous élever contre tous ces moyens qui sous le masque de la charité chrétienne, tendent à dépouiller les uns pour donner aux autres. Or, que font les communautés religieuses vouées à l'enseignement ou à une œuvre pieuse, lorsque, se mettant au-dessus de la loi, elles fabriquent elles-mêmes et vendent des remèdes, sinon causer un grand dommage à des pères de familles qui, après avoir rempli toutes les conditions voulues, sont obligés de lutter sans cesse contre des concurrents qui ont les avantages et le prestige de leur robe, sans avoir les charges du citoyen. Si nous n'avions pas craint d'abuser de la patience de nos lecteurs, il nous aurait été facile de mettre sous leurs yeux le triste tableau tracé à ce sujet par des confrères compétents, avec une fidélité irréprochable. Dans certains arrondissements, le nombre des pharmacies religieuses est si grand, que nul pharmacien ne peut être tenté d'aller s'y établir. Dans le département du Morbihan, par exemple, on comptait plus de 87 pharmacies en pleine réussite, tenues par des sœurs. Dans quelques départements de l'Est, 150 pharmacies du même genre s'opposent à la création de pharmacies régulières. Nous pourrions multiplier les exemples et montrer ces bons pères de toutes robes fabriquant des trapistines, des bénédictines, des accoolatures d'aconit, des potions alcooliques, etc., etc. Loin de nous la pensée de vouloir enlever aux malheureux les bienfaits de la charité. Le pharmacien n'en est pas à ses preuves, il contribue pour une large part au soulagement des infortunés, car, presque tous les jours, le pharmacien fait en silence du bien aux indigents, quelquefois au détriment de sa famille.

Nous sommes les premiers à reconnaître que les établissements religieux, que les hôpitaux ont le droit de posséder une pharmacie pour leur usage particulier, et de distribuer gratuitement des remèdes aux malheureux; mais, même dans ce cas, il est de toute nécessité, dans l'intérêt des malades, que la gestion de la pharmacie soit confiée à un pharmacien diplômé et que le service soit exécuté non par des religieuses ni par des frères, mais uniquement par des élèves stagiaires. Si notre intérêt particulier nous fait demander la répression d'un abus qui nous afflige, il est une considération d'un ordre supérieur qui vient s'ajouter à nos justes réclamations.

La santé publique doit être l'objet constant de la surveillance de l'Etat, car de la santé publique dépend la force d'une nation. La santé des pauvres est, sinon plus, tout au moins aussi précieuse que celle des riches, puisque dans la plupart des cas les premiers sont les soutiens d'une famille; il importe donc que leur santé ne soit pas à la merci de personnes ignorantes qui peuvent à chaque instant causer des accidents irréparables.

Toutes les lois spéciales émises à différentes époques, et qu'il est inutile d'énumérer, ont reconnu les dangers de l'exercice de la pharmacie par des personnes étrangères à cette profession, et si elles ont permis aux établissements religieux et hospitaliers de posséder une officine, ce n'est que pour leur usage propre et pour la délivrance gratuite des médicaments aux indigents, mais sans avoir le droit de les vendre au public. Cela est tellement dans la logique des choses que dans les Etats pontificaux, où les pharmacies religieuses auraient pu avoir plus que partout ailleurs, pour ainsi dire, droit de cité, il n'en existait que six, établies de longue date, et le pape avait promis d'en réduire le nombre ou de les supprimer totalement, lorsque les affaires politiques lui en laisseraient le loisir. D'où vient donc que dans notre pays ces pharmacies illégales, nombreuses et florissantes, peuvent faire à une profession une si désastreuse concurrence? Nous sommes obligés de la reconnaître, leur influence est si grande que, malgré tous nos efforts, il nous a été jusqu'ici impossible de les atteindre. La fable du pot de terre contre le pot de fer sera éternellement vraie, et là aussi bien qu'ailleurs, on peut dire que la force prime le droit. Il semble que l'on met une main profane sur les choses de la religion du moment qu'on veut en extirper les abus, soit par calcul, soit par suite d'une erreur commune qui leur montre l'intérêt des pauvres dans cet état de choses ; les administrations protégent les pharmacies religieuses, et dès lors la magistrature elle-même est impuissante, aussi voyons-nous rendre les arrêts les plus contradictoires à peu de jours d'intervalle. Chacun de nous se rappelle qu'à une certaine époque un jugement ayant ordonné la fermeture au public de la pharmacie de l'Hôtel-Dieu de notre ville, tenue par des religieuses, l'administration autorisa, quelques jours après, la réouverture de cette même pharmacie.

Cependant, ces pharmacies religieuses sont loin de rendre les services qu'on leur attribue. Elles offrent même de nombreux inconvénients qui ont été vainement signalés ; en dépit de la croyance populaire, les remèdes non connus du public sont vendus à des prix exagérés ; aucun contrôle sérieux n'y étant exercé, ces bonnes sœurs délivrent les médicaments les plus défectueux, le cœur léger et la conscience tranquille. La médecine elle-même y est pratiquée sur une très-grande échelle par les personnes les moins compétentes, et les malades crédules désertent le cabinet du médecin ou l'officine du pharmacien pour accourir dans ces maisons bénies de Dieu.

Nous n'hésitons pas à dire que ces pharmacies religieuses portent le plus grand préjudice non-seulement à la médecine et à la pharmacie, mais surtout aux classes les moins fortunées et aux habitants de la campagne; en outre des accidents nombreux qu'elles peuvent provoquer par l'ignorance de ceux qui les dirigent, elles privent les petites localités des secours pharmaceutiques réguliers. Si les pharmaciens refusent de s'y installer, cela tient sans doute à l'empêchement de toutes les professions que nous avons énumérées, mais surtout à l'exercice de la pharmacie par les maisons religieuses. Tant que ce parasitisme ne sera point détruit, l'Etat aura beau décréter plusieurs classes de pharmaciens, il n'obtiendra aucun résultat avantageux. Nous l'avons déjà dit, et c'est notre conviction. Que la loi sévèrement appliquée fasse disparaître toutes ces pharmacies illégales, toutes ces maisons interlopes, la position des pharmaciens, devenue moins intolérable, leur permettra de se répandre dans les campagnes.

Quelques établissements religieux, obéissant à des injonctions supérieures, croient se mettre à l'abri de tout reproche en louant un diplôme; d'autres parasites profitent des lacunes d'une législation surannée et prétendent rentrer dans la légalité en employant les mêmes moyens. La cause des uns et des autres ne peut être légalement défendue, car rien dans la loi n'autorise les prête-noms, elle les défend même implicitement, dans l'intérêt général, c'est bien à tort que l'autorité tolère une pareille infraction à la loi. Il est certain, en effet, que, dans la plupart des cas, la surveillance des prête-noms est purement fictive, la garantie que leur présence paraît offrir pour la bonne préparation des remèdes n'est qu'illusoire, et les inconvénients qui résultent au point de vue de la santé publique de l'exercice de la pharmacie fait par des personnes incompétentes ne sont pas du tout amoindris.

On objectera peut-être que ces maisons offrent une retraite assurée aux pharmaciens malheureux; on peut répondre à cela que presque toujours les prête-noms sont des déclassés de la profession, des hommes qui ont été incapables de bien gérer leur propre pharmacie; quant à ceux qui sont sous le coup d'un malheur immérité, ils peuvent trouver des ventes à réméré, des commandites, des associations sérieuses qui permettent aux veuves de conserver leur pharmacie et qui leur fournissent à eux-mêmes les moyens d'utiliser honorablement leur diplôme, mais la location du diplôme, sous quelque prétexte que ce soit, doit être interdite, car le prête-nom est un auxiliaire puissant de l'exercice illégal de la pharmacie, et par conséquent l'un des fléaux de la profession.

Les médecins tout aussi bien que les pharmaciens doivent être unanimes pour réclamer la répression sévère de l'exercice illégal de la médecine et de la pharmacie. Il ne faut pas qu'ils se fassent illusion, ces plaies qui nous rongent atteignent le corps médical tout entier ; si les pharmaciens instruits et dignes respectent les droits des autres, il n'en est pas de même des ignorants, d'autant plus audacieux qu'ils sont stimulés par l'appât du lucre ou par l'espoir d'une récompense dans un monde meilleur.

Nos réclamations se résument dans les propositions suivantes :

1° *Elévation du niveau des études professionnelles,* d'où doit découler une meilleure répartition des officines ; qui doit reporter sur des aides instruits et sérieux une part de notre responsabilité et nous permettre de remplir sans dangers nos devoirs de citoyens ;

2° *Révision de la loi actuelle dans le sens d'une plus grande liberté accordée au pharmacien pour l'exercice de sa profession sans que l'intérêt public puisse toutefois en souffrir, et sans empiètement sur les droits des médecins.*

3° *Répression sévère de l'exercice illégal de la pharmacie.*

4° *Institution dans chaque département d'une Chambre syndicale* chargée de combattre les abus et de veiller à la dignité et aux intérêts de la pharmacie.

5° *Création d'une association générale de tous les pharmaciens, et d'une caisse de retraite et de secours.*

Ces vœux, dont quelques-uns réclament l'intervention de l'autorité, et pour lesquels nous demandons le concours du Congrès, n'ont, comme on le voit, rien de subversif, rien d'exagéré, rien d'impraticable, leur réalisation, qui ne coûterait pas un denier à l'Etat, aux finances duquel nous contribuons pour une très-large part, offrirait tout autant d'avantages à la société qu'à la profession elle-même ; de son côté, le pharmacien trouverait dans une position plus lucrative une juste compensation aux services que la société réclame de lui. Si la pharmacie a su s'élever par la science au rang des professions les plus honorables, les plus respectées, à son tour elle a le droit d'exiger pour chacun de ses membres une existence assurée et plus en rapport avec les services qu'ils rendent chaque jour à toutes les classes de la société.

<hr>

VI.

VŒUX DE LA PHARMACIE FRANÇAISE

EXPRIMÉS PAR LES SOCIÉTÉS PHARMACEUTIQUES DE FRANCE,
DANS LEURS CONGRÈS ANNUELS DE 1857 A 1870

Par M. E. FERRAND, pharmacien à Lyon.

<hr>

> La loi *dont il s'agit* est pendante devant le pouvoir, depuis 1811, et devant le corps législatif depuis 1825.
> (De Salvandy. Rapport à l'Assemblée nationale, 28 juin 1872.)

L'on sait qu'un projet de révision des lois relatives à la médecine et à la pharmacie, pour lequel on a récemment demandé l'urgence, vient d'être pris en considération par l'Assemblée nationale. Aussi, le présent travail emprunte-t-il à cette décision un intérêt certain d'actualité. D'autre part, si j'avais à justifier son importance par une seule observation, importance due à la participation collective des Sociétés pharmaceutiques, il me suffirait d'ajouter que, dans le projet nouveau, si l'on se plaint de voir fuir sans cesse la solution déjà, dit-on, prête depuis longtemps, il n'est pas moins vrai que, dès les [préliminaires, on a négligé à peu près la moitié de ce qui nous concerne. Ainsi il est dit :

Art. 2. — La Commission devra..... et *spécialement déterminer* les conditions *d'exercice de la médecine*, les conditions d'étude ou *d'enseignement de la médecine et de la pharmacie.*

Or, suivant ledit article, il s'agit bien *spécialement* de l'exercice de la médecine, mais non de *l'exercice de la pharmacie.* — Pour nous, les mêmes dates de 1811 et de 1825 ne seraient-elles pas des dates reculées ? Evidemment, il n'y avait pas de pharmacien dans ce dernier Conseil.

Dans les pages qui vont suivre, je parlerai d'abord et sommairement des congrès annuels des Sociétés de pharmacie, parce que ce sont eux qui ont étudié et formulé les moyens de réformes nécessaires ci-après, puis j'aborderai, aussi rapidement que possible, les deux ordres de questions traitées : celles dont la mise en pratique ne dépend que de nous-mêmes, et celles qui nécessairement relèvent du gouvernement; les premières sous le titre de *Code professionnel,* les secondes sous celui de *Dispositions légales.*

Ces deux ordres comprennent les questions suivantes :

De la législation ;
Des Sociétés civiles pour la répression des abus ;
Des Caisses de secours ;
De l'Association de prévoyance générale ;
Des tarifs ;
Des Chambres syndicales ;
Des deux classes de pharmaciens ;
Des élèves en pharmacie ;
De leur organisation professionnelle ;
De leur enseignement ;
Des veuves et orphelins de pharmacien ;
De l'inspection ;
De la vente des poisons ;
De la limitation ;
De l'extension commerciale ;
Du Codex ;
De l'exercice normal de la profession ;
De l'exercice illégal (avec enquête);
Des herboristes ;
Des prête-noms;
Des remèdes secrets ;

Des spécialités pharmaceutiques (avec enquête);
De la liberté de la pharmacie.

Dès 1855, la Société des pharmaciens de l'Est, établissant définitivement son siége à Lyon, après avoir tenu ses séances dans plusieurs villes voisines, ralliait à elle des confrères qui, dans les cinq départements limitrophes, se trouvaient sans aucun cercle pharmaceutique, appelait de tous ses vœux la formation de groupes analogues dans toutes les principales villes de France, sollicitait ainsi l'expansion de la chaleur et de l'activité sur tous les points extrêmes, cherchait à rompre le cercle vicieux des rivalités locales pour faire préférer l'étude des questions plus larges, plus dignes, et songeait à réunir enfin toutes ces grandes associations dans une action permanente au nom de la prévoyance, de l'émulation et de la confraternité. Les mots de *congrès permanents* étaient déjà prononcés. *(Compte rendu de l'Est, situation par le secrétaire général, M. E. Ferrand, de Lyon, page 17. — Septembre 1855).*

Peu après, M. Henrot, secrétaire du cercle de la Marne, faisait remonter les vices de l'organisation légale de la pharmacie au double caractère scientifique et commercial de notre profession, constatait que le Congrès de 1845 avait, dans son élan, laissé beaucoup de questions pendantes, faute d'études spéciales; aussi le projet de loi qui parut alors, après élaboration par le Conseil d'Etat, fut-il jugé aussi incomplet que draconien; il en fut de même, en 1847, du projet de loi concernant les médecins.

M. Henrot, observant avec raison qu'on ne pouvait attendre de personnes étrangères à la médecine et à la pharmacie la solution vraie des questions complexes de la législation médicale, concluait qu'il était de notre devoir de les étudier nous-mêmes, de les formuler de concert avec les diverses Sociétés et les pharmaciens distingués qui avaient déjà traité quelques-unes de ces questions, afin de présenter un jour un projet, sérieuse expression du sentiment général.

Notre collègue de Reims voyait alors dans la création de la pharmacie centrale de Paris et dans ses réunions générales un point de ralliement des pharmaciens de toute la France. (*Cercle de la Marne*, 25 octobre 1855.)

Enfin, en septembre 1856, M. Viguier, de Vienne, président de la Société des pharmaciens de l'Est, considérant que, jusqu'à cette époque, les Sociétés pharmaceutiques n'ont établi entre elles d'autre lien que celui qui consiste dans l'échange de leurs bulletins ou comptes-rendus ; que l'écriture supplée à la parole, mais ne la remplace pas ; que, maintes fois, des projets ont été mis à l'étude sans jamais aboutir, parce que leur confection, confiée à des théoriciens plutôt qu'à des praticiens, n'avaient pu tenir compte de toutes les exigences de la pratique ; — que les besoins en pharmacie n'étant pas identiques sur tous les points du territoire (entre la capitale et la province, entre les villes et la campagne), ceux-là seuls qui les éprouvent ou en sont témoins sont plus aptes à les faire connaître ; prévoyant, en outre, qu'un avis ultérieur pourrait être demandé à quelques-unes des Sociétés de pharmacie, proposa *que tous les ans, à tour de rôle, l'une des Sociétés de pharmacie de France reçût un représentant de chacune des autres Sociétés.* Une ou plusieurs questions étant mises à l'ordre du jour, chaque Société les traiterait à sa façon et adresserait son travail au secrétaire général de l'association chargée de l'honneur de recevoir les confrères étrangers ; (une solution, devant satisfaire le plus grand nombre serait, sans doute, disait-on alors, le résultat de ce travail d'ensemble.)

La Société d'émulation et de prévoyance des pharmaciens de l'Est, accueillant avec empressement la proposition qui venait de lui être faite, prit l'initiative de rechercher l'opinion et le concours indispensable des autres Sociétés de pharmacie. Elle ne faisait, en proposant, ainsi qu'il vient d'être dit, de multiplier les réunions sur divers points du territoire, que continuer les errements qui avaient présidé à sa création.

Des lettres d'adhésion venues des Sociétés de Toulouse, de Reims, de Colmar, de Nantes, de Bordeaux, du Rhône, répondent immédiatement à cet appel ; de nouveaux groupes se forment, rompant ainsi l'isolement ou remplaçant l'agitation qui épuise par l'activité qui féconde, et déjà la Société de l'Est ne se composait plus de cinq, mais de dix départements. Une décision était aussitôt prise pour une première réunion des délégués, à Lyon, pour l'inauguration des séances à tenir annuellement et alternativement au siége des diffrentes Sociétés existant en France. (*Société de l'Est*, septembre 1857.) Telle fut en définitive l'origine des congrès annuels de la pharmacie française institués en 1857, continués jusqu'en 1870 et interrompus par la guerre de 1871, au moment où allait s'ouvrir à Clermont-Ferrand leur 14° session.

Le 19 octobre 1857, au palais Saint-Pierre, à Lyon, avait lieu la première assemblée, composée de plus de cinquante membres résidants et auprès de laquelle s'étaient fait représenter par des délégués : Paris, Strasbourg, Colmar, Bordeaux, Toulouse, Rouen, Marseille, l'Est et les deux Sociétés du Rhône et de Lyon. Bientôt, enfin, il nous fut donné de voir avec joie l'institution grandir à chaque nouvelle session par la présentation d'un plus grand nombre de Sociétés et de mémoires, puis par le développement scientifique.

Rouen, l'année suivante, devant une nombreuse assistance, venue du département de la Seine-Inférieure, réunissait 15 délégués. De même, à Bordeaux, 1859, 17 délégués ; — à Reims, 1860, 15 Sociétés représentées et divers mémoires ; — même nombre au Mans, 1861 ; — id. à Poitiers, 1862 ; — 16 à Toulouse, 1863 ; 21 à Strasbourg, 1864 ; — 27 à Rennes, 1865 ; — 22 délégués représentant 25 Sociétés à Lille, en 1866 ; 112 délégués représentant 51 départements au Congrès des Sociétés de pharmacie de France, à Paris, 1867 ; — immédiatement après, soit le 21, les 22, 23 et 24 août suivant, eut lieu à Paris le Congrès international (2° session), qui réunit dans la même enceinte les plus illustres représentants de la pharmacie, accourus, non-seulement de tous les points de l'Europe, mais de l'autre côté de l'Océan, pour discuter les plus grands intérêts de la profession et les meilleurs moyens de l'élever au rang qu'elle doit occuper dans la société moderne. C'était là, en effet, des représentants de l'Allemagne du nord, de l'Allemagne du sud, de l'Autriche, de la Belgique, de l'Espagne, des Etats-Unis, de la France, de la Hollande, de l'Italie, de la Prusse, de la Russie, de la Suède, du Danemark, tous

munis de pouvoirs reconnus réguliers. Plus loin, pour rester
fidèle à mon programme, je ne citerai point tous les travaux
de cette solennelle réunion, mais je me contente de dire, en
raison de sa haute importance, que la solution donnée par
elle aux questions qu'elle a traitées, et l'esprit dont elle a fait
preuve dans les discussions confirment les vœux exprimés
dans nos autres congrès de France avant et après cette époque. (17 délégués à Marseille et 25 à Nantes venaient enfin
parfaire la 12e et la 13e session des congrès pour les années
1868 et 1869. Un nouvel ordre du jour étudié nous attendait
à Clermont-Ferrand, le 17 août 1870.)

J'avais travaillé à la création de ces congrès annuels, coopéré à toutes leurs sessions, et, par une circonstance bien
imprévue, j'assistais, à Clermont, à la rédaction de la lettre
qui, à la nouvelle de nos premiers désastres nationaux, au
lieu d'être une lettre de convocation, fut un avis d'ajournement.

En parcourant tous les travaux de ces congrès, exprimant
avec unanimité et les souffrances les plus imméritées et les
aspirations les plus dignes, on ne peut qu'estimer leurs louables efforts contre une législation ancienne, incomplète et
mal interprétée; admirer le mérite des collègues délégués et
se complaire dans le souvenir de leurs sympathiques et atta-
chantes personnalités. Pour en évoquer la mémoire, il me
faudrait en citer des centaines, quoique, à plusieurs reprises,
bon nombre d'entre eux aient eu, à différentes assises, les
honneurs de nouveaux suffrages et l'occasion nouvelle de se
serrer la main. Citerai-je seulement, pour abréger, les membres des bureaux, dont les noms sont en général connus dans
la science, à l'exclusion de beaucoup d'autres noms, non moins
chers à la profession et aussi méritants? Je citerai alors
MM. Viguier, de Vienne; Perrens, de Bordeaux; Malbran-
che, de Rouen; Barbet, de Bordeaux; Ferrand, de Lyon;
Filhol, de Toulouse; Cazac, de Toulouse; Malapert, de Poitiers; Maury, de Lyon; Coursereau, de Bordeaux; Henrot,
de Reims; Poirier, de Loudun; Kirschleger, de l'Aveyron;
Schœuffele, de Paris; Parisot, de Belfort; Mock, de Strasbourg; Robinet, de Paris; Destouches, de Rennes; Guyot,

de Saint-Brieuc ; Mahier, de Château-Gonthier ; Meurein, de Lille ; Lotar, de Rodez ; Lefranc, de Rouen ; MM. Boullay, Bussy et Guibourg, de Paris ; Licutard, de Marseille ; Domine, de Laon ; Audouard, de Nantes ; Giorgino, de Colmar ; Vidal, de Lyon ; Robineau, de Bordeaux ; MM. Roussin, Dussau et Félix, de Marseille ; Brevet, de Nantes, Roy, de Melun ; Genevrier, de Nantes ; Mayet, de Paris. Citerai-je encore exceptionnellement quelques noms chers à notre Société de l'Est : ceux de Guinard, Lambert, Trouillet, et de nos correspondants Heydenreich, Dorvault, etc...? Je m'arrête, car j'en ai dit assez pour établir ce que je tenais à mettre en relief, c'est-à-dire la somme de garanties que présentait à la législation, au corps médical et au pays, une telle entreprise.

Suivrai-je maintenant pas à pas, journée par journée, les marches irrégulières des ordres du jour ? (l'on me fausserait sûrement compagnie, tant la course serait longue, tant les retours en arrière, familiers aux chercheurs sincères et aux retardataires empêchés, seraient lassants.) Je ne parlerai pas des propositions écoutées, mais restées en chemin ; non! je rappellerai seulement les deux grands ordres de travaux qui ont occupé nos congrès ; je citerai en les rangeant, sans distinction de date, par groupe naturel, nos résolutions proposées, et l'on retrouvera ainsi et l'esprit et la lettre des œuvres que je vais résumer sous le titre de : *Vœux de la pharmacie française.*

Le grand Congrès médical de 1845, sous la protection du gouvernement, ne fut, hélas ! qu'une manifestation, l'action suivie lui manqua ; il ne suffit pas de créer, il faut faire vivre. Plus favorisés que nos devanciers par les autorisations données à nos associations pharmaceutiques, nous demandâmes ce qui leur avait fait défaut, c'est-à-dire la permanence ou pérennité de nos congrès, la réunion, le développement de nos forces éparses, et finalement l'expression des aspirations universelles de notre grande famille. Deux ordres de questions, ai-je dit, devaient surtout se partager nos ordres du jour :

1re Question, ou vœux immédiatement réalisables et dont la mise en pratique pouvait avoir aussitôt lieu, du fait même des Sociétés réunies, sans aucun secours étranger. Je les distinguerai sous la note : *Réglementation* ou, mieux, *Code professionnel* traitant de questions *d'obligations morales*. L'on en compte une trentaine (1).

2° Questions ou vœux dont l'accomplissement ne pouvait s'opérer qu'avec le concours du gouvernement ; ils seront désignés, au courant de l'énoncé qui va suivre, par les abréviations de *dispositions légales*. L'on en compte près de 100 (2).

Le présent travail devant se borner à rappeler les vœux émis, c'est uniquement dans les comptes-rendus mêmes qu'il faudra rechercher arguments et preuves qui, disséminés dans les discussions et dans les rapports sur les mémoires, ont motivé les adoptions des formules qu'on va lire ; je ne dirai donc, le plus souvent, qu'un demi-mot pour indiquer l'intérêt de la modification arrêtée.

Dans l'exposé de ces modifications successives ou interrompues, les congrès ont conservé autant que possible la rédaction et l'esprit de la loi de germinal an XI, tant il est vrai que c'est encore moins dans le texte que dans l'application et dans la violation même de cette loi, qu'il faut voir la principale cause de notre abaissement. Cependant, l'absence d'une définition, un mot mal interprété, a souvent suffi pour fausser l'application de la loi ; de même que « pour se rapprocher, se « convenir, se plaire, fort souvent il ne faut qu'un rien. »

Dans l'expression, enfin, de ces réformes, on allait retrouver le sentiment général qui devait prévaloir, à savoir : « Qu'il « est nécessaire que le pharmacien, dont l'exercice est lié « d'une manière étroite aux intérêts de la santé publique, « trouve, dans les conditions élevées de son enseignement, « dans une juste protection et dans une liberté sagement « réglée, les moyens de remplir dignement sa mission sociale, « la considération et le rang qui doivent lui appartenir. » (*Congrès international*, Paris, 1867. *De la constitution de la pharmacie*, par E. Ferrand, *Lyon*.

----

(1) Leur exposé sera imprimé avec guillemets et numéroté ci-après en chiffres romains.

(2) L'exposé des *disp. lég.* et leurs articles seront numérotés en chiffres arabes.

La question dont la solution était la plus pressante était de savoir si *la législation actuelle* était suffisante, oui ou non. Elle fut posée la première (*Congrès de Lyon,* 1857), et nous la replaçons ici comme point de départ.

La législation, en définitive, était protectrice : *Déclaration du roi et défenses,* 1772. — *Décret de l'Assemblée nationale, patente, exercice,* 1791. — *Loi de pluviôse an* XIII, *du* 21 *germinal an* XI, *du* 25 *thermidor.* — *Ordonnances royales,* 1840, 1846, etc., mais elle présentait des lacunes et il y avait danger à en demander le remaniement avant d'être préparés nous-mêmes à cette élaboration. Le Congrès de Rouen, 1858, répondit en conséquence :

1. « La loi actuelle n'est pas suffisante.

« Il n'y a pas opportunité à demander des modifications à la loi actuelle.

« Il y a opportunité à demander des dispositions explicatives et complémentaires. » (*Disp. lég., Cong. de Rouen,*1858.)

Telle fut la première résolution prise, en attendant l'opportunité d'une demande de révision générale.

La voie était ainsi ouverte à l'étude des questions dont la solution dépendait du gouvernement.

Mais un autre ordre de recherches, concernant notre organisation intérieure et le développement des associations autant que la direction à leur donner, soit au point de vue des congrès, soit en vue de la répression des abus, préoccupa d'autre part le Congrès de Lyon, 1857. Il fut donc résolu en second lieu :

I. — « Que les Sociétés de pharmacie existantes introdui-
« sent dans leur règlement, si elle n'y existe déjà, une disposi-
« tion spéciale ayant pour objet la poursuite civile des abus,
« et que là où il n'existe pas de Sociétés, il en soit établi avec
« la double mission scientifique et professionnelle. » (*Code prof. Cong. de Rouen,* 1858.)

Avant de reprendre l'énoncé des questions de législation et celle des groupes de questions comprenant des sujets communs aux deux ordres législatif et professionnel, rappelons d'abord quelques résolutions connexes et autres isolées qui, placées

plus loin, viendraient interrompre des dispositions plus soli-
daires entre elles.

Puisqu'il s'agit déjà d'association, ajoutons que l'étude pratique des caisses de retraite et de secours ne fut pas résolue
par le Congrès de Strasbourg, mais renvoyée à la session
suivante :

II. — « Adhérer en principe à l'idée d'une association
« générale des pharmaciens de France, dans le but de créer
« une caisse de retraite et de secours. »

III. — « Pour arriver à ce résultat, fonder, dans chaque
« département, ou toute autre circonscription comptant au
« moins 150 pharmaciens, une Société de prévoyance, établie
« sur des bases analogues à celles adoptées par la Société de
« prévoyance de la Gironde. » (*Code prof., Congrès de
Rennes*,1865.)

IV. — « Association générale de toutes les Sociétés de
« pharmacie de France, au point de vue des intérêts géné-
« raux. »

V. — « Qu'une assiociation de prévoyance et de secours
« mutuels, analogue à celle des médecins, soit fondée entre
« tous les pharmaciens de France. » (*Congrès de Nantes*,1869.)

Une Commission, composée de MM. Mayet, de Paris,
Ferrand, de Lyon, Perrens, de Bordeaux, Audouard, de
Nantes, est chargée de rédiger un projet de statuts pour cette
association, et de le faire distribuer à tous les pharmaciens
de France avant la 14° session. (*Int. prof., Cong. de Nantes,*
1869.)

Ce travail a été accompli ; il comprend des modifications
importantes de celui de l'Association médicale ; il supprime,
notamment, la Société centrale et attend la discussion devant
le Congrès de Clermont-Ferrand.

Aux réclamations relatives aux Congrès annuels, en ce qui
regarde : 1° le nombre des voix dû aux Sociétés nombreuses ;
2° la faculté de vote pour les membres présents non délégués,
et 3° l'admission, avec ce titre de délégué, de ceux qu'auraient
envoyés des confrères non constitués en Société, il a été répondu :

VI. — « A l'avenir, toute Société, composée de plus de

« 100 membres, aura droit à une voix par chaque centaine de
« membres. » (*Congrès de Poitiers*, 1862.)

VII. — « L'on suivra, pour la manière de voter, les pré-
« cédents établis, et, par conséquent, aux seuls délégués
« des Sociétés, appartiendra le droit de vote. » (*Congrès
de Lille*, 1863.)

VIII. — « A l'avenir, chaque session du Congrès pharma-
« ceutique sera complétée par un concours scientifique, sur
« des questions dont le choix sera laissé aux candidats, mais
« qui toutes devront être du domaine de la pharmacie. »
(*Code prof.*, *Congrès de Poitiers*, 1862.)

Et sur dix médailles données aux auteurs des mémoires les
plus méritants, notre Société compte deux lauréats.

IX. — « La question des tarifs a été résolue au point de
« vue général dans le sens de la liberté, en raison de la diffé-
« rence des prix suivant les localités ; puis, au point de vue
« des fournitures des Sociétés de bienfaisance et de secours
« mutuels, on a pris pour principe : *Donner sans compter à*
« *l'indigence, mais ne pas faire l'aumône aux Sociétés mu-*
« *tuelles, car, avant peu, à notre tour, nous serions forcés de*
« *tendre la main.* »

En conséquence, ont été prises les résolutions ci-après :

X. — « Il y a opportunité à établir un tarif comme base
« de taxation. »

XI. — « Le premier exécutant d'une formule devra y ap-
« poser son timbre, et y écrire la marque du prix en lettres-
» chiffres du mot *Prudentiam*, qui devra être adopté par
« tous les pharmaciens de France. Les francs seront marqués
« en majuscules, les centimes en minuscules. Le Congrès
« émet ce vœu sous la sauvegarde de la bonne foi pharmaceu-
« tique. » (*Congrès de Rouen*, 1858.)

XII. — « Que tout pharmacien, s'interdisant de traiter
« directement avec les Sociétés de secours mutuels, consente
« à les fournir conjointement avec ses confrères, non d'après
« une réduction sur le tarif ordinaire, mais d'après un tarif
« commun et spécial adopté par la Société de pharmacie ou
« le syndicat et les Sociétés de secours. »

XIII. — « Que toutes les Sociétés de secours soient en-

« gagées à ne traiter de la fourniture des médicaments qu'a-
« vec la généralité des pharmaciens, représentée par un syn-
« dicat ou une Société. » (*Cong. de Toulouse*, 1863.)

XIV. — « Que dans les campagnes, comme dans les
« grands centres, tous les pharmaciens soient appelés à la
« fourniture des médicaments aux indigents, d'après un tarif
« dressé par le Conseil d'hygiène et adopté par eux. Cela
« étant, il n'y a pas lieu d'établir des pharmacies cantonales. »
(*Code prof.*, *Congrès de Poitiers*, 1862.)

Vu l'insuffisance des Sociétés civiles pour la répression des
abus ; vu la nécessité d'un tribunal de famille, d'un intermédiaire autorisé ; vu l'action restreinte des écoles, du reste
très-limitée, car elle ne s'étend qu'au département, etc., etc...
il est décidé par 14 bulletins *oui* contre 2 bulletins *non* :

2. — Qu'il sera fondé des Chambres pharmaceutiques, et
qu'il en sera donné connaissance au gouvernement. Le principe en avait déjà été pris en considération au Congrès précédent de Rouen. (*Disp. lég.*, *Congrès de Bordeaux*, 1859.)

3. — Il sera créé dans chaque département une Chambre
syndicale des pharmaciens. Les Chambres syndicales seront
exclusivement composées de pharmaciens, élus par tous les
pharmaciens du département. Elles auront un pouvoir disciplinaire et la mission d'éclairer l'administration sur toutes
les questions relatives à l'exercice de la pharmacie, ainsi que
de veiller à l'honorabilité de la profession. (*Congrès de Paris, de 1867.*)

4. — Il n'y aura qu'une Chambre syndicale par département.

Les Chambres syndicales seront exclusivement composées
de pharmaciens,

5. — Elles seront formées d'un nombre égal de pharmaciens des deux ordres.

6. — Pour être éligible, il faudra avoir cinq années au
moins, non de diplôme, mais d'exercice dans le département.

7. — Les Chambres syndicales porteront le nom de
Chambres syndicales disciplinaires, car il faut non-seulement
qu'elles puissent exercer un pouvoir paternel, mais encore
qu'elles soient autorisées à exercer la discipline.

8. — Les inspections des pharmacies seront faites par trois membres de la Chambre syndicale. (*Congrès de Marseille*, 1868.)

9. — Les Chambres syndicales investies de pouvoirs disciplinaires déterminés et limités :

10. — 1° Veilleront sur le loyal exercice de la profession ;

11. — 2° Représenteront le pharmacien auprès de l'autorité ;

12. — 3° Feront respecter les droits que le pharmacien tient des exigences mêmes auxquelles il est soumis dans l'intérêt du public. (*Disp. lég., Cong. international de Paris*, 1867.)

En ce qui concerne le résultat des études faites sur les inconvénients ou avantages de la division des pharmaciens en deux classes, les congrès ont exprimé nettement le désir de n'avoir qu'un seul ordre élevé; mais ils ont hésité à plusieurs reprises sur l'opportunité qu'il y aurait à proclamer immédiatement l'existence d'un seul ordre. L'on connaît les diverses argumentations à l'appui, et notamment: si le moindre suffit, pourquoi exiger le plus, les droits étant finalement les mêmes? et, si le plus est nécessaire, pourquoi conserver le moindre ?

Un projet général de 1847 fut jugé incomplet et draconien: mais n'allez pas croire que c'est par ces motifs qu'il ne fut pas admis ; non, non, ce fut la question de la suppression du deuxième ordre, agitée alors, qui lui fit refuser la sanction royale.

Dans ces derniers temps, le défaut d'expérience ayant été remarqué chez plusieurs candidats de 2° classe, et l'absence de certains cours très-nécessaires ayant été constatée, il est demandé :

13. — Que l'enseignement pharmaceutique soit plus développé dans les écoles secondaires ; qu'il y soit établi des écoles pratiques de chimie et de toxicologie; qu'une plus grande place y soit faite aux pharmaciens dans le professorat. (*Cong. de Rouen*, 1858.) ;

Par 10 voix sur 13, le principe ci-après a été admis :

14. — Un seul ordre de pharmaciens, avec le grade de bachelier. (*Division des sciences.*)

15. — Que l'examen d'admission se fera dans les Facultés;

16. — Que les examens de fin d'année seront conservés aux écoles secondaires auprès desquelles l'élève aura pris ses inscriptions ;

17. — Que les années de stage seront portées au nombre de quatre, et celui des inscriptions sera porté de six à huit ;

18. — Que le nombre des écoles spéciales sera augmenté. (*Cong. du Mans*, 1861.)

19. — Les écoles supérieures auront seules le droit de conférer le diplôme de pharmacien.

20. — Les élèves en pharmacie auront le droit de prendre, dans les écoles secondaires, toutes leurs inscriptions. Ces inscriptions auront la même valeur que dans les écoles spéciales.

21. — Compléter l'enseignement des écoles préparatoires, de telle sorte que les élèves y trouvent les cours de chimie, de toxicologie, de physique élémentaire et expérimentale, de pharmacie, d'histoire naturelle médicale, de manipulations pratiques.

22. — Ces chaires devront être occupées par des professeurs pharmaciens, exerçant ou ayant exercé.

23. — Le professeur de manipulations pratiques devra avoir exercé au moins dix années.

24. — Diminuer autant que possible les frais d'inscriptions et d'examens, de fins d'études, de telle sorte qu'ils soient à la portée des familles peu fortunées.

25. — Augmenter le nombre des écoles spéciales, de manière que leur répartition soit en rapport avec les distances et les besoins. (*Disp. lég., Cong. de Reims*, 1862.)

A été prise en considération la proposition de demander au gouvernement :

26. — Que, dans le cas où le 2° ordre serait maintenu, il soit laissé au pharmacien de 2° classe la faculté de ne fixer le lieu de sa résidence, dans sa circonscription académique, que dans le cours de l'année qui suit sa réception.

27. — Dans le délai de six ans, à partir de la promulgation de la loi, il ne sera plus délivré d'autre diplôme que celui de première classe.

28. — Dans le cas où la suppression du diplôme de 2° classe ne pourrait être obtenue, les pharmaciens de 2° classe seront autorisés à s'établir dans la France entière, excepté dans les chefs-lieux de département, les chefs-lieux d'arrondissement et dans les villes où la population excèderait 5,000 habitants.

29. — Les pharmaciens de 1re classe pourront seuls être appelés à faire partie des comités départementaux d'hygiène publique ; toutefois, à défaut de ceux-ci, les pharmaciens de 2° classse pourront exceptionnellement y être admis. (*Cong. de Paris*, 1867.)

On a parlé de meilleures répartitions des pharmacies sur le territoire, et du classement suivant les deux ordres de pharmaciens et l'importance des localités ; mais cette question de répartition a paru insoluble, tant que l'on ne possèdera pas, dans chaque arrondissement, une bonne statistique sur le nombre des pharmacies congréganistes, le nombre des habitants et tout ce qui peut concourir à accroître ou à diminuer le succès de l'officine légale.

Pour régénérer la profession, il importait d'abord de songer à coordonner les dispositions à prendre en ce qui concerne les élèves, car il y a des lacunes très-préjudiciables dans le stage non réglementé et dans la loi relative aux inscriptions.

30. — En ce qui regarde la durée du stage, elle est portée à quatre ans par le Congrès de Rennes, 1865.

XV. — « Pour établir les garanties nécessaires entre « élèves et patrons, ont été pris en considération les motifs « de nécessité et le modèle de contrat d'apprentissage donné « par M. Ferrand, de Lyon, au Congrès de Nantes, 1869. »

31. — Le stage ne pourra compter qu'à partir du jour où, se faisant inscrire, soit dans les écoles, soit chez les juges de paix, l'élève présentera un certificat de seconde pour la 2° classe, et le diplôme de bachelier pour la 1re classe. (*Disp. lég., Cong. de Rennes*, 1865.)

32. — Que le certificat de seconde, bifurcation des sciences, comme minimum d'études, devienne obligatoire, dès que l'aspirant se fera inscrire sur les registres de l'Etat comme élève stagiaire.

XVI. — « Le pharmacien serait libre de prendre chez lui
« des jeunes gens qui ne seraient pas munis de ce titre, mais
« leur stage ne compterait que du moment de son obtention
« et de sa présentation à l'école. »

33. — Ne sera admis à prendre sa première inscription pour suivre les cours que celui qui aura satisfait à deux années de stage.

34. — Que le temps de stage ne puisse, dans aucune circonstance, être moindre de quatre ans, et celui des cours de deux ans accomplis, indépendamment les uns des autres.

XVII. — « Que les certificats de moralité soient délivrés
« aux candiats pharmaciens par les Chambres pharmaceuti-
« ques des départements dans lesquels ils auront résidé suc-
« cessivement comme élèves, dès que ces Chambres seront
« établies. »

35. — Les inspecteurs dresseront une statistique des élèves de leurs circonscriptions, et constateront leur présence dans les officines.

XVIII. — « Après les deux années de stage, l'apprenti
« devra subir un examen théorique et pratique sur tout
« devant la Chambre syndicale de son département. S'il est
« jugé admissible, il recevra un brevet de capacité qui lui
« conférera le titre d'élève ; dans le cas contraire, il sera
« tenu de se représenter à une époque qui lui sera fixée par
« la Chambre, et son temps de stage ne continuera à lui être
« compté qu'à partir du jour où il aura reçu le titre d'é-
« lève. »

36. — Le stage officiel sera suivi de deux annnées de cours obligatoires.

37. — Les examens pour l'obtention du diplôme de pharmacien pourront avoir lieu lorsque le candidat aura 24 ans accomplis. (*Cong. de Rennes*, 1865.)

Ailleurs, cette organisation professionnelle des élèves en pharmacie a été confirmée et complétée ainsi qu'il est exprimé par les vœux suivants :

38. — Que le stage ne puisse commencer qu'à dater du jour où l'élève possède le certificat de grammaire.

39. — Que le titre d'élève ne soit accordé qu'après un examen satisfaisant, qui ne pourra être soutenu avant l'entier achèvement de la deuxième année d'apprentissage.

XIX. — « Que des registres concernant les mutations des « élèves soient établis au siége de chaque Société départe- « mentale. »

XX. — « Que des pharmaciens, enfin, ne reçoivent les « élèves que sur la présentation d'un double certificat de « stage et de moralité. » (*Code prof., Congrès de Nantes,* « 1869.)

40. — Les aspirants au diplôme de pharmacien de 2ᵉ classe subiront un examen de grammaire à la hauteur des études de la classe de 3ᵉ des lycées.

41. — Le nombre des inscriptions sera de huit. Les réceptions, dans la prévision du maintien des deux classes, pourront avoir lieu pour le second ordre devant les écoles secondaires, dont le personnel sera modifié et le niveau des études élevé, comme il a été expliqué dans les résolutions antérieures des congrès.

42 — Outre les préparations habituelles, le candidat devra faire une analyse chimique (recherche des bases et des acides), qui sera discutée à la dernière épreuve de l'examen.

43. — Les frais d'études seront fixés à la somme de 450 fr.

XXI. — « *Comme complément, c'est-à-dire à titre d'en-* « *couragement,* les Sociétés furent engagées à entrer dans la « voie suivie déjà par quelques-unes, en créant pour les élèves « des concours moraux et scientifiques, en conséquence :

XXII. — « Les Sociétés locales devront établir des prix « pour les stagiaires les plus méritants et des concours pour « la partie scientifique. (*Code prof.)*

XXIII. — « Les Congrès proclameront ensuite dans leurs « séances les noms des lauréats.

XXIV. — « A titre de protection, il est admis que le re-
« cours à un tribunal arbitral sera la mesure la plus conve-
« nable pour régler les contestations entre élèves et patrons,
« et que le meilleur tribunal sera celui composé par le bureau
« des Sociétés de pharmacie.

XXV. — « Enfin, dans tous les centres importants, fon-
« dation d'un bureau de placement pour les élèves en phar-
« macie, et de remplacement pour tenir les officines des veu-
« ves et celles des pharmaciens empêchés. (*Code prof.*, *Cong.*
« *de Nantes*, 1869.)

44. — Porter à deux ans le temps accordé à la veuve du
pharmacien pour la vente de son officine.

45. — Ladite officine pourra être gérée pendant ces deux
années par un élève ayant trois ans de stage et agréé par la
Chambre syndicale.

46. Autoriser la prolongation de la gérance du temps nécessaire à l'orphelin du pharmacien, s'il est déjà inscrit comme
élève en pharmacie, pour l'obtention du diplôme exigé par la
loi. (*Disp. lég.*, *Strasbourg*, 1864, *Paris*, 1867.)

47. — Est adoptée une commission d'inspection par département, formée de trois pharmaciens ayant exercé pendant
dix ans, comme titulaires, la pharmacie pratique, choisis et
nommés par le gouvernement parmi les membres du conseil
d'hygiène des départements, en attendant la création des
Chambres syndicales. Son action sera permanente et s'étendra
à l'inspection des professions actuellement soumises à la même
surveillance. (*Reims*, 1860.)

(Déjà dans un Congrès précédent il avait été dit que les
pharmaciens émérites nommés pour l'inspection auraient au
moins dix ans d'exercice, et que ce corps serait exclusivement
composé de pharmaciens.)

48. — Les membres de la Chambre syndicale, assistés, s'il
y a lieu, d'un commissaire de police ou du maire de la commune, visiteront, au moins une fois l'an, les officines, laboratoires et magasins des pharmaciens, pour vérifier la bonne
qualité des drogues et médicaments simples ou composés. Les
drogues et médicaments détériorés ou qui ne seraient pas
préparés conformément à leurs formules officiellement pu-

bliées, ou qui seraient des remèdes secrets, seraient saisis par le commissaire de police, et il sera ensuite procédé conformément aux lois et règlements en vigueur.

49. — Les pharmacies des hospices, hôpitaux et autres établissements appartenant à l'assistance publique, à des communautés religieuses ou à d'autres établissements quelconques, seront soumises aux visites comme les autres pharmacies.

50. — Les mêmes membres de la Chambre syndicale, assistés d'un commissaire de police ou du maire de la commune, visiteront les magasins des droguistes, épiciers et herboristes, pour reconnaître la qualité de leurs marchandises. Ils pourront, en outre, faire des visites dans tous les lieux où l'on fabriquera et débitera, sans autorisation légale, des médicaments ou remèdes, et faire dresser procès-verbal des contraventions qu'ils auront constatées. (*Congrès de Paris*, 1867.)

En ce qui concerne la vente des poisons, et les tableaux de 1846 et de 1850, la définition du mot *poison*, au point de vue de la législation, a pu être déclarée incertaine et erronée, quoique, au point de vue spécial où s'est placé le législateur, elle soit plus acceptable ; de là, la décision ci-après :

51. — Le Congrès est d'avis que le pharmacien doit échapper, par les garanties qu'on exige de lui, par sa responsabilité habituelle, aux prescriptions rigoureuses qui sont énoncées dans l'ordonnance de 1846.

52. — En dehors de la vente des poisons pour l'usage médical, il rentre dans le droit commun.

En conséquence, le Congrès propose les modifications suivantes à la loi actuelle : il en découle naturellement que l'obligation de tenir sous clef doit être abolie, et que la conservation des substances dangereuses sera sous la responsabilité du pharmacien.

53. — L'inscription des ordonnances sera laissée à l'appréciation du pharmacien, et il pourra la faire toutes les fois qu'il le jugera nécessaire pour couvrir sa responsabilité ; il sera enfin autorisé à garder les ordonnances lorsqu'elles lui paraîtront de nature à occasionner des accidents ; les articles 1383 et 1384 du code civil, et l'article 319 du

code pénal, étant insuffisants pour assurer les garanties que la Société doit exiger.

54. — Toutefois, il serait juste que la responsabilité qui pèse sur le pharmacien soit, dans certaines limites, partagée par le médecin et par l'élève, et que les tribunaux prennent en considération les fonctions publiques que le pharmacien est appelé à remplir en dehors de son officine. (*Disp. lég., Cong. du Mans*, 1861.)

55. — Dans les officines de pharmaciens, et pour le détail de la pharmacie, les médicaments simples ou composés, inscrits sur la liste officielle des substances vénéneuses, seront isolés des autres médicaments. (*Cong. de Paris*, 1867).

L'unanimité repousse le principe de la limitation absolue. (*Cong. de Lille*, 1866.)

XXVI. — « Cette proposition, faite dans le but de rendre « la profession plus prospère, reçoit l'assentiment de l'Assem- « blée, qui, approuvant en somme le principe de l'extension de « la partie commerciale, laisse à chaque ville le soin de le « juger applicable selon les circonstauces et les habitudes lo- « cales, tout en gardant sans cesse intacte la dignité profes- « sionnelle. » *(Cong. de Bordeaux*, 1859).

En présence d'une édition surannée du Codex, il a été dit :

56. — Que la révision du Codex est opportune ;
Que des fascicules doivent être publiés tous les trois ans ;
Que la rédaction doit être en français et en latin, avec pro- priétés organoleptiques et caractères chimiques des corps, et formulaire vétérinaire comme annexe.

57. — La Commission de révision du Codex sera composée de pharmaciens praticiens pour la moitié, et de professeurs de médecine et de vétérinaires pour l'autre moitié. (*Cong. de Bordeaux*, 1859.)

XXVII. — « Création d'un Codex universel ou Recueil de « formules universellement adoptées ; la langue latine sera « employée pour sa rédaction. (*Cong. intern. de Paris*, 1867).

L'article qui va suivre est l'expression fondamentale ou point de départ qui règle l'exercice de la pharmacie ; ce paragraphe correspond à l'article 25 de la loi de germinal an XI, qu'il modifie comme il est dit ci-après :

58. — Nul ne pourra prendre de patente de pharmacien, ouvrir une officine de pharmacie, préparer, vendre ou débiter aucun médicament ou remède, soit pour la médecine humaine, soit pour le traitement des animaux, s'il n'a été reçu pharmacien, suivant les formes déterminées par la loi.

La loi n'ayant pas défini le *médicament*, il en est résulté, de la part des juges, des appréciations les plus variées, et certaines hésitations qui, souvent, font pencher la balance du côté de nos adversaires.

PREMIÈRE DÉFINITION.

59. — Doit être considéré comme remède ou médicament, toute substance simple ou composée, à laquelle il est attribué des propriétés médicamenteuses. (*Cong. de Rouen*, 1858.)

Autre définition, dont le dernier membre de phrase vise l'ordonnance royale de 1777 :

59 *bis*. — Est considéré comme médicament ou remède, toute substance simple ou composition désignée comme jouissant de propriétés médicinales, c'est-à-dire comme propre à guérir ou à combattre une ou plusieurs maladies, quel que soit son mode d'emploi. *Adopté par le Cong. national et par le Cong. international de Paris*, 1867).

Pour prévenir bien des abus que peuvent engendrer et les installations nouvelles et les successions en matière d'officine, ont été rédigés les articles ci-après :

60. — Tout pharmacien qui voudra ouvrir une nouvelle officine devra, en produisant son diplôme, en faire la déclaration, soit au préfet du département où il se propose de s'établir, soit au préfet de police, s'il veut se fixer dans le ressort de sa préfecture. Dans le délai de vingt jours, à la suite de cette déclaration, l'officine sera visitée par trois membres de la Chambre syndicale, à l'effet de constater si l'installation de ladite officine présente toutes les garanties nécessaires pour la santé publique. Sur le rapport qui en sera fait, dans le délai de

quinze jours, il sera statué s'il y a lieu d'en autoriser l'ouverture.

61. — Dans le cas où cette installation serait reconnue insuffisante, sur le rapport motivé qui en sera fait, l'autorisation sera ajournée par le préfet, jusqu'à nouvelle déclaration du pharmacien et nouveau rapport de la Chambre syndicale.

62. — Tout pharmacien, avant de prendre une officine déjà établie, doit en faire la déclaration, soit au préfet du département, soit au préfet de police, lorsque la pharmacie se trouve dans le ressort de son administration.

63. — Toute officine de pharmacien ouverte au public devra contenir tous les médicaments désignés dans le Codex par une astérique. (*Disp. lég.*, *Cong. de Paris*, 1867).

L'article suivant aurait pu trouver place plus haut, à propos de la vente des toxiques, mais il correspond ici à la vente journalière des espèces plus ou moins dangereuses et diverses ; et, bien que, de prime abord, il ne semble être qu'un article prohibitif, il remplace, par une rédaction plus libérale et plus pratique des exigences plus restrictives encore. (*Voir au bas de la page* 141 *du Cong. des Sociétés de Paris*, 1867).

64. — Les pharmaciens ne pourront vendre, livrer ou débiter aucun des médicaments simples ou composés, compris dans la liste des substances dangereuses qui sera ultérieurement publiée, que sur la prescription d'une personne ayant qualité légale pour prescrire. Ladite prescription sera frappée d'un cachet portant le nom et l'adresse du pharmacien, et sera transcrite sur un registre authentique dont elle recevra le numéro d'ordre. Toutefois, en cas d'urgence, les pharmaciens pourront délivrer ces substances vénéneuses à des personnes connues et domiciliées, sur leur demande datée, motivée et revêtue de leur signature et portant leur adresse. Les demandes seront conservées par le pharmacien et transcrites sur le registre authentique avec le numéro d'ordre.

D'autre part, comme mesure d'ordre n'impliquant point que le pharmacien ne puisse pas avoir d'autres intérêts en dehors de son officine :

65. — Un pharmacien ne peut tenir directement ou indi-

rectement plus d'une officine ouverte au public. Il ne peut exercer dans cette officine aucune autre profession que celle de pharmacien.

66. — Les étrangers ne pourront exercer la pharmacie en France qu'après avoir obtenu une autorisation spéciale, et le diplôme de pharmacien français. (*Disp. lég., Cong. de Paris*, 1867).

Une enquête sur l'exercice illégal, provoquée par le Congrès du Mans, a fourni une statistique exacte, mais incomplète, 1860 et 1861, dont nous allons extraire seulement quelques exemples pour l'édification de nos juges.

Dans les vingt-trois départements qui se sont plaints de l'exercice illégal, et en dehors de nombreux parasites, on cite un grand nombre de pharmacies religieuses et irrégulières.

L'arrondissement de Trévoux en compte seize, le Rhône trente-trois, l'arrondissement de Château-Gontier trente-cinq, la Loire quarante, le Morbihan quatre-vingt-sept, les Côtes du Nord cent quarante-trois, sur trente-six pharmacies légales, et, cependant, à Rome même, les pharmacies religieuses ont été défendues.

Des recherches qui sont particulières à M. Chevalier, il résulte que la vente par des personnes étrangères à la pharmacie s'élève à plus de 720,000 fr. pour la France, et qu'elle enlève à chaque pharmacien, en en comptant 6,560, une recette de 11,176 francs par an.

On conçoit donc, après ces exemples et après l'exposé des devoirs incombant à la pharmacie française, qu'il importe aussi de rappeler ses droits.

XXVIII. — Une lettre de remercîments fut votée, à Reims, à l'adresse de M. Dupin aîné, ministre de la justice, qui avait le mieux reconnu ces mêmes droits.

Une commission du Congrès de Toulouse, chargée de présenter à M. le conseiller d'Etat, M. Duvergier, un premier rapport sur les questions pharmaceutiques, fut très-bien accueillie, mais invitée par Son Excellence à rédiger un mémoire sur les deux questions les plus importantes pour la profession, savoir : 1° sur l'exercice illégal de la pharmacie ; 2° sur le libre exercice de la pharmacie.

Ce travail remarquable, adressé à Son Excellence M. le ministre de l'agriculture et du commerce, a été lu et approuvé au *Congrès de Strasbourg*, 1864. Il a trait notamment à l'exercice illégal par les congrégations, vétérinaires, herboristes, marchands de remèdes, etc., auxquels il importe de ne pas laisser le maniement libre des substances toxiques et de leurs composés de plus en plus nombreux. Il a trait aussi à la vente des spécialités pharmaceutiques et à leurs annonces constituant consultation médicale, etc.

Leur profession, inutile d'abord, le nombre des pharmacies étant plus que suffisant, est regardée, d'autre part, comme non viable, sans incursion dans notre domaine. Il est demandé :

67. — Que soient supprimés le diplôme et la profession d'herboriste au détail, comme inutile, et constituant même un danger permanent pour la sécurité publique ; le commerce de l'herboristerie en gros pouvant se faire sans diplôme. (*Disp. lég., Reims*, 1861).

68. — A l'avenir, il ne sera plus délivré de certificats d'herboriste. Il sera annexé au Codex une liste nominative des plantes médicinales indigènes, vertes ou sèches, dont la vente sera libre.

69. — Il sera également dressé par l'administration, sur l'avis des écoles de pharmacie, un état nominatif de certaines substances ou préparations inscrites au Codex, qui étant, à certains égards, sorties de la classe des médicaments proprement dits, pourraient être vendues librement par d'autres personnes que les pharmaciens. (*Cong. de Paris*, 1867).

En raison des abus résultant de la vente tolérée là où il n'y a pas d'officine ouverte, il est arrêté :

70. — Que les vétérinaires soient assimilés aux médecins, en ce sens que, ainsi que ces derniers, ils ne puissent délivrer de médicaments qu'à des clients distants au moins de huit kilomètres d'une pharmacie.

71. — Les vétérinaires, munis d'un diplôme et domiciliés dans les villages, bourgs ou communes où il n'y aura pas de pharmacien exerçant, pourront vendre des médicaments d'urgence pour le traitement des animaux, exclusivement dans les

villages, bourgs ou communes où il n'y aura pas de pharmacien ayant officine ouverte et éloignés de huit kilomètres au moins d'une officine.

72. — Les préparations officinales que tiendront chez eux les docteurs-médecins, officiers de santé et vétérinaires, dans les circonstances ci-dessus déterminées, doivent porter l'étiquette du pharmacien qui les aura fournies. Ces médicaments seront soumis aux mêmes inspections que les médicaments tenus par les pharmaciens eux-mêmes. (*Cong. de Paris*, 1867).

73. — Les épiciers et droguistes ne pourront vendre aucune composition ou préparation pharmaceutique pour l'usage interne ou externe ; ils devront se borner à faire le commerce en gros des drogues simples, sans pouvoir les débiter aux doses médicinales. (*Cong. de Paris*, 1867).

74. — Les communautés religieuses, les hôpitaux, les hospices et autres établissements de l'assistance publique, les compagnies industrielles et commerciales ne pourront avoir de pharmacie que pour leur usage particulier et intérieur. Chacune de ces pharmacies devra être tenue par un pharmacien légalement reçu, résidant dans l'établissement ou dans la commune ; ces établissements ne pourront vendre au dehors aucun médicament simple ou composé, si ce n'est aux indigents inscrits et sur une prescription légale.

75. — La préparation et la fourniture des médicaments nécessaires aux indigents traités par les bureaux de bienfaisance, les dispensaires et les institutions de bienfaisance seront faites par tous les pharmaciens indistinctement, et d'après un tarif établi par la Chambre syndicale et accepté par l'autorité. (*Cong. de Paris*, 1867).

La décision ci-après est la plus nécessaire, et, par conséquent, la plus importante, car elle touche à une protection aussi contraire à la loi qu'inintelligente au double point de vue financier et humanitaire :

76. — Retirer au préfet le droit d'autoriser les hôpitaux à vendre des médicaments, faculté contraire aux ordonnances, décrets et arrêtés interdisant aux hospices le trafic pharmaceutique. (*Cong de Strasbourg*, 1864).

Le cumul de la médecine et de la pharmacie considéré comme

immoral, comme préjudiciable à la santé publique, il a été demandé :

77. — Que, sauf l'exception inscrite dans la loi en faveur des populations rurales dépourvues de pharmaciens, et sous la réserve de la distance de huit kilomètres de toute officine, apportée à cette exception par le Congrès de Bordeaux, l'interdiction du cumul des deux professions par la même personne sera sanctionnée par une pénalité de..... également applicable à l'exercice des deux professions par deux personnes, sous forme de compérage médical.

78. — Le même Congrès, déclarant ainsi formellement interdit l'exercice simulané de la médecine et de la pharmacie, a émis un vœu spécial à ce sujet, savoir :

Application de peines sévères, rappel des considérants donnés par M. Dupin. (*Cong. de Poitiers.*)

79. — L'exercice simultané de la médecine et de la pharmacie est interdit, sauf l'exception indiquée à l'article suivant, même aux personnes qui seraient pourvues des diplômes de médecin et de pharmacien.

80. — Les médecins, officiers de santé, établis dans les bourgs, villages ou communes où il n'y aurait pas de pharmacie, ayant officine ouverte, pourront, nonobstant les articles ci-dessus, fournir des médicaments aux personnes auxquelles ils donneront des soins, lorsque ces personnes seront domiciliées dans les bourgs, villages ou communes où il n'y aurait pas de pharmatien ayant officine ouverte, et éloignés de 10 kilomètres au moins, mais sans avoir le droit de préparer ces médicaments.

81. — Toute association entre un médecin, chirurgien, officier de santé ou vétérinaire, ayant pour objet l'exercice de la pharmacie et un pharmacien, est interdite. Tous faits de collusion ou de compérage médical entre ces mêmes personnes sont également défendus. (*Cong. de Paris*, 1867.)

Sur cette question : l'association d'un pharmacien avec un étranger pour l'exploitation d'une officine est-elle permise ; et alors quels dangers ? Est-elle défendue ; et alors pourquoi cette exception au droit commun ? Il a été statué :

82. — Que, pour l'exploitation d'une officine, l'association d'un pharmacien avec un étranger à la profession, jugée par ses conséquences, est reconnue dangereuse pour la profession et menaçante pour la sécurité publique ;

Qu'une telle association, en effet, basée sur les principes du droit commun des sociétés commerciales, doit être formellement défendue, parce que ces derniers impliquent la copropriété, et, dans une certaine mesure, la cogérance, et qu'elle n'est qu'une forme déguisée de l'industrie du prête-nom, en contradiction avec l'esprit et la lettre de la loi spéciale de germinal an XI, de l'ordonnance non abrogée de 1777, et de la décision récente de la Cour de cassation de 1859 et 1860. (*Cong. du Mans*, 1851.)

83. — L'association en nom collectif d'un pharmacien avec une ou plusieurs personnes non pourvue de diplôme est interdite.

84. — L'association d'un pharmacien avec des individus non pharmaciens, en vue d'exploiter une pharmacie, ne peut avoir lieu que par voie de commandite de la part de ces derniers.

85. — En conséquence de ces dispositions, il ne pourra pas être inscrit sur l'officine et sur les étiquettes d'une pharmacie d'autre nom avec le sien que celui d'un associé pharmacien. (*Cong. de Paris*, 1867,)

Considérant que le prête-nom ou prête-diplôme n'est le plus souvent que l'image d'une fiction couvrant un exercice interlope dangereux pour la société, et contraire, du reste, à l'esprit de la loi, on vote :

86. — La suppression complète des prête-noms. (*Disp. lég., Cong. de Bordeaux*, 1859.)

87. — L'exercice de la pharmacie à l'aide d'un prête-nom est formellement interdit. (*Disp. lég., Cong. de Paris*, 1867.)

XXIX. — Observations pratiques : « *Poursuivre non le prête-nom diplômé, mais le bénéficiant propriétaire.* »

88. — Les pharmaciens ne pourront vendre ni débiter aucuns remèdes secrets.

89. — Sont considérés comme remèdes secrets :

Tous médicaments simples non dénommés ou désignés sous des noms supposés, augmentés ou altérés ;

Tous médicaments composés, non formulés au Codex français ou dans les pharmacies légales étrangères, ou non autorisés par le gouvernement, sur l'avis préalable de l'Académie de médecine, ou non préparés, pour chaque cas particulier, d'après la prescription d'une personne ayant qualité légale pour prescrire. (*Cong. de Paris*, 1867.)

90. — Que la vente des remèdes secrets et des spécialités, et l'annonce des médicaments dans les journaux, soient sévèrement interdites. (*Cong. international, Paris*, 1867.)

91. — Les médicaments ou remèdes secrets ne sont pas susceptibles d'être brevetés. (*Cong. des Sociétés, Paris*, 1867.)

92. — Tout débit, toute distribution de drogues ou préparations médicamenteuses sur des théâtres ou étalages dans les places publiques, foires, marchés, toute annonce dans les journaux, toute affiche imprimée, tout prospectus contenant soit l'indication d'un médicament, soit celle d'un traitement médical, soit des avis offrant les caractères d'une consultation médicale, sont sévèrement prohibés. (*Cong. de Paris*, 1867.)

Sur la question qui nous divise le plus, car les uns considèrent la spécialité comme un moyen de rédemption, les autres comme une plaie, et une plaie de mauvaise nature ; la France pharmaceutique consultée sur ces deux questions, savoir :

Les spécialités sont-elles utiles aux intérêts et à la dignité de la pharmacie ?

Sont-elles favorables à la santé publique ?

Il a été répondu par le suffrage universel, soit par 2,000 NON, et 57 voix contraires. (*Commissions de Poitiers et de Toulouse au Congrès de Rennes*, 1867.)

Le Congrès, convaincu que ni la science, ni l'intérêt public n'ont rien à gagner à la spécialisation des remèdes secrets ou de ceux qui sont inscrits au Codex, émet les vœux suivants :

93. — Que l'inventeur de tout remède ou perfectionnement pratique sera tenu de les soumettre à une Commission spéciale officielle, composée de médecins et de pharmaciens. Si cette Commission fait un rapport favorable, le gouvernement

récompensera l'inventeur, et publiera immédiatement son procédé.

94. — Aucune réclame, affiche, circulaire ou prospectus autre que la publication officielle, ne pourra servir à faire connaître un médicament et à en annoncer la vente.

95. — Que, vu la responsabilité du pharmacien et l'intérêt de la santé publique qu'il importe de sauvegarder, il ne puisse être délivré aucun médicament que sous la garantie de l'étiquette du pharmacien détaillant. (*Disp. lég., Congrès de Toulouse*, 1863.)

Les spécialités n'ont qu'une existence fictive. (*Malapert.*)

Ou la protection par la loi, qui reconnaît que notre profession n'est pas libre, tel est le vœu principal des congrès ; ou la liberté, qui ne saurait donner à la société des garanties suffisantes, telle a été aussi, il est vrai, la prétention d'une minorité. Pour nous, en fait, c'est-à-dire dans la pratique journalière, la loi est violée, et l'esclavage reste.

Mais, au cri d'affranchissement poussé par ceux que gêne plus particulièrement la loi, il a été répondu par un cri d'alarme.

Sont repoussés, en conséquence :

96. — 1° La liberté absolue, c'est-à-dire le droit à chaque g norant de vendre des médicaments ; 2° la liberté, sous le couvert du diplôme, de faire débiter des médicaments spécialisés par des individus étrangers à la profession. Dans les deux cas, cette liberté dégénérerait en licence et mettrait en danger la santé publique. (*Cong. de Strasbourg*, 1864.)

Mêmes questions ainsi posées devant le Congrès international :

96 *bis*. — Comment les intérêts pulics, auxquels la pharmacie doit satisfaire, seront-ils le mieux servis ?

1° Par la liberté illimitée ? NON, à l'unanimité ;

2° Par la liberté, sous la seule garantie du diplôme, et sous la responsabilité personnelle du pharmacien régie par le droit commun ? NON. (Par 15 voix contre 1, celle des Etats-Unis.)

3° Par une sage réglementation destinée, d'une part, à

assurer la satisfaction légitime des intérêts publics, et de l'autre, à défendre les justes droits que le pharmacien tient des exigences qui lui sont imposées ? OUI. (*Congrès international*, 1867.)

Je termine en ajoutant, et c'est là mon résumé en deux propositions :

1° LIBERTÉ plus grande dans *l'enseignement*, mais avec extension et coordination de ce dernier, parce que cette liberté éclairée doit profiter à l'enseignement;

2° RÉGLEMENTATION équitable, mais protectrice et sévère *dans la pratique*, parce que seule elle peut donner la somme de garanties nécessaires.

En définitive, j'ai rassemblé les vœux émis par les congrès annuels et récents de la pharmacie française, en exprimant succinctement les réglementations ou code professionnel et les dispositions légales qui ont été formulées au cours des treize sessions, bien remplies.

Je l'ai fait, pour ainsi dire, sans commentaires, en faisant même le sacrifice de quelques vues personnelles, car le texte de leurs propositions et délibérations éclairées, même résumées par des considérants, composerait tout un livre et ne pourrait trouver sa place dans ce recueil, simple exposé de la base de notre constitution proposée.

L'esprit, du reste, élevé et pratique, honnête et juste de cette dernière, s'en dégage suffisamment pour porter la conviction dans l'intelligence de nos juges.

Maintenant à chacun son œuvre :

A tous nos confrères, de lui rester fidèle;

A nos députés de France, le soin de le faire prévaloir;

Aux légistes, la charge de le coordonner;

Au gouvernement, le mérite de le bien accueillir et le devoir de le faire respecter.

**Vœux soumis à l'examen et recommandés à la sollicitude
du Gouvernement par le Congrès médical de France
(IVᵉ session), tenu à Lyon en septembre 1872 :**

1° Vaccination. — Le Congrès, tenant compte des notions positives acquises depuis longtemps sur la variole et la vaccine, considérant l'utilité incontestable de la vaccination et les dangers que crée autour de lui un varioleux ; après avoir entendu et discuté plusieurs mémoires importants sur cette matière, émet les vœux suivants pour qu'ils soient envoyés aux autorités législatives :

« a] La vaccination et la revaccination sont deux mesures qu'il faut absolument rendre *obligatoires*.

« Un règlement d'administration établirait les moyens de rendre ces mesures obligatoires et les sanctions qu'entraînerait le manque à cette obligation.

« b] Pour obtenir du vaccin tout l'effet dont il est capable, il faut le cultiver avec soin. Dans ce but et pour faire et surveiller les vaccinations et revaccinations, un comité de vaccine spécial devrait être créé dans tout département, et assez largement doté pour qu'il pût facilement subvenir aux différentes dépenses de ce service.

Un règlement d'administration établirait le mode de nomination de médecins et vétérinaires qui feraient partie de ces comités, les devoirs qui leur incomberaient, la rémunération dont l'État leur serait redevable, et la manière dont fonctionnerait ce service. »

2° « Mortalité des enfants. — En présence de la mortalité terrible qui frappe les enfants trouvés et les enfants placés en nourrice loin de leur famille, le Congrès émet le vœu qu'une loi sur cette matière soit portée d'urgence devant l'Assemblée nationale ; que, dans la nomination aux places d'inspecteurs des enfants assistés, il soit fait dorénavant une plus large part à l'élément médical. »

3° « CONDITIONS D'EXERCICE POUR LES MÉDECINS ÉTRANGERS. — Le Congrès émet le vœu que, pour exercer en France et en Algérie, les médecins étrangers soient astreints à passer, devant les Écoles ou les Facultés françaises, les mêmes examens que ceux que l'on exige des médecins français, et que, à l'avenir, le droit d'exercice en France ne puisse plus, comme cela a été fait trop souvent, être accordé par simple faveur ministérielle. »

4° « TOLÉRANCE ACCORDÉE EN ALGÉRIE AUX INDIGÈNES POUR L'EXERCICE DE LA MÉDECINE. — Le Congrès demande l'abrogation de l'art. 2 du décret du 12 juillet 1851, qui régit l'exercice de la médecine en Algérie, et d'après lequel les indigènes, Musulmans ou Juifs, sont autorisés, par dérogation à la loi du 19 ventôse an XI, à pratiquer sans diplôme la médecine sur les indigènes. »

5° « ORGANISATION DE L'ENSEIGNEMENT MÉDICAL. — Le Congrès émet le vœu que l'enseignement de la médecine en France soit absolument libre, et que l'État ait seul le droit de collation des grades. »

6° « EXERCICE ILLÉGAL DE LA MÉDECINE. — En présence de la crédulité publique abusée et exploitée par l'exercice illégal de la médecine ;

« En présence du préjudice réel dont la population souffre, par suite de cet abus, dans sa santé et ses intérêts pécuniaires ;

« En présence des droits chèrement achetés, formellement garantis, et ouvertement violés des membres du corps médical ;

Vu l'insuffisance avérée de la législation qui régit l'exercice illégal,

« Le Congrès émet le vœu :

« Que le Gouvernement assure une répression efficace de l'exercice illégal de la médecine par la promulgation d'une loi qui applique la qualification de *délit* aux faits qui le constituent, faits qui, jusqu'à présent qualifiés de *contravention*, ne sont poursuivis et punissables que comme tels. »

7° « INSPECTION DES EAUX MINÉRALES. — Le Congrès s'associe aux vœux pour la suppression de l'inspection médicale des eaux minérales, émis par les conseils généraux de l'Allier, des Deux-Sèvres, des Hautes-Pyrénées, etc., des municipalités de Luchon, de Bourbon-Lancy, Aix-les-Bains, Annecy, Chambéry, Rumilly, et des corps médicaux de Lyon, Saint-Étienne, Bigorre, Baréges, Bourbonne, Cauterets, Luxeuil, Vichy, etc., des associations médicales des deux Savoies, de l'Isère, du Rhône, de la Côte-d'Or, de l'Orne, de la Haute-Garonne, des Hautes-Pyrénées. »

8° « ENSEIGNEMENT ET EXERCICE DE LA PHARMACIE. — Le Congrès réclame :

« La liberté et l'élévation de l'enseignement pharmaceutique, avec un seul ordre de pharmaciens et collation d'un grade unique par l'État.

« Une réglementation équitable, protectrice, mais sévère de l'exercice illégal de la pharmacie.

« Pour la fixation des conditions d'étude, et pour la réglementation des autres questions, le Congrès s'en réfère aux propositions émises, aux vœux formulés par les Sociétés de pharmacie, réunies en Congrès, de 1857 à 1870. »

MÉMOIRES

LUS AU CONGRÈS EN DEHORS DU PROGRAMME

I.

DE L'ACTION COMPARATIVE DE L'ALCOOL ET DE L'ABSINTHE CHEZ L'HOMME ET CHEZ LES ANIMAUX ;

Par M. MAGNAN, médecin de l'asile Sainte-Anne.

Lorsqu'on examine un certain nombre de malades atteints d'alcoolisme aigu, on voit survenir chez quelques-uns d'entre eux des accidents convulsifs que rien dans les symptômes ne permettait de prévoir. L'individu, en effet, perd subitement connaissance, tombe tout à coup, la face pâlit, les membres se raidissent, les muscles du tronc et du cou se contractent, la tête se dévie légèrement. A ce stade de convulsions toniques succèdent bientôt des convulsions cloniques, des secousses dans les bras et les jambes avec des grimaces de la face, des convulsions des yeux ; une salive mousseuse, parfois sanguinolente, recouvre la bouche, les lèvres bleuissent, le visage se cyanose, la respiration devient stertoreuse, l'urine et les matières fécales s'échappent involontairement ; une hébétude plus ou moins prolongée suit la crise. C'est là, on le reconnaît, une attaque d'épilepsie.

Cette attaque se produit aussi bien au début qu'à la période d'état ou de déclin de l'accès de delirium tremens, c'est-à-dire à des phases de l'accès où le tremblement se montre très-violent ou au contraire peu marqué.

Après l'attaque, le tremblement suit sa marche habituelle, il diminue si l'accès de délire alcoolique est au déclin, il augmente au contraire si l'attaque est survenue au début de l'accès ; en d'autres termes, le tremblement, nullement influencé par la crise épileptique, suit sa marche habituelle. L'attaque n'est donc pas la plus haute expression des troubles de la motilité, ce n'est pas le degré le plus élevé de cette trémulation générale dont s'accompagne le delirium tremens ; c'est un accident d'ordre différent, surajouté aux autres troubles de la motilité, ayant une cause distincte qui, d'après les antécédents, est ordinairement l'absinthe, plus rarement le bitter, le vermouth et le vin blanc : le vin blanc de Paris, ce vin frelaté dont usent les malades qui nous occupent.

Voici, en effet, comment, dans les faits les plus simples, les phénomènes se succèdent. Un individu contracte des habitudes d'ivrognerie, il boit d'abord du vin et de l'eau-de-vie et ne tarde pas à présenter des troubles digestifs, de l'insomnie, des cauchemars ; plus tard, du tremblement et du délire avec des hallucinations qui se montrent d'abord la nuit et ensuite nuit et jour. Arrivé à ce degré d'intoxication, l'alcoolisé ajoute l'absinthe à ses libations ordinaires ; sur les accidents qui précèdent se greffent alors les crises épileptiques. Le malade entre à l'Asile, il s'améliore, guérit et sort ; il reprend bientôt ses premières habitudes, n'abusant d'abord que de vin et d'eau-de-vie ; le délire et le tremblement seuls se reproduisent ; puis l'absinthe intervient et, avec elle, les attaques apparaissent de nouveau.

Ces crises épileptiques sont, on le voit, des attaques par intoxication et non pas des attaques symptomatiques d'une fluxion congestive vers les méninges, irritant, ainsi qu'on l'a prétendu, la surface du cerveau, et provoquant les convulsions.

La connaissance de ce fait n'est pas indifférente au double point de vue clinique et thérapeutique, et peut-être aurait-on usé plus modérément de la saignée chez les malades atteints d'épilepsie dite, à tort, *alcoolique*, si l'on avait été bien pénétré de l'idée que l'attaque était due à l'action directe d'un poison jouissant de la propriété spéciale de stimuler le pouvoir excito-moteur du bulbe et de la moelle, sans l'intervention nécessaire vers le cerveau de ce raptus sanguin, plus ou moins hypothétique, auquel certains auteurs faisaient jouer le principal rôle. Ces crises d'épilepsie, de cause toxique, sont différentes des accidents épileptiformes observés dans l'alcoolisme chronique ; ceux-ci, en effet, précédés ordinairement par des maux de tête, des étourdissements, par des engourdissements dans un bras, une jambe, par des fourmillements, etc., consistent en de petites secousses dans la face, dans un membre ou les deux membres d'un même côté, rarement dans tout le corps ; ces convulsions cloniques conservent les mêmes caractères pendant toute la crise, dont la durée est des plus variables. Ce sont des accidents analogues à ceux que l'on rencontre chez les malades atteints de démence sénile, de paralysie générale, de tumeur cérébrale, en un mot, de lésions profondes des centres nerveux.

De ce qui précède, il résulte donc que l'attaque épileptique, dans l'alcoolisme aigu, est un phénomène à part, indépendant du degré du tremblement, et ayant sa cause spéciale bien déterminée.

Dans un second groupe de faits plus rares, il est vrai, on voit survenir un accès de délire, offrant tous les caractères généraux de l'alcoolisme, à savoir : des perceptions illusoires avec des hallucinations d'une mobilité extrême, de nature pénible, désagréable, aggressive, rappelant soit la profession de l'individu, soit les préoccupations dominantes du moment.

Avec ce délire caratéristique, le tremblement est presque nul, il peut même faire complètement défaut, si bien que l'accès d'alcoolisme aigu, se trouve réduit aux seuls troubles intellectuels. Des faits de ce genre ont déjà été signalés depuis plusieurs années. M. Motet en rapporte des exemples dans sa thèse de 1859, *Sur l'alcoolisme et sur les effets toxiques produits chez l'homme par la liqueur d'absinthe;* dans ces cas, les individus étaient avant tout des buveurs d'absinthe, c'est-à-dire qu'ils étaient soumis à l'action d'un poison qui, à la façon de la belladone, de la jusquiame, du datura, du haschich, n'a pas besoin pour produire le délire de préparer son terrain, comme l'alcool, ainsi que le démontre l'expérience physiologique, et qui peut, d'emblée, faire naître des hallucinations avant que l'alcool, l'autre agent actif de la liqueur d'absinthe, ait eu le temps de produire du tremblement.

Voici donc un second fait : apparition prématurée des troubles hallucinatoires, sans tremblement, que cliniquement l'on peut rapporter à la liqueur d'absinthe et auquel l'expérience physiologique viendra donner un nouvel appui.

Enfin, dans le plus grand nombre des cas, le tremblement et les troubles intellectuels marchent simultanément ou ne présentent que de légères différences dans leur évolution successive; les antécédents accusent seulement alors les abus de vin et d'eau-de-vie.

Tels sont les résultats fournis par la clinique : l'expérience physiologique viendra les corroborer.

Plusieurs substances entrent, on le sait, dans la composition de la liqueur d'absinthe, mais les seuls agents actifs sont l'alcool et l'essence d'absinthe ; les autres substances : essences de menthe, d'anis, de mélisse, d'angélique, etc., ne provoquent, en dehors d'une légère excitation, aucun phénomène morbide, jamais de délire ni de troubles de la motilité. Pour donner une idée de l'action comparative de ces deux poisons, nous allons les administrer à deux chiens en bonne santé, et je dois ajouter que ces substances agissent toujours de la même manière, dès que l'absorption a lieu, quelle que soit la voie d'introduction du poison; la seule différence réside dans le développement plus ou moins rapide des accidents, suivant que l'agent toxique est mis en présence d'une muqueuse, du tissu cellulaire ou qu'il est déposé directement dans les veines; dans ce dernier cas, on le conçoit, les phénomènes se développent très-rapidement.

Voici un premier chien, chez lequel nous avons injecté, il y a un quart d'heure, 160 grammes d'alcool (trois-six du commerce); l'animal est en ce moment dans un état de complète résolution ; soulevé, il retombe comme une masse inerte, on peut impunément presser, déchirer la queue, les pattes, les oreilles ; sa respiration est large, facile, il exhale une odeur prononcée d'alcool, il laisse échapper ses matières fécales et ne tarde pas à dormir profondément, dès qu'on cesse de l'exciter. L'animal va rester plongé pendant huit à dix heures dans le sommeil comateux, et n'éprouvera probablement pas d'autres accidents, si l'on a la précaution de le mettre à l'abri du froid ; dans le cas contraire, une broncho-pneumonie est imminente.

Sur ce deuxième chien, nous injectons 0 gramme 20 centigrammes d'essence d'absinthe dans la veine fémorale, et vous voyez, au bout d'une minute, se produire une attaque épileptique, avec raideur des pattes et du tronc, extension de la tête, opisthotonos, puis convulsions cloniques, claquement des mâchoires, bave sanguinolente aux lèvres, convulsions des yeux et émission brusque d'urine. Trois attaques se produisent successivement, laissant entre elles un intervalle d'une minute environ.

Ces deux expériences viennent de nous donner les principaux caractères différentiels, entre l'action de l'alcool et de l'essence d'absinthe ; complétons maintenant cette étude.

Quelques minutes après l'administration de l'alcool, il survient de l'excitation, l'animal saute, jappe, court en tous sens ; puis il titube et devient hébété ; ses pattes, surtout les postérieures, s'entre-croisent, se dérobent sous lui. La paralysie du tronc postérieur gagne bientôt les parties antérieures du corps ; l'animal tombe dans la résolution et le sommeil comateux. Soulevé, il s'affaisse comme une masse inerte, tout ressort étant anéanti. La sensibilité est abolie et ne peut être réveillée dans les cas d'intoxication complète, par les excitations les plus vives. La température centrale s'abaisse de 1 à 3 ou 4 degrés et même davantage.

Ces accidents se reproduisent chez le même animal, toutes les fois qu'on le soumet à l'action de l'alcool, et pendant dix à douze jours on ne voit pas survenir de symptômes nouveaux, pas de changements dans les allures, pas d'illusions ni d'hallucinations ; on n'observe pas non plus d'attaques épileptiques ou épileptiformes. Mais si l'on continue à administrer une dose quotidienne d'alcool, suffisante pour amener l'ivresse, on remarque chez le chien, dès le quinzième jour, une susceptibilité nerveuse toute particulière. L'animal est inquiet, triste ; il écoute, le moindre bruit le fait tressaillir. Quand la porte s'ouvre, pris de frayeur, il court se blottir vers le coin le plus obscur de la salle ; il ne répond plus aux caresses, s'éloigne, cherche à mordre dès qu'on veut le saisir et pousse des cris aigus à la seule menace de coups.

Cette disposition craintive augmente chaque jour et, dès la fin du premier mois, des illusions et des hallucinations venant s'y ajouter, elle se transforme en véritable délire. Au milieu de la nuit, il pousse des gémissements plaintifs, ou bien, tout étant calme, il se met à aboyer, élevant et multipliant les cris, comme à l'approche d'un ennemi ; la voix, l'appel ne peuvent le rassurer, il faut intervenir avec la lumière. Enfin, pendant le jour, il grogne sans motifs, puis, se croyant poursuivi, il crie, court effaré dans tous les sens, la tête tournée en arrière et mordant dans le vide. Dans quelques circonstances, les hallucinations et le délire sont cause d'accidents mortels, l'animal, en fuyant, peut se précipiter par une fenêtre ou l'escalier, — absolument comme l'alcoolique.

Avec ces troubles intellectuels, on voit, dès le second mois, apparaître un tremblement qui, d'abord localisé dans les pattes, se généralise peu à peu en gagnant les muscles du tronc. Ce tremblement persiste quelquefois douze heures dans la journée, et suit l'ingestion de chaque nouvelle dose d'alcool ; il offre un type rhythmique, à oscillations courtes et assez rapides, d'intensité variable, s'arrêtant par instants, compliqué, en outre, de temps à autre, de frémissements dans de petits groupes isolés de muscles. Dans aucun cas, on n'observe d'attaques épileptiques.

Ces phénomènes sont, on le sait, très-différents de ceux que produit l'essence d'absinthe. A faible dose, en effet, cette dernière subtance détermine un frémissement musculaire plus ou moins marqué, de petites secousses brusques, saccadées, semblables à des décharges électriques, se répétant une ou plusieurs fois dans les muscles du cou, et donnant lieu à des mouvements rapides et très-limités de la tête, qui se porte en haut et en arrière ; les contractions gagnent successivement les muscles des épaules, du dos, et provoquent alors des secousses brusques, plus fortes, soulevant sur place et par saccades la partie antérieure du corps ; l'animal se blottit, se ramasse sur lui-même et semble résister de toutes ses forces contre ces puissantes décharges.

Ce n'est pas tout : dans quelques circonstances, on voit

survenir un phénomène très-intéressant. L'animal s'arrête tout à coup, la tête basse, le regard morne, la queue abaissée, il conserve cette attitude pendant trente secondes à deux minutes, puis il reprend spontanément ses allures habituelles. C'est là un état vertigineux qui ne manque pas d'analogie avec le petit mal ou *absence* de l'épileptique.

L'action de l'essence d'absinthe à haute dose est différente, ou mieux, c'est un degré de plus dans l'intensité des phénomènes. Après des prodromes analogues aux accidents dont nous venons de parler, ou bien brusquement et plus ou moins vite, suivant la voie d'introduction du poison, des attaques surviennent; l'animal tombe tout à coup, avec du trismus, des convulsions toniques prédominant quelquefois d'un côté du corps et amenant une courbure en arc, avec soulèvement de la tête et du tronc postérieur sur l'un des côtés, ou bien une flexion très-accusée en avant ou une extension forcée en arrière. A ces convulsions toniques succèdent, au bout de quelques secondes, des convulsions cloniques avec claquement des mâchoires, qui s'entrechoquent ou bien se rapprochent convulsivement sans arriver au contact; les lèvres se recouvrent d'une écume quelquefois sanguinolente; de profondes morsures déchirent la langue, la respiration devient stertoreuse et il se produit des évacuations d'urine, de matières fécales et même de sperme dans quelques cas. L'attaque finie, l'animal conserve passagèrement un peu d'hébétude.

L'action de l'essence d'absinthe ne se traduit pas seulement par une stimulation du pouvoir excito-moteur des centres nerveux, elle se manifeste encore par des troubles intellectuels, et à l'inverse de l'alcool, cette substance provoque le délire du premier coup, sans préparation préalable chez un animal indemne jusque là de tout accident. Voici ce que l'on obtient dans quelques cas, chez le chien, demi-heure ou trois quarts d'heure après l'injection, dans l'estomac, de 4 à 8 grammes d'essence d'absinthe. Dans l'intervalle de deux attaques épileptiques et quelquefois avant les accidents convulsifs ou même sans convulsions, l'animal est pris d'un accès de délire. Tout à coup, il se dresse sur les pattes, le poil hérissé, l'aspect effaré, les yeux injectés et brillants, fixant une place déterminée, où rien d'apparent n'attire le regard ; il aboie avec fureur, avance et recule comme devant un ennemi ; la gueule ouverte, il projette brusquement la tête, serre aussitôt les mâchoires et secoue latéralement, comme s'il voulait déchirer une proie. Peu à peu il se calme, grogne encore quelques instants et finit par se rassurer. L'indépendance, entre l'action de la moelle et du cerveau est ici évidente, puisque le délire survient quand les phénomènes convulsifs ont cessé, et réciproquement.

Des expériences sur des pigeons, des cochons d'Inde, de jeunes chats et de jeunes chiens mettent hors de cause l'influence des hémisphères dans la production des attaques. L'ablation des lobes cérébraux, chez ces animaux, n'empêche pas les injections d'essence d'absinthe, dans le tissu cellulaire ou dans les veines, d'amener des secousses et des attaques, dans lesquelles, après le stade de convulsions toniques se montre le stade de convulsions cloniques dans tout le corps, comme sur les animaux pourvus de leur système nerveux complet. Chez les oiseaux, selon que l'opisthotonos ou l'emprosthotonos prédomine, on voit survenir un mouvement de rotation très-singulier en arrière ou en avant, les ailes étendues servent en quelque sorte d'axe ou de pivot, autour duquel tourne le corps.

Poussant plus loin l'analyse, on peut, dans l'attaque complète d'épilepsie, faire la part du bulbe, faire aussi la part de la moelle Voici, en effet, ce que l'on observe chez le chien, après la section de la moelle au-dessous du bulbe, la vie étant entretenue par la respiration artificielle. Quelques secondes ou une minute après une injection intra-veineuse d'essence d'absinthe, on voit se produire du trismus, les autres muscles de la face se contractent, bientôt après les mâchoires s'entrechoquent, le pourtour du museau devient grimaçant, les globes oculaires et les paupières participent aux convulsions, un peu d'écume apparaît aux lèvres, puis tout s'arrête. Au bout d'une ou deux minutes, avec et quelquefois sans nouvelle injection intra-veineuse, on voit les quatre pattes se raidir (la face restant au repos), les muscles du tronc se contracter, le train postérieur, légèrement soulevé, quitter la surface de la gouttière ; bientôt après apparaissent des convulsions cloniques, avec des évacuations de gaz, d'urine ou de matières fécales ; puis tout s'arrête.

Dans quelques cas, une nouvelle attaque se produit dans les pattes et le tronc, la face restant immobile, ou bien encore on observe une attaque dans la tête, avec convulsions toniques et cloniques. Ce sont là deux attaques épileptiques, l'une bulbaire, l'autre spinale, dans lesquelles la succession des phénomènes se fait régulièrement ; d'abord se montrent les convulsions toniques, puis les convulsions cloniques.

Tout l'axe cérébro-spinal est influencé par le poison, et chaque partie réagissant à sa façon, le cerveau produit le délire, le bulbe l'attaque céphalique et la moelle l'attaque convulsive dans le reste du corps.

II.

DÉMONSTRATION EXPÉRIMENTALE DE L'ACTION DES BOISSONS DITES SPIRITUEUSES SUR LE FOIE ;

Par M. le docteur PUPIER.

L'alcoolisme était jusqu'à ces derniers temps l'interprétation univoque pour la nocuité de toutes les boissons spiritueuses.

Il fallait distinguer expérimentalement pour apprendre que des lésions diverses correspondent, dans l'organisme, à l'emploi poursuivi de liqueurs différentes.

Dès la fin de 1868 nous avons cherché les altérations viscérales, plus particulièrement celles produites sur le foie des poulets, par les vins, l'absinthe pris à dose prolongée, par les mêmes liquides et par l'alcool chez le lapin.

Les résultats de ces expériences ont été communiqués à l'Institut, le 27 mai 1872, par le professeur Cl. Bernard.

Nous les rappellerons devant vous.

Nous avons étudié sur des poulets et des lapins les effets de l'usage prolongé de l'absinthe, du vin rouge, du vin blanc et de l'alcool ; nous avons obtenu certaines lésions du foie qu'on observe chez les hommes.

Dans une première série, expériences de tâtonnement qui remontent à décembre 1868, nous avons soumis huit poulets (espèce bressane), âgés de six mois environ, au régime de l'absinthe, du vin rouge et du vin blanc. Ces différents liquides étaient pris spontanément depuis deux mois et demi, lorsque nous constatons une hypertrophie considérable de la crête, seulement chez les sujets abreuvés au vin rouge et blanc. Les papilles vasculaires sont tuméfiées au point de recouvrir les yeux des animaux.

En les tuant vers cette date, nous ne trouvons aucune lésion organique bien marquée ; à la coupe des crêtes la rougeur ne persiste pas au-delà des bords, le tissu est, comme à l'état normal, d'un blanc laiteux, sans trace de matière amyloïde. Conservés depuis trois ans dans l'alcool, ces organes accusent malgré la rétraction due à ce liquide, un développement remarquable.

Dans une deuxième série (décembre 1869) nous prenons neuf poulets, espèce rustique de la Haute-Savoie, âgés de 6 mois, ils sont également soumis à l'absinthe, au vin rouge, blanc et à l'eau ordinaire comme terme de comparaison.

Leur régime solide consiste en maïs, blé noir, rarement en pain détrempé ou panade ; ils sont dans une cage assez vaste, exposés à une lumière suffisante, dans de bonnes conditions hygiéniques.

Après quatre mois et demi, un certain nombre de ces animaux est sacrifié et présente des résultats consignés plus loin ; les autres, gardés jusqu'au 20 septembre 1869, auront subi une expérience de dix mois.

Ces derniers ont eu à supporter un été très-chaud. Le poulet à l'absinthe présentait une maigreur extrême, sa plume terne était cassée, pendante ; la lame supérieure du bec dépassait l'inférieure de 2 centimètres 1/2; l'ergot offrait deux fois le volume d'un crayon ordinaire et mesurait 4 centimètres 1/2 de longueur ; il est mort dans une réduction squelettique, pourtant il a bu l'absinthe jusqu'au dernier jour.

Le poulet au vin rouge n'a jamais été vigoureux, la crainte de le perdre l'a fait sacrifier un mois plus tôt.

Les poulets au vin blanc et à l'eau n'ont rien présenté de particulier.

Notre troisième série d'expériences a trait au lapin.

Vers le 10 janvier 1872 cinq animaux de cette espèce, âgés de sept mois environ, sont soumis au régime de l'absinthe, du vin rouge, du vin blanc et de l'alcool absolu. Le dernier, gardé comme terme de comparaison, suit un régime naturel.

Les aliments solides, uniformes pour tous, consistent en légumes herbacés, en débris de pommes de terre et de fruits. Les doses approximatives de boisson quotidienne consommée équivalent à 6 centimètres cubes d'absinthe, à 12,14 centimètres de vin pour les poulets, à 8 d'alcool et d'absinthe chez le lapin à 30 et 40 centimètres cubes de vin.

Au bout de cinq jours, les lapins à l'absinthe et à l'alcool meurent, ils sont remplacés par deux autres qui sont poussés : celui de l'absinthe à trente-six jours, celui de l'alcool à cinquante-deux jours ; les autres sont sacrifiés le 5 avril, après environ trois mois d'expériences.

Pendant la vie point de phénomène particulier à noter.

Les lésions les plus caractéristiques appartiennent à la deuxième série ; nous les aurons exclusivement en vue.

L'examen anatomique, fait en commun avec le docteur Léon Tripier, nous a permis de constater les résultats suivants :

Chez le *poulet à l'absinthe*, émaciation extrême, muscles atrophiés, réduits en quelque sorte à leur gaîne fibreuse, le foie est dur et résistant et paraît sensiblement réduit de volume, inégalités sur ses deux faces, nombreuses dépressions blanchâtres, les parties intermédiaires saillantes sont d'un rouge brun.

Au microscope : hyperplasie conjonctive diffuse, mais occupant particulièrement les ramifications de la veine-porte et la périphérie des lobules. Dans les points les plus malades, les cellules hépatiques ont complètement disparu pour être remplacées par de véritables plaques fibreuses.

Chez le *poulet au vin rouge*, le panicule graisseux persiste, mais les muscles sont pâles, décolorés, le foie, d'une couleur jaune clair, est mou, pâteux, garde l'impression du doigt ; à la coupe il huile la lame du scapel.

Sous le microscope, les cellules hépatiques paraissent agrandies et plus rondes qu'à l'état normal ; elles sont remplies de fines goutelettes de graisse ou de grosses gouttes qui forment, dans certains endroits, de véritables taches d'huile. L'infiltration est surtout marquée à la périphérie des lobules, les vaisseaux sont vides et leurs parois revenues sur elles-mêmes.

Chez le *poulet au vin blanc*, pas d'altération notable, soit du côté du tissu graisseux sous-cutané, soit du côté des muscles.

Le foie reste encore assez coloré, mais ratatiné à sa face inférieure et au niveau des bords, particulièrement sur des coupes histologiques ; ce qui frappe c'est la dilatation vasculaire (partie centrale des lobules), de plus, l'atrophie des cellules hépatiques, dont la masse est isolée et paraît comme libre au milieu des mailles du réseau capillaire ; les parois de ce dernier sont manifestement épaissies et présentent en certains points un grand nombre de noyaux.

Chez les *poulets de la première série* et chez *les lapins*, on trouve les mêmes différences, toutefois moins accusées.

Chez le lapin soumis au *régime de l'alcool*, pas de signe physique bien tranché. Le microscope indique seulement une dilatation vasculaire très-marquée, mais pas de différence notable du côté des cellules hépatiques comparées avec celles du lapin au régime naturel.

En résumé, l'usage prolongé des boissons dites spiritueuses, produit d'une façon absolument certaine, chez les poulets et les lapins, des lésions du côté du foie qui peuvent être exprimées ainsi :

Absinthe : hépatite interstitielle (cirrhose).

Vin rouge : foie gras, infiltration graisseuse (Frerichs).

Vin blanc : congestion du foie (variété du foie muscade).

Alcool : hypérémie.

Nos expériences sont insuffisantes pour ce dernier liquide : son intolérance chez le lapin nous a empêché d'établir son action propre et le rôle comparé qu'il joue dans les lésions produites par les autres boissons spiritueuses. Il existe en effet dans les divers liquides employés ; l'analyse chimique nous donne :

Absinthe. 80   0/0.
Vin rouge (de Beaune). 10 5
Vin blanc (de Fuissé, Mâcon) . 13 65

Des expérience ultérieures combleront cette lacune.

Tel était notre premier travail.

Nous avons cru devoir modifier en ces termes la conclusion relative à l'absinthe :

« La cirrhose entrevue n'a pas été un fait confirmé par tous « les observateurs. »

Nous en demandons pardon à M. Léon Tripier, cette concession, nous ne l'avons faite qu'à notre corps défendant, après avoir consulté les physiologistes dont il acceptait l'arbitrage. M. Vulpian, parmi eux, n'admettait pas l'hépatite interstitielle dans notre sujet abreuvé d'absinthe.

Désireux de voir se produire des contradictions, nous les avons provoquées en soumettant nos pièces à de nouveaux examens.

Nous devons à l'obligeance de M. Durande, anatomo-pathologiste très-estimé, les remarques micrographiques suivantes :

Vin rouge chez le poulet : Les cellules sont considérablement agrandies, altérées, remplies de granulations analogues à celles qu'on observe dans les ecchymoses, dans les inflammations parenchymateuses du début ; il n'est pas possible de déterminer si ce sont des cellules graisseuses, parce que les granulations fines ressemblent à du protoplasma.

Chez le lapin, l'altération est analogue, on voit peu de contour, les capillaires ne sont pas altérés, les cellules sont détruites, on ne retrouve plus les noyaux.

Interprétation. Dans le vin rouge, la dilatation des cellules peut représenter ou une irritation parenchymateuse ou un commencement de la mort des cellules.

Ce doute émis sur la cellule graisseuse doit provenir du mode de conservation de nos pièces dans l'alcool absolu ; l'inconvénient de ce procédé, dit M. Durande, est de détruire la graisse et d'épaissir la cellule d'une double membrane.

Avec le dessin d'après nature de M. Léon Tripier, il n'y a pas d'hésitation permise pour affirmer l'infiltration graisseuse.

Absinthe. Deux faits : 1º dilatation considérable des vaisseaux ; 2° état trouble de la cellule, compression, dégénérescence extrême des cellules, toujours avec dilatation des vaisseaux, que remplissent des granulations ou des globules blancs.

Interprétation. Ce serait la mort de la cellule par étouffement, par réduction du parenchyme, sous la dilatation extrême des vaisseaux, avec production considérable de globules blancs, sans production, toutefois, de tissu conjonctif.

Vin blanc. Chez le poulet, on constate dans le début une inflammation parenchymateuse, la prolifération des petites cellules, laquelle finira dans les expériences poursuivies par la dégénération complète, l'atrophie.

Interprétation : Dégénération consécutive atrophique.

Alcool. Chez le lapin, conservé dans l'acide chromique, se révèle une altération des cellules contenant 2, 3 noyaux. Il y a une activité formative de la cellule ; rien du côté du réseau ; autour des canaux biliaires on constate une abondance plus grande de noyaux, de tissu conjonctif.

La divergence de cet examen porte sur un point capital d'interprétation et motive nos réserves.

Si dans le cas de l'absinthe il n'y a pas une néoformation de tissu conjonctif nous n'aurons pas démontré d'une manière irréfutable la production de la cirrhose, puisqu'il faudrait trouver autour des acini, dans le rété, des néoplasmes quels qu'ils fussent.

La discussion s'élève à propos de globules blancs, admis comme leucocytes par les uns et comme noyaux de tissu conjonctif par les autres.

Toutefois, nous pouvons constater la différence des lésions hépatiques, suivant qu'elles procèdent de l'usage habituel de l'absinthe, du vin blanc ou du vin rouge.

L'effet direct de l'absinthe n'a pu être déterminé, celle du commerce employée renfermant 80 0/0 d'alcool.

Afin d'établir le mieux possible cette distinction, nous avons mis en expérience des poulets auxquels nous donnons la plante d'absinthe hachée, mélangée à de la panade ou de la farine de blé noir, ils ont de l'eau pour boisson. Des sujets de la même couvée sont soumis : l'un à l'absinthe alcoolique, l'autre à l'alcool, un dernier au régime ordinaire.

Le résultat que nous poursuivons sera communiqué en son temps.

Expérimentateur, nous l'avons été par circonstance pour contrôler des convictions cliniques.

Exposé à voir dans une station d'eaux alcalines affluer banalement toutes les affections hépatiques, nous voudrions préciser les questions relatives à la cirrhose, afin de détourner d'une médication que nous avons toujours jugée nuisible.

C'est dans la recherche de ses causes bien plus que dans ses symptômes qu'on doit étudier la maladie. S'il est établi que l'absinthe y conduise fatalement prise en excès chronique, combien peu voit-on de buveurs exprimer une lésion quelconque avant le jour où se déclarent les signes réactionnels sur les centres nerveux, les signes de cachexie viscérale et la dénutrition.

Les éléments étiologiques étant déterminés, il y a aurait alors profit à dresser une géographie de l'ivresse, suivant sa nature, sa région, ses habitudes, à côté de celle qui fut créée pour l'ignorance ; cette carte comporterait un enseignement utile.

III.

ÉTUDE COMPARÉE DES EAUX MINÉRALES DE LA FRANCE ET DE CELLES DE L'ALLEMAGNE.

AU POINT DE VUE DES SOURCES ÉTRANGÈRES QU'IL PEUT S'AGIR DE REMPLACER PAR DES SOURCES FRANÇAISES ;

Par M. le professeur J.-E. PÉTREQUIN.

Il est digne de remarque, et en même temps fort regrettable, que trois branches considérables des connaissances médicales, d'une importance majeure pour la thérapeutique, soient restées jusqu'ici en dehors des cadres de l'enseignement universitaire, je veux parler de l'étude de l'hydrothérapie, des bains de mer et des eaux minérales; c'est de ces dernières que nous allons nous occuper. Jamais étude ne fut plus opportune et n'aura été plus utile, puisqu'elle a pour but d'affranchir notre patrie d'un tribut que la mode et la routine lui faisaient indûment payer à l'étranger. Le même sentiment de patriotisme qui m'a inspiré ce travail viendra aussi vous soutenir pendant cette lecture. Nous voulons tous que la France apprenne à se suffire ; c'est donc pour nous un devoir de lui faire connaître le bilan de ses richesses ; le succès sera assuré si nos confrères veulent bien s'entendre pour enseigner au public, suivant les cas, de quelles immenses ressources peut disposer l'hydrologie française. — Un Congrès médical, comme celui de Lyon, doit comprendre l'ensemble des connaissances médicales : il aura le mérite, en ne négligeant aucune branche de l'art, de contribuer à répandre des notions d'une utilité de premir ordre, dont la vulgarisation n'importe pas moins à la science en général qu'au propre patriotisme des médecins français.

Aujourd'hui que pour bien des motifs les stations allemandes sont devenues inaccessibles pour nos compatriotes malades, il y a urgence de rechercher si nous pouvons avoir des sources rivales ou succédanées. Il est presque superflu d'ajouter qu'il ne saurait se mêler à cet examen aucune pensée de dénigrement ; c'est une œuvre de science et de pratique ; je ne veux pas que l'ombre d'une passion politique puisse y avoir accès. A mon sens, ce n'est pas un problème de pathologie que nous avons à résoudre, comme l'ont cru quelques auteurs qui se sont plu à discuter sur les états morbides qui sont du ressort de la médecine des eaux ; selon moi, c'est un problème d'hydrologie, que je formule en ces termes : « Une source allemande étant « donnée, peut-on la remplacer par une ou plusieurs sources « françaises ? Comment, et dans quels cas ? » Tout est là, si je ne me trompe. Il ne s'agit nullement de dresser un catalogue général de toutes les eaux minérales soit allemandes, soit françaises ; cela serait aussi fastidieux que stérile. Ce qui importe, c'est de passer en revue les stations les plus fréquentées ; les autres sont hors de cause. Je choisirai donc dans chaque classe les types principaux de l'Allemagne, et je ferai connaître à mesure les sources de la France qui peuvent leur correspondre.

§ 1.

Première classe : *Eaux minérales alcalines.*

1º Dans l'*ordre des alcalines sodiques*, nous trouvons, en première ligne, parmi les sources *thermales*, celles d'*Ems* (Nassau). Je vais, pour mieux nous en rendre compte, diviser en trois paragraphes leurs cas d'application :

1º On emploie ces eaux avec succès dans les dyspepsies, les flux diarrhéiques, les engorgements du foie et de la rate, les hémorrhoïdes, le catarrhe vésical, la gravelle rouge, les maladies chroniques de l'utérus, etc. ;

2º On les recommande dans le catarrhe chronique, la laryngite subaiguë, l'enrouement, l'asthme, certaines phthisies au début, etc. ;

3º On les reccommande aussi dans les névroses, le nervosisme, l'hystérie, les palpitations nerveuses, les spasmes, la chorée, certains tics nerveux, etc. (Voir notre *Traité des Eaux minérales*, p. 143, 474, etc.)

Je vais montrer que l'hydrologie française a amplement de quoi satisfaire à toutes ces indications. — Il suffit de faire remarquer que les sources de Vichy sont reconnues efficaces contre les états morbides du premier paragraphe, et que les eaux du Mont-Dore jouissent d'une efficacité incontestée contre ceux du deuxième. Pour ce qui est du troisième, nous avons en France une source tout à fait semblable à celle d'Ems, c'est Royat (Puy-de-Dôme); et, par suite de cette similitude de composition, non-seulement Royat convient contre les états morbides du troisième paragraphe, mais encore il réussit contre ceux du premier et du deuxième. Ce n'est pas tout : à côté de Royat, on peut citer Vic-le-Comte, Châteauneuf et surtout Saint-Nectaire.

Téplitz (Téplitz-Schonau (Bohême) va nous offrir un autre type à étudier. On conseille ces eaux dans le rhumatisme, la goutte atonique, les névralgies, la sciatique, les paralysies, les désordres de la menstruation, l'atonie du tube digestif (estomac et intestin) et du système lymphatique, etc.

Or, il est bon de remarquer qu'Osann et les hydrologues allemands ont eux-mêmes comparé Téplitz *à Plombières* et à *Néris*, qui ont, en effet, des propriétés analogues, comme nous l'avons nous-même démontré ailleurs en détail (voir notre *Traité des Eaux*, p. 50 et 66). Ces deux stations françaises ne sont pas les seules qui rivalisent avec Téplitz : il est juste de citer encore *Saint-Laurent* (Ardèche) et *Chaudes-Aigues* (Cantal), qui remplissent les mêmes indications.

Passons à *Schlangenbad* (Nassau), qui a un grand renom parmi les eaux alcalines faibles. On vante ces sources comme un type d'eau sédative, elles tempèrent la suractivité du système nerveux et de l'appareil circulatoire. On les recommande dans les névroses, l'hystérie, les douleurs de la menstruation, les dermatoses avec irritabilité de la peau, etc. (Voir notre *Traité*, p. 54).

Je dois rappeler que Plombières et Néris sont des eaux sédatives du même ordre ; et je puis ajouter ici que bien d'autres sources françaises peuvent entrer en concurrence avec Schlangenbad : ainsi *Lamalou* (Hérault), Evaux (*Creuse*) et *Avesnes* (Hérault), ont à peu près les mêmes vertus que la station allemande. Il ne faut pas oublier *Neyrac* (Ardèche), qui forme un type intéressant, trop peu utilisé ; il peut rendre les plus grands services dans le même genre.

Voilà pour les sources alcalines sodiques *thermales* ; voici maintenant pour les *non thermales*. Les plus célèbres de ce groupe sont celles de BILIN (Bohême) qu'on a au-delà du Rhin surnommé le *Vichy froid de l'Allemagne*.

Ici encore la France n'a rien à envier à l'hydrologie allemande : elle a son *Vichy froid*, et mieux que Bilin, dans les sources de *Vals* (Ardèche), dont la minéralisation différente offre le précieux avantage de graduer à volonté la médication hydro-minérale : car, depuis 1^{gr} 50 de principes fixes par litre, on y trouve tous les degrés jusqu'à 7, 8 et 9 grammes.

Parmi les sources froides de second ordre, nous rencontrons *Saltzbrunn* (Prusse), qu'on préconise dans les affections dyspeptiques liées à la pléthore abdominale, dans l'état catarrhal des voies respiratoires, et certains cas de phthisie initiale avec prédominance névropathique, etc.

Je ferai observer que Saltzbrunn sera parfaitement remplacé par les sources de Saint-Alban, plus alcalines (Saint-Alban 1^{gr} 53 alcalins, sur total 2^{gr} 60 ; Salzbrunn 0^{gr} 97 de carbonate sodique, sur total 0^{gr} 87) et aussi gazeuses ; — et si l'on avait besoin de sources plus fortes, on aurait le choix entre *Andabre*, près Camarès (Aveyron), *Bard* ou Boudes (Puy-de-Dôme), *Vic-sur-Cère*, (Cantal), etc.

2° Passons à *l'ordre des eaux alcalines calciques*. Nous n'avons guère à mentionner ici que Lippspringe (Prusse, Westphalie) et surtout Griesbach (duché de Bade), qu'on recommande dans les troubles digestifs et, en raison de leur gaz acide carbonique, dans les affections catarrhales. — Nous ferons remarquer que l'eau et le gaz des puits artésiens à *Celles* (Ardèche) remplissent les mêmes indications, comme aussi *Saint-Alban* (Loire); quant à ce qui est des désordres digestifs, les sources françaises de cet ordre jouissent d'une réputation universelle : il suffit de nommer Châteldon, Condillac, Renaison, Ussat, Foncaude, etc.

Enfin, je ne vois pas ce que l'Allemagne pourrait nous opposer dans l'ordre des eaux alcalines *calciques-magnésiennes*, où la France possède : Pougues, Contrexéville, Saint-Galmier, Vittel, Martigny, Grandrif, etc.

§ II.

Deuxième classe : *Eaux minérales salines.*

Premier ordre : Eaux salines chlorhydratées.

A. — Dans le groupe des eaux salines chlorhydratées *sodiques*, nous avons à enregistrer quatre stations allemandes de premier ordre ; Wiesbaden (Nassau), Hombourg (Hesse), Soden (Nassau) et Kreutznach (Prusse rhénane). Comment pouvons-nous les remplacer ? Peut-être plus d'un confrère aurait-il quelque embarras à répondre, même après les savants articles que la presse française a publiés sur ce sujet : cela tient sans doute à ce que nous concluons sans détails suffisants que telle eau française remplacera telle eau allemande. Les écrivains ont supposé déjà connus les deux termes de la comparaison, tandis qu'il s'agit, au contraire, d'instruire le lecteur de particularités qu'il ignore d'habitude. J'ai suivi une marche différente en m'appliquant à l'initier aux éléments même de mon travail, où je procède, non par affirmation, mais par démonstration ; de telle sorte que c'est ensemble et de concert que nous arrivons à la conclusion. — On conseille les eaux de *Wiesbaden* dans le rhumatisme chronique, la goutte atonique, certaines paralysies, les entorses anciennes, les ankyloses incomplètes, les plaies d'armes à feu lentes à guérir, enfin dans les scrofules, les obstructions abdominales, etc. Or, je ferai observer que ce sont précisément les cas où l'on recommande les sources de *Bourbonne* (Haute-Marne), qui, d'ailleurs, ont une composition chimique analogue à celles de Wiesbaden, et que Edwin Lee et C. James ont aussi, de leur côté, comparées à la station allemande.

Les maladies qu'on traite avec le plus de succès à *Hombourg* sont, d'après mon regrettable ami Stœber, les troubles digestifs caractérisés par des borborygmes, des flatuosités, une tension abdominale, la constipation ou la diarrhée, l'hypochondrie, etc. Il est digne de remarque que les eaux de *Salins* près Moutiers (Haute-Savoie) se prescrivent pour des états morbides du même genre, ou que, si on les applique dans des cas plus nombreux et plus variés, on y retrouve du moins tous ceux qui précèdent.

Quant à *Soden*, ses eaux, qui sont purgatives, sont conseillées dans les embarras de la veine-porte, les obstructions abdominales, et exercent un effet révulsif dans les congestions de la tête et de la poitrine ; elles sont encore indiquées dans les scrofules, la chlorose, les maladies utérines, etc. Je puis dire que *Balaruc* (Hérault) paraît rivaliser avec Wiesbaden et l'emporter sur Soden : on préconise ses eaux dans les mêmes indications que les deux stations allemandes.

Enfin, pour *Kreutznach*, sa principale spécialisation s'adresse aux scrofules, au lymphatisme, et aux complications que ces deux dyscrasies exercent dans les dermatoses, les rhumatismes, les affections utérines, la chlorose, etc. Or, M. Guyénot a récemment démontré que les eaux de *Salins* près de Poligny (Jura) ont les mêmes propriétés curatives et peuvent même être préférées à la station allemande, au sujet de laquelle je puis signaler une autre source rivale dans *Salies*, près de Saint-Gaudens (Haute-Garonne) : on reconnaît une grande analogie de composition dans l'analyse donnée par M. Filhol, qui insiste sur l'heureux parti qu'on pourra en tirer.

Ici viennent se placer, sur un second plan, deux stations allemandes du même ordre, mais d'une moindre puissance, *Kissengen* (Bavière) et *Baden-Baden* (duché de Bade). Connaissant leurs indications d'après ce qui précède, il me suffira de dire que *Lamotte-les-Bains* (Isère) peut parfaitement rivaliser avec Kissingen, et *Bourbon-l'Archambault* (Allier), avec Baden-Baden. On pourrait très-bien aussi remplacer cette dernière station allemande par *Baden*, Suisse (canton d'Argovie), qui a des vertus semblables. Ajoutons qu'on retrouve *en diminutif* une représentation des sources allemandes qui précédent dans celles de *Bourbon-Lancy* (Saône-et-Loire) et *Luxeuil* (Haute-Saône), ressource précieuse quand il s'agit de produire à peu près les mêmes effets en les atténuant, chez des sujets impressionnables.

Je terminerai ce chapitre par *Aix-la-Chapelle* (Prusse rhénane), dont les eaux salines et sulfureuses sont préconisées dans les scrofules, les maladies de la peau, les vieux ulcères, les caries, les rhumatismes, les engorgements du foie et de la rate, la saturation mercurielle, l'hypochondrie, la dysménorrhée, etc. — Je puis signaler une source rivale dans *Uriage* (Isère), dont les eaux salines et sulfureuses, sont plus minéralisées et plus puissantes, et s'emploient dans les mêmes cas. Je puis, en outre, mentionner *Saint-Gervais* (Savoie), dont les eaux, également salines et sulfureuses, sont moins minéralisées que celles d'Uriage, mais tout autant que celles d'Aix-la-Chapelle, et se recommandent contre les mêmes maladies.

B. — Dans le groupe des *sources chlorhydratées sodiques-calciques*, je n'ai à m'occuper que de NAUHEIM (Hesse-Cassel), dont la *Frederichwilhem* renferme jusqu'à 40^{gr} 36 de principes fixes, parmi lesquels il y a 35^{gr} 10 de chlorure sodique et 2^{gr} 75 de chlorure calcique. Ces eaux sont très-actives, et s'emploient à peu près contre les mêmes états morbides que Kreutznach, Aix-la-Chapelle, etc. *Sotteville-lès-Rouen* (Seine-

Inférieure), peut remplacer la moins forte des cinq sources de Nauheim ; *Hammam-Melouane* (Algérie), les trois suivantes; et *Salies-de-Béarn* l'emporte sur la cinquième, étant six fois plus minéralisée qu'elle. Salies-de-Béarn est l'eau saline naturelle la plus richement minéralisée que je connaisse : car, d'après M. Garrigou, le total des principes fixes s'élève au chiffre inouï de 257^{gr} 988 , sur lesquels il y a 229^{gr} 25 de chlorure sodique, 6^{gr} 49 de chlorure calcique, 6^{gr} 79 de chlorure magnésique, 9^{gr} 09 de sulfate de soude, etc. Aucune eau minérale n'est comparable, que je sache, à cette source française.

Dans le *deuxième ordre, eaux salines sulfatées*, on trouve les sources sulfatées *sodiques-magnésiennes* de *Seidschutz, Seidlitz* et *Püllna* (Bohême) qui sont essentiellement purgatives. Il suffira d'énoncer qu'on peut remplacer les deux premières par *Vacqueiras-Montmirail* (Vaucluse), et la troisième par *Bismensdoff* (Argovie).

Troisième ordre : Eaux salines mixtes

Dans l'ordre des eaux *salines mixtes*, nous avons à examiner trois stations allemandes fort remarquables, *Marienbad, Egra* et *Karlsbad* (Bohême), que l'on considère jusqu'ici comme un groupe à part et hors de toute comparaison. Leurs propriétés se ressemblent beaucoup ; prenons donc la plus célèbre, Karlsbad, et voyons ce qu'on peut en dire. Il y a douze sources utilisées, dont dix marquent de 48 à 73°. Toutes sont salines, gazeuses et un peu alcalines. Dans la plus renommée, *le Sprudel*, sur un total de 5^{gr} 45, Berzelius a trouvé 2.58 de sulfate de soude, 1.03 de chlorure de sodium, et 1.26 de carbonate de soude, etc. — « Ces eaux sont purgatives, diurétiques ; ce qu'elles ont de plus remarquable, d'après Carro, c'est leur vertu graduellement désobstruante...... On voit souvent des malades souffrant de constipations opiniâtres et dans les intestins desquels, surtout dans le côlon, se sont accumulés pendant longtemps des infarctus, que ces eaux détachent sous forme de matière noire verdâtre, gluante, semblable à de la poix fondue, et dont l'évacuation continue pendant plusieurs semaines, et toujours avec l'amélioration manifeste et durable du malade. On recommande aussi ces eaux dans les engorgements du foie, de la rate et des glandes mésentériques, dans la gravelle, enfin dans l'hypochondrie. » (Voir notre *Traité des Eaux*, p. 245.)

Comment remplacer ces trois stations allemandes ? La Commission de la Société d'hydrologie de Paris a regardé cette difficulté comme insoluble. Essayons de fournir quelques indications. — On peut citer d'abord Chatelguyon, près Riom (Puy-de-Dôme), qui possède sept sources, tempérées, 23 à 35°, plusieurs gazeuses, toutes salines mixtes. Dans la plus importante (la Vernière), M. Nivet, sur un total de 6^{gr}13, a trouvé 2.40 de chlorure de sodium, 0.62 de chlorure de magnésium, 0.58 de sulfate de soude et 1.80 de bicarbonate de chaux. « Suivant M. Aguilhon, ces eaux possèdent, *au plus haut degré* et *plus qu'aucune autre eau minérale en France la propriété purgative*, etc..... — Prises en boissons, dans les mêmes cas que celles de Vichy, elles ont une action toute spéciale dans les affections.... connues sous le nom d'obstructions du foie, de la rate, des glandes mésentériques. Les affections chroniques de l'estomac et des intestins, les leucorrhées les engorgements scrofuleux ont pu être combattus avec succès. » (*Dict. des Eaux minér.*)

Miers (Est) est un diminutif de Chatelguyon. C'est une source froide, gazeuse, saline mixte sulfatée. Sur un total de 5^{gr}38, MM. Boullay et Henry ont trouvé 2.67 de sulfate de soude, 0.94 de sulfate de chaux, 0.75 de chlorure de magnésium, enfin 0.88 de carbonates et de silicates alcalins. On lit dans le *Dictionnaire des Eaux minérales* : « Cette eau passe pour laxative, effet qui s'explique très-bien ; on l'utilise contre les engorgements abdominaux, les hémorrhoïdes, les constipations. »

Ici doit se placer *Aulus* (Ariège), « dont un des effets ordinaires est une action purgative. » (Dr Bordes-Pagès.) Sur un total de 3^{gr}61, M. O. Henry indique 1.01 de sulfate de soude, 1.40 de chaux, 0.75 de carbonate de soude et de magnésie. « L'effet laxatif de ces eaux est tellement ordinaire que les malades qui ne l'obtiennent pas, regardent leur cure comme manquée... — Quelquefois l'action purgative détermine de petites coliques ;... ces accidents se calment promptement ; souvent ils annoncent qu'il se prépare une évacuation de matières durcies, épaisses et visqueuses, qui embarrassent les voies intestinales et ont de la peine à se détacher... — Les premiers jours, les évacuations alvines sont ordinairement noirâtres et poisseuses ; elles ressemblent, disent les malades, à de la *bile cuite.* » (Docteur Bordes-Pagès. *Notice sur les eaux d'Aulus,* 1872, 2° éd.). Je remarque qu'il y a dans ces trois stations françaises plus d'une analogie avec Karlsbad et ses congénères.—Ce n'est pas tout : en voici une autre que je puis signaler d'une manière particulière, bien qu'elle ne soit pas nommée par Patissier, Grandville, C. James, Ed. Lee, Durand-Fardel, etc.

Brides-la-Perrière, près Moutiers (Haute-Savoie), possède des eaux salines mixtes, gazeuses, thermales, 36°, dont *l'action purgative* paraît si bien établie que le docteur Laissus, dans son *Manuel du baigneur aux eaux de Brides* (2° éd., 1857), a inséré un chapitre intitulé : « *Nécessité de venir se purger à Brides* avant de se rendre dans tout autre établissement destiné à n'agir sur le baigneur que par l'usage externe. » On y lit : « *Les heureux effets purgatifs* dus à une source sans rivale remédieront à la vitalité anormale gastro-intestinale, etc. » En voici les indications : « L'inflammation chronique du foie, de la rate, du mésentère, les tumeurs biliaires, l'ictère cèdent très-bien à l'administration de ces eaux. Elles ont, de plus, la propriété particulière de faciliter l'expulsion des calculs biliaires. » (Docteur Savoyen). Sur 129 cas de gastrites chroniques, de dyspepsies, de constipations, le docteur Faucher de Covrey cite 81 guérisons et 37 améliorations (compte-rendu, 1846). La composition de ces eaux présente, comme leurs effets, bien des analogies avec Karlsbad et ses congénères : sur un total de 6^{gr} 83, M. A. Abbene, de Turin, en 1857, a trouvé 2.45 de sulfate de soude, 2.05 de sulfate de chaux, 1.78 de chlorure de sodium, etc.

Aux sources connues qui précèdent, il faut ajouter la plupart des cinquante sources de *Bagnères-de-Bigorre* qui sont sulfatées, calciques et purgatives comme Brides, et les sources moins connues de Plan-de-Phazy (Hautes-Alpes), de Soulieux (Isère), les eaux de la Saltz (Aude,) etc. — En voilà assez, je pense, pour la démonstration que j'ai entreprise. On ne peut, ni on ne doit, dans les eaux, chercher des types identiques ; on n'a à trouver que des équivalents aussi rapprochés que possible : à ce titre, j'ose espérer qu'en groupant les sources que je viens d'étudier, sous un nouveau point de vue, comme succédanées de Karlsbad et de Marienbad, j'aurai ouvert à l'hydrologie française une voie féconde pour apprendre à se passer de ces stations allemandes.

§ III.

TROISIÈME CLASSE : *Eaux minérales sulfureuses.*

L'Allemagne est bien loin d'être aussi riche que la France en eaux sulfureuses : notre pays possède en ce genre des ressources incomparables, comme je vais le démontrer rapidement.

Premier ordre : Eaux sulfurées.

A. — Dans le groupe des sources *sulfurées sodiques*, on n'a guère à mentionner que *Meinberg*, à 16 kilomètres de Pyrmont (Allemagne), qui, sur trois sources froides, 7 à 12°, en a une sulfureuse; sur un total de 2^{gr} 413, Brandes a trouvé 0.008 de sulfure de sodium, 0.021 d'hydrogène sulfuré, 1.03 de sulfate de chaux, 0.72 de sulfate de soude, etc. — Nos compatriotes, pour les remplacer, n'auront que l'embarras du choix parmi nos sources froides, comme Labasserre, et surtout nos sources thermales, comme les Eaux-Bonnes, Cauterets, Saint-Sauveur, Amélie, le Vernet, etc.

B. — Dans le groupe des eaux *sulfurées calciques*, on n'a à signaler que *Nenndorf* (Hesse), qui possède trois sources principales froides, 12°, un peu salines. Dans la *Trinkquelle*, Bunsen, sur un total de 2^{gr} 636, note 0.068 de sulfure de calcium, 42^{cc} 312 d'hydrogène sulfuré, 1.0 de sulfate de chaux, 0.85 de sulfate de soude et de magnésie, 0.419 de carbonate de chaux, etc. On vante ces eaux dans les affections catarrhales, la phthisie laryngée, les dermatoses, les rhumatismes, les paralysies, etc.

En France, on peut remplacer Nenndorf, soit par les sources froides d'Enghien, Pierrefonds, Cauvalat, Auzou, Salies, ou de Montbrun (Drôme), soit par la source thermale de la Caille.

Deuxième ordre : Eaux sulfhydriquées.

La station allemande la plus célèbre de cet ordre est celle de *Weilbach* (Nassau), dont la source unique est froide, 14°, gazeuse, alcaline. Sur un total de 1^{gr} 154, Fresenius a trouvé 90^{cc} 1 d'acide sulfhydrique, 0.56 de carbonate de chaux et de magnésie, 0.312 de carbonate de soude, 0.208 de chlorure sodique, et pas de sulfure. « On préconise cette eau contre le catarrhe chronique, la phthisie commençante : elle calme et fait tomber le pouls. Elle est sédative, et peut devenir débilitante, si on en continue longtemps l'usage ou qu'on en abuse. — Elle agit contre les congestions actives du poumon, la disposition aux hémorrhagies, enfin sur la circulation de la veine-porte, et réussit chez les sujets pléthoriques. » (Voir notre *Traité des Eaux*, p. 428.)

En France, nous avons *Allevard* (Isère), qui possède une source froide, 16° 9/10, gazeuse, saline et un peu alcaline. Sur un total de 2.240, Dupasquier, de Lyon, a trouvé 24^{cc} 75 d'hydrogène sulfuré, 0.298 de sulfate de chaux, 0.305 de carbonate de chaux, 0.535 de sulfate de soude, 0.523 de sulfate de magnésie, 0.503 de chlorure de sodium, etc. Cette constitution chimique me semble plus heureuse que celle de Weilbach, à qui, d'ailleurs, ses effets thérapeutiques ne le cèdent en rien, quoiqu'elle soit moins riche en hydrogène sulfuré. « Ces eaux s'emploient dans le catarrhe, le rhumatisme chronique, les névralgies et les maladies de la peau. M. Niepce leur attribue une spécialité d'action dans les affections des voies respiratoires, comme la laryngite, le catarrhe pulmonaire, la phthisie commençante. — Il a noté sur l'appareil respiratoire et circulatoire les mêmes effets sédatifs que nous venons de faire connaître pour Weilbach, etc. » (Voir notre *Traité des Eaux*, p. 427).

Outre Allevard, je puis citer *Euzet* (Gard), *Cambo* (Basses-Pyrénées), *Bagnols* (Lozère), *Saint-Honoré* (Nièvre), enfin *Guillon* (Doubs), *Bilazay* (Deux-Sèvres), etc., qui peuvent concourir à la même médication sulfureuse.

Je puis encore, comme je l'ai fait pour Baden et Birmensdoff, signaler (en Suisse), *Schinznach* (Argovie), comme l'équivalent de Weilbach, par sa source thermale, 33°, gazeuse, saline, dégageant 63^{cc} 544 d'hydrogène sulfuré. Elle produit les mêmes effets curatifs.

Faisons remarquer que l'Allemagne n'a rien qu'elle puisse mettre en concurrence avec notre remarquable établissement d'Aix-les-Bains (Savoie).

Disons, en terminant ce chapitre, qu'on n'a à examiner aucune station allemande dans l'ordre des sources *sulfitées* ou *hyposulfitées*.

§ IV.

QUATRIÈME CLASSE : *Eaux minérales iodurées et bromurées.*

Jusqu'ici, nous avons vu que l'iode et le brome, quand il y en a, doivent, il est vrai, ajouter aux propriétés médicales des sources, mais qu'ils s'y trouvent en trop minime proportion pour revendiquer la majeure partie de leurs effets. Voici quelques types où ils jouent un rôle plus caractéristique :

Wildbad (Vurtemberg), possède plusieurs sources thermales, 33 à 38°, un peu gazeuses, salines, mais chimiquement peu connues jusqu'à l'analyse de Liébig, en 1858. Sur un total de 2^{gr}408, il a trouvé 0^{lit} 26 d'acide carbonique, 0^{gr} 0157 d'iodure de magnésium, des traces de brome, 0.0045 de chlorhydrate d'ammoniaque, 1.918 de chlorure sodique et 0.002 d'oxyde de fer : c'est donc une eau bromo-iodurée, ammoniacale, faiblement saline. « On la préconise dans les dermatoses (dartres, teigne, herpès), le rhumatisme chronique, la goutte, et surtout les scrofules ;.... M. Schott s'en loue dans la blépharite lente, le coryza chronique, la surdité avec otorrhée, etc...., qu'on rencontre chez les sujets lymphatiques et scrofuleux. » (Voir notre *Traité des Eaux*, p. 561.)

A *Krahkenheil* (Bavière), il y a quatre sources froides, 8 à 9°, dont deux surtout à peu près identiques (Bernard et Saint-Georges) s'emploient *intus et extra*. Dans la source *Bernard*, sur un total de 0^{gr} 656, Fresenius note 0.0013 d'iodure de sodium, des traces de bromure, 0,272 de bicarbonate de soude et 0,241 de chlorure sodique. « On recommande cette eau dans les diverses formes de scrofules, le goître, les tumeurs gommeuses, les accidents consécutifs à la syphilis et à l'abus des mercuriaux, les engorgements du foie et de la rate, le catarrhe pulmonaire, etc. » (Voir notre *Traité des Eaux min.*, p. 568-584, etc.)

Heilbrunn (Bavière) a une source froide 10° (*Adelheidsquelle*), gazeuse (13^{cc},18 d'acide carbonique), saline et sulfureuse, notablement bromo-iodurée. Sur un total de 4^{gr}937, Pettenkofer a trouvé 6^{cc} 54 d'hydrogène sulfuré, 8^{cc} 02 d'hydrogène carboné, 0^{gr} 0381 de bromure de sodium, 0,0222 d'iodure de sodium, 4,722 de chlorure sodique, et 0,767 de carbonate de soude, avec 0,07 de fer carbonaté. On emploie ces eaux dans les maladies scrofuleuses, les tumeurs ganglionnaires, les accidents tertiaires de la syphilis, l'obésité, le goître, etc.

Nous pouvons faire figurer plusieurs sources françaises en regard des trois importantes stations allemandes qu'il s'agit de remplacer :

Gréoulx (Basses-Alpes) a deux sources thermales (l'ancienne 38°, la nouvelle 23°), sulfureuses, salines. Dans l'ancienne, M. Grange, sur un total de 2^{gr} 629, a trouvé 0,064 d'iodure et de bromure de sodium , 0^{lit} 00157 d'hydrogène sulfuré et 0,050 de sulfure de calcium, contre 1,541 de chlorure sodique et 0,33 d'alcalins, etc. « Si ces proportions sont constantes , c'est une eau bromo-iodurée très-riche : Je calcule qu'un bain de 200 litres contient 12^{gr} 80 d'iodure et de bromure et 10^{gr} de sulfure calcique. —On recommande ces eaux contre les engorgements glandulaires et articulaires, le lymphatisme, les scrofules, les caries, les ulcères atoniques, le rachitisme, la syphilis ancienne, l'exostose, les dermatoses, comme dartres, eczéma, herpès, lichen ; le catarrhe pulmonaire, certaines phthisies. Leurs qualités thermales, à la fois salines et sulfureuses, les rendent efficaces dans le rhumatisme, les névropathies, certaines paralysies, etc. » (Voir notre *Traité des Eaux min.*, p. 571.)

Challes (Savoie), à 5 kilomètres de Chambéry, a une source froide, 12°, iodurée et bromurée, fortement sulfureuse et passablement alcaline. J'ai trouvé, sur les lieux, 180° au sulfhydromètre : c'est le plus haut degré de sulfuration que je connaisse. (Voir notre *Traité*.) En 1845, après un nouveau captage, M. Bonjean a obtenu 0,1925 de

bromure de sodium, et 0,0138 d'iodure de potassium, et
M. Calloud 0,559 de sulfure sodique, ce qui correspond aux
180° que j'ai trouvés au sulfhydromètre. « On ne peut dis-
convenir que ces eaux sulfureuses, alcalines, chlorurées et
considérablement iodurées et bromurées ne présentent une
minéralisation privilégiée. » (*Dictionn. des Eaux min.*)
« On les préconise (et nous en avons nous même retiré de
bons effets) dans les scrofules, le goître, les dermatoses
comme la gale, les dartres, la teigne ; dans les ulcères
psoriques ou scrofuleux, les accidents mercuriels, la syphilis
larvée, les accidents tertiaires, le scorbut, la carie, l'ozène,
l'ophthalmie scrofuleuse chronique, le catarrhe pulmonaire,
certaines phthisies, la leucorrhée, etc. » (Voir notre *Traité des
Eaux*, p. 366.)

Marlioz, près d'Aix (Savoie), est un diminutif de Challes ;
l'eau (*Esculape*) est froide, 14°, peu gazeuse, légèrement
alcaline, faiblement bromo-iodurée et fortement sulfureuse :
je lui ai trouvé, sur les lieux, jusqu'à 30° au sulfhydromètre.
M. Bonjean, sur un total de $0^{gr}429$, signale $6^{cc}70$ d'hydrogène
sulfuré, $0^{gr}067$ de sulfure de sodium, 0,244 d'alcalins, un peu
de fer et de manganèse. Le dosage de l'iode et du brome
a été exécuté exprès pour notre *Traité des Eaux*, par
MM. O. Henry fils et Bonjean, qui ont trouvé 0,0001944
d'iode et 0,000515 de brome. Quoique moins actives que les
eaux de Challes, celles de Marlioz s'emploient contre les
mêmes états morbides. C'est surtout en inhalation qu'on les
utilise contre le catarrhe chronique et la phthisie au premier
et au deuxième degrés. (Voir *Dict. des Eaux.*)

Bondonneau, près de Montélimar (Drôme), est un autre
diminutif de Challes. L'eau est froide, 15°, gazeuse, alcaline
et sulfureuse. M. O. Henry y signale : hydrogène sulfuré,
2/3 vol. d'acide carbonique, et sur un total de $0^{gr}607$, il a
trouvé 0,003 d'iodure et de bromure alcalins, un princ'pe
arsénical, 0,524 d'éléments alcalins et silicatés, et 0,002 de
fer et de manganèse. MM. Grasset, Espanet et Perret s'accordent à citer des guérisons de scrofules, de goître, de
tumeurs blanches, de laryngite chronique, de catarrhe, de
certaines phthisies, de diathèse arthritique, d'ulcères, de
syphilis tertiaire, etc.

Nous devons mentionner encore *Gazost* (Hautes-Alpes), possédant quatre sources froides, 12 à 13°, sulfureuses, légèment alcalines et ammoniacales, notablement bromo-iodurées (0^{gr} 0101 d'iodure et de bromure alcalins, sur un total de 0,5757); et *Coise* (Savoie), dont la source est froide, 12°, gazeuse, alcaline, ammoniacale et notablement bromo-iodurée, non sulfureuse (0^{gr} 0077 d'iodure de magnésium et 0,0015 de bromure de magnésium, sur un total de 1^{gr} 0122),etc.

En résumé, on voit que la France peut ici disposer de grandes ressources, qui permettent de satisfaire à toutes les exigences de la pratique médicale.

§ V.

Cinquième classe : *Eaux minérales ferrugineuses.*

Les sources ferrugineuses sont nombreuses en Allemagne comme en France. Il nous suffira de choisir dans chaque ordre quelques types principaux pour les comparer.

1er ordre : Sources ferrugineuses carbonatées et crénatées.

Les sources allemandes les plus célèbres de cet ordre sont *Schwalbach* (Nassau), *Griesbach* (duché de Bade), *Driburg* (Westphalie, Prusse), *Pyrmont* (principauté de Waldeck), etc. En décrivant la première, nous ferons du même coup connaître toutes les autres, quant à leurs propriétés thérapeutiques.

Schwalbach, à 4 kilomètres d'Ems et 12 de Wiesbaden, possède quatre sources ferrugineuses, froides, 9 à 10°, alcalines et gazeuses. Dans la plus ferrugineuse, le *Stahlbrunnen*, Fresenius indique 1^{lit} 919 d'acide carbonique, et, sur un total de 0^{gr} 606, il a trouvé 0,083 de bicarbonate de fer et 0,018 de bicarbonate manganeux, avec peu de sulfates et de chlorhydrates, mais 0,433 de bicarbonate de chaux et de magnésie. « Ces quatre sources sont très-ferrugineuses et fort actives : il faut les administrer avec réserve. Ces eaux sont bien supportées par l'estomac. Elles conviennent dans la chlorose, l'asthénie, l'énervation, l'épuisement. Elles ont eu beaucoup de vogue contre la stérilité. » (Voir notre *Traité des Eaux*, p. 497.)

Je vais montrer que l'hydrologie française réunit, dans ses cadres, en fait d'eaux ferrugineuses, tous les types et tous les degrés qu'on peut désirer.

Bussang (Vosges) a une source ferrugineuse, froide, 13°, alcaline, gazeuse (acide carbonique 0^{lit} 41). Sur un total de 1^{gr} 486 il y a 0,017 de carbonate de fer, 0,078 de crénate de fer, manganèse et trace de chlorure, avec 0,789 de carbonate de soude, 0,49 de carbonate de chaux et de magnésie, etc. « Ces eaux sont spécialement utiles aux sujets dyspeptiques, gastralgiques ou chlorotiques, qui ne tolèrent pas les préparations ferrugineuses. » (*Dict. des Eaux.*) « Elles conviennent dans l'appauvrissement du sang, l'atonie digestive, les engorgements viscéraux, et, en raison de leurs alcalins (1^{gr} 27), dans la gravelle. » (Voir notre *Traité des Eaux*, p. 473.)

Orezza (Corse) compte plusieurs sources, dont la principale (*Sorgente Sottana*) est ferrugineuse, froide, 15°, alcaline et gazeuse (acide carbonique 1^{lit} 24). Sur un total de 0,843, il y a 0,128 de carbonate de fer, avec des traces de manganèse et de cobalt, et 0,676 de carbonates de chaux et de magnésie. « Ces eaux sont très-actives : elles sont gazeuses, suffisamment alcalines, et contiennent plus de fer que Pyrmont, Griesbach et même Schwalbach. » (Voir notre *Traité*, p. 499.)

Ici vient se placer *Forges* (Seine-Inférieure) « dont la réputation contre la stérilité et la chlorose remonte au séjour célèbre qu'y fit Anne d'Autriche, en 1633, avec Louis XIII, et à la naissance de Louis XIV. » (*Dict. des Eaux.*) Forges possède trois sources ferrugineuses, froides, 7 à 8°, un peu gazeuses, et diversement minéralisées, ce qui permet de graduer le traitement : la *Cardinale* a 0,098 de fer crénaté, la *Royale* 0,067 et la *Reinette* 0,022.

Provins (Seine-et-Marne) a plusieurs sources, dont la principale, *Sainte-Croix*, est froide, fortement ferro-manganique, et peu gazeuse. Vauquelin et Thénard y ont trouvé 0,076 d'oxyde de fer et 0,017 de manganèse, avec 0,574 d'alcalins, sur un total de 0,735.

Je dois encore citer, sans entrer dans les détails, *Oriol* (Isère) dont les deux sources contiennent 0,046 (O. Henry) à 0,095 (Leroy et Gueymard) de fer carbonaté et crénaté, avec des traces de manganèse ; — *Lamalou* (Hérault), qui offre

0,022 de fer carbonaté et crénaté et 0,006 de manganèse ; — *Bagnères-de-Bigorre* (Hautes-Pyrénées), dont la plupart des sources sont ferrugineuses, 0,07 à 0,08 et 0,09 ; — *Saint-Denis-lès-Blois* (Loir-et-Cher), où la source de *Renaulme* donne 0,057 de carbonate et de crénate de fer ; — *Vittel* (Vosges), dont la source des *Demoiselles* a 0,041 de bicarbonate de fer, avec crénate et manganèse ; — enfin, *Saint-Christophe* en Brionnois (Saône-et-Loire), où l'on trouve 0,07 de carbonate et de crénate de fer, avec des traces de manganèse. Comme l'eau est peu gazeuse, on a eu l'excellente idée de la gazéifier, en y introduisant un excès d'acide carbonique. Cette pratique heureuse, qui sert à la conservation et à la digestion de l'eau, améliorerait beaucoup celles de Provins, de Forges, même de Bussang, et surtout de Saint-Denis, de Vittel, etc.

2e ordre : Sources ferrugineuses sulfatées.

Ce second ordre est moins nombreux et moins important que le premier ; à l'étranger, nous n'avons guère à enregistrer que *Muskau* (Prusse, Silésie), « où la dose des sels de fer est telle qu'elle ne permet pas d'en étendre l'usage à tous les cas. » *(Dict. des Eaux.)* En effet : 1° pour *Hermannsbrunnenn*, je remarque que, sur 1^{gr} 032, il y a 0,183 de sulfate ferreux, 0,006 de sulfate manganeux et 0,160 de carbonate ferreux, soit 0,349 de ferrugineux, avec des traces seulement d'acide carbonique ; et 2° pour *Badequelle*, sur 3^{gr} 938, il y a 0,722 de sulfate ferreux, 0,020 de sulfate manganeux et 0,360 de carbonate ferreux, soit 1^{gr} 102 de ferrugineux. Une pareille composition chimique ne peut que rendre ces eaux indigestes et peu tolérables, surtout la seconde.

En France, nous pourrons à volonté remplacer toutes les sources étrangères de cet ordre : 1° soit par des sources françaises faibles, comme Durtal, Domeray, Passy ; 2° ou de force moyenne, comme Auteuil, Bagazzano, Angers, la fontaine Lévy de Celles; 3° soit enfin par les plus fortes, comme Cransac, (Voir notre *Traité des Eaux.* Le Crol (*Dict. des Eaux)*, etc.

3e ordre : Eaux ferrugineuses chlorhydratées.

Cet ordre, si important parmi les eaux salines, n'est ici mentionné que pour mémoire.

4° ordre : *Eaux ferrugineuses phosphatées.*

On n'a vu jusqu'ici aucune section formée de sources phosphatées ; ce n'est pas que les phosphates aient toujours fait défaut ; c'est seulement qu'ils se sont toujours rencontrés en proportion insignifiante. Il n'en est plus de même pour les eaux ferrugineuses : aujourd'hui que le phosphate de fer et le phosphate de chaux sont en grande faveur dans la pratique médicale, c'est parmi ces stations à qui pourra s'intituler *phosphatée* : dans plus d'un prospectus on étale complaisamment cette belle épithète ; mais, vérification faite, c'est une usurpation de titre, et il en reste peu à qui il appartienne légitimement.

A l'étranger, on cite *Kockel* (Allemagne), dont l'eau, qu'a fait jaillir le forage d'un puits, est froide, 14°, alcaline. Sur un total de 1^{gr}251, elle a 0,05 de phosphate de fer et manganèse, 0,056 d'acides crénique et ulmique et de matières organiques, 0,85 de bicarbonate de soude, etc. (*Dictionnaire de chimie*, 1848.)

On a découvert à *Karlsbad* (Bohême) une source où le fer est à l'état de phosphate, suivant le chimiste Göttl. On a commencé à en faire usage pour la chlorose, l'anémie et la dysménorrhée. (Voir notre *Traité des Eaux*, p. 245.)

En France, nous avons à *Luxeuil* (Haute-Saône) une source froide, 12°, devenue plus abondante et plus martiale depuis le captage de 1847. Sur un total de 0^{gr}444, Braconnot a trouvé 0,027 de phosphate de fer, 0,022 de manganèse, etc.

Un fait, alors nouveau en thérapeutique, sur lequel j'ai appelé l'attention, d'abord en 1849, puis en 1852 (1), c'est que l'adjonction du manganèse au fer ajoute beaucoup aux vertus curatives des martiaux, qu'elle rend, en outre, plus facilement tolérables. MM. Chapelain, Revillout, Delaporte, Billout, Martin-Lauzer, etc., se sont accordés à constater le fait à la

(1) *De l'emploi thérapeutique du manganèse, soit comme adjuvant, soit comme succédané du fer.* (Voir GAZETTE MÉDICALE DE PARIS, 1849, n° 38 ; et GAZETTE MÉDICALE DE MILAN, 1849.)

Nouvelles recherches sur l'emploi thérapeutique du manganèse comme adjuvant du fer. (BULLETIN DE THÉRAPEUTIQUE, mars, 1852 ; — 2° édit., Lyon, 1853, in-8 , — 3° édit., Paris, 1867, in-8.)

source ferro-manganique de Luxeuil; et il est aujourd'hui reconnu qu'en général les sources ferrugineuses qui sont les plus actives, qui se tolèrent le plus aisément et qui se transportent et se conservent le mieux, sont celles qui sont manganiférées. Frappés de cette conquête de la science, à laquelle je suis heureux d'avoir coopéré, les auteurs du *Dictionnaire des Eaux minérales* ont cru devoir proposer une division spéciale pour les eaux ferrugineuses *manganésiennes*. (Article : *Classification.*)

J'arrête ici ce parallèle : Je n'ai pas nommé, et je ne devais pas énumérer toutes les eaux minérales ; mais tous les types principaux ont été étudiés ; quant aux autres, il sera toujours facile d'arriver à une solution appropriée, à l'aide de la méthode que j'ai suivie. (Voir les *tableaux* de notre *Traité des Eaux min.*)

Si maintenant nous renversions la question, nous pourrions mettre nos adversaires dans un embarras inextricable : car ce serait poser un problème insoluble que de leur demander des équivalents de certaines stations, comme Vichy, Challes, Salies-de-Béarn, etc., pour la France, ou Louesche pour la Suisse, etc. — Nous avons trouvé et fait connaître des équivalents pour les sources étrangères les plus importantes : on n'en trouverait pas toujours pour les nôtres. Je serais dédommagé des peines et des laborieuses recherches que m'a coûtées ce travail, si j'ai réussi à atteindre le but d'utilité que je me proposais : que pourrais-je ambitionner de plus, s'il m'était permis de dire qu'en ceci j'ai servi la science, servi la pratique de notre art, et rempli un devoir de patriotisme ?

IV.

L'INSPECTORAT DES EAUX MINÉRALES, ET L'ASSOCIATION GÉNÉRALE DES MÉDECINS DE FRANCE.

Rapport par M. le Dr GUILLAND (d'Aix-les-Bains).

En venant parler de l'inspectorat des eaux minérales devant ce Congrès, nous nous adressons à des confrères qui connaissent le faible et le fort de cette institution, qui l'ont vue à l'œuvre, qui l'ont suivie dans la presse médicale et politique, depuis vingt ans, depuis dix ans surtout. Nous n'avons point à reprendre un plaidoyer vingt fois et cent fois imprimé; aucun de nos auditeurs ne dirait ce que soufflait à l'oreille de l'un de vous, en sortant de la séance du 8 avril de l'Association générale, un membre du bureau : « *Je ne sais pas le premier mot de la question.* » C'était après l'audition du rapport Hérard ; et vraiment notre confrère avait été distrait ; car ce rapport exprime loyalement les objections et la défense : nous ne puiserons pas ailleurs que dans ses aveux nos arguments contre l'inspectorat, et nous aurons répondu à tous ses défenseurs quand nous aurons examiné les motifs sur lesquels se base le rapporteur pour conserver, après correction, ce mal qu'il croit nécessaire.

Aussi bien, nous ne saurions où chercher ailleurs que dans cette séance de l'Association générale, et dans un seul journal médical, celui de son secrétaire général, A. Latour, les défenseurs de l'inspectorat. — Nous parlons des défenseurs à *visière levée*. — C'est donc la seule adhésion de l'assemblée générale du 8 avril que nous avons à opposer aux protestations des corps médicaux de Lyon, Saint-Etienne et des principales stations thermales de France : Vichy, Aix, Cauterets, Luchon, Mont-Dore, Bigorre, Baréges, Bourbonne-les-Bains, Luxeuil, — aux votes explicites des Sociétés locales des médecins de l'Isère, de l'Hérault, du Rhône, de la Côte-d'Or, de la Vienne, de l'Orne, de la Haute-Garonne, des Hautes-Pyrénées, de la Savoie et de la Haute-Savoie ; — aux délibérations des administrations municipales de Mont-Dore, Luchon, Bourbon-Lancy, Chambéry, Réa, Rumilly, etc.; — aux vœux motivés des conseils généraux de l'Isère, de la Savoie, de l'Allier, de la Haute-Savoie, des Hautes-Pyrénées, des Basses-Pyrénées, du Puy-de-Dôme, de l'Hérault ; — à toute la presse médicale, aux journaux et revues politiques qui ont examiné la question (1). Vraiment, de tels témoignages, au nom de la science, de l'intérêt public, de la compétence la plus stricte, sembleraient dispenser de discuter à nouveau.

Cependant, il y a un vote, *facile sinon explicite*, de l'Association générale au 8 avril ; et le rapport Hérard a été renvoyé à l'Assemblée nationale. — On a déjà dit ailleurs combien de Sociétés locales se trouvaient, ce-jour là, représentées *par hasard* (ou même sans l'avoir voulu), par des inspecteurs en tournée printannière à Paris. On a constaté que l'un de ces délégués l'avait été non par sa Société, mais d'office, par un membre du bureau général. On a remarqué, que plusieurs étaient déjà sortis au moment du vote provoqué à la dernière séance. On s'est aperçu que le renvoi à l'Assemblée nationale avait été le fait d'un président dont presque toute la Société avait signé la protestation contre l'inspectorat. Mais enfin le vote est au procès-verbal.

Il est vrai qu'un membre, M. Gigot-Suard a demandé « que « les rapports fussent à l'avenir imprimés et distribués aux « présidents des Sociétés locales, un mois avant l'assemblée « générale où ils doivent être lus; » et que M. le président Tardieu a cru devoir répondre à « cette très-bonne pensée » que la conscience « de l'assemblée n'avait jamais été surprise... »

Il est encore vrai que, pour une autre question qui touche à la nôtre, pour la *voie de concours* applicable à toutes les fonctions publiques médicales, le président Tardieu a *renvoyé à une autre session* les votes des libérales conclusions du re-

(1) Au projet de loi de MM. Parent, Guiter, Ducuing, marquis de Franclieu, Chardon, Adnet, Dubois, Duparc, Guinard, Lefèvre, Taberlet ; au rapport de M. Talon ; à la prise en considération de la commission d'initiative parlementaire...

marquable rapport de M. Jeannel, sans doute pour qu'il n'y eût pas de surprise de conscience...

Il est encore vrai que la suppression des *médecins assermentés*, désirée par l'assemblée générale, en octobre, a été repoussée par elle en avril, malgré le rapport de M. Bardy-Delisle, tant il soufflait ce jour-là, avenue Victoria, un vent hostile à toute réforme ! Ne lui appliquons pourtant pas ce mot sévère, quoique juste, du D⟨r⟩ Jeannel sur la *souveraineté de l'incompétence*, et abordons dans ses détails le rapport Hérard : nous serons aussi concis que possible.

Vous avez lu dernièrement, dans le *Lyon médical*, des annotations au rapport Hérard, qui nous dispenseraient de vous prendre aujourd'hui un quart d'heure précieux et disputé, si leur publication avait pu être achevée avant le Congrès.

1° Les titres de noblesse de *l'inspectorat médical* ne remontent point à Henri IV, qui ne fonda que la *surveillance administrative*. Celle-ci est légitime ; on ne le conteste pas ; mais les eaux minérales sont le seul service public où la surveillance de l'État ait dégénéré insensiblement en un privilége et une *concurrence* patronée par l'État, *au bénéfice du contrôleur*, et au détriment de ses égaux.

2° L'inspecteur n'empêche pas les écarts de la *réclame* : il en est parfois complice, et c'est alors au détriment de l'honorabilité du fonctionnaire. Il en est souvent la cause, parce que sa concurrence écrasante ou ses prédilections provoquent ces écarts de la lutte, et les excusent jusqu'à un certain point. Le meilleur remède aux réclames ineptes ou impudentes, serait celui dont le rapporteur ne veut pas, *l'inspection collective*, où tout le corps médical d'une station est solidaire, où la voix de tous est toujours prête à étouffer une note discordante, où l'industrie doit compter non avec les prétentions d'un seul et parfois ses caprices, mais avec le contrôle de tous.

3° On a relevé l'erreur de fait où est tombé M. Hérard à propos des stations d'Angleterre et de la conclusion qu'il en tirait. (V. Despine et le *Lyon médical*.)

4° *L'intérêt des malades*, soit la bonne administration des eaux et leur intégrité, regarde chaque médecin d'abord, et ensuite les règlements de police locale et les ingénieurs de l'État : l'inspecteur n'a charge que de ses malades à lui, et il est plus nuisible qu'utile aux malades de ses confrères. C'est ainsi que, dans une grande station, par l'étiage de 1870, l'eau froide ayant fait défaut aux douches, les malades de l'inspecteur en avaient encore quand ceux de ses confrères devaient s'en passer. — Avouons que le contrôle collectif serait plus efficace et aussi *plus indépendant*.

5° *Les baigneurs indigents!*... On a dit cent fois que l'inspecteur arrive souvent à la station le dernier de ses confrères, et en repart le premier ; que les règlements placent précisément les cures de bienfaisance avant et après la foule ; que l'inspecteur (si l'*État infaillible* ne s'est pas trompé dans sa désignation), est le plus occupé des praticiens de la station et celui qu'obsèdent et accaparent les clients les plus riches. Enfin on répète que tous les médecins revendiquent comme un droit et un honneur, leur part de la médecine de bienfaisance ; qu'ils se tiennent pour offensés par cet autre privilége apparent et menteur : la charité, dans notre Société, « n'est pas la *fonc-* « *tion* de quelques-uns, c'est le devoir de tous. » (*Réflexions sur la note des médecins inspecteurs au conseil d'État*. Guillaud, 1864.)

6° *Rapports administratifs et médicaux* à adresser au ministère. — Voir les comptes rendus de l'Académie de médecine depuis plusieurs années. — Ce prétendu service *scientifique* est devenu l'exception ; il le sera de plus en plus, et le rapporteur l'a bien compris lorsqu'il a proposé un remède pire que le mal : le projet Pidoux (1865) « d'échanges officiels entre les divers « inspecteurs pour compléter le *dossier* de chaque baigneur. » Cette tentative de communisme thérapeutique était, croyons-nous, oubliée malgré sa prétention de rajeunir le côté scientifique de l'inspectorat, avec l'idée lancée en même temps par le Dr Pietro Santa de créer des *inspecteurs de la mer et du soleil*. (Voir Dr Piraud, *Revue de Nice*.) Voir aussi le rapport de M. Talon à l'Assemblée nationale.

7° On a proposé de substituer à l'*inspecteur concurrent* des *inspecteurs régionaux nomades* et ne pratiquant pas. — M. Hérard combat cette substitution en « énumérant les « avantages de l'inspection permanente exercée par un méde- « cin pratiquant depuis de longues années dans la station, etc. » Il est en contradiction avec le fait fréquent par lequel un inspecteur *arrive d'emblée* à la station dont il ne connaît que le nom par son titre, en contradiction aussi avec lui-même demandant le *roulement hiérarchique*. (V. *Lyon médical*).

8° Aussi bien ce *roulement hiérarchique*, c'est l'exclusion à peu près absolue de l'élément médical local ; c'est l'inféodation des inspections aux médecins sans clientèle fixe, sans résidence habituelle, acceptant la vie nomade du fonctionnaire et le changement de garnisons par ordre. Le roulement n'est pas à décréter ; il existe dans le décret de 1860 ; mais son histoire est courte en ces douze années, à part quelques mutations demandées et quelques autres arbitrairement imposées.

9° A ceux qui ne peuvent être convaincus de l'inutilité de la fonction, on a proposé la substitution de tous à un seul, la *collectivité de l'inspectorat*. Ce système a fait ses preuves à Aix ; on le connaît à Lyon mieux qu'à Paris, et M. Hérard, avoue lui-même « qu'il a durant sept années, rendu les mê- « mes services qu'aurait rendu l'inspectorat personnel... » Mais, chose curieuse !... après cet aveu, il reproche au système collectif de compromettre la dignité professionnelle, de faciliter l'accès aux indignes, de supprimer l'unité des vues, d'anéantir la responsabilité. — Eh ! quoi, depuis quand l'Association abaisse-t-elle le niveau professionel ? Depuis quand a-t-elle cessé d'être, au contraire, moralisatrice, et de forcer les confrères qui y adhèrent à être honorables et bons ? Et on a dit cela devant l'Association générale ! Et on ne l'a pas dit plutôt des distinctions arbitraires qui créent parmi les égaux des privilégiés et des ilotes ; qui font deux ordres là où le diplôme n'en admettait qu'un ; qui, selon les énergiques expressions du Dr Couturier devant le Conseil général de l'Isère, « éveillent chez le médecin l'esprit de sollicitation et d'intrigue « et tendent à amoindrir les caractères dans une profession qui « puise une partie de sa force dans le respect dont elle est en- » tourée, et qu'il est d'intérêt public de protéger contre toute « altération de son autorité morale ! »

Où est l'*unité de vues* avec le roulement hiérarchique ? Dans le système collectif, c'est le corps médical entier qui en est dépositaire : le président n'est que son délégué. Avec l'inspectorat personnel et à vie, l'*unité de vues* peut bien en être l'absence ou bien l'entêtement incurable et à vie.

Un haut fonctionnaire nous objectait, il y a peu de jours, la *responsabilité* qui ne saurait, disait-il, être partagée. « — Responsable de quoi ? » lui demandâmes-nous. Le haut fonctionnaire sourit : il s'attendait à cette réponse. En effet, la responsabilité des malades incombe à chaque médecin ; et l'inspecteur n'est pas, que nous sachions, responsable des nôtres. Le directeur, l'ingénieur, ont leur responsabilité technique ou administrative. Laquelle reste au médecin-inspecteur ? Si deux robinets de la même source portent des noms différents (nous en pourrions citer) ; — si deux robinets de source différente ont amicalement échangé leurs noms entre eux, (nous en citerions aussi), verrons-nous là une responsabilité médicale ? L'une qui est celle de l'employé vis-à-vis du maître dont il dépend, l'autre qui est celle du citoyen devant le public, devant la presse, devant ses pairs ? Nous croyons celle-ci plus digne du médecin que l'autre ; nous lui trouvons plus de garanties pour le public. (Macé, *Savoie thermale*, n° 4.)

Ceci soit dit pour la défense de l'inspectorat collectif, sans prétendre qu'il soit *nécessaire* d'avoir une inspection quelconque personnelle ou collective, sans renoncer à ce qui a été avancé et prouvé de l'inutilité d'une fonction « à laquelle le fonctionnaire seul a survécu ; » mais pour bien affirmer que, si inspection il faut avoir, le système collectif remplit toutes les indications de l'institution mieux que le système personnel, et doit lui être substitué à demeure ou à temps selon les localités et les circonstances, car c'est là une question relative dont avait sagement tenu compte le projet de loi présenté à l'Assemblée nationale l'an dernier.

10° Le docteur Hérard repousse l'accusation de *monopole* et de *privilége*. Distinguons le droit et le fait, et n'équivoquons pas sur les mots. La désignation du gouvernement constitue un privilége vis-à-vis de la clientèle ; ce privilége se solde par 10, 20, 30, 40 mille francs d'honoraires, concentrés sur le médecin désigné, au lieu de se répartir équitablement entre tous les confrères, selon la faveur publique, laissée libre dans ses manifestations (1). L'égalité dans les heures est de droit, non

(1). Lire l'édifiante histoire de *Mademoiselle Janes*, par le Dr Macé. (*Savoie thermale* n° 7.)

de fait : jamais les adversaires de l'inspectorat n'ont reconnu l'existence de cette égalité, comme M. Hérard l'imagine. Ils ont toujours, au contraire, affirmé que les employés ne pouvaient avoir la même déférence et les mêmes prévenances, envers celui qui peut requérir leur renvoi ou leur déplacement, et envers ceux qui ne peuvent rien pour eux, rien contre eux. (1) « A l'étranger, dites-vous, suffit la *présomption* « *d'honorabilité et de capacité* résultant de la désignation ministérielle... » C'est précisément parce que le titre emporte cette *présomption*, sans qu'elle soit légitimée par le mode de nomination, c'est parce que cette préférence fait planer sur ses égaux la présomption contraire, que nous protestons et protesterons toujours contre le discrédit immérité qui nous frappe.

11° « Rien n'empêche, dit M. Hérard, les médecins libres de « conquérir une place élevée dans l'estime du corps médical : » Sans doute, ces exemples se voient : ces dernières années ont mis en évidence « les recherches sérieuses de quelques méde- « cins libres. » Citons, sur les traces de *Fontan*, qui ne fut jamais inspecteur, sur celles d'*Andrieux*, qui ne le fut pas davantage, et pour ne les prendre qu'aux Pyrénées, MM. *Cazeaux*, *Gigot-Suard*, *Garrigou*, *Comandré* etc. Eh! bien, eux et les autres, ne sont-ils pas les premiers à protester contre l'inspectorat? Pourquoi? Parce qu'il faut dix fois plus de mérite pour obtenir la même réputation (quand la faveur ministérielle n'y aide pas), que l'on soit devant le public ou *devant* l'*Académie*; et parce que la même réputation vaudra dix fois moins en rémunération et en distinctions honorifiques, à celui qui est au bas du piédestal officiel qu'à celui qui est en haut.

Tel est l'effet de cette triste institution, que les efforts même des médecins libres profiteront toujours plus qu'à eux-mêmes, à celui qui prélève sa part léonine sur le mouvement de la station.

Et s'il en est ainsi pour la science, combien plus l'inégalité est flagrante en fait de progrès dans une institution ! Il suffit qu'une demande émane d'un médecin libre pour qu'elle soit écartée par le conseil officiel. C'est tout naturel. Le fait même de se réunir pour rechercher ensemble les *desiderata* de la

---

(1). Voir le fait du maréchal *Randon*, dans Dardel. (*Savoie thermale*, n° 1).

station n'est-il pas presque séditieux ? Et n'avons-nous pas lu la lettre d'un préfet parfaitement impartial, et même favorable aux aspirations des médecins libres, amené pourtant, par le vice des règlements et de l'institution, à *tolérer*, (le mot y est), ce qui peut favoriser les soins que les malades reçoivent des médecins libres, et à s'opposer rigoureusement, *de concert avec l'inspecteur*, à ce que « les médecins étudient et éclairent par « la discussion les questions scientifiques ou administratives « qui se rapportent aux eaux... » (*Savoie thermale*, nº 4, et autres journaux.) S'ils proposent de créer un *observatoire météorologique*, l'ingénieur leur répondra : « A quoi bon ? » S'ils demandent une place à l'établissement thermal pour un *musée pathologique*, on ne leur répondra pas. S'ils réclament avec instance des modifications impérieusement dictées par l'intérêt du baigneur, même silence.

12º Nous l'avons dit : le docteur Hérard est d'une loyauté parfaite : de là ses contradictions ; de là aussi ses concessions sur les défauts majeurs du système actuel. Il rêve des « ins- « pecteurs mieux nommés, vraiment dignes, à promotions « hiérarchiques, à fonctions agrandies et élevées. Ainsi trans- « formé dans son origine et dans son organisation, l'inspecto- « rat sera parfait et au-dessus des critiques, sous lesquelles « il est submergé maintenant. » Suivons-le dans ses aveux, dans ses vœux et dans ses restrictions...

« La nomination ministérielle faisait une part trop large à la « faveur, à l'intrigue, aux influences politiques, électorales et « autres. Le comité d'hygiène n'est pas écouté, ou subit des « pressions, et l'élément médical y est en minorité... Le con- « cours a été proposé par le Congrès médical en 1848, par la « Société d'hydrologie en 1854 ; M. Hérard y voit des obsta- « cles et restreint timidement son application aux stations « *d'eaux puissantes !* » Il faut penser que le gouvernement, à qui sourit l'octroi des places comme celui des bureaux de tabac, trouverait bien moyen, en France, comme en Espagne, d'éluder le concours 88 fois contre 89, sous prétexte de nomi- nations *provisoires* ou *intérimaires*. « Ah ! le bon billet !... » (Voir *Gazette des Eaux*, nº 708.)

Au surplus, nous avons vu l'Association, ajourner à l'an

prochain, sur la proposition de son président général, son vote pour le *concours*.

Du *roulement hiérarchique*, des *dossiers Pidoux*, nous avons déjà parlé.

Reste la péroraison à effet, « le relèvement de la grandeur « et de la prospérité de la France par l'inspectorat... » Que le docteur Hérard nous le pardonne ! son enthousiasme ne nous a pas gagnés : pour élever les eaux minérales de France au niveau de celles d'Allemagne, notre chauvinisme ne nous empêcherait pas d'imiter ces derniers, *où l'inspectorat est inconnu.* (Macé, *Savoie thermale*, n° 4.)

Ce sera plus logique que ce nouvel inspectorat, revu, corrigé et augmenté, autre que celui que nous combattons, autre aussi que celui qui a eu l'honneur de la défense du docteur Hérard. Et nous nous souviendrons modestement qu'il a fallu la guerre avec la Puusse pour redonner à nos stations françaises le mouvement de cet été.

Aix, ce 28 septembre 1872.

Au nom de la Société des médecins d'Aix
et pour la Commission spéciale :

Dr GUILLAND, rapporteur.

V.

TUMEUR VOLUMINEUSE DU PETIT BASSIN CHEZ UNE FEMME ENCEINTE;

Par M. le docteur PLASSARD (de Roanne).

C'est pour moi une bonne fortune et un grand honneur de pouvoir livrer à la publicité une observation chirurgicale unique dans les fastes de la science, sous le patronage du Congrès médical, qui réunit dans cette enceinte les illustrations venues de tous les points de la France et des pays voisins et amis de la France.

Nullement habitué à parler devant un pareil auditoire,
écrivant rarement des articles de longue haleine, je serai
bref. Je prie l'assemblée de joindre, à l'honneur qu'elle me
fait de m'entendre, sa bienveillance et son indulgence.

Le 15 avril 1868, mon confrère et ami le docteur Goin de
Saint-Alban amène dans mon cabinet une femme âgée de
trente-deux ans, d'un tempérament nerveux, d'une santé
bonne, quant aux organes importants à la vie. La peau n'a
pas l'aspect de celle d'une femme jeune, sans avoir l'aspect
déterminé par une cachexie. La malade affirme n'avoir jamais
eu d'affection syphilitique, ni aucune hypertrophie des ganglions lymphatiques. Elle a eu trois grossesses ; la dernière
datant de six ans et demi. De cette dernière grossesse est né
un enfant du sexe masculin, vivant et bien portant. Pendant
les deux derniers mois de cette grossesse, la malade a res-
senti, pour la première fois, des douleurs à la fesse et à la
cuisse droites. Après l'accouchement, cette douleur a disparu
peu à peu d'une manière insensible. Cette douleur avait été
interprétée, par la malade, dans le sens d'une névralgie ou
d'un rhumatisme.

Six mois avant la dernière grossesse, qui a compliqué l'affection qui fait le sujet de cette observation, la malade et
son mari se sont aperçu d'une étroitesse étrange de l'entrée du vagin. Les rapports conjugaux sont devenus difficiles.
La malade était enceinte de deux mois, lorqu'elle constata
elle-même l'existence d'une grosseur dure (*sic*) à l'entrée du
vagin, à droite. Les douleurs de la cuisse et de la fesse sont
revenues. La malade urine souvent et difficilement, surtout
les nuits. Plusieurs médecins, et des plus compétents, furent
consultés. Pendant un mois l'un d'eux essaya d'un traitement
résolutif. Le mal continua à se développer. Plus tard, la
tumeur faisant des progrès en même temps que la grossesse,
suivait sa marche régulière, il était facile de prévoir qu'un
accouchement à une époque où l'enfant serait viable deviendrait impossible. L'avortement fut inutilement provoqué,
d'abord par la méthode de Kiwish, ensuite par l'introduction
d'une sonde dans l'utérus.

Après ces tentatives inutiles, il avait été décidé que la malade attendrait le terme de la grossesse ; qu'une opération

césarienne serait faite pour sauver la vie à l'enfant et peut-être à la mère.

Telle est, en abrégé, l'histoire de la malade, faite par elle-même, en présence de son mari et du docteur Goin. Ma première impulsion, à la proposition qui m'était faite de m'occuper de cette malade, fut de repousser avec vivacité l'idée d'entreprendre rien après les distingués et illustres confrères qui avaient conclu à l'abstention. Pressé par mon confrère, le docteur Goin, qui me rappela certaine opération faite heureusement, je demandai le temps de la réflexion. J'étais, d'autre part, stimulé par le désespoir navrant de la malade et par le complet abandon de son sort entre mes mains. Je m'occupai de cette malade. Ayant cherché à porter le diagnostic, je conclus par l'affirmation d'une exostose laminaire fongueuse. Je basai mon diagnostic, en grande partie, sur la rapidité de l'évolution de la tumeur. En effet, le docteur Goin avait pu, il y a six semaines, introduire le spéculum ; et aujourd'hui, après un laps de temps si court, il y avait impossibilité de diriger une sonde dans le col de l'utérus, et cela de la part des chirurgiens les plus habiles et les plus justement renommés.

Quant au pronostic, dans l'hypothèse de l'abstention, il est des plus graves *pour la mère et pour l'enfant*. En effet, avec une évolution du mal aussi rapide, une catastrophe totale peut être calculée pour une courte échéance. D'autre part, la médecine opératoire classique proclame son impuissance. (Velpeau, *Médecine opératoire*, t. III, p. 203.)

Mais il est un agent chirurgical héroïque, inventé par le docteur Canquoin, popularisé par la pratique et les leçons de Bonnet ; un agent qui a la précision de l'instrument tranchant entre les mains du chirurgien ; agent auquel on peut donner toutes les formes, toutes les consistances ; agent qui, dans son action coagulante, ferme la voie à l'érysipèle, à la lymphangite, à la phlébite, à la résorption purulente ; agent dont l'action est circonscrite au lieu de son application et porte devant elle l'hémostase, en resserrant les parois des artères et en coagulant le sang au-dessus des resserrements. Cet agent est la pâte de Canquoin, que tous les chirurgiens connaissent. — C'est avec cet agent merveilleux que j'ai résolûment entrepris et mené à bonne fin la solution du problème qui s'imposait à moi.

Armé du trocart à hydrocèle, sans la canule, je pratique une ponction exploratrice. Comme je l'avais prévu, la résistance fut médiocre, l'instrument fut dirigé dans la direction du grand diamètre de la tumeur, d'avant en arrière ; il fut enfoncé jusqu'au manche, en procédant avec lenteur. Je n'atteignais pas l'extrémité postérieure, ou sacrée, de la poche osseuse.

La crépitation produite par la fracture de lamelles osseuses, le sang qui coule à gouttes précipitées, lorsque l'instrument est retiré, confirment mon diagnostic d'une exostose laminaire fongueuse.

L'ouverture du trocart est agrandie à l'aide d'un fort scalpel dont le tranchant est tourné dans tous les sens. Alors j'introduis le doigt indicateur de la main droite ; il pousse devant lui et brise des lamelles osseuses, qui crépitent ; il écrase un tissus mou qui donne la sensation tactile d'un velours fin.

Mon doigt étant retiré, je prends un rouleau de pâte de zinc, long de 20 centimètres, du volume du doigt auriculaire, je le fais pénétrer dans l'intérieur de la tumeur, c'est-à-dire au centre du petit bassin. Pressant avec force, le rouleau entre tout entier, se repliant sur lui-même, dans l'intérieur de la coque osseuse. Des boulettes de charpie, des compresses, une ceinture sont les agents à l'aide desquels je maintiens le caustique. Une première opération est terminée.

Pendant soixante et quinze heures, le caustique resta en place et produisit à peine une réaction fébrile, si légère que le régime alimentaire habituel de la malade ne fut pas interrompu.

L'opération de l'application de la pâte de zinc avait été faite le 15 avril ; le 18, le caustique était retiré de la cavité de la tumeur ; le 26, aucun phénomène morbide important ne s'était manifesté ; assisté du docteur Goin et du docteur Talichet, je procède à l'enlèvement du fongus mortifié. Je l'énuclée à l'aide des doigts indicateur et médius, après avoir agrandi l'ouverture d'entrée. Cette énucléation fut facile, excepté en trois endroits, où de fortes attaches fibreuses fixent le fongus à la coque et aux os du bassin. Ces attaches ligamenteuses résistent à l'action des doigts et sont détruites par le bistouri boutonné. Une de ces attaches était fixée à la face inférieure de la tumeur et adhérente au grand ligament sacro-sciatique. La deuxième attache était située au fond de la coque osseuse et adhérait à la face antérieure du sacrum. Elle était du volume du doigt annulaire ; le bistouri boutonné, dirigé sur le doigt indicateur de la main gauche, en opéra la section non sans peine. Enfin, la troisième attache était entre le fongus et la face interne de l'ischion et sa branche ascendante ; elle était large et fixait le fongus étroitement sur les surfaces indiquées. Cette adhérence est détruite, en partie par déchirure, en tirant fortement le fongus de bas en haut. Le restant est tranché d'un coup de bistouri. L'ischion, privé de son périoste, laisse aisément sentir sous le doigt une surface rugueuse. C'est la face interne de l'os dénudé. La vaste cavité béante résultant de l'enlèvement du fongus mortifié, est remplie, bourrée de charpie sèche. Une deuxième opération est terminée. C'est la plus importante, mais ce n'est pas la dernière.

Après cette opération, la coque osseuse qui forme la partie externe ou contenante de la tumeur représente alors le volume d'un œuf un peu moins gros qu'un œuf d'autruche, tronqué par son extrémité externe ou vulvaire.

Cette coque est ramollie sous l'action prolongée du caustique, elle est devenue dépressible dans sa partie antérieure. La partie postérieure est restée dure, non dépressible.

La pièce anatomique enlevée a une couleur gris noir. Sa forme est ovalaire, un peu aplatie. Son diamètre, longitudinal ou ischio-sacré, a 7 à 8 centimètres. La circonférence, dans son axe transversal, mesure 14 centimètres.

Je ne peux vous représenter, aujourd'hui, cette pièce, non plus que d'autres dont il sera parlé. L'un de nos aimés vice-présidents, le docteur Richelot, pourra vous dire où sont ces pièces : c'est lui-même qui les a déposées là où elles sont.

Comme au 15 du même mois, la malade a peu souffert. Il n'est presque pas survenu de réaction fébrile. Rien n'est changé dans le régime de l'opérée.

Seize jours après cet enlèvement, les douleurs de la fesse et de la cuisse, qui n'avaient pas cessé de tourmenter la malade, ont diminué beaucoup. La malade affirme ne presque plus souffrir. Une suppuration modérée s'établit alors.

Les parois de l'extrémité postérieure de la coque osseuse, qui n'avaient pas été modifiées par le caustique, ont opéré un mouvement de retrait tel que l'avortement provoqué serait maintenant possible et même facile. Je me garde bien de le tenter ; j'espère sauver deux êtres, en faisant en temps opportun un accouchement prématuré artificiel.

Le 3 mai, je revois mon opérée dans sa famille, qui habite la ville de Charlieu. Le 17 du même mois, elle vient me voir. Elle va très-bien ; les digestions s'accomplissent avec facilité. Le facies est d'un teint frais ; la malade exprime le contentement et la joie. Elle sent les mouvements de l'enfant dans l'utérus. Quant à l'état local, la coque éprouve un mouvement de retrait considérable. On peut introduire toute la main dans le petit bassin. La malade ne souffre plus dans la fesse et dans la cuisse ; elle éprouve une légère douleur dans la région lombaire. La suppuration ne se manifeste plus que par un léger suintement.

Ma malade vient se montrer à mon examen ; tout va admirablement jusqu'au 20 du mois de juin. Ce jour-là, je constate l'existence d'une tumeur implantée sur la face interne de l'ischion. Elle a le volume d'un œuf de pigeon. Elle est sessile ; elle est sentie près de la vulve. Le 5 juillet, la tumeur nouvelle a considérablement augmenté de volume. Ma résolution est arrêtée. La malade est réinstallée à Roanne, une nouvelle ablation de tumeur sera faite et, pendant le traumatisme de cette opération , l'accouchement prématuré artificiel sera effectué. Lors de l'installation nouvelle de ma malade à Roanne, la nouvelle tumeur a quintuplé de volume. Un mouvement excentrique l'a poussée vers la vulve, où elle fait saillie comme une tête de fœtus.

Le 8 juillet, je fais pénétrer dans la tumeur un rouleau de pâte caustique de 20 centimètres; comme pour le premier, la voie fut ouverte au caustique avec la lame d'un bistouri.

Le lendemain de cette application, j'eus le plaisir de recevoir la visite du professeur Bouchacourt, accompagné de M. Merle, son interne. Ces messieurs ont vu ma malade, sa tumeur transpercée de la pâte de Canquoin. Le professeur

Bouchacourt mesura les diamètres antéro-postérieur et bilatéral. Ils étaient de 12 centimètres. C'était le 9 juillet.

Le 11, assisté, cette fois, par mon ami le docteur Fuchet, le docteur Goin étant malade, après avoir vidé la vessie et le gros intestin, je procède à l'enlèvement de la tumeur momifiée. La difficulté ne fut pas grande, la tumeur, presque sphérique, n'ayant pas de prolongement vers le fond du bassin. Soulevant la tumeur avec tous les doigts de la main gauche, l'entraînant avec force de bas en haut, je la détache avec le bistouri, mais surtout en la déchirant, l'énucléant sur la face interne de l'ischion. Je n'étais préoccupé que de la lésion possible de l'urèthre, qui était refoulé sous l'arcade pubienne, et dans lequel il avait fallu introduire la sonde, pour l'émission des urines vers la fin de la dernière période. Le caustique pouvait avoir attaqué le canal. Il n'en fut rien ; il avait limité son action à la tumeur. L'opération fut terminée sans incident fâcheux. La surface de l'ischion fut ruginée jusqu'à la branche descendante de l'ischion. Le produit de cette opération est placé au même endroit que la première, comme j'ai eu l'honneur de vous le dire.

L'entrée de l'excavation du petit bassin est redevenue libre pour la deuxième fois ; je pense, à l'aide de pinces, de ciseaux et du bistouri boutonné, déblayer le fond de la vaste excavation résultant de ces enlèvements successifs. A ce moment, mon doigt trouve aisément le col de l'utérus dévié à gauche et en avant. J'injecte de l'eau froide, puis remplis la vaste poche pelvienne de charpie sèche. Des cataplasmes sont appliqués.

La fin de cette opération fut très-pénible pour les médecins, pour les assistants et pour la malade, dont les forces firent défaut. Pendant deux heures, il y eut un état de prostration qui nous donna de l'inquiétude.

Dans l'après-midi (l'opération avait été terminée à onze heures), la malade va mieux. Elle a uriné sans le secours de la sonde. L'enfant a été senti, exécutant des mouvements forts.

Le lendemain, 12, la malade va bien. Elle a dormi la nuit, ayant pris une potion calmante.

Le 13, il y a une fièvre légère. Le 14 et le 15, la malade va

très-bien. J'enlève la charpie et fais des injections de propreté.
Il n'y a pas encore de suppuration. Le col de l'utérus est facile
à atteindre avec le doigt. Il est mou et laisse pénétrer facilement le doigt dans la cavité.

L'heure de la délivrance est venue. Le 16, assisté du docteur Fuchet, je place un cône d'éponge préparé. Le 17, au
matin, aucune douleur n'était survenue. J'enlève l'éponge et
en applique une plus volumineuse, qui pénètre facilement. La
journée se passe sans aucune manifestation de travail de par-
turition. Le 18, l'éponge étant toujours en place, j'administre
le seigle ergoté à la dose de cinquante centigrammes toutes
les deux heures. Deux grammes cinquante centigrammes furent administrés. Le travail commence dans l'après-midi, les
douleurs vont en croissant jusqu'à cinq heures du soir. A six
heures, je vois la malade, les douleurs ont cessé. J'enlève
l'éponge préparée et constate la dilation et la dilatabilité du
col. Je remonte le courage de la malade, qui avait été jusque
là héroïque, pendant la longue série des opérations subies
jusqu'à ce jour. Je lui fais administrer un potage au gras et
une bonne dose de vin vieux et sans eau. J'annonce à la malade
et à l'assistance que ce repos de l'utérus est d'un bon augure
et que des douleurs décisives viendront dans la soirée. Elles
sont venues à dix heures du soir, légères. A minuit, je suis
auprès de la malade. La dilatation du col est très-grande, la
poche des eaux est volumineuse et bombée. Voulant ménager
les forces de la malade, craignant leur impuissance, je romps
la poche des eaux, et sens la tête appliquée au détroit supérieur.
Les douleurs vont en diminuant de nouveau ; la malade est
fatiguée. Voulant lui épargner de nouveaux efforts, j'applique
le forceps, après avoir constaté une dernière fois que l'enfant
était vivant. Ici j'éprouve une difficulté dans l'application des
cuillers ; cette difficulté fut tournée. Ayant placé la branche à
pivot la première, j'essayai en vain d'appliquer la branche à
mortaise. J'en étais empêché par les débris de l'extrémité sacrée
de la tumeur. Je retirai la première branche et appliquai la
branche à mortaise la première, et avec facilité ; puis la
branche à pivot fut appliquée. Le décroisement n'offrit aucune
difficulté. La tête était bien saisie par les cuillers. Je fixai solidement les branches et attendis de nouvelles contractions·

A une heure du matin, la malade était délivrée, au terme de huit mois de grossesse.

L'enfant est venu mort, et voici pourquoi. Après avoir amené la tête de l'enfant au dehors, je dégageai les fers et me proposais le dégagement des épaules et du reste du fœtus. Une contraction violente a empêché cette partie de l'accouchement. Le col de la matrice était fortement serré sur le col du fœtus. Lorsque cette contraction a cessé, l'asphyxie avait été opérée, et j'ai eu le chagrin de retirer un beau fœtus mort. Il pesait trois mille cinq cents grammes.

A trois heures du matin, je laisse la malade dans un état satisfaisant. Elle se plaint cependant d'une douleur aiguë à la région ischiatique. Cette douleur est facile à interpréter, d'après les opérations pratiquées sur l'ischion.

Les journées des 19 et 20 n'offrent rien qui mérite d'être noté. La malade va bien. Le 21, les seins se gonflent, il y a de la céphalalgie, la température de la peau s'est élevée, le pouls s'est accéléré. Il existe de la soif. La fièvre de lait a commencé. Elle dure, bien légère, jusqu'au 23 juillet. Dès cette époque, la malade va de mieux en mieux et, dix à douze jours après, il s'établit une suppuration traumatique franche, qui entraîne incessamment des lambeaux fibro-chondromateux, provenant de la région sacro-iliaque. Aujourd'hui, 4 août, la malade a toutes les apparences d'une bonne santé. La malade se lève, sort de sa chambre et se promène chez les voisins, qui l'ont soignée longtemps. Elle exprime son contentement par l'expression d'un facies gracieux. Elle boit, mange et digère bien. La fraîcheur du teint lui est revenue.

Ici se termine l'histoire dramatique et finalement si heureuse qui, pendant quatre grands mois, a tenu mon esprit attaché d'une manière presque exclusive à un seul sujet. Pendant ce temps, qui m'a semblé bien plus long encore, les inquiétudes, les soucis poignants m'ont plus d'une fois rendu la tâche entreprise bien amère. Sans les encouragements de quelques confrères dévoués à mon entreprise, sans la foi ardente de ma cliente, qui s'était livrée à moi avec une ténacité de confiance qui n'a peut-être jamais été égalée; sans ce désir ardent de se cramponner à la vie, je n'eusse jamais accompli, pas même essayé un pareil labeur. La foi qui transporte les montagnes a pu seule accomplir une œuvre pareille.

Il y aura, que dis-je? il y a quatre ans que s'accomplissait ce pénible traitement. Aujourd'hui, ma cliente, jouissant d'une santé que je peux appeler brillante, vit heureuse entre son fils et son mari.

Je finis par ces réflexions tout à fait de l'ordre scientifique : Il ne faut jamais poser les colonnes d'Hercule dans le champ de la science. Ce champ a des horizons tellements grands qu'il laisse de quoi glaner à tous ses travailleurs, et souvent les plus humbles recueillent, par le fait d'un esprit simple, mais droit et honnête, quelques perles fines à travers beaucoup d'objets de peu de valeur. C'est mon cas. N'ayant jamais eu de service d'hôpital, je n'ai jamais laissé s'éteindre l'étincelle déposée dans mon esprit par les maîtres vénérés de l'Ecole de Lyon et de la Faculté de Paris. La science est en dedans de nous-mêmes; l'objet de la science est partout où il y a des sociétés humaines. Il y a eu dans mon entreprise plus de logique et d'honnêteté que de témérité. Canquoin, Bonnet, Girouard, Philipeaux ont été logiquement mes prémisses. La cure que j'ai entreprise et menée à une fin si heureuse en est la conséquence non moins logique.

VI.

PERSISTANCE DE LA SENSIBILITÉ APRÈS LA SECTION DES NERFS SENSITIFS DE LA FACE; SENSIBILITÉ SUPPLÉÉE; SES CARACTÈRES;

Par M. le Dr E. LÉTIÉVANT.

On croit généralement qu'après la section d'un nerf sensitif de la face, il doit y avoir une paralysie absolue de la sensibilité dans la région de ce nerf.

C'est là une opinion erronnée.

Après ces sections il reste toujours, dans tout le département du nerf, une sensibilité manifeste.

Amoindrie, c'est vrai, variable de caractères quelquefois, elle résulte de l'intervention d'agents étrangers au nerf divisé. C'est pour ce dernier motif que je l'ai appelée *Sensibilité suppléée*.

Je vais chercher, par un exemple, à exposer nettement les caractères de cette sensibilité d'abord, le mécanisme de sa persistance ensuite ; j'établirai, en dernier lieu, par quelques autres faits empruntés à la science, les principales modifications dont cette sensibilité suppléée est susceptible.

I.

Il y a huit mois, je fus invité par mon honoré maître et ami, M. le professeur Valette, à l'assister dans une opération de névrotomie pour névralgie trifaciale, qu'il devait pratiquer à sa clinique chirurgicale.

Les douleurs éprouvées par la malade étaient atroces. Elles duraient depuis de longues années. Elles l'avaient conduite à un état d'émaciation générale et d'abrutissement intellectuel voisin de l'idiotie. Elles avaient résisté à tous les traitements médicaux employés.

M. Valette pratiqua la résection du nerf sous-orbitaire, par le plancher orbitaire, dans l'étendue de trois centimètres ; il excisa un centimètre et demi du nerf buccal ; il m'invita à pratiquer la section du nerf dentaire inférieur, ce que je fis en coupant le nerf, avant son entrée dans le canal de ce nom, par le procédé de Michel de Strasbourg.

Cette triple section nerveuse eut, pour la patiente, les résultats les plus heureux : la névralgie fut immédiatement et radicalement guérie, et une transformation remarquable, dans l'état général, en fut la conséquence. Mais ce n'est point sur ce côté de la question que je veux appeler votre attention. La sensibilité doit m'occuper seule ici :

On devait s'attendre, après cette triple névrotomie, à une paralysie complète de la sensibilité dans la région des nerfs divisés.

Il n'en fut rien :

Vers la quarante-huitième heure, la sensibilité persistait très-accusée; j'y observais, à ce moment, les mêmes caractères que je constatais les jours suivants et un mois plus tard. Elle avait acquis, à cette dernière époque, un peu plus de développement.

Voici quels étaient ces caractères :

Sur tous les points de la peau correspondant aux trois nerfs divisés, la sensibilité générale était diminuée. Cela s'appréciait surtout par la comparaison avec le côté sain. Cette plaque de diminution de sensibilité ou plaque anesthésiée, était circonscrite par une ligne partant de la base de la paupière inférieure, gagnant obliquement le dos du lobule du nez, passant par la cloison des narines, la ligne médiane des lèvres supérieure et inférieure, du menton, se contournant suivant le bord de la mâchoire inférieure, remontant avec un contour brisé et mal déterminé vers la base de la paupière inférieure.

Les sensations *tactiles* étaient perçues sur toute l'étendue de cette plaque. Le point minimum de cette sensibilité correspondait à quelques parties centrales de la plaque.

Les sensations de douleur et de température, obtuses dans la plus grande partie de cette région, ne se percevaient plus en deux points : l'un sous-orbitaire, l'autre mentonnier.

La plaque analgésiée sous-orbitaire rappelait, par sa configuration, la disposition des branches descendantes du nerf sous-orbitaire. Elle formait une surface triangulaire à sommet supérieur, correspondant un peu au dessous du trou sous-orbitaire ; à base inférieure, large de deux centimètres, correspondant au bord libre de la lèvre supérieure. Là, l'épingle, enfoncée jusqu'au sang, ne déterminait pas de douleur : « Je sens que vous appuyez », disait la malade, « mais je ne sens pas de douleur. »

La plaque analgésiée, à la région mentonnière, plus étroite que la précédente, ovoïde de forme, et d'un centimètre environ de diamètre, n'atteignait ni le bord libre de la lèvre inférieure, ni la partie médiane, ni la partie inférieure du menton.

II.

Comment expliquer ici cette persistance de la sensibilité?

La sensibilité existait à la quarante-huitième heure. Vraiment la régénération du nerf ne pouvait être invoquée en ce moment-là ; un nerf ne se régénère pas en quarante-huit heures.

Deux conditions anatomiques rendent compte de cette persistance sensitive :

1° Les filets anastomotiques venus des nerfs voisins ;

2° Les appareils papillaires nerveux, dépendant des nerfs voisins.

Que des filets nerveux, venus des nerfs voisins, pénètrent dans le domaine du nerf sous-orbitaire, cela ne saurait aujourd'hui faire l'objet d'une discussion. L'anatomie nous a appris, depuis longtemps, que les nerfs, à mesure qu'ils arrivent vers la périphérie, contractent entre eux des relations réciproques plus multipliées. Ceci est démontré surtout pour les nerfs du membre supérieur.

L'expérimentation sur les animaux a démontré ce même fait ; et enfin certaines observations de physiologie pathologique humaine que j'ai moi-même publiées, les confirment de tous points.

Ce qui est vrai pour le membre supérieur est vrai aussi pour la face.

Le nerf sous-orbitaire contracte, par ses rameaux divergents, de nombreuses anastomoses avec les nerfs qui l'entourent. Le nasal, à l'angle interne des paupières, lui fournit un gros rameau ; le zygomatique, le filet naso-lobaire, le dentaire antérieur et supérieur même se comportent d'une manière semblable ; les branches faciales, surtout, qui sont mixtes, constituent, pour le même nerf, au niveau du plexus sous-orbitaire, une source anastomotique des plus considérables.

Pour le dentaire inférieur, il en est ainsi : les anastomoses lui viennent à chaque instant des nerfs milo-kyoïdien, lingual comme cela est établi dans la thèse remarquable de M. Daniel Mollière, et, enfin, des rameaux de la branche cervico-faciale, au niveau du plexus mentonnier.

Les tubes nerveux apportés par ces anastomoses, sont emportés ensuite dans le trajet ultérieur des branches pour se disséminer dans le domaine propre des nerfs sous-orbitaire et dentaire. Ces anastomoses sont tellement nombreuses qu'on se demande comment l'on pourrait, par la section d'un nerf, déterminer la paralysie absolue dans son département. La présence de ces fibres anastomotiques explique donc la persistance de la sensibilité, surtout à la douleur et à la température, après la section nerveuse.

Néanmoins, on ne saurait attribuer à cette condition l'état sensitif des petites plaques analgésiées sous-orbitaire et mentonnière : il n'y a, dans ces plaques, aucun tube nerveux, sinon la douleur et la température y seraient perçues. Ces plaques, pourtant, perçoivent les impressions tactiles. Comment expliquer cette perception ?

La seconde condition anatomique : les papilles nerveuses, voisines de la région et dépendant des nerfs voisins, sont chargées d'entretenir cette sensibilité.

Douées d'un rare degré d'impressionnabilité, elles recueillent avec facilité les impressions produites à distance d'elles. On s'en rendra compte en répétant l'expérience que je vais indiquer.

Je prends entre mon index et mon médius l'index de M. X. Je détourne la tête et prie M. X. d'exercer sur son doigt des contacts de frottements divers. Je perçois toutes les impressions qu'il produit sur son index : Vous frottez au bout de votre doigt, à sa racine, en long, en large, fortement, faiblement.

Siége, intensité, direction des sensations, tout est perçu. Si les papilles de mon index et de mon médius sont suceptibles de percevoir des sensations se passant sur un organisme étranger, combien, à plus forte raison, les papilles de la plaque analgésiée chez ma malade ne sont-elles pas mieux disposées pour percevoir les impressions qui se produisent sur sa joue.

Cette perception par ébranlement papillaire est spéciale à l'homme et inappréciable sur les animaux. Inconnue des expérimentateurs sur les chats et les chiens, elle joue un rôle notable dans l'accomplissement du tact après les sections nerveuses; elle se joint à la perception par les tubes anastomotiques, se combine avec elle, pour élever le ton de la sensibilité.

Les tubes nerveux, les papilles des nerfs voisins accomplissent ainsi bien imparfaitement, c'est vrai, une fonction dévolue au nerf propre de la région, fonction qui, dans certains cas, serait éteinte sans cet ingénieux artifice de la nature.

C'est une *sensibilité suppléée*.

L'opinion que je soutiens ne s'étaye pas sur le seul fait que je viens de signaler. Plusieurs autres observations lui donnent un appui éclatant. Je ne fais que signaler une observation de Wagner dans laquelle, après la résection du nerf sous-orbitaire, on constate une sensibilité très-développée dans la région de ce nerf, bien qu'il n'y ait eu aucune trace de régénération nerveuse à l'autopsie : preuve manifeste de la persistance de la sensibilité dans la région après la destruction de son nerf propre.

Je rappelle aussi trois observations de Victor von Burns, qui sont des plus probantes sur ce point.

Cet auteur extirpe l'os maxillaire supérieur ; il fait en même temps la section du nerf sous-orbitaire.

Six heures après, il va à la recherche de la sensibilité dans la région de ce nerf, et il la trouve persistante. Il résèque tout le corps du maxillaire inférieur, et, par conséquent, coupe les deux dentaires inférieurs. Six heures après, il constate l'existence de la sensibilité dans la région mentonnière, où elle n'aurait pas dû exister.

Troisième fait : Il extirpe une moitié du maxillaire supérieur, coupe le dentaire en haut. Six heures après, persistance de la sensibilité dans la région.

Ces trois faits démontrent évidemment que la section nerveuse n'éteint pas la sensibilité.

Il me serait facile de citer d'autres faits aussi démonstratifs de mon opinion ; mais il est inutile d'insister sur ce point.

III.

Je préfère vous entretenir des caractères variés que peut présenter la sensibilité suppléée sous l'influence de conditions diverses :

1° Déjà vous avez remarqué qu'elle est susceptible d'un certain développement, puisque, dans mon observation, la sensibilité, faible au début de la section, se développe progressivement d'une manière notable.

C'est là son premier caractère.

2º *Deuxième caractère. Imperfection.* — Malgré son éducation, elle n'arrive jamais à être parfaite, contrairement à ce qui s'observe après les régénérations nerveuses. Dans un fait de Wagner, elle était parfaite, mais la réopération montra que le nerf était régénéré ; elle redevint imparfaite dans le cas de non régénération. Dans quelques faits j'ai constaté ces mêmes phénomènes.

3º Elle est susceptible d'être influencée par des conditions pathologiques : un engorgement inflamatoire survenu pendant sa durée suffit pour l'altérer profondément.

Dans les trois faits de Victor von Burns, déjà signalés, elle diminue le deuxième jour ; elle reste diminuée six jours, une fois douze jours, dans le deuxième cas ; elle diminue et elle cesse même dans le troisième fait, pour revenir après un bon nombre de jours.

L'explication de cet état de la sensibilité suppléée est facile à donner :

Vers le deuxième ou troisième jour d'une résection osseuse, il survient toujours un engorgement inflammatoire variable d'intensité et de durée.

Les substances qui infiltrent les tissus, dans ces conditions (infiltration plastique ou cellules proliférées), ne s'y accumulent pas sans exercer une certaine pression sur les éléments organiques de la région. Les tubes nerveux anastomotiques, déjà insuffisants, subissent une compression. Or, de même qu'un nerf comprimé, ils finissent par cesser de transmettre les impressions : la sensibilité diminue ; elle disparaît si la compression est forte. L'altération ou la disparition de la sensibilité dure autant que l'engorgement inflammatoire persiste. Après cette période, le septième, le douzième et le quarantième jour, dans les observations de Victor von Burns ; mais variable toujours, la sensibilité suppléée réapparaît pour se perfectionner par l'éducation et l'habitude.

L'influence de l'engorgement inflammatoire sur la sensibilité suppléée, dans ces cas, mérite d'être notée. On la retrouve dans quelques autres observations.

4º Après la section nerveuse, on observe, dans quelques faits une condition locale plus étonnante encore et qui modifie singulièrement la manière d'être de la sensibilité suppléée dès son début; que dis-je? qui la dissimule complètement pendant les premiers jours.

Dans dix ou douze observations, on constate une insensibilité absolue après la névrotomie, pendant un, deux ou trois jours. La sensibilité revient ensuite : c'est assurément de la sensibilité suppléée, car la régénération, qui ne se fait jamais en un si court espace de temps, ne saurait l'expliquer. Ce qui étonne donc, ce n'est pas le retour de la sensibilité, mais son absence éphémère. Pourquoi n'a-t-elle pas persisté dès le début, comme dans les faits de von Burns? En voici l'explication.

Remarquons d'abord que, dans tous les faits dans lesquels on a observé cette particularité, la névrotomie a été faite pour des névralgies intenses. On sait que dans ces conditions l'état sensitif de la peau est à un degré de surexcitabilité extrême dans la région du nerf malade. Or, à la suite d'impressions exagérées, les sens, généralement, s'émoussent et restent impuissants à saisir des excitations modérées ou légères.

En sortant d'un lieu inondé de lumière, les yeux cessent de voir; il leur faut un certain temps avant de pouvoir distinguer les objets dans un endroit obscur.

La langue accoutumée à savourer les sensations de haut goût perd la faculté de distinguer les saveurs plus douces.

Celui qui vit au milieu d'odeurs excessives devient insensible aux parfums moins pénétrants.

Les bruits éclatants et prolongés causent une surdité momentanée, quelquefois on la voit persister.

L'organe de la sensibilité générale, *la peau*, n'échappe pas à cette loi. Après une excitation immodérée d'une partie de cet organe, si l'excitation cesse brusquement par la section d'un nerf, cette partie devient impuissante à ressentir des impressions devenues insignifiantes relativement à celles éprouvées un instant auparavant.

Cette *impressionnabilité* dure plusieurs jours.

Elle rappelle, par ce principal caractère et par sa durée, ce que l'on observe et décrit sous le nom de stupeur locale; c'est, si l'on veut, un mode de *stupeur locale*.

Ce n'est pas la stupeur locale observée après les contusions, les plaies d'armes à feu, les ligatures de membre ; on n'y a pas signalé de trouble de la circulation comme dans ces cas. L'insensibilité en constitue l'unique caractère. C'est une forme moins complète de cet état local, mais encore doit-elle lui être rattachée.

Cette forme de stupeur locale n'est d'ailleurs pas exclusive à la section nerveuse pour névralgie. Je l'ai déjà signalée notamment dans un cas d'extirpation d'un tubercule anatomique.

5° Les deux conditions pathologiques : engorgement inflammatoire, stupeur locale peuvent se succéder ou coexister de manière à modifier encore la sensibilité suppléée.

Ainsi :

Dans un fait de Wagner, on voit, après la section nerveuse, la stupeur locale pendant trois jours ; le quatrième jour, la sensibilité revient ; elle persiste jusqu'au dixième jour ; le dixième jour elle disparaît.

Qu'était-il survenu ?

Un phlegmon : l'engorgement inflammatoire avait produit le même effet que dans les trois faits de Victor von Burns.

Dans deux autres faits, à la stupeur locale succède de suite l'engorgement inflammatoire (phlegmon, érysipèle), ce qui retarde beaucoup l'apparition de la sensibilité suppléée ; elle revient le treizième et le dix-septième jour.

C'est toujours de la sensibilité suppléée à cette époque ; la régénération nerveuse ne s'effectuant pas plus en treize qu'en dix-sept jours.

Je me résume.

J'ai cherché à établir :

1° Qu'après la section d'un nerf sensitif de la face, il persiste une sensibilité manifeste dans la région de ce nerf ;

2° Que cette sensibilité, entretenue par les anastomoses et les papilles appartenant aux nerfs voisins est une *sensibilité suppléée* ;

3° Que la sensibilité suppléée est susceptible de subir des modifications diverses, sous l'influence de conditions variées.

Les déductions pratiques qui découlent de cette étude sont faciles à prévoir :

1° La notion de sensibilité suppléée rendra réservé dans l'admission des faits de régénération nerveuse ;

2° Elle encouragera les chirurgiens à l'observer de nouveau avec attention ;

3° Elle détruira, dans l'esprit de quelques-uns, les préventions contre la névrotomie, fondées sur la crainte de voir une paralysie absolue succéder à la division d'un nerf.

DISCUSSION.

M. Tripier (Léon) constate l'exactitude des faits cliniques, relatés par M. Létiévant ; toutefois il ne saurait accepter l'interprétation que vient d'en donner cet orateur. — Pour lui, les phénomènes de persistance de la sensibilité à la face, après la section de telle ou telle branche du trijumeau, sont de même ordre que ceux constatés à la main après la section du médian, du cubital ou du radial.

De concert avec M. Arloing, actuellement professeur d'anatomie à l'école vétérinaire de Toulouse, il a fait des expériences qui ne sont pas encore complètes, mais qui démontrent suffisamment qu'il s'agit encore là de phénomènes de récurrence.

Il rappelle qu'à la main, si l'on sectionne un seul des collatéraux des doigts, il n'y a pas de différence au point de vue de la sensibilité, que si l'on sectionne deux des collatéraux, la différence n'est pas encore très-considérable ; tandis qu'après la section de trois collatéraux, il y a trois zones : une première très-sensible au niveau du dernier collatéral intact ; une seconde plus éloignée, un peu moins sensible ; et une troisième à peine sensible dans le point le plus éloigné du collatéral intact. Il rappelle encore que lorsque, au lieu de procéder sur les collatéraux des doigts, on agit sur les troncs des nerfs, on observe des différences analogues pour les doigts où se rendent ces nerfs, soit qu'on fasse des sections isolées ou qu'on associe ces dernières. Passant aux nerfs eux-mêmes, il rappelle enfin qu'en pinçant le bout périphérique du nerf sectionné, l'animal perçoit de la douleur.

Pour expliquer anatomiquement ces phénomènes, MM. Arloing et Léon Tripier ont fait des coupes sur les bouts central et périphérique des nerfs sectionnés, après un temps convenable pour la dégénération, et ils ont constaté que dans le bout périphérique tous les tubes nerveux n'étaient pas dégénérés, et que tous les tubes nerveux n'étaient pas intacts, comme on le croyait avant eux. Ils en ont conclu que les tubes nerveux intacts dans le bout périphérique étaient encore en relation avec leurs centres trophiques, autrement dit qu'ils provenaient des nerfs voisins intacts et que les tubes nerveux dégénérés dans le bout central n'étaient autres que le prolongement des tubes nerveux intacts dans le bout périphérique, et que, s'ils étaient dégénérés, c'est qu'ils étaient séparés de leurs centres trophiques par le fait de la section elle-même.

Appliquant aux nerfs de la face ces résultats nouveaux et assez inattendus, MM. Arloing et Léon Tripier ont déjà trouvé que, pour les branches sus-orbitaires et sous-orbitaires, on observait cette même disposition des tubes nerveux intacts et dégénérés dans le bout central et dans le bout périphérique. Toutefois, il n'y pas une concordance parfaite entre le nombre des tubes intacts et dégénérés dans le bout périphérique et dans le bout central, ce qui leur a fait supposer qu'indépendamment des anastomoses d'un côté à l'autre de la face il en existe encore d'autres entre les nerfs d'un même côté. Au surplus, ces expériences ne sont pas terminées, et il faut attendre avant de rien formuler d'absolu.

M. Léon Tripier rappelle, en terminant, toute l'importance qu'auront ces recherches au point de vue de la thérapeutique chirurgicale ; en effet, dans les névralgies non idiopathiques, dans celles qui sont dues à une lésion périphérique, il sera de la plus haute importance de faire des sections non pas isolées, mais associées d'une certaine façon, sous peine d'assister à de nouvelles récidives.

Extrait du rapport de la Commission, composée de MM. Colrat, Fochier et Magnin, nommée pour étudier la végétation des étangs des Dombes.

C'est sur les bords de l'étang, qui sont tour à tour découverts et abandonnés par les eaux, que les membres de la Commission ont trouvé la végétation fébrigène répondant, point par point, à la description de Salisbury.

Cette végétation constitue de légères efflorescences, d'une épaisseur d'un demi-millimètre à peine, ressemblant à un semis de brique pilée. Ces efflorescences se trouvaient en compagnie du *protococcus viridis*, espèce d'algue unicellulaire, voisine des *palmelles*. Sous le microscope on trouve une masse de cellules rouge brique, plongées dans une sorte d'atmosphère amorphe et incolore. Cellules généralement ovales, quelquefois sphériques, à parois transparentes, incolores, quelquefois composées de plusieurs couches.

Le contenu consiste en sporules nombreux, très-petits, à membrane d'enveloppe souvent à double contour, et munis, lorsqu'ils sont parvenus à l'âge adulte, d'un noyau fortement réfringent. La matière gélatineuse qui englobe les grosses cellules est amorphe, achroïque, transparente, quelquefois stratifiée. Elle provient de la fonte des membranes mères au fur et à mesure du développement endogène des sporules, qui à leur tour remplissent le rôle de cellules-mères, en donnant naissance à d'autres sporules.

Ces caractères montrent bien qu'il s'agit d'une algue unicellulaire, de la famille des palmelles, répondant à la description que Salisbury a donnée de son genre, *gemiasma*, et de l'espèce *rubræ*.

TABLE DES MATIÈRES

SIXIÈME QUESTION. — TRAITEMENT DE LA SYPHILIS.

SEPTIÈME QUESTION. — ENSEIGNEMENT DE LA MÉDECINE
ET DE LA PHARMACIE EN FRANCE.

HUITIÈME QUESTION. — DES MOYENS PRATIQUES D'AMÉLIORER
LA SITUATION DU MÉDECIN.

MÉMOIRES LUS AU CONGRÈS EN DEHORS DU PROGRAMME.

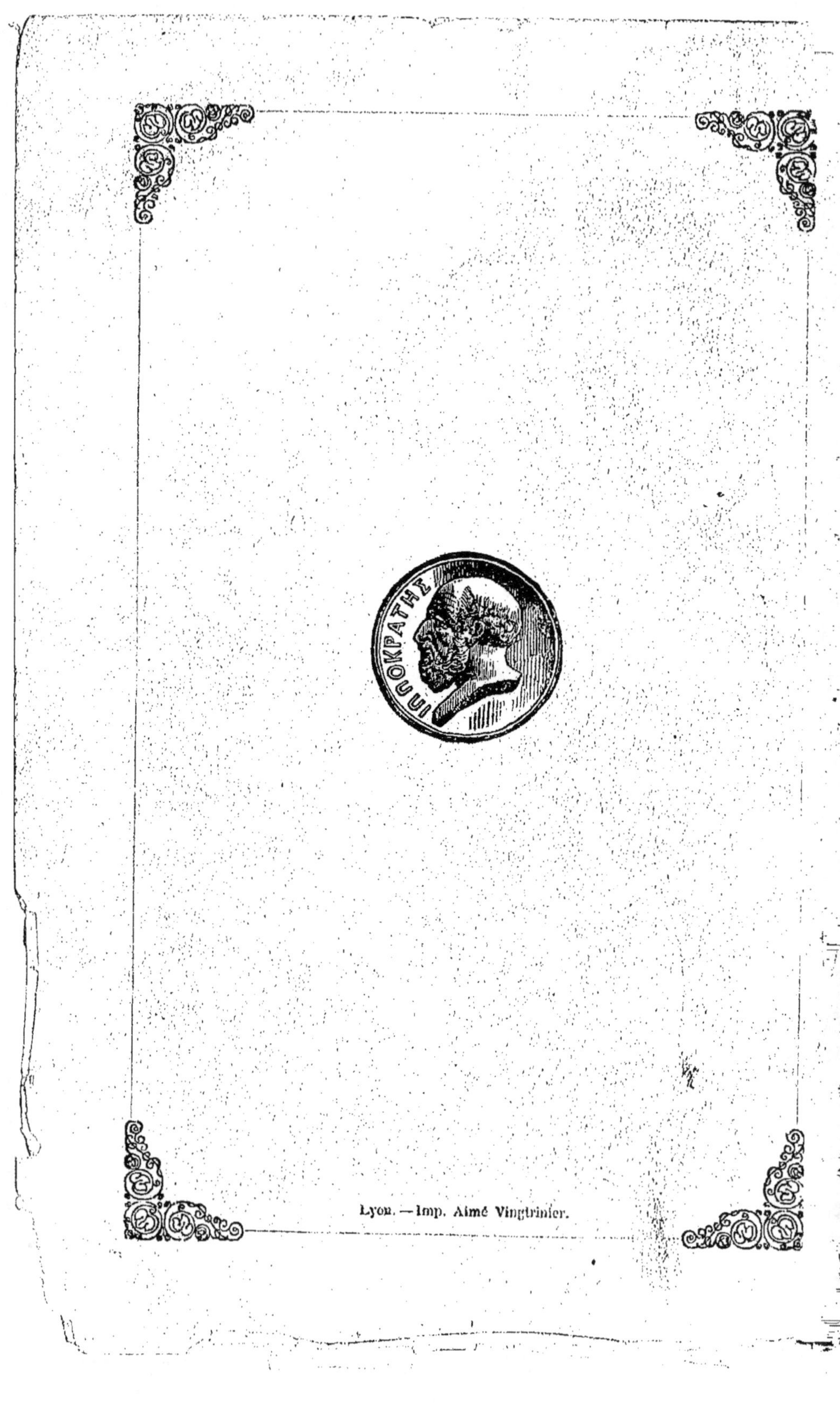

Lyon. — Imp. Aimé Vingtrinier.